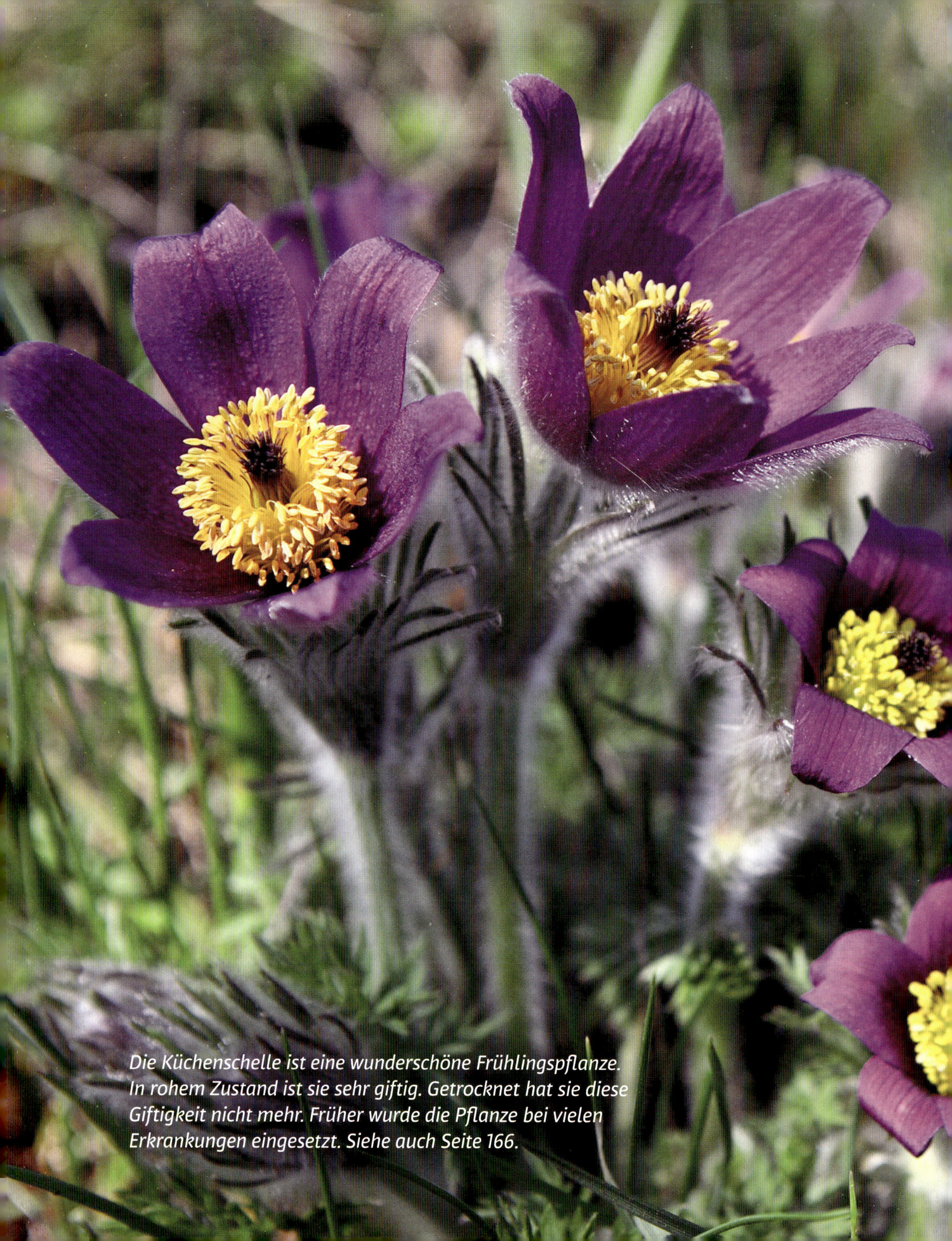

Die Küchenschelle ist eine wunderschöne Frühlingspflanze. In rohem Zustand ist sie sehr giftig. Getrocknet hat sie diese Giftigkeit nicht mehr. Früher wurde die Pflanze bei vielen Erkrankungen eingesetzt. Siehe auch Seite 166.

Liesel Malm

Meine liebsten Wildkräuter

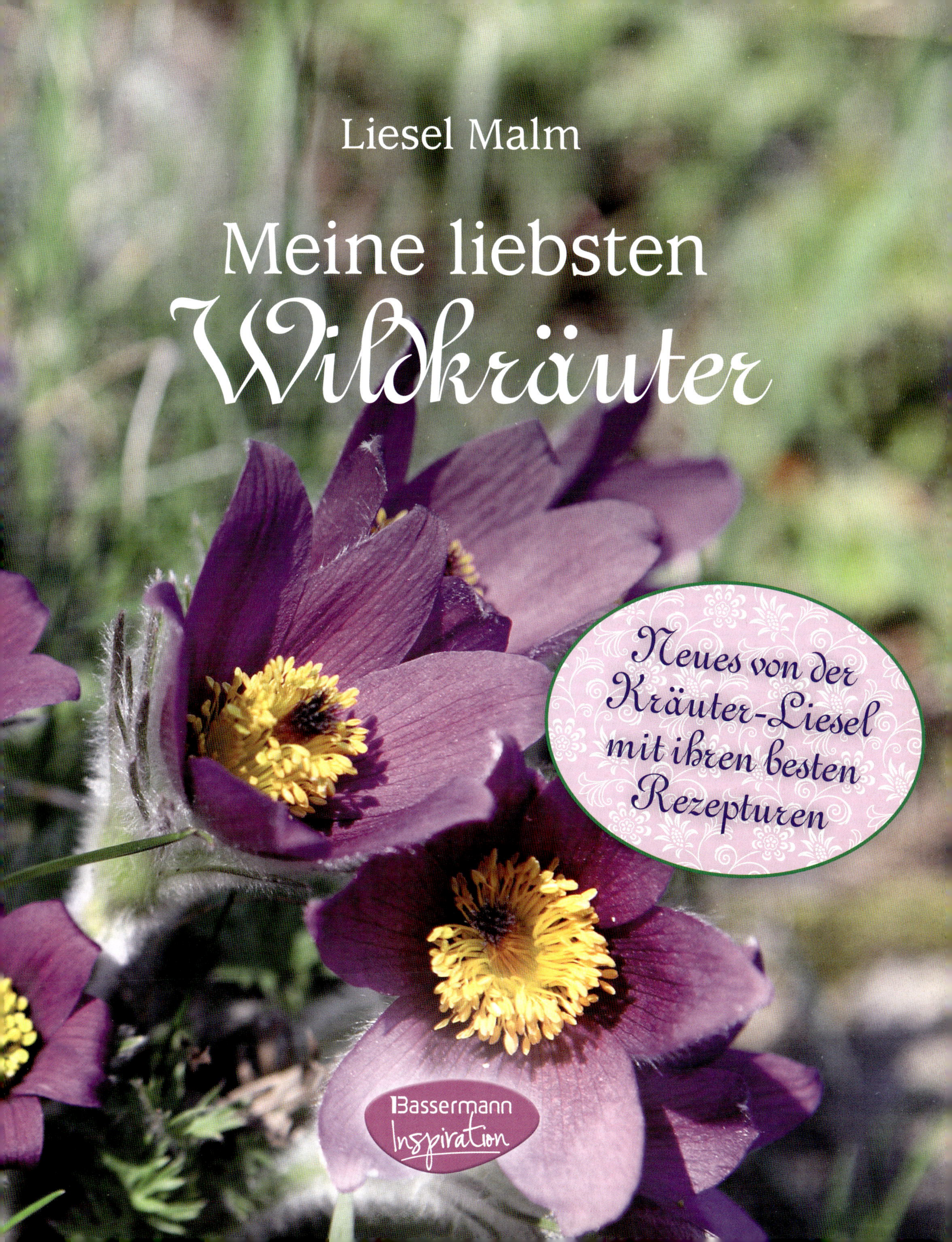

Verlagsgruppe Random House FSC® N001967
Das für dieses Buch verwendete FSC®-zertifizierte Papier *Profisilk* liefert Sappi, Alfeld.

ISBN 978-3-572-08149-3
1. Auflage 2014

Umschlaggestaltung: Atelier Versen, Bad Aibling

Projektleitung: Herta Winkler, München
Herstellung: Sonja Storz, München

Konzeption und Gesamtproducing: JUNG MEDIENPARTNER GmbH, Limburg/Lahn
Layout: Gabriele Kiesewetter, Beselich

Druck und Bindung: Theiss GmbH, St. Stefan im Lavanttal

Printed in Austria

Inhalt

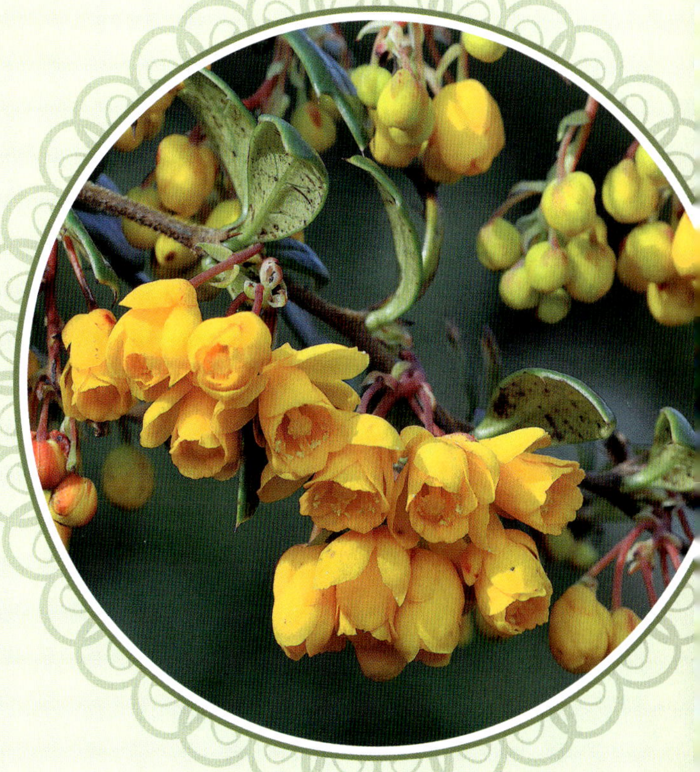

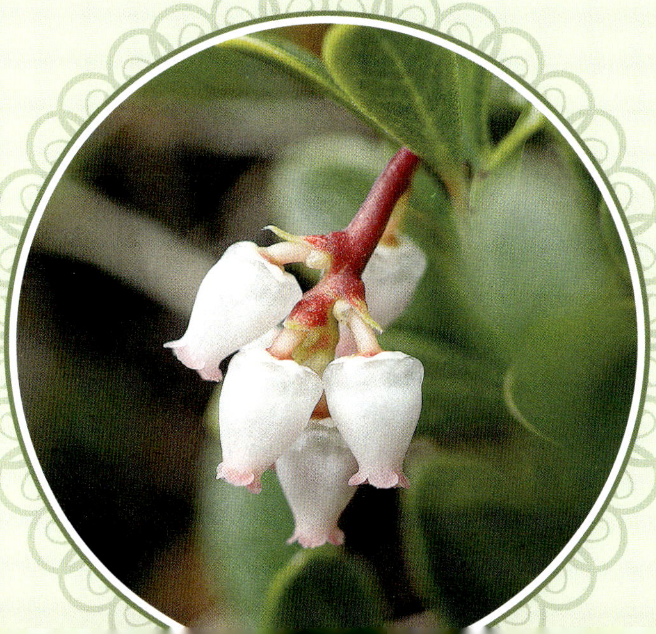

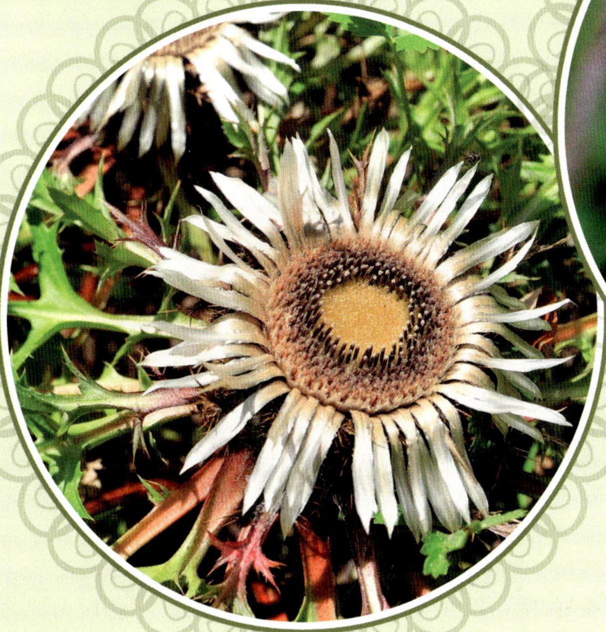

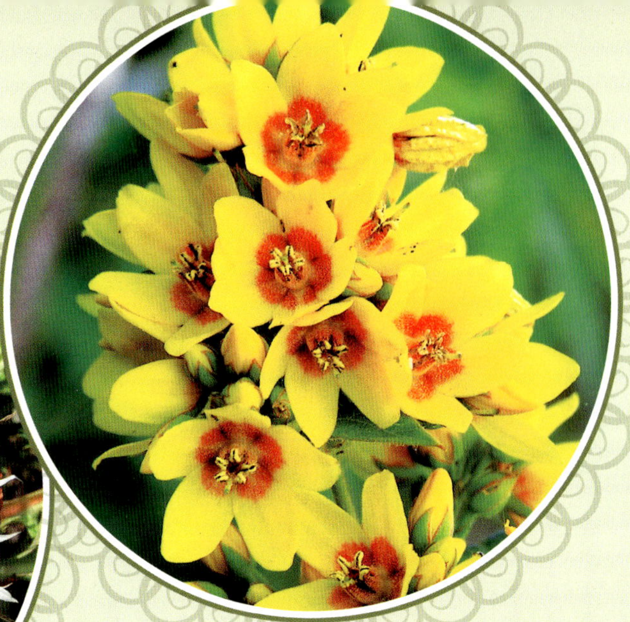

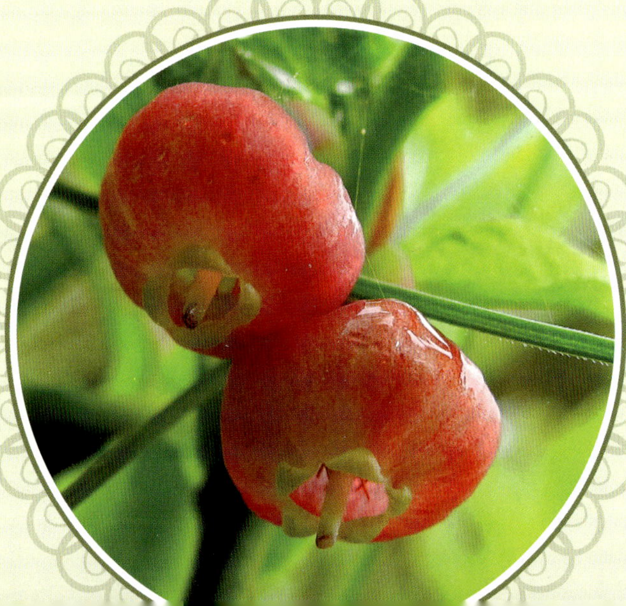

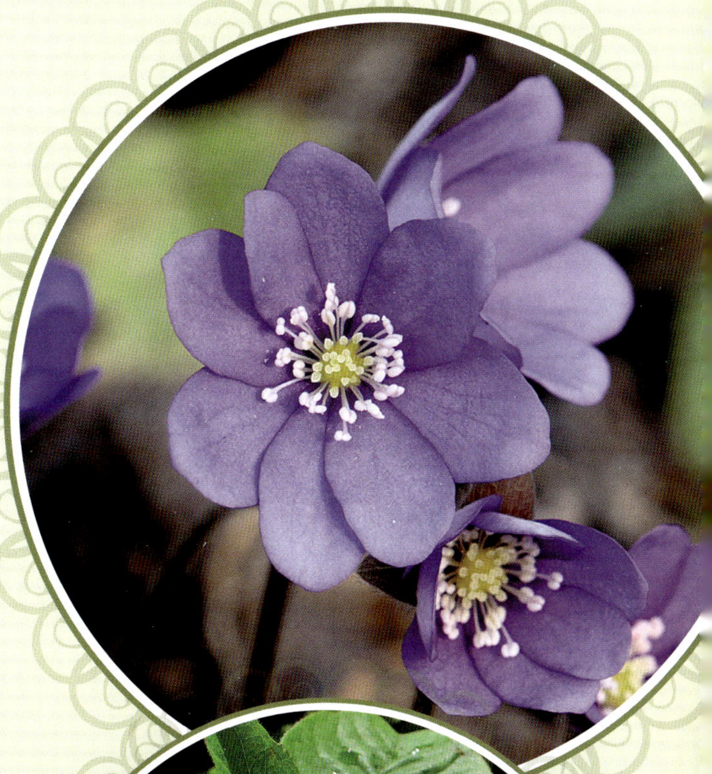

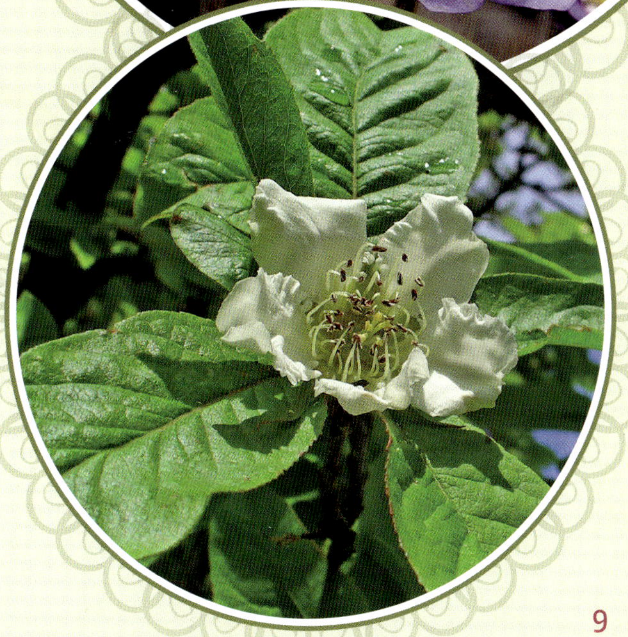

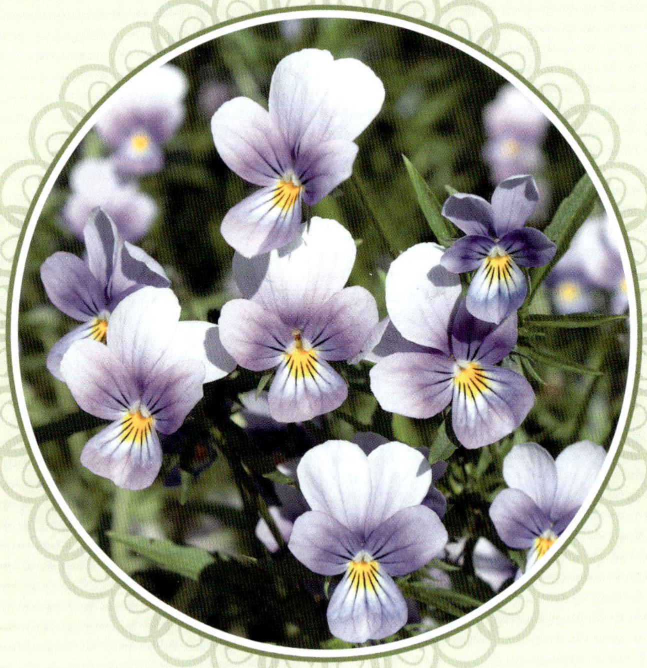

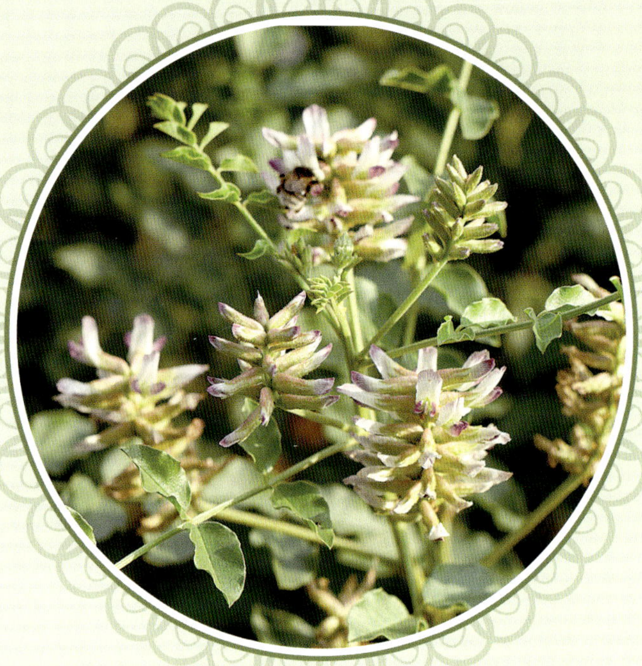

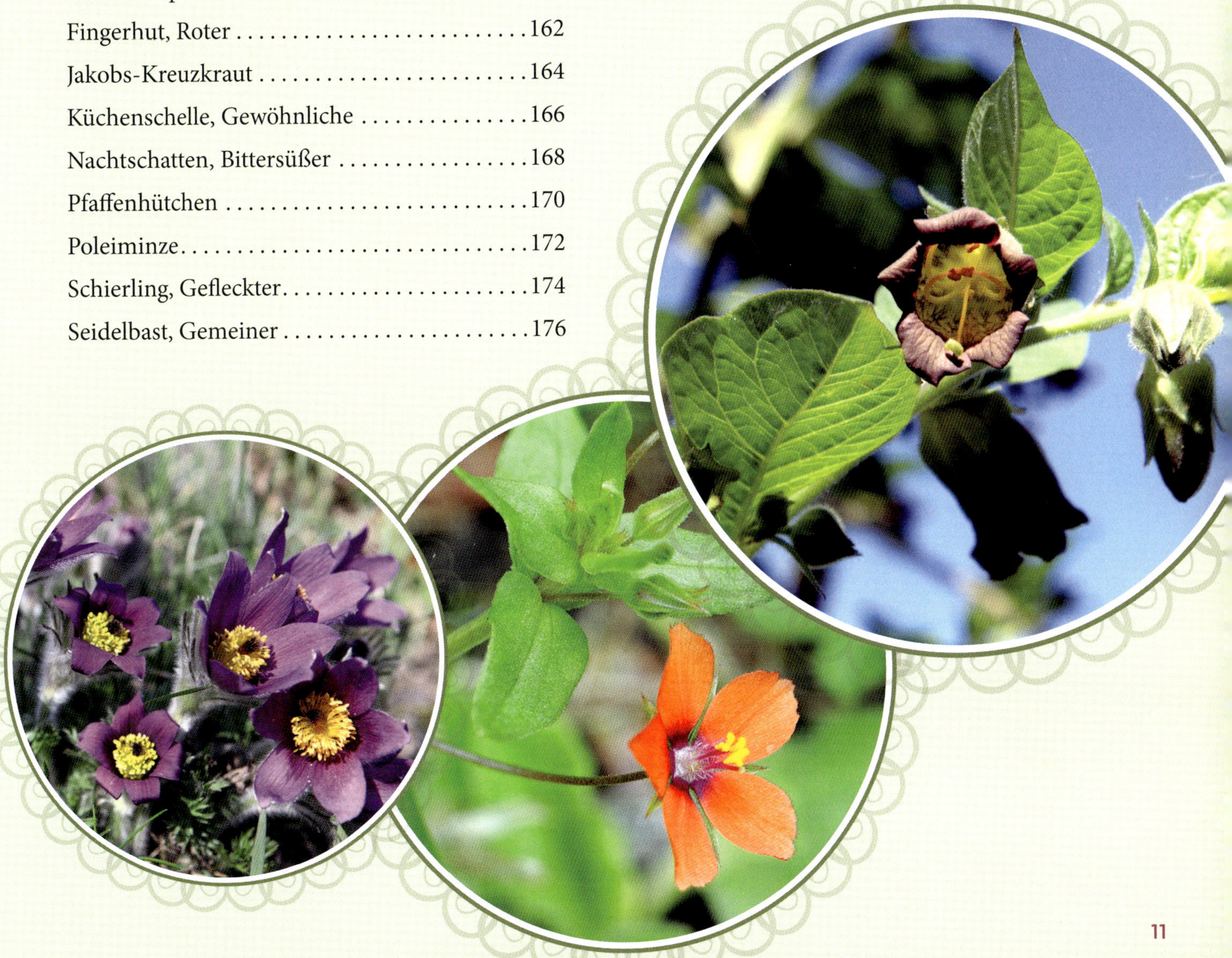

Alles hat seine Zeit

Prediger 3
2, 4, 5, 8

Alles hat seine bestimmte Stunde
und jedes Vorhaben unter dem Himmel hat seine Zeit.

Geboren werden hat seine Zeit
und Sterben hat seine Zeit.

Pflanzen hat seine Zeit
und das Gepflanzte ausreißen hat seine Zeit.

Weinen hat seine Zeit
und Lachen hat seine Zeit.

Umarmen hat seine Zeit
und sich der Umarmung enthalten hat seine Zeit.

Lieben hat seine Zeit
und Hassen hat seine Zeit.

Krieg hat seine Zeit
und Frieden hat seine Zeit.

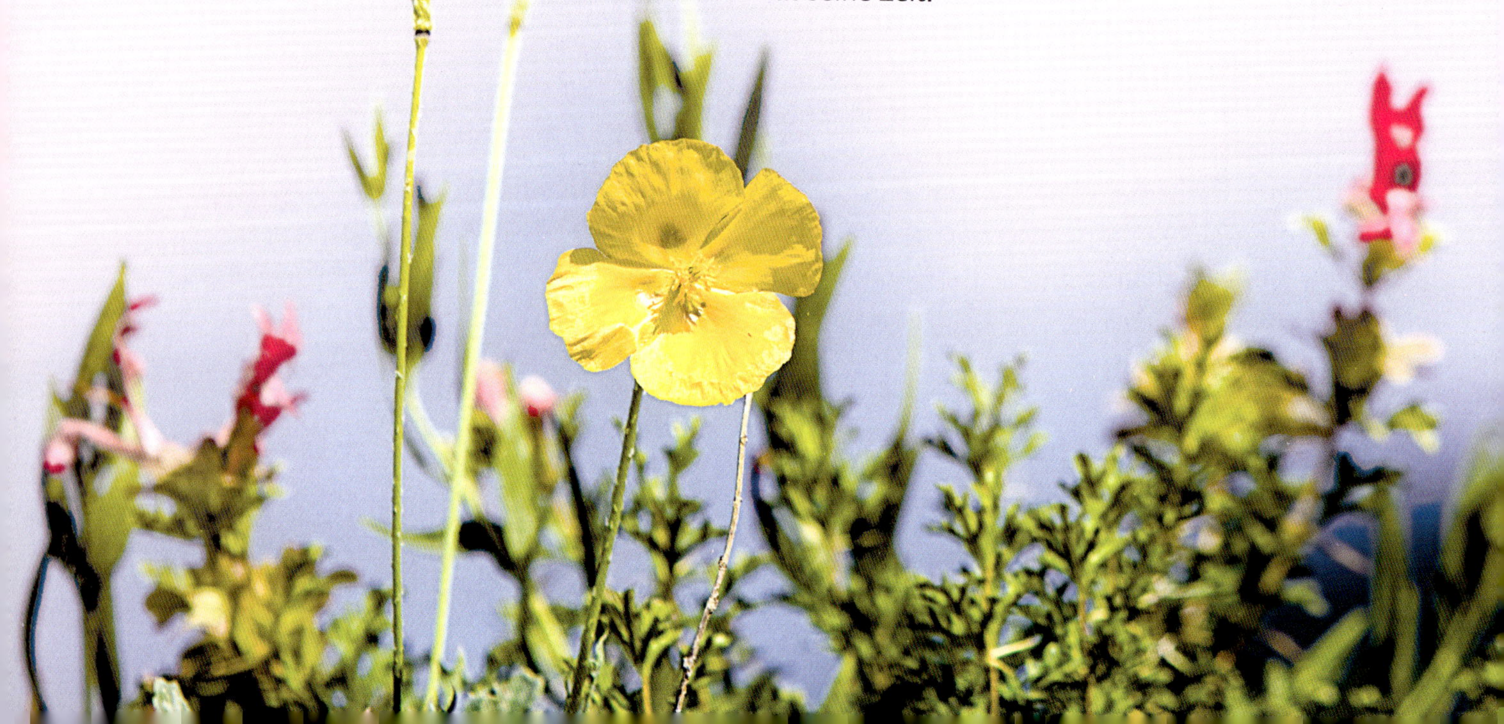

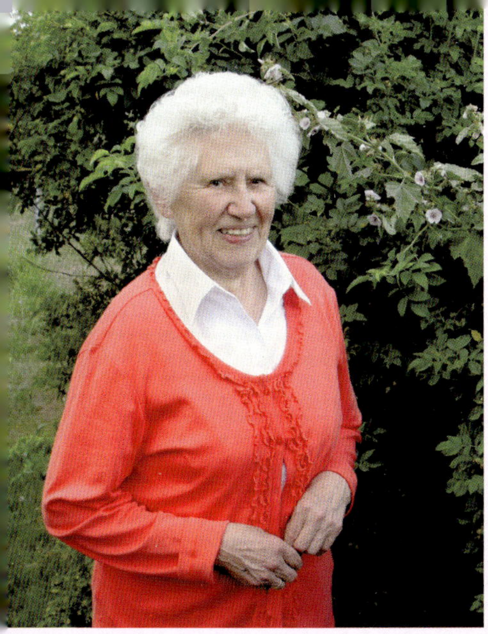

Vorwort

Ich bin nun 80 Jahre alt und muss kürzer treten. Den großen Kräutergarten kann ich nicht mehr bewältigen. Das tut mir nicht nur Leid, es tut mir in der Seele weh. Allein der Gedanke, dass er verwildert, schmerzt mich sehr. Wenn ich an die armen Vögel denke, die ich im Winter gefüttert habe, wird mir ganz seltsam zumute, obwohl ich weiß, dass sie sich den Samen der vielen Pflanzen ja suchen können. Sie werden wohl satt werden.

Fast dreißig Jahre habe ich Tag um Tag in meinem Garten gewerkelt. Das hat nun ein Ende.

Man muss aber nicht unbedingt einen Garten haben. Wer mit offenen Augen durch Gottes herrliche Natur wandert, wird viele Wildpflanzen, Kräuter sowie Bäume entdecken und sich an ihnen erfreuen. Vielleicht auch das eine oder andere Pflänzchen, wenn erlaubt, ernten für eine heilsame Arznei. In diesem Buch sind viele Anregungen zu finden.

Doch ich kann und will meine Hände noch nicht in den Schoß legen. Daher habe ich mir andere Aufgaben gesucht. Im Vordergrund steht das Schreiben. Ich habe soeben dieses (mein zweites) Buch vollendet. Ich wünsche mir, dass es ebenso erfolgreich wird und die Leser erfreut, wie mein erstes Buch „Die Kräuter-Liesel“. Ein drittes Buch ist auch schon in der Planung – man wird sehen, wie es weitergeht! Es hat eben alles seine Zeit.

Ich bedanke mich sehr herzlich bei allen lieben Menschen, die mir geholfen haben, dieses Buch zu verwirklichen.

Ihre Liesel Malm

Eine Ära ist zu Ende

„Wenn wir unser Gartentürchen zumachen, macht uns der liebe Gott eine größere Tür auf!“ So schrieb mir Herr Pfarrer Lixenfeld, ehemaliger Domkapitular, zum Trost, als er das Bild von mir in der Zeitung sah, auf dem ich das Kräutergartentürchen zusperre.

Bei einer Führung durch meinen Kräutergarten, an der auch Pfarrer Lixenfeld teilnahm, segnete er meine Kräuter und sprach ein wunderschönes Segensgebet.
Dann sangen wir gemeinsam:
„Maria, dir empfehlen wir,
was grünt und blüht auf Erden.
O lass es eine Himmelszier
in Gottes Garten werden!“

Mit diesem Brief und der Erinnerung an diesen schönen Tag hat er mich wirklich getröstet. Alles hat seine Zeit.

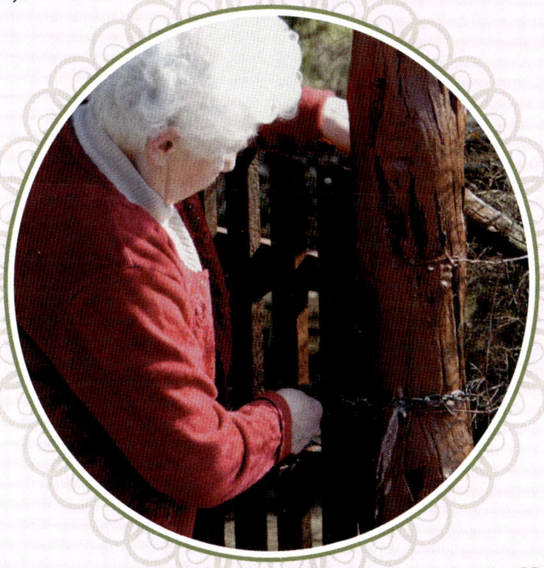

Einleitung

Die natürliche Kraft der Wildkräuter

Als Wildkräuter bezeichnet man Pflanzen, die nicht vom Menschen kultiviert und gezüchtet wurden. Sie enthalten sehr wertvolle Vitalstoffe, Mineralstoffe, Spurenelemente und sekundäre Pflanzenstoffe in hoher Konzentration. Die wilden Pflanzen gedeihen in der Natur ohne menschliche Pflege auch unter schwierigsten Bedingungen. Sie werden nur selten von Insekten oder Pilzkranheiten befallen. Wildpflanzen sind sehr robust und ausgesprochen vital. Diese Vitalität überträgt sich, wenn man sie als Nahrung oder als Heilpflanze nutzt, denn sie verfügen über einen vielfach höheren Vitalstoffgehalt als kultivierte Pflanzen.

Schon das kleine Gänseblümchen übertrifft den Gehalt an Kalium, Calcium, Magnesium und Eisen eines Kopfsalates (im Vergleich je 100 Gramm) um ein Vielfaches. Dabei liegt das Gänseblümchen bezüglich der Vitalstoffinhalte noch im mittleren Bereich der Inhaltsmengen. Das Franzosenkraut und die Brennnessel zum Beispiel übertreffen dieses noch einmal erheblich. In Bezug auf Vitamine und Proteine ist die Inhaltskonzentration bei den Wildpflanzen gegenüber den Kulturpflanzen ebenfalls um ein Vielfaches höher.

Wildkräuter schmecken einfach viel besser

Dass Wildpflanzen wesentlich aromatischer und intensiver als Kulturpflanzen schmecken, liegt am höheren Gehalt von Vital- und Mineralstoffen, aber auch daran, dass diese viele so genannte bioaktive Pflanzenstoffe enthalten. Diese Substanzen können Krankheiten vorbeugen und auch heilen. Die Bitterstoffe der Wildkräuter stärken zum Beispiel die Magen- und Gallenfunktion, verhindern Gärprozesse und Blähungen bei der Verdauung und beugen Pilzkrankheiten vor. Bitterstoffe unterstützen darüber hinaus die Fettverdauung und die Entgiftung durch die Leber, und sind in fast allen Wildkräutern reichlich enthalten.

Wildkräuter selbst sammeln oder anbauen

Die Frische und Heilkraft von selbst gesammelten oder selbst angebauten Wildkräutern lässt sich wohl kaum übertreffen. Auf diese Weise können Sie sicher sein, dass die Pflanzen frei von chemischen Spritzmitteln und künstlichen Düngemitteln sind. Wenn Sie in der Natur Kräuter sammeln, so achten Sie darauf, dass Sie abseits von Straßen, Feldern und Tierweiden sammeln. Waschen Sie Ihre Kräuter mit klarem Wasser ab.

Wichtig: Nehmen Sie keine Pflanzen aus der Natur, die unter Naturschutz stehen und keine, die sie nicht hundertprozentig bestimmen können. Es könnten auch giftige Pflanzen dabei sein. Wenn Sie sich nicht sicher sind, so können Sie die Wildkräuter bei Spezialversendern bestellen. Ich empfehle Ihnen, sich der Führung von Kräuterkundigen anzuvertrauen, damit Sie die Pflanzen kennen und bestimmen lernen. Im September 2014 wird voraussichtlich auch mein Wildkräuterführer erscheinen, der Ihnen auch bei der Bestimmung in der Natur helfen soll.

Adressen von Kräuterkundigen für Kräuterführungen sowie von Spezialversendern finden Sie reichlich im Internet.

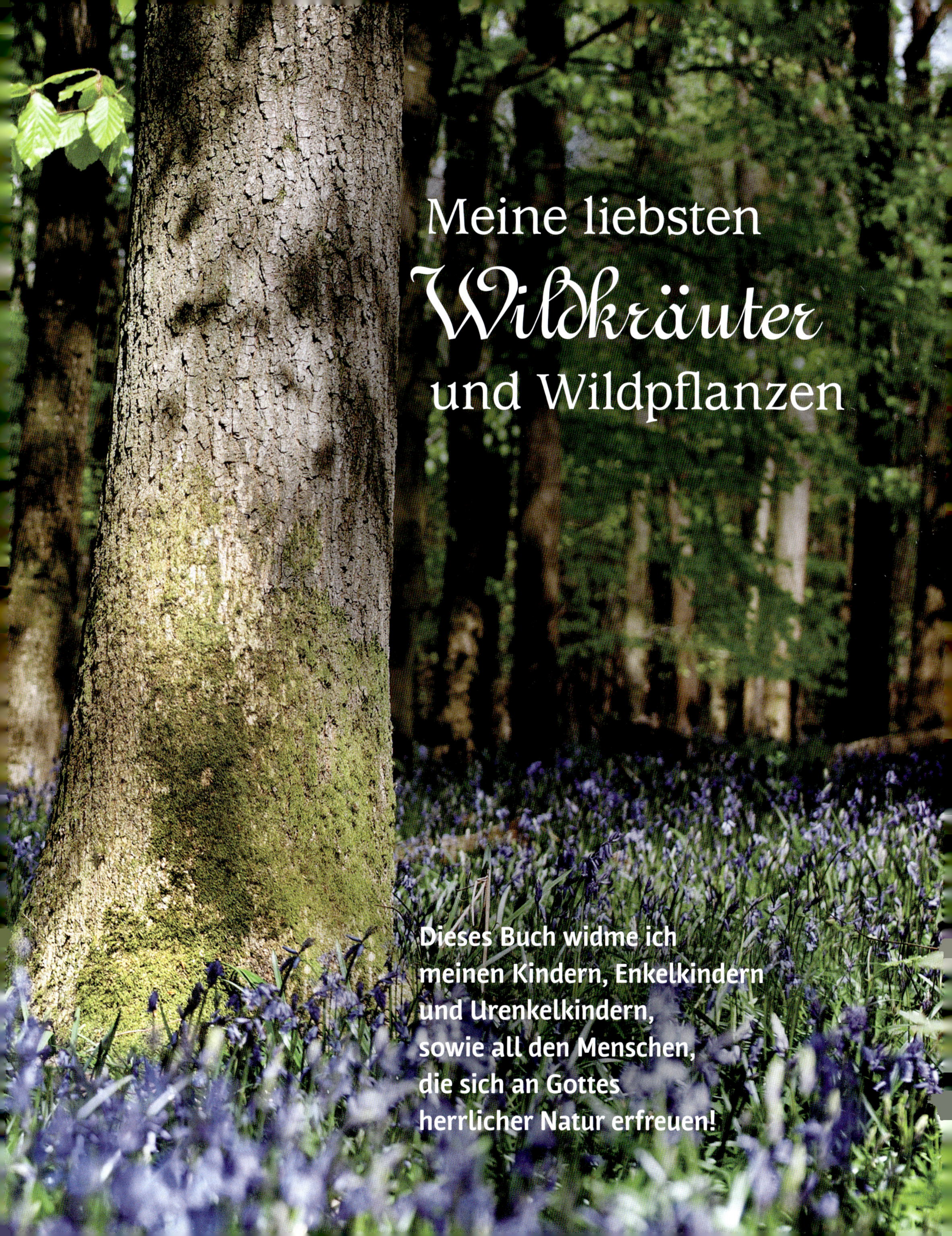

Meine liebsten *Wildkräuter* und Wildpflanzen

Dieses Buch widme ich
meinen Kindern, Enkelkindern
und Urenkelkindern,
sowie all den Menschen,
die sich an Gottes
herrlicher Natur erfreuen!

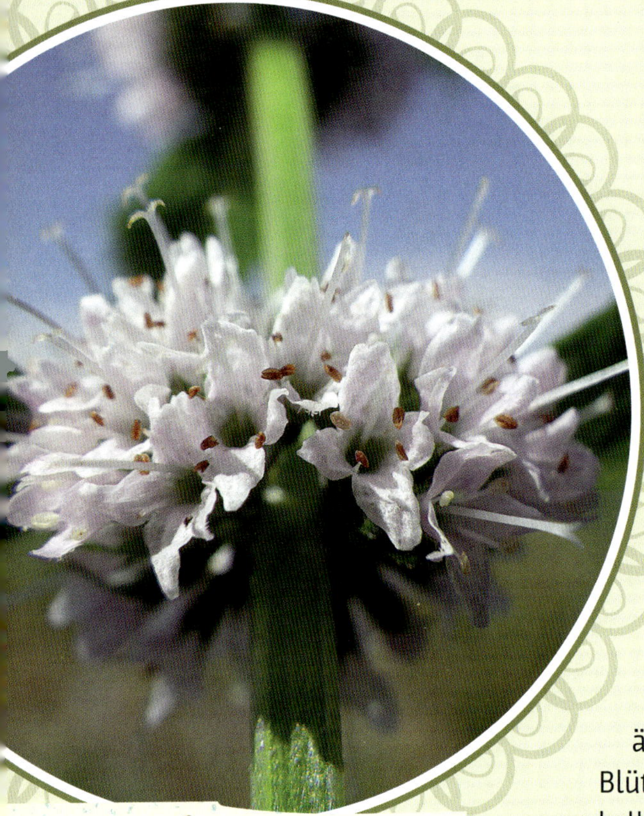

Ackerminze

Mentha arvenis
auch Wilde Minze, Feldminze

Die Ackerminze wächst in der Natur sehr häufig und wird allgemein als Ackerunkraut bezeichnet. In der Gattung Mentha gibt es viele verschiedene Kreuzungsformen, sogenannte „Hybriden". Diese haben viele Eltern, so auch die „Echte Pfefferminze". In Wirklichkeit ist bei ihr gar nichts echt, sie ist eine Zufallskreuzung aus Grüner Minze und Wasserminze. So gibt es auch Unterschiede bei der Ackerminze. Das kommt daher, weil sich Minzen immer wieder untereinander kreuzen und somit viele Bastarde entstehen lassen. Grob gesagt gibt es zwei Gruppen der vielen Arten der Minze. Bei der einen Gruppe haben die Pflanzen ährige Blütenstiele, bei der anderen Gruppe sind es quirlige Blütenstiele, und zu dieser gehört die Ackerminze. Ackerminze und alle anderen Minzen haben krampflösende, schmerzlindernde, schleimlösende, blähungswidrige, leberwirksame, wurmtreibende, keimfördernde und nervenstärkende Eigenschaften. In erster Linie werden Minzen für Tee verwendet. Dafür schneidet man die langen Triebe, wenn sie anfangen zu blühen, 10 Zentimeter über dem Erdboden ab, bündelt sie zu lockeren Sträußen und hängt sie an einem luftigen Ort, nicht an der Sonne, zum Trocknen auf.

Minze-Tee bereitet man wie folgt:
Für eine große Tasse Tee nimmt man zwei Teelöffel getrocknetes Kraut, übergießt mit einem Viertelliter kochendem Wasser, lässt 10 Minuten ziehen, seiht ab und trinkt schluckweise. Drei Tassen am Tag genügen und sind hilfreich bei oben genannten Beschwerden.

Ein Minze-Öl *kann man sich in der Apotheke kaufen. Es ist zum Einreiben bei Kopf- und Rheumaschmerzen zu verwenden.*

In einem ***Kräuteressig*** *sollten ein paar frische Minzeblättchen nicht fehlen.*

Ferner kann man Salate und Quarkspeisen sparsam mit Minze verfeinern oder garnieren.

Die ***Ackerminze*** *wächst an feuchten Orten, wie Sumpfwiesen, Gräben, Schuttplätzen, Waldwegen und auch in Gärten und wird bis 45 Zentimeter hoch. Sie vermehrt sich durch Ausläufer und wandert so immer weiter. Sie gehört, wie alle anderen Minzen, zur großen Familie der Lippenblütler. Sie ist ein wenig niederliegend, am Ende aber wieder aufsteigend. Am Ende eines jeden Stängels hat sie ein Blattbüschel. Ihre Blüten sitzen zu Quirlen in den Blattachseln, sind von schöner lila-rosa Farbe und erinnern an Kelche. Die Früchte der Ackerminze sind gelbbraun gefärbt.*

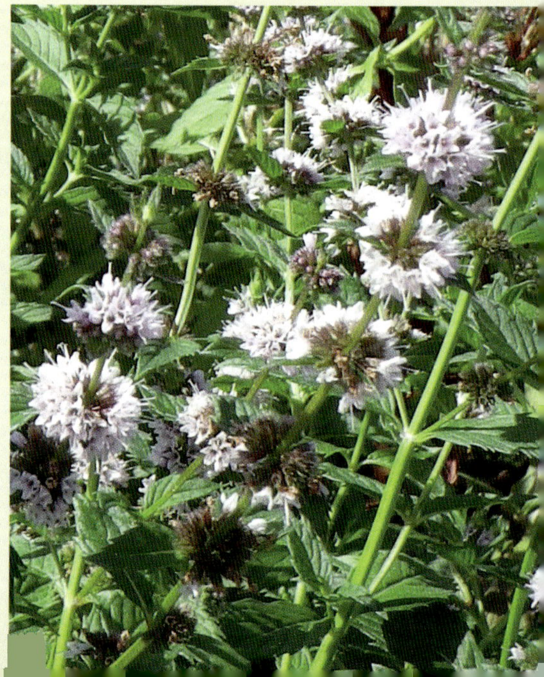

Amarant

Amaranthus retroflexus
auch Zurückgekrümmter Fuchsschwanz

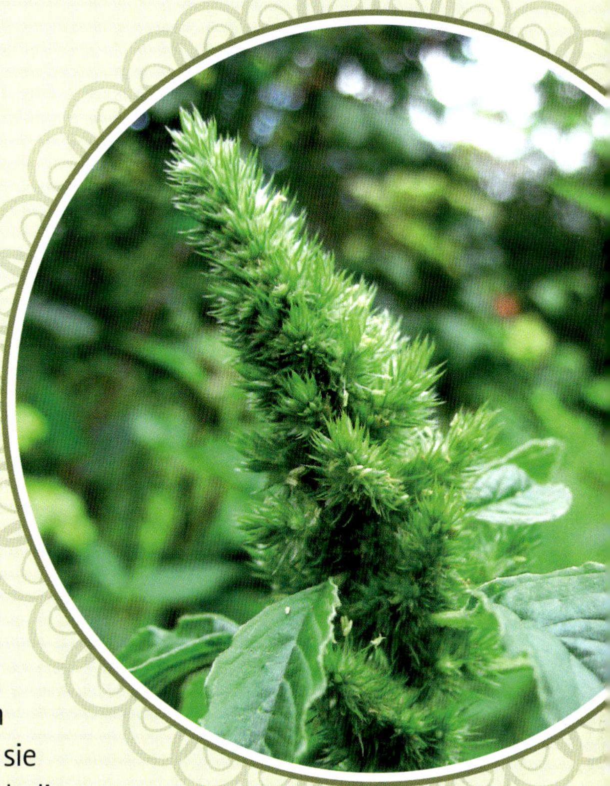

Das Getreide der Inkas und Azteken wird als Amarant bezeichnet. Er gehört zu den ältesten von Menschen angebauten Getreidearten. Vor etwa 3000 Jahren soll er schon gezüchtet worden sein. Die hohe, belaubte, meist rötliche Pflanze wurde als Gemüse- und Getreidepflanze genutzt. Es gibt viele verschiedene Amarantarten, aber nur der oben genannte Fuchsschwanz wächst in unserer Region als Wildpflanze, alle anderen Arten werden kultiviert. Im 19. Jahrhundert soll dieser Fuchsschwanz aus Nordamerika nach Europa gekommen sein. Der bei uns bekannte Amarant ist der große, rot blühende, hängende Fuchsschwanz, der als Zierpflanze in Gärten gezogen wird. Es gibt ungefähr 60 Amarantarten, jedoch verschwanden sie fast vollständig mit der Ausrottung der Inkas und Azteken durch die Spanier. Damit wurde der ganzen Welt ein wertvolles Nahrungsmittel genommen. Übrigens stammt der Amarant aus derselben Region wie die Kartoffel, nämlich aus dem Hochland der Anden. Der Amarant kann geröstet und durch Hitze aufgepuffert, zu Mehl vermahlen oder als Getreide gekocht werden. Für Kinder und kranke Menschen wird er als besonders nahrhaft und stärkend angesehen. Die Amarantsamen sind winzig, 1000 bis 3000 Samen wiegen gerade mal ein Gramm. Beim Backen und Kochen ist eine Mischung von Amarantmehl und Weizenmehl sehr zu empfehlen. Beide Getreidearten enthalten reichlich Aminosäuren. Die in dem einigen weniger sind, sind in dem anderen üppig vorhanden. Es gibt acht essenzielle Aminosäuren, die unser Körper nicht selbst produzieren kann und mit der Nahrung aufgenommen werden müssen. Wir sollten also öfter Amarant in unseren Speiseplan einbeziehen. Beim Backen könnte man leicht ein Drittel der Mehlmenge durch Amarantmehl ersetzen. Bei der Zubereitung vieler anderer Speisen, wie Suppen, Pfannkuchen, Klößen, Konfekt usw., überall ist Amarant einzusetzen, wir müssen nur ein wenig nachdenken und ausprobieren. Außerdem sind junge Amarantblätter, ähnlich zubereitet wie Spinat, ein sehr leckeres Gemüse.

***Amarant** gehört zur Familie der Fuchsschwanzgewächse. Er wird bis zu 100 Zentimeter hoch, hat einen verzweigten, behaarten, im unteren Teil oft rötlichen Stängel, an dem die eiförmigen Laubblätter sitzen. Während der Blütezeit zwischen Juli bis September bilden sich ährenförmig nach oben wachsende, stachelige Blütenstände. Die Frucht des Amarant ist eine Kapselfrucht.*

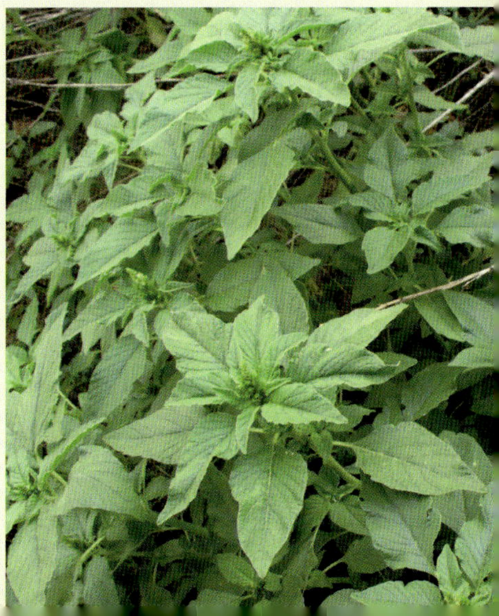

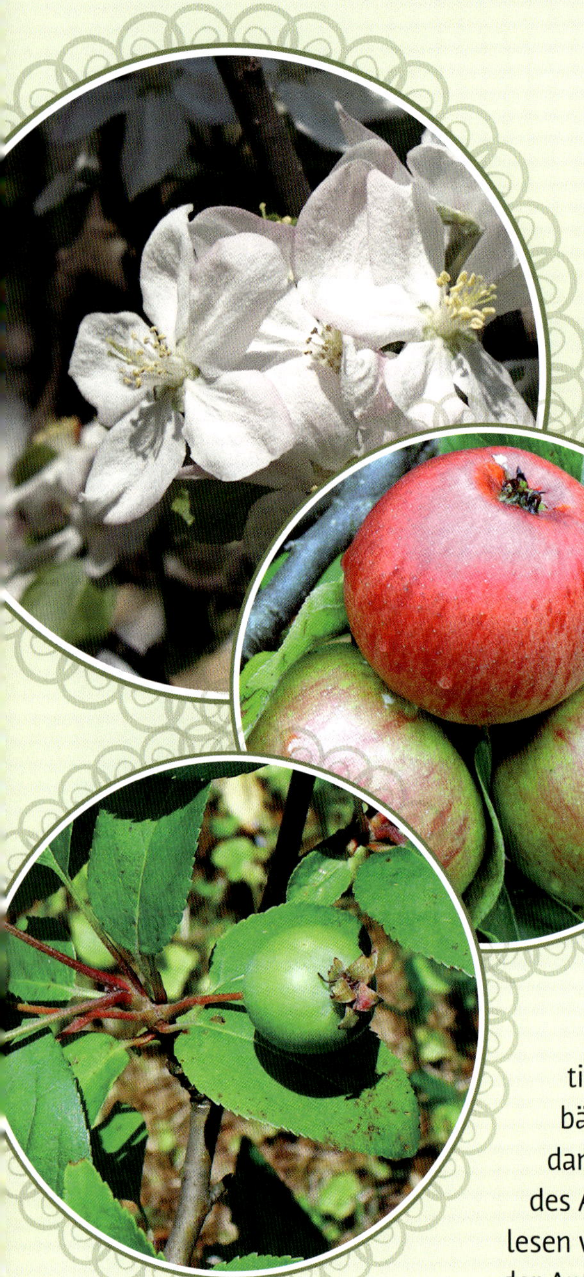

Apfelbaum

Malus domestica (Kulturapfel)
Malus sylvestris (Holzapfel)

Der Apfelbaum ist über die ganze Erde verbreitet, die Wildform, also der Holzapfel, sowie alle Kulturapfelbäume. Die Heimat des Apfelbaums soll aller Wahrscheinlichkeit nach Zentral- und Westasien sein. Der Holzapfelbaum ist eher ein Strauch oder ein kleiner Baum, im Gegensatz zu den kultivierten Apfelbäumen. Die Blüten beider Baumarten sind gleich, weiß bis rosa überlaufen. Ihre Früchte sind aber ganz unterschiedlich, die des Holzapfels (Abbildung unten) sind eher klein und meist von grünlicher Farbe. Die der kultivierten Apfelbäume sind je nach Sorte recht groß, grün, gelblich, rotwangig, rau und mit glatter Haut (Abbildung Mitte). Es kann vorkommen, dass ein Kulturapfelbaum verwildert und wieder zu seiner ursprünglichen Form zurückfindet. Ein kultivierter Apfelbaum ist wesentlich anspruchsloser als ein Holzapfelbaum, der in nahrhafter, kalkreicher Erde mit viel Feuchtigkeit und viel Sonne wachsen möchte. Ein kultivierter Apfelbaum dagegen fühlt sich überall wohl. Beide Apfelbäume vertragen im Frühjahr sehr schlecht Spätfröste, Blüten und damit die Fruchtbildung werden durch sie zerstört. Die Geschichte des Apfelbaums hat eine lange Vergangenheit. Schon in der Bibel lesen wir darüber. In zahlreichen Märchen, Legenden und Sagen spielt der Apfelbaum eine Rolle. Wir sollen ihn den Römern zu verdanken haben, die uns mit 22 Apfelsorten beglückten. Heute können wir aus 1000 verschiedenen Sorten wählen. Leider sind alte, sehr robuste Sorten nicht mehr erhältlich und Opfer vieler Neuzüchtungen geworden, die in Monokulturen angebaut werden und sich besser vermarkten lassen. Beide Arten, Wild- und Kulturapfelbaum, haben gleiche gesunde Eigenschaften: allgemein stärkend und aufbauend, appetitanregend, fiebersenkend, harntreibend, stopfend und blutstillend. Bei Durchfall einen geriebenen Apfel, der schon ein wenig oxidiert, gegessen, wirkt wahre Wunder. Einen bis zwei Äpfel am Tag sollte jeder verzehren – in gesunden und in kranken Tagen.

*Der **Apfel** gehört innerhalb der Familie der Rosengewächse zur Pflanzengattung der Kernobstgewächse. Die Apfelblüten blühen von Ende April bis Mai weiß bis zartrosa. Das Apfelgehäuse ist in fünf Kammern geteilt, in denen sich jeweils zwei Samen befinden.Die Samen sind braun bis schwarz. Ein Apfelbaum kann bis zu 10 Meter hoch werden.*

Augentrost

Euphrasia officinalis
auch Augustinuskraut, Milchdieb, Wegleuchte

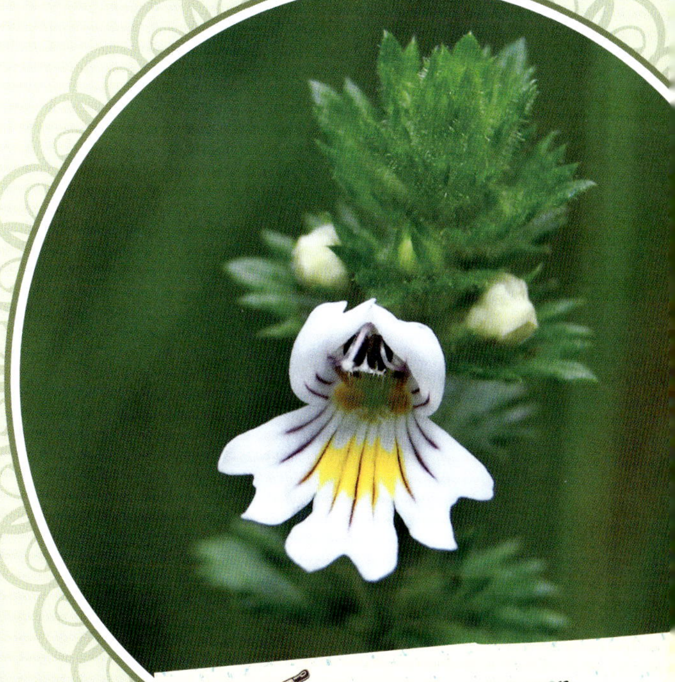

Man muss schon genau hinschauen, um die kleine Pflanze zu entdecken. Sie wächst nur im Gras und nirgends anderswo. Ich habe mehrmals versucht, sie in meinem Kräutergarten anzusiedeln, aber immer vergebens. Im Urlaub in Österreich habe ich den Augentrost auf Almwiesen reichlich blühen gesehen. Ein Viehhirte erzählte mir, dass Kühe, wenn sie Augentrost gefressen haben, weniger Milch gäben. Daher wohl der Name Milchdieb. Nur wenige Pflanzen werden in der Augenheilkunde verwendet, dazu zählt der Augentrost. Äußerlich als Spülung oder als Tee aufgetupft, lindert er Entzündungen, besonders der Bindehaut und des Lidrandes. Augentrost hilft nicht nur dem Auge, er hat noch andere Eigenschaften. Er könnte genauso gut Magentrost heißen. Als Tee getrunken, als Tinktur genommen oder in homöopathischer Weise in Form von Globuli eingenommen, kann Augentrost heilend wirken bei Magenbeschwerden, Magen-Darm-Geschwüren, Blähungen, Husten und Kopfschmerzen. Ferner bei Arthrosen, Rheuma und Gicht.

Für einen Tee nimmt man:
Zwei gehäufte Teelöffel getrocknetes Kraut, übergießt mit einem Viertelliter kochendem Wasser, lässt 10 bis 15 Minuten zugedeckt ziehen, seiht ab und trinkt schluckweise.

*Man kann vom getrockneten Kraut auch ein **Pulver** herstellen, das man in Wasser eingerührt einnehmen oder über das Essen streuen kann.*

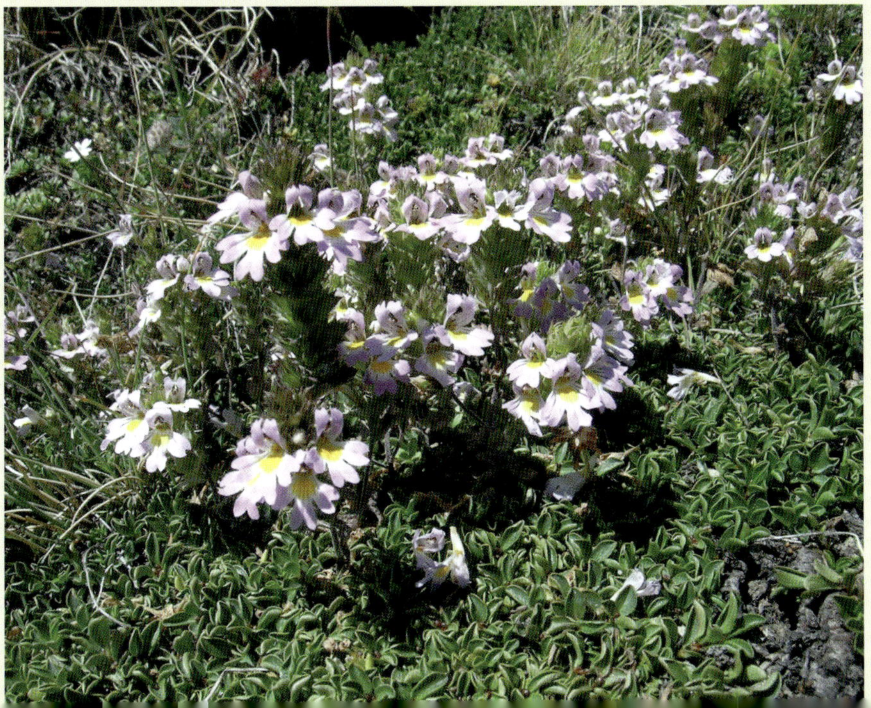

*Der **Augentrost** ist eine einjährige Pflanze, die in Europa fast überall in trockenen Wiesen, Heiden und Grashängen wächst, und zählt zur Familie der Sommerwurzgewächse. Sie ist ein Halbschmarotzer und wird 10 bis 30 Zentimeter hoch. Der untere Teil der Pflanze ist fast kahl, im oberen Teil verzweigt sie sich sehr. Halbschmarotzer heißt, ihre Wurzeln sitzen mit ihren Saugorganen auf benachbarten Wirtspflanzen. In den Achseln der oberen Blätter wachsen die winzigen Blüten in weiß bis violett gestreift mit gelbem Schlund. Die Blütezeit ist von Juli bis September. Es bilden sich Kapselfrüchte.*

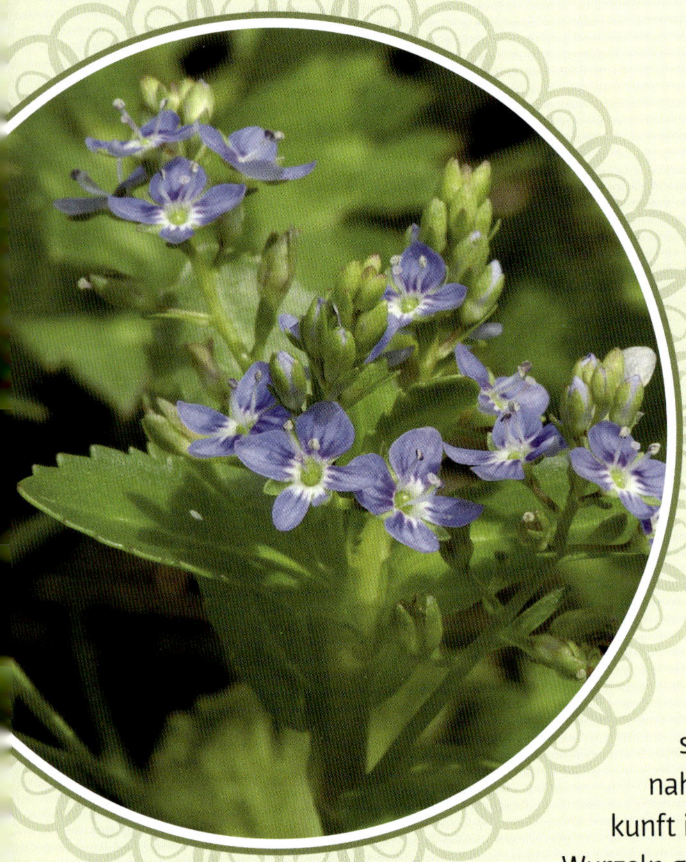

Bachbunge

Veronica baccabunga
auch Bachehrenpreis

Die Bachbunge habe ich kennengelernt während eines Urlaubs im Schwarzwald. Mein Mann und ich machten einen weiten Spaziergang. Es ging immer bergauf. Irgendwann wurde ich müde und wollte umkehren. Mein Mann aber wollte unbedingt noch weiter wandern bis zu einer Lama-Zucht-Farm. Ich aber streikte und setzte mich neben ein kleines Bächlein ins Gras. Dort saß ich nun zwei Stunden und konnte lauschen und schauen und entdecken. Neben mir im fließenden Gewässer wuchs eine schöne, blau blühende Pflanze, die mir unbekannt war. Mit meiner Vermutung, es könnte ein Ehrenpreis sein, lag ich nicht ganz falsch, aber mitten im Wasser? Ich nahm zwei Zweiglein mit uns stellte sie in unserer Unterkunft in ein Glas Wasser. Schon nach ein paar Tagen hatten sich Wurzeln gebildet. Zu Hause pflanzte ich sie in einen Bottich und gab ihr reichlich Wasser, ein Bächlein stand mir nicht zur Verfügung. In einem meiner Bücher wurde ich dann fündig, ich hatte die Bachbunge entdeckt.

Die Bachbunge ist eine Heilpflanze, die man innerlich und äußerlich anwenden kann. Innerlich soll sie bei der Blutreinigung helfen, auch harntreibend und wundreinigend wirken, als Tee und Tinktur. Äußerlich soll sie als Tee bei jeglichen Hautproblemen hilfreich sein. Die betroffenen Stellen werden mit dem abgekühlten Tee betupft. Ferner ist die Bachbunge auch essbar. Sie schmeckt vorzüglich als Zutat im Salat, aber auch als Gemüse, wie Spinat. Wenn man Bachbunge in der Natur erntet, sollte man darauf achten, dass man nicht an Bächen und Gräben erntet, die unmittelbar an einer Viehweide vorbeifließen. Dort besteht die Gefahr, sich Parasiten einzuheimsen. Tiere haben immer Parasiten. Also Vorsicht walten lassen!

*Die **Bachbunge** gehört zur Familie der Wegerichgewächse und ist eine ausgesprochene Wasserpflanze, die bis zu 60 Zentimeter hoch wird. Die niederliegenden, dicken, rötlich gefärbten Stängel bewurzeln sich im Wasser, am Ende strecken sie sich hoch und bilden nach allen Seiten aus den Blattachsen kleine Blütenrispen mit wunderschönen hellblauen, vierblättrigen Blüten. Die Blütezeit der Bachbunge ist von Mai bis September. Danach bilden sich runde Kapselfrüchte aus, die von August bis Oktober reifen.*

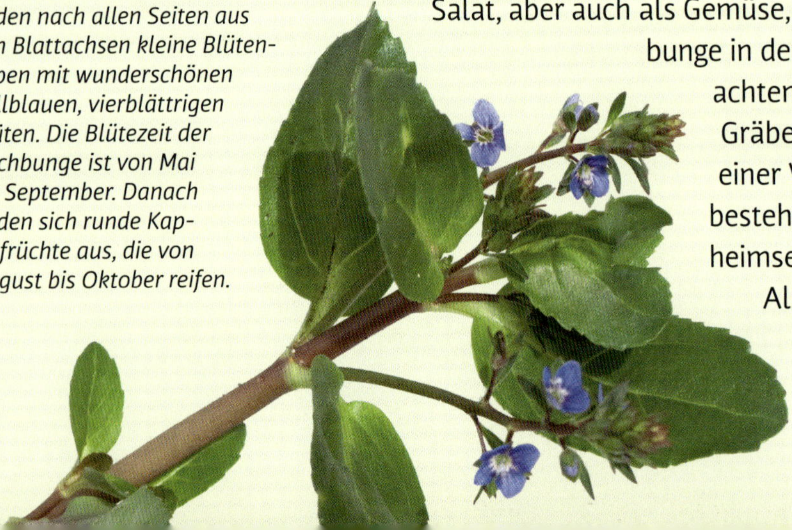

Barbarakraut

Barbarea vulgaris
auch Winterkresse, Echtes Barbenkraut

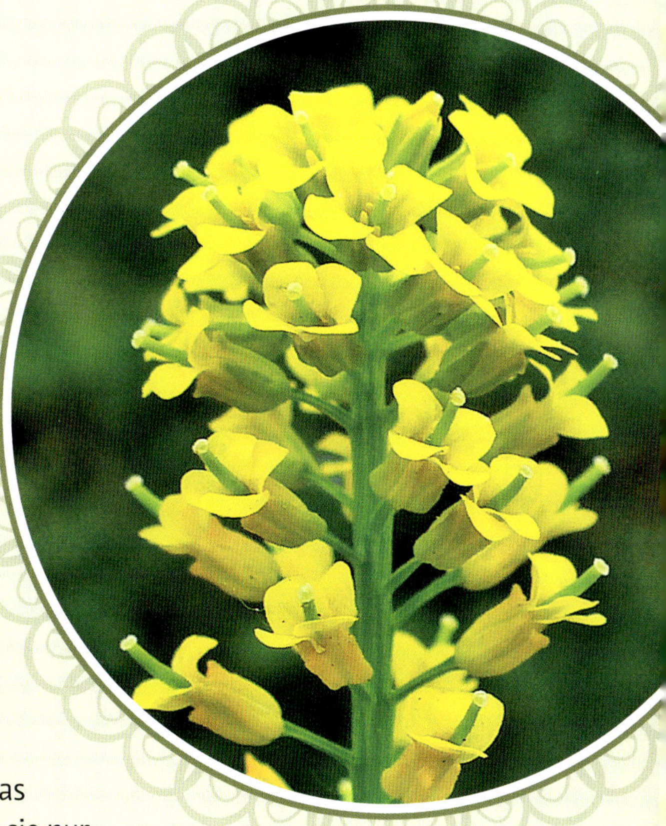

Das Barbarakraut gehört eher zu den essbaren Wildkräutern als zu den Heilpflanzen. Es hat einen sehr hohen Vitamin-C-Gehalt. Man sollte es immer frisch verwenden, da es getrocknet seine wertvollen Inhaltsstoffe verloren hat. Die Blätter eignen sich gut als Zugabe zu Salaten, pur schmecken die Blätter schon sehr streng. Die jungen Triebspitzen, kurz vor der Blüte geerntet und blanchiert, ergeben mit einer Béchamelsoße übergossen ein schmackhaftes, gesundes Gemüse.
Die Samen des Barbarakrauts, die im Herbst reif sind, ergeben, gemörsert und in Wein angesetzt, ein harntreibendes Mittel. Ferner kann man die gemörserten Samen mit heißem Wasser übergießen und das austretende Öl abschöpfen und als Würzöl verwenden. Alles in allem ist das Barbarakraut eine beachtlich wertvolle Pflanze, man muss sie nur kennen.

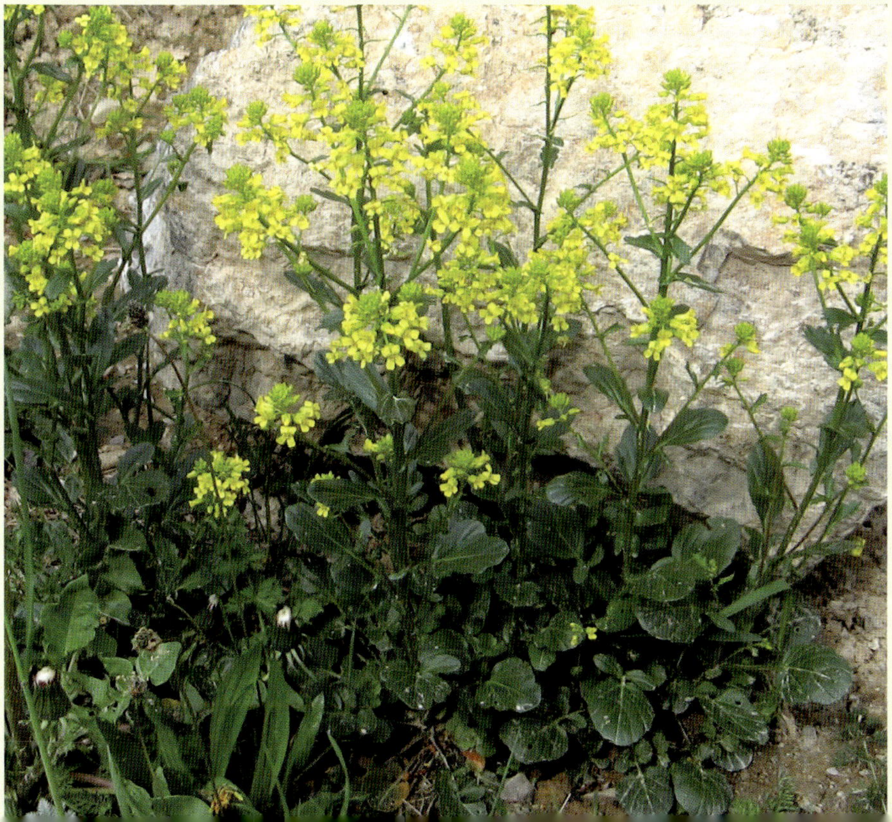

*Das **Barbarakraut** ist eine zweijährige kleine Pflanze, die in fast ganz Europa an Flussufern, Wegrändern, an Schuttplätzen, an feuchten und nährstoffreichen Stellen wächst. Die Pflanze wird zwischen 30 und 90 Zentimeter hoch. Sie ist der heiligen Barbara, der Schutzpatronin der Bergleute und Steinbrucharbeiter, gewidmet und gehört zur Familie der Kreuzblütler. Das Barbarakraut blüht den ganzen Sommer über – meist von Mai bis Juni – unermüdlich mit seinen goldgelben endständigen Trauben. Im Herbst behält es das Grün seiner Blätter, sie verfärben sich nicht. Man kann sicher sein, dass es bis zum 4. Dezember, dem Barbaratag, noch schön anzuschauen ist, danach zieht es sich zurück. Im Frühling sprießen wieder neue Barbarakraut-Pflanzen aus dem Boden, die sich selbst ausgesät haben. Als Samen werden Schoten gebildet.*

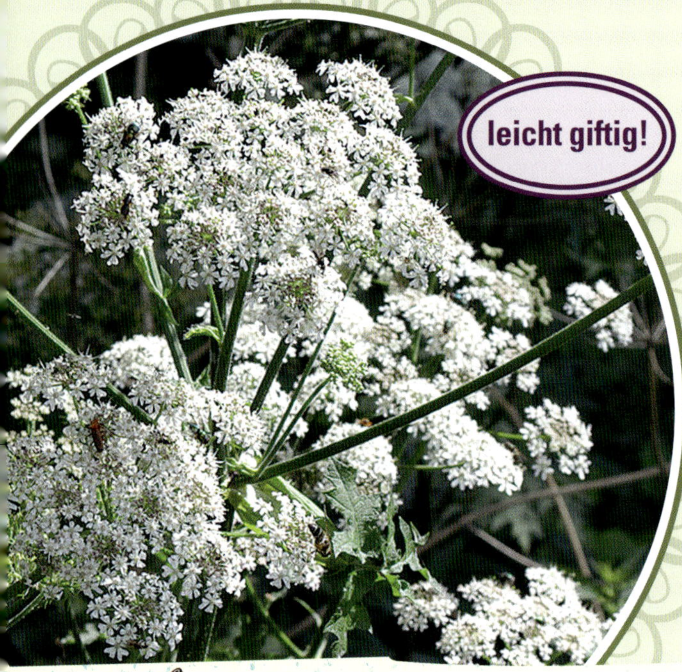

leicht giftig!

Bärenklau, Wiesen-

Heracleum sphondylium
auch Bärenfuß, Bärentatze, Hasenkraut

Die ganze Pflanze des Wiesen-Bärenklaus kann für Heilzwecke verwendet oder in der Küche zu leckeren Gerichten verarbeitet werden. Allerdings ist Vorsicht geboten, er darf nicht mit dem ausländischen Riesen-Bärenklau, der sogenannten „Herculesstaude“, verwechselt werden, deren Berührung in der Sonne zu schweren Verbrennungen führen kann. Sehr empfindliche Menschen können sogar beim Ernten vom Wiesen-Bärenklau schon Hautentzündungen bekommen. Also Vorsicht, nicht in der Sonne ernten. Man sollte nur junge Pflanzen ernten, da ältere Kumarin enthalten, also leicht giftig sind. Bärenklau soll sechsmal so viel Magnesium, achtmal so viel Kalzium und etwa 20-mal so viel Vitamin C enthalten wie unser Kopfsalat.
In der Volksmedizin wird Bärenklau als Tee, als Tinktur, als Öl und als Pulver verwendet.

__Tee__ wird von jungen Blättern hergestellt.

Eine __Tinktur__ ebenfalls von frischen Blättern, denen man vorher noch Ausschwemmkräuter, wie Brennnesselblätter, Birkenblätter und Bohnenkraut, hinzufügt. Man füllt eine weithalsige Flasche bis zur Hälfte mit dieser fein geschnittenen Mischung, füllt auf mit 38%igem Doppelkorn, bis alles gut bedeckt ist. Den Ansatz lässt man sechs bis acht Wochen bei Zimmerwärme stehen, schüttelt des Öfteren, seiht dann ab und füllt in kleine, braune Fläschchen und etikettiert diese.

__Pulver__ kann man von der Wurzel herstellen. Diese wird zerkleinert, getrocknet und gemahlen.

__Öl__ stellt man aus getrockneten Blättern her und verwendet es in der Küche.

Bei folgenden Beschwerden sind Bärenklau-Produkte einzusetzen: bei hohem Blutdruck, bei Husten und Heiserkeit, bei Nervenschmerzen und Kopfschmerzen. Das Pulver nimmt man wie Ginseng als Verjüngungsmittel.

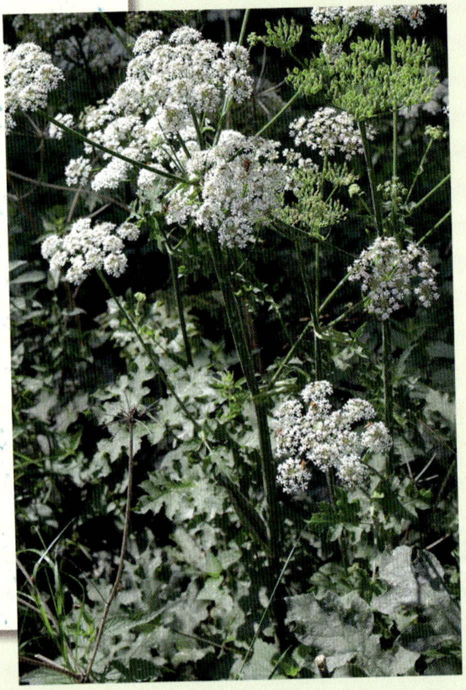

Der __Wiesen-Bärenklau__ gehört zur Familie der Doldenblütler und ist sehr verbreitet in fetten Wiesen, an Bachufern und in Auwäldern. Er ist eine zweijährige Pflanze und in ganz Europa heimisch. Seine beachtlichen weißen Pfahlwurzeln werden auch Europäischer Ginseng genannt. Alle Teile am Bärenklau sind groß und mächtig. Er kann bis zu zwei Meter hoch wachsen. Seine Blätter erinnern an Bärentatzen, sind gelappt-gefiedert und samtig behaart. Der hohle, vierkantige Stiel wird bis zwei Zentimeter dick und ist ebenfalls behaart. Während der Blütezeit von Juni bis Oktober stehen an einer bis zu dreißigstrahligen flachen Dolde weiß-rötliche, fünfblättrige Blüten, die meist fünf Millimeter breit sind. Manchmal erreichen sie auch eine Breite bis 15 Millimeter. Die ovalen Ölfrüchte sind zum Rand hin flach und geflügelt. Diese werden bis zu acht Millimeter lang und fast ebenso breit.

Bärentraube, Immergrüne

Arctostaphylos uva-ursi
auch Wolfsbeere, Wilder Buchs, Harnkraut

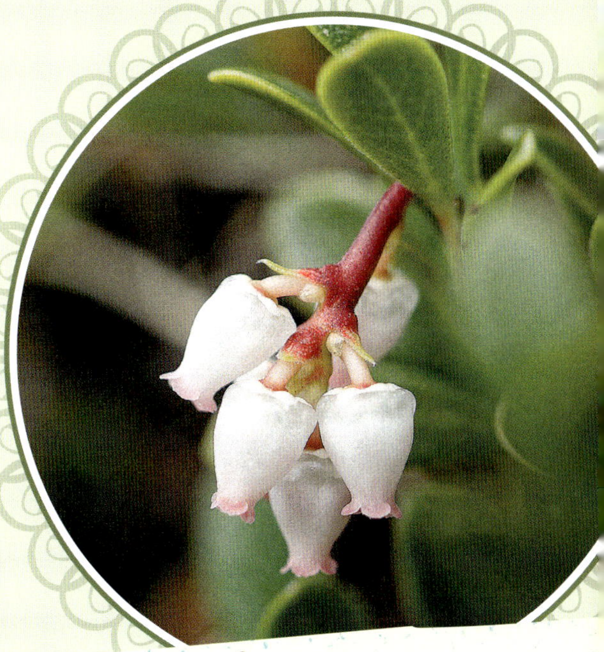

Sie sieht der Preiselbeere sehr ähnlich und wird daher oft mit ihr verwechselt. Die Preiselbeere bildet jedoch keinen Teppich und wächst aufrecht. Bei uns ist es nicht erlaubt, Blüten und Blätter zu sammeln. Wir beziehen diese Droge aus anderen Ländern. Da die Blätter immergrün sind, kann das ganze Jahr hindurch geerntet werden. Es wird jedoch empfohlen, die Blätter erst im Herbst zu pflücken, weil dann die Wirkstoffe der Pflanze am höchsten sind. Die moderne Heilpflanzenforschung bestätigt die Wirksamkeit der Beerentraube bei Harnwegsinfektionen, bei Entgiftungsmaßnahmen der Nieren, bei Inkontinenz und Harnverhalten. Wer eine Tee-Kur mit Bärentraube machen möchte, sollte darauf achten, dass sein Harn alkalisch ist, das heißt, er sollte für pflanzliche Kost sorgen, ansonsten zeigt die Tee-Kur keine Wirkung. Früher war man der Meinung, Bärentraubenblätter müssten lange gekocht werden, damit die Wirkstoffe aus den recht dicken Blättern herausgelöst würden. Dadurch wurden aber zu viele Gerbstoffe gelöst und der Tee schmeckte unangenehm bitter. Durch neue Untersuchungen hat man herausgefunden, dass ein Kaltauszug wesentlich effektiver ist.

Einen Bärentraubenblätter-Tee bereitet man wie folgt:
Einen bis zwei Teelöffel der Droge werden mit einem Viertelliter kaltem Wasser übergossen, 12 bis 24 Stunden stehen gelassen, gelegentlich umgerührt, dann abgeseiht, leicht erwärmt und schluckweise getrunken. Trinken Sie zwei bis drei Tassen täglich.

Die Tee-Kur soll bei den genannten Beschwerden helfen.

leicht giftig!

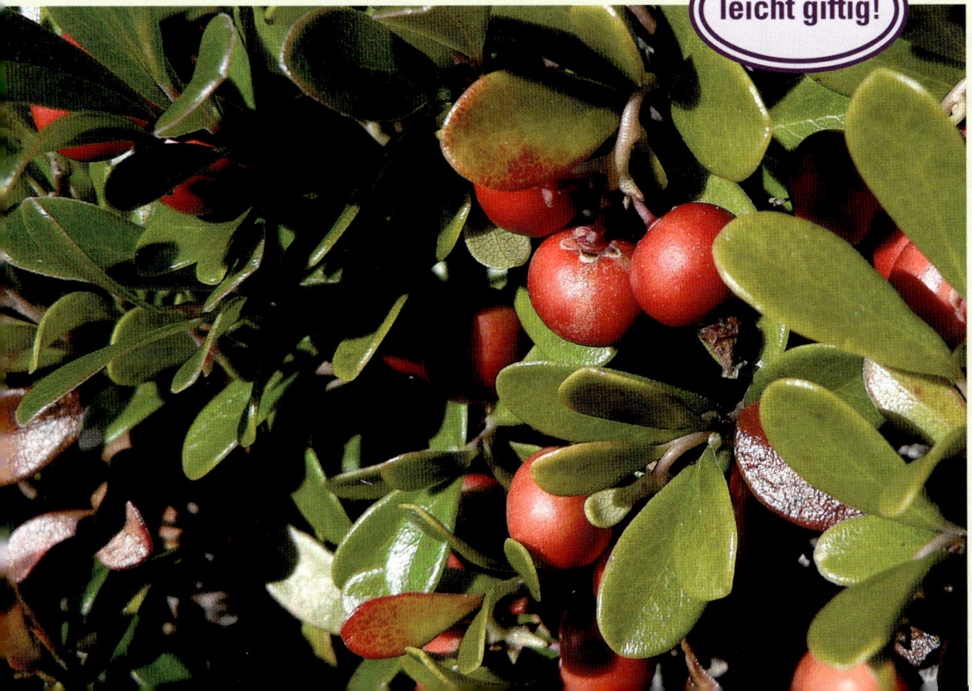

*Die **Immergrüne Bärentraube** ist eine streng geschützte Pflanze und gehört zur Familie der Heidekrautgewächse. Sie ist ein Zwergstrauch mit langen, kriechenden Zweigen und wird nur fünf bis zehn Zentimeter hoch. Die Bärentraube gedeiht erst prächtig ab einer Höhe von 600 Metern über dem Meeresspiegel. Sie bevorzugt Kiefernwälder, die sie in großen Beständen im Unterwuchs besiedelt. Man findet sie auch auf Felsblöcken in den Alpen. Sie blüht von März bis Juni mit schönen traubenartigen Blüten, die weiß, rosa bis rot sind. Die roten, etwa acht Millimeter großen Steinfrüchte reifen von August bis Oktober heran.*

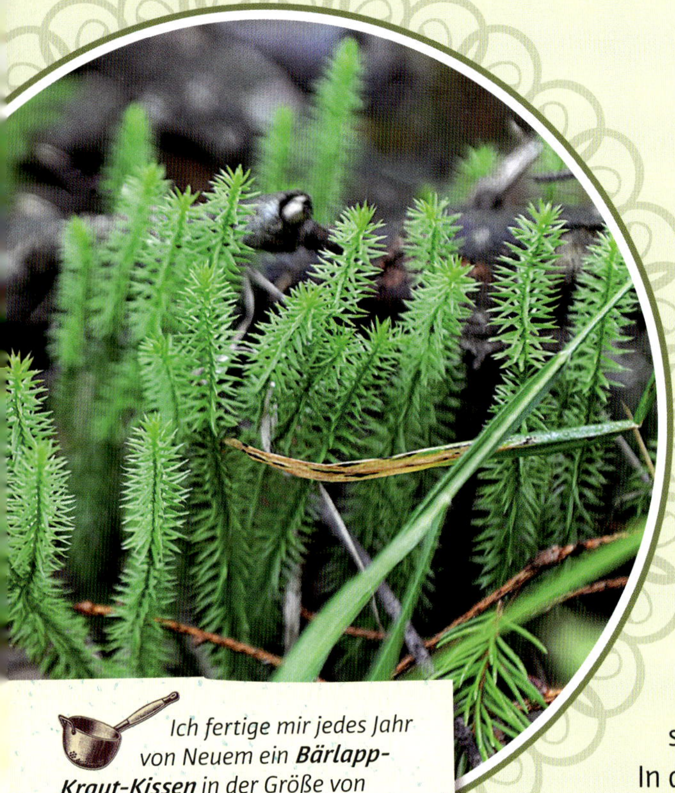

Bärlapp

Lycopodium clavatum
auch Hexenkraut, Kolbenbärlapp

Bärlapp-Kraut ist leicht giftig, die Sporen aber sollen ungiftig sein. Bärlapp-Kraut und Bärlapp-Puder kann man in der Apotheke kaufen. Tee vom Kraut soll kühlend, schmerzstillend, blutstillend, harntreibend und krampflösend wirken. Sporenpulver, zu kaufen als „Lycopodium-Puder", kann bei Wundsein kleiner Kinder, bei Wundliegen älterer Menschen, bei Ekzemen und allen anderen Hauterkrankungen verwendet werden. Meine Hausärztin, sie hat durch mich „Lycopodium-Puder" kennengelernt, hat mit Erfolg dieses an sich selbst getestet und war begeistert. Heute behandelt sie Patienten mit schlecht heilenden Wunden damit.
In der Homöopathie wird mit einem Mischpulver behandelt, das man sich auch selbst herstellen kann: Einen Teil Bärlappsporen-Pulver auf zehn Teile Milchzucker geben, eine Viertelstunde im Mörser zerreiben und in ein Döschen füllen. Man hat dann eine D1 Potenz. Dieses Pulver, messerspitzenweise eingenommen, soll bei Blasenkatarrh helfen.

*Ich fertige mir jedes Jahr von Neuem ein **Bärlapp-Kraut-Kissen** in der Größe von 30 x 20 Zentimetern. Jedes Jahr neu, weil das Kraut an Wirkung verliert. Dieses Kissen liegt immer neben meinem Kopfkissen. Wenn ich nachts mal einen Wadenkrampf habe, lege ich es schnell um die Wade und der Krampf ist verschwunden. Auch bei Bauchschmerzen aufgelegt wirkt es Wunder.*

leicht giftig!

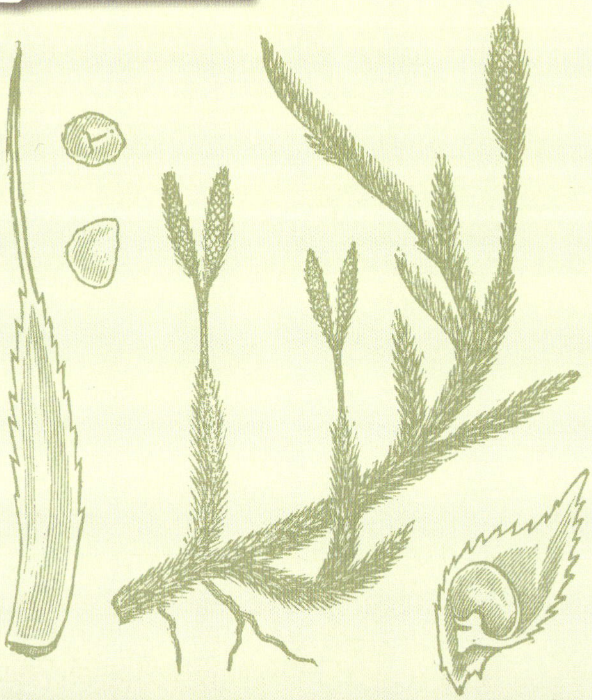

*Der **Bärlapp** ist eine streng geschützte Pflanze und zählt zu der Familie der Bärlappgewächse. Es wird empfohlen, ihn selbst anzusiedeln, aber das gelingt nicht. Ich habe es mehrmals versucht, vergebens. Der Bärlapp wächst eher höher gelegen, im Alpengebiet, und dort am Rande eines Tannenwaldes an der Nordseite, den kein Sonnenstrahl erreicht. An den bis zu zwei Meter langen Stängeln wachsen moosartige Blättchen. Statt Blüten befinden sich an den aufsteigenden Ästchen die Fruchtähren. Aus den Fruchtähren lassen sich die Sporen schütteln, die ab August geerntet werden können.*

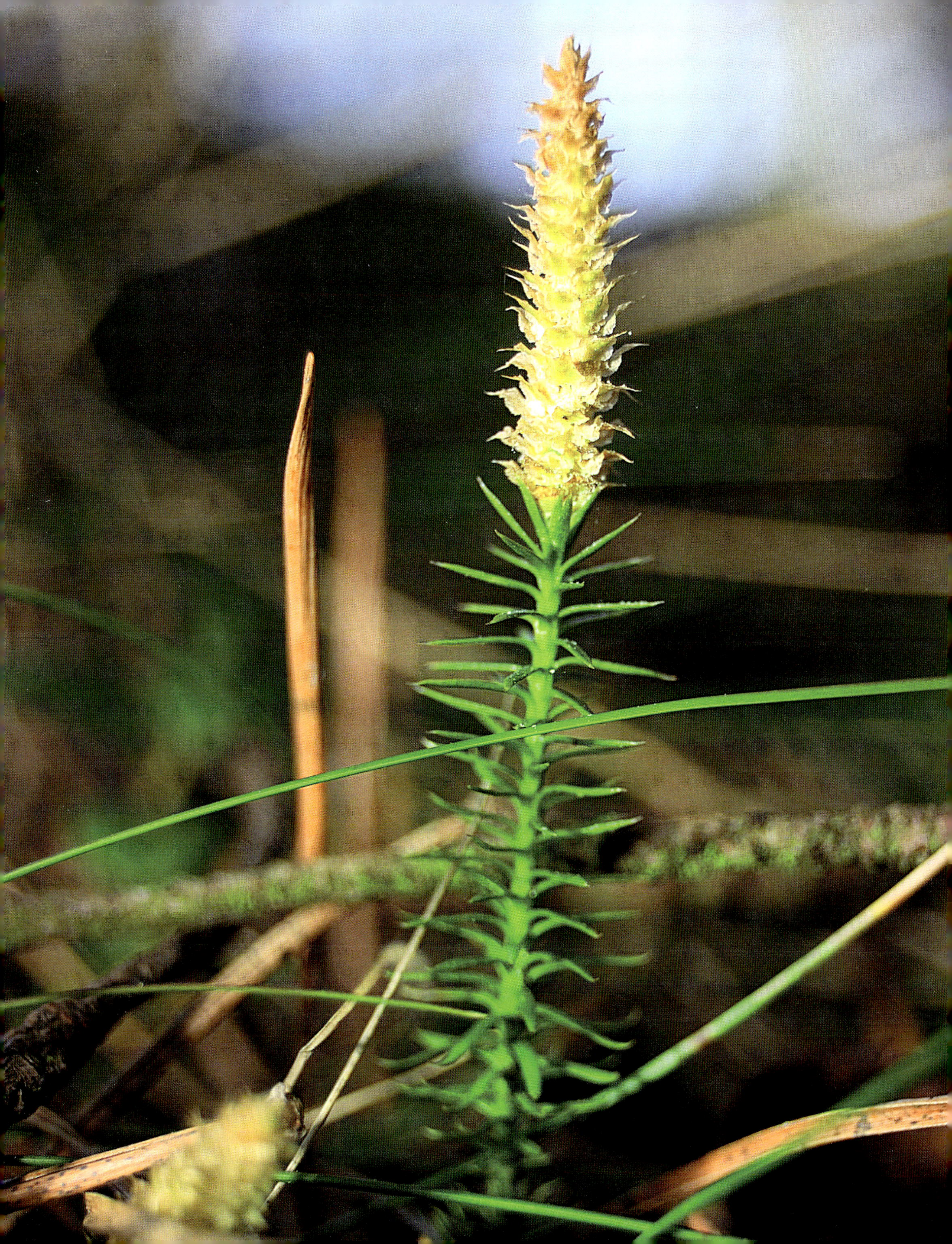

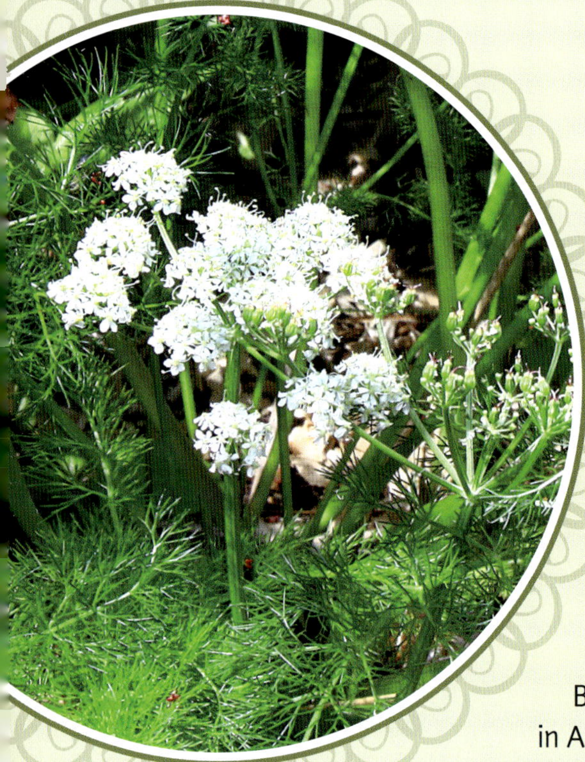

Bärwurz

Meum athamanticum
auch Bärenfenchel

Bärwurz ist eine sehr langlebige Pflanze und ein anspruchsvolles Tee-, Heil- und Küchenkraut. Vor etwa 30 Jahren habe ich mir von einer Wildkräuterfarm zwei Bärwurzpflänzchen schicken lassen. Mein Mann ließ eine alte Waschmaschinentrommel in der Erde ein, gab gute Gartenerde vermischt mit Kompost hinein, und ich pflanzte die kleinen Bärwurzpflänzchen in diese Trommel, damit die Wühlmäuse keine Chance hatten, die Wurzeln anzunagen. Seit nunmehr 30 Jahren wächst und erfreut mich der Bärwurz von Jahr zu Jahr erneut. Im Frühjahr wird das alte Kraut abgeschnitten, damit das neue wieder wachsen kann. Blätter und Blüten der zartfedrigen Pflanze kann man als Zutat in Aufläufen, Kartoffelgerichten oder Suppen verwenden, man sollte sie aber erst kurz vor Ende der Garzeit beifügen. Aus den getrockneten Blättern lassen sich zusammen mit anderen Kräutern gute Gewürzmischungen kreieren. Von der Wurzel lässt sich ein feines Gemüse bereiten. Man darf nur nicht zu großzügig ausbuddeln, damit der Bärwurz nicht zu sehr geschädigt wird. Die Früchte der Bärwurzpflanze können verwendet werden wie Fenchel und Anis, zum Beispiel als Tee. Aus der Wurzel können magenstärkende Schnäpse hergestellt werden. Außerdem hilft die frische oder getrocknete Wurzel als Aufguss bei Migräne, Blasenleiden und Appetitmangel. Hildegard von Bingen empfiehlt ein Bärwurzpulver (von der getrockneten Wurzel) gegen Fieber und Gicht. Bedauerlicherweise ist die attraktive Bärwurzpflanze in Kräutergärten selten anzutreffen, kaum jemand kennt sie. Ich würde mir und dem Bärwurz wünschen, dass er bald wieder weiter verbreitet wird.

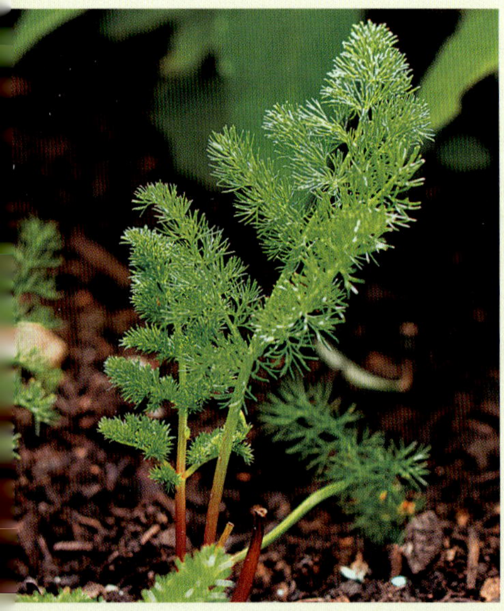

*In lichten Laubwäldern, in Wiesen, Weiden der Mittelgebirge und Alpen in weiten Teilen Europas ist der **Bärwurz** zu finden. Er liebt einen sonnigen, auch halbschattigen Standort und wasserdurchlässige Böden. Kalk liebt die Pflanze weniger, sie trocknet sonst leicht aus. Der Bärwurz ist ein Doldengewächs. Die Staude kann bis 60 Zentimeter hoch werden und bildet buschige Horste, die mit ihren leicht gefiederten Blättern an Dill und Fenchel erinnern. Sie duften stark würzig nach Sellerie, Liebstöckel oder Fenchel. An den hohlen Stängeln bildet sich die 15-strahlige Blütendolde aus. Sie besteht aus weißen, sternförmigen, rosa angehauchten Blüten mit fünf Blütenblättern. Die Blütezeit des Bärwurz ist Mai bis Juni. Nach der Blüte entwickeln sich im Herbst die Bärwurzsamen mit einer Länge von etwa sieben und einer Stärke von drei Millimetern.*

Beifuß, Gewöhnlicher

Artemis vulgaris
auch Wilder Wermut, Mugwurz (Machtwurz)

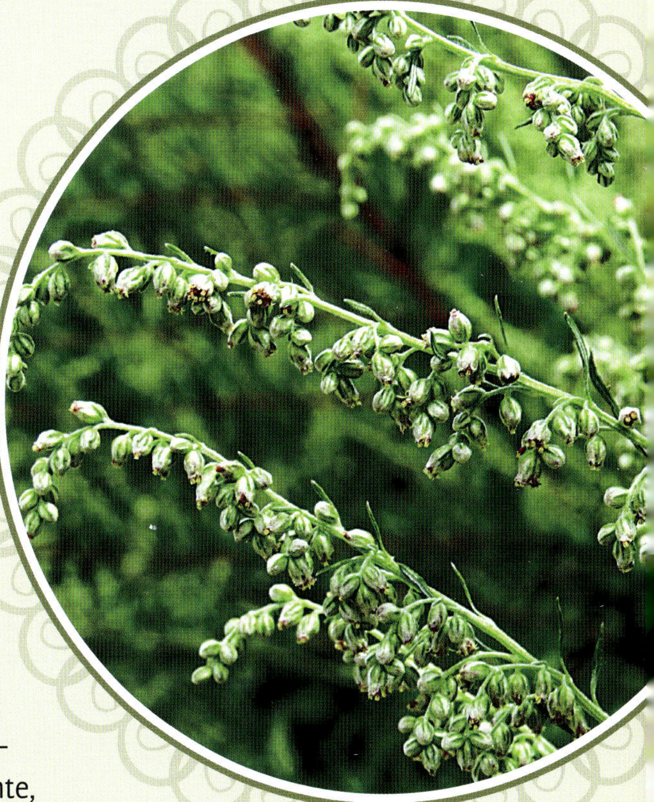

Beifuß ist eng verwandt mit dem Wermut. Alle seine Pflanzenteile sind bitter, aber nicht so bitter wie die des Wermuts. Geerntet werden die oberen Triebspitzen zur Blütezeit. Sie werden entweder gebündelt und zum Trocknen aufgehängt oder klein geschnitten in einem Körbchen getrocknet. Der Beifuß gehört zu den Korbblütengewächsen. Auf den ersten Blick meint man das nicht, jedoch beim näheren Hinsehen erkennt man die kleinen Körbchen. Diese dürfen beim Ernten noch nicht ganz geöffnet sein. Je mehr die Blüte fortgeschritten ist, desto bitterer wird sie. Nach dem Trocknen streift man die kleinen Perlchen von den Stielchen, verwahrt sie in kleinen Schraubgläsern und stellt sie das Jahr über auf den Esstisch. Wer möchte, streut sie sparsam über jegliches Essen. Beifuß macht schwere und fette Gerichte leichter verdaulich, er wirkt appetitanregend, reinigend und fäulniswidrig.

*Ein **Beifuß-Tee** wird verwendet bei Magen- und Darmproblemen mit Durchfall, bei Blasenentzündungen, Gallen- und Leberleiden, bei Kopfweh und allgemeiner Schwäche.*

*Ein **Kräutersalz**, das man bei allen fetten Speisen verwenden kann:*
1 Teil Beifuß
1 Teil Rosmarin
2 Teile Thymian
3 Teile Salz, am besten Steinsalz

Alles zusammen in einer elektrischen Kaffeemühle fein mahlen, in einem Schraubglas aufbewahren. Natürlich müssen alle Kräuter gut getrocknet sein.

*Der **Beifuß** ist eine ausdauernde Pflanze, die eine Höhe von einem Meter bis 1,50 Meter erreichen kann, und gehört zur Familie der Korbblütler. Allgemein wird er als Unkraut bezeichnet und wächst in unserer Region sehr häufig an Wegrändern, auf Schutthalden, an Böschungen, an Zäunen, überall, wo es ihm gefällt. Die Blüten stehen rispenförmig mit winzigen, weißlich-grauen, gelblichen oder rotbraunen Blütenkörbchen. Die Blütezeit ist von Juli bis September. In der Frucht befindet sich ein einziger brauner Samen.*

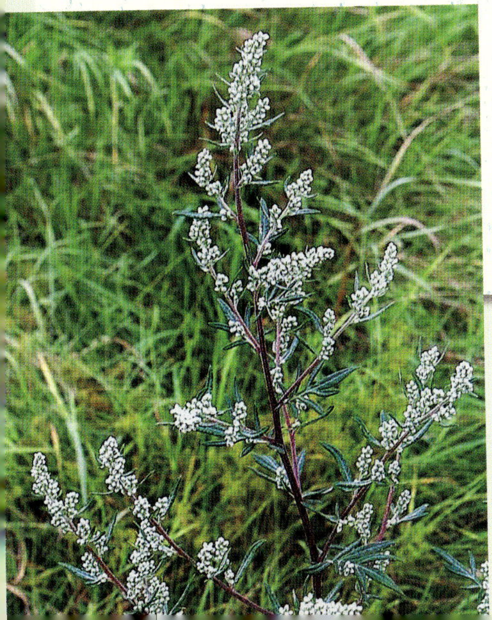

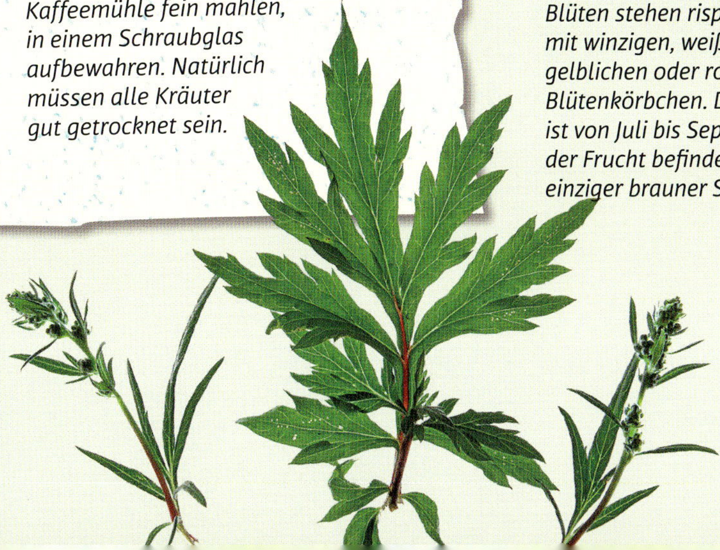

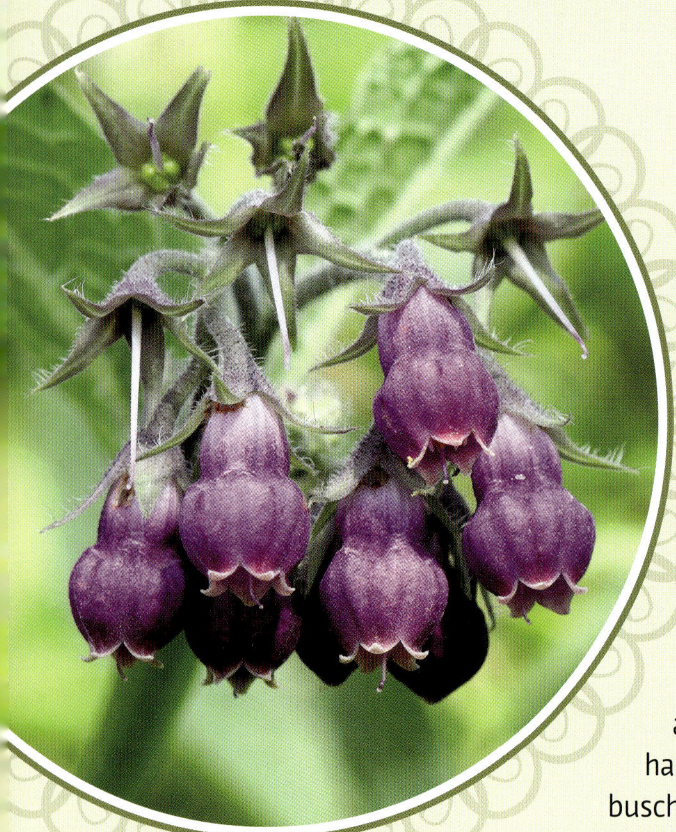

Beinwell

Symphytum officinalis
auch Beinwurz, Wallwurz, Soldatenwurz

Beinwell beinhaltet unter anderem den Stoff „Allantoin", der auch in der Gebärmutter vorkommt, der Wachstum und Vermehrung von Zellen anregt. Als Breiumschlag oder Salbe fördert Beinwell die Wundheilung und lässt Blutergüsse zurückgehen. Man sollte eine Behandlung mit Beinwell aber nur ungefähr sechs Wochen durchführen, da er auch Stoffe enthält, die leberschädigend wirken. Kinder, Schwangere und stillende Mütter sollten eher auf eine Behandlung mit Beinwell verzichten. Vorwiegend wird für Heilzwecke die Wurzel verwendet, man kann aber auch junge Blätter und Sprossspitzen nehmen, diese haben etwas geringere Heilstoffe. Im gesamten Beinwellbusch, in Wurzel, Blatt und Blüte, ist der Vitamin-B-Komplex, vor allem B_{12}, das eigentlich eher im Tierischen zu finden ist. Für Vegetarier ist das gut zu wissen. Ich kenne drei Pflanzen, die Vitamin B_{12} beinhalten. Außer Beinwell ist das noch die Hirse, speziell die Braune Wildhirse, und Sanddorn. Der Beinwell ist eine wichtige Arzneipflanze und kann bei allen Gelenkbeschwerden, Gicht und Rheuma, Prellungen, Blutergüssen, Knochenbrüchen, Venenentzündungen und Drüsenschwellungen verwendet werden als Wickel, Salbe oder Creme. Als Teeaufguss kann er innerlich eingesetzt werden bei Husten, Bronchitis und auch Rheuma. Nur sollte man nicht übertreiben, denn er beinhaltet auch Alkaloide, das sind Giftstoffe, die leberschädigend sind – das Gute aber überwiegt.

Man kann rohe Blätter in Mischsalate geben, Wurzeln als Gemüse dünsten und junge Triebspitzen dünsten und wie Spargel zubereiten. Blätter, geschnitten und in Gemüsesuppe mitgekocht, binden diese. Wie schon erwähnt, nur nicht übertreiben.

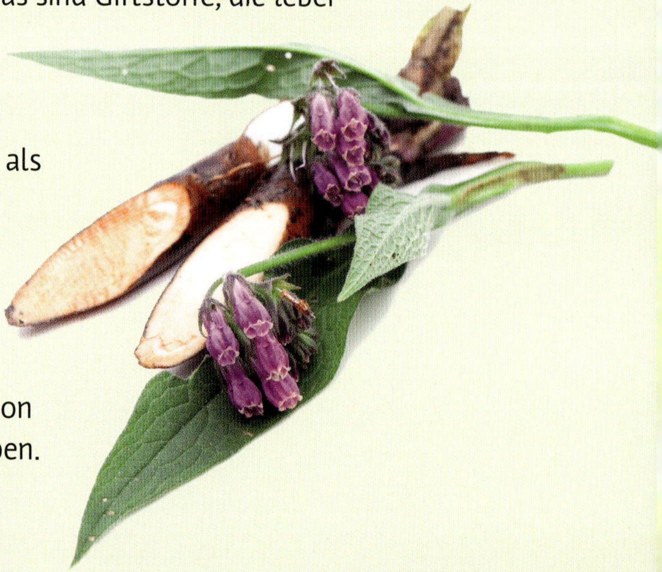

Beinwell *gehört wie der Borretsch zur Familie der Raublattgewächse. Er ist eine ausdauernde Pflanze mit großem, verzweigtem Wurzelstock und einer starken, fleischigen Pfahlwurzel. Die Haut der Wurzeln ist schwarz, im Inneren aber sind sie schneeweiß. Der Beinwell ist in ganz Mitteleuropa verbreitet. Er bevorzugt feuchte Wiesen, Wiesengräben und Bachufer. Er ist eine imposante Pflanze und kann eine Höhe von einem Meter erreichen, meistens wird er zwischen 30 und 60 Zentimeter hoch. Die Farbe der rispenartigen, hängenden Blüten ist meist violett, manchmal auch schmutzig weiß. Diese hängen traubenartig nach unten. Beinwell blüht von Mai bis Oktober.*

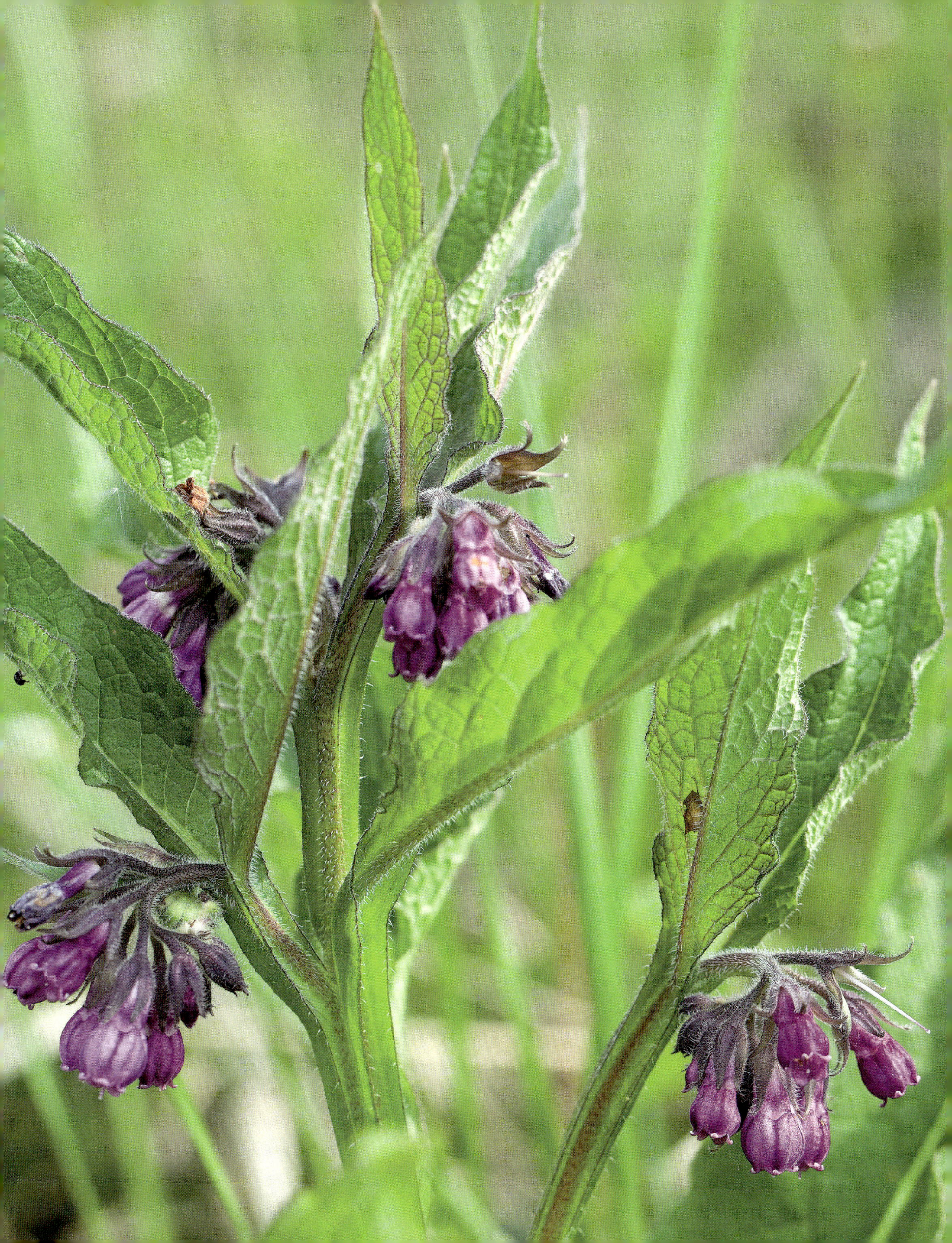

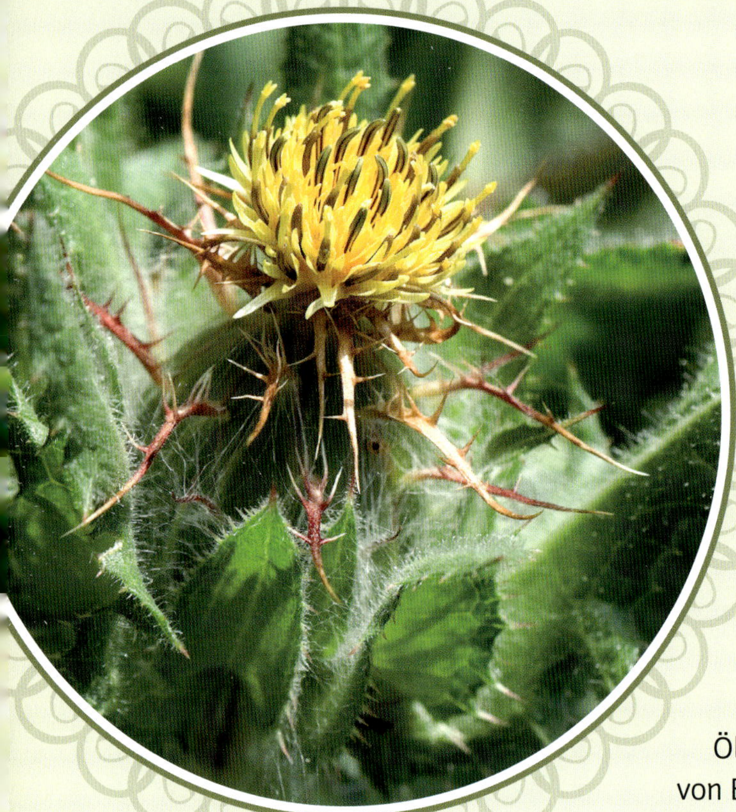

Benediktendistel

Cnicus benedictus
auch Benediktenkraut, Heildistel, Bitterdistel, Magendistel

Für Tee wird das gesamte oberirdische Kraut getrocknet. Ich zupfe die Blätter und jungen Blütenknospen von den langen Stielen und trockne sie in Körbchen. Man kann zwar auch die langen Stiele trocknen, muss diese aber vorher dünn abschälen und in Stücke schneiden. Vor dem Zubereiten von Tee mischt man wieder Stiele und Blätter, damit alle guten Eigenschaften der Pflanze vereint sind. Vor allem hat die Pflanze Bitterstoffe, Gerbstoffe und ätherische Öle und ist deswegen sehr bitter. Eine Teemischung von Benediktendistel, Wermut und Tausendgüldenkraut wirkt wahre Wunder bei Magen- und Darmerkrankungen. Der Tee darf aber nicht gesüßt werden. Er ist das bitterste Getränk, das ich je getrunken habe! Weitere Eigenschaften der Benediktendistel: Sie wirkt insgesamt stärkend, appetitfördernd, blasenstärkend, schleimlösend, fiebersenkend und wundreinigend.

Die Benediktendistel soll noch mehr können: Aus dem lehrreichen Buch von Dr. James A. Duke „Die Grüne Apotheke" möchte ich Folgendes zitieren:

„Echtes Benediktenkraut – Cnicus benedictus
Bei den aus dieser Pflanze isolierten Substanzen konnte eine Wirkung gegen das HIV-Virus nachgewiesen werden. Ich würde nicht zögern, mir einen Tee aus fünf Teelöffeln des getrockneten Krauts pro Tasse mit kochendem Wasser zuzubereiten und zwei- bis dreimal täglich den Tee zu trinken." (Seite 256)

Das ist doch beachtlich!

*Die Heimat der **Benediktendistel** ist eigentlich der Mittelmeerraum, aber sie kommt auch vereinzelt in Mitteleuropa vor. Man findet sie oft an Bachufern und auf feuchten Wiesen. Sie ist eine zweijährige Pflanze und gehört zur Familie der Korbblütler. Von mir lässt sie sich jedes Jahr im Frühjahr aussäen und wächst bis zum Sommer zu einer stattlichen Pflanze heran. Sie wird etwa 50 Zentimeter hoch und verzweigt sich sehr. Die äußeren Zweige sind niederliegend und somit bekommt die Pflanze einen Durchmesser von ca. 60 Zentimetern. Die gelben Blüten sind körbchenartig in einem Durchmesser von drei bis vier Zentimetern angeordnet und von vielen stachligen Blättern umgeben. In unseren Breitengraden blüht die Benediktendistel im Juni.*

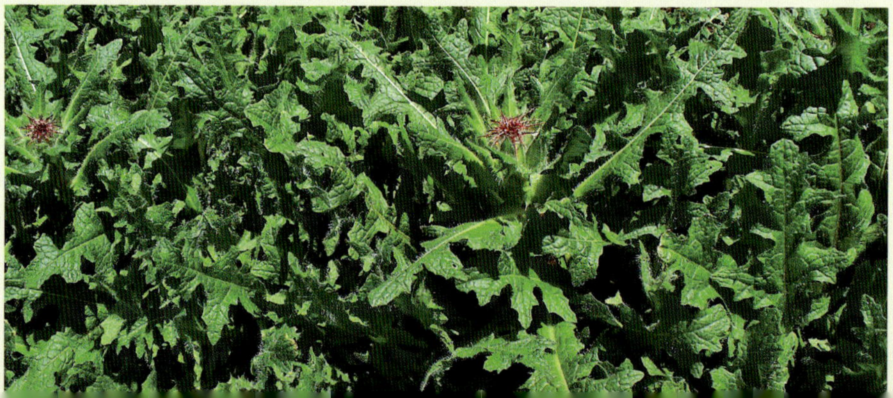

Berberitze, Gewöhnliche

Berberis vulgaris
auch Sauerdorn, Essigdorn

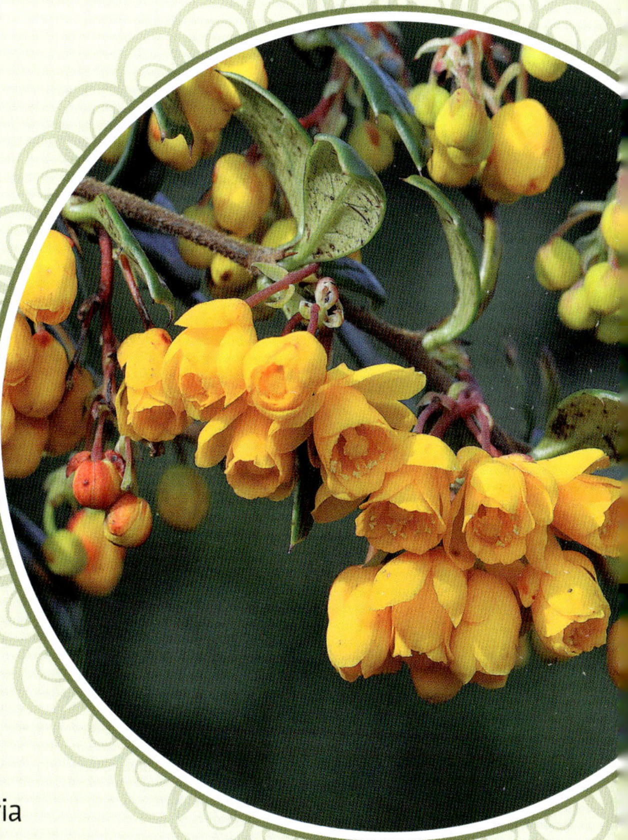

Alle Pflanzenteile der Berberitze, ausgenommen die Beeren, sind leicht giftig. Die Beeren haben einen hohen Gehalt an Vitamin C, Mineralien und Pektin, daher eignen sie sich gut zur Saftherstellung und für Marmelade. Rohen Saft kann man vergären lassen zu Essig. Die Früchte der Berberitze, es sind kleine, längliche, rote Beeren, helfen bei Störungen der Leberfunktion. Auch bei Nieren- und Gallenbeschwerden, bei Rheuma und Gicht helfen Berberitzenfrüchte in Form von Saft, Tee oder Marmelade recht gut. Sogar bei unreiner Haut kann Berberitzentee hilfreich sein. Ein bis zwei Tassen täglich getrunken und mit erkaltetem Tee die Haut betupft kann Erleichterung bringen. In der Volksmedizin werden auch Blätter und Wurzeln verwendet. Die Wurzeln sollen fiebersenkend und nierenreinigend wirken, während Blätter harntreibende Eigenschaften besitzen. Medikamente aus der Berberitze sind äußerst erfolgreich zur Bekämpfung der Malaria eingesetzt worden. Dennoch sollten Berberitzenpräparate stets unter der Kontrolle eines Arztes eingenommen werden.

leicht giftig!

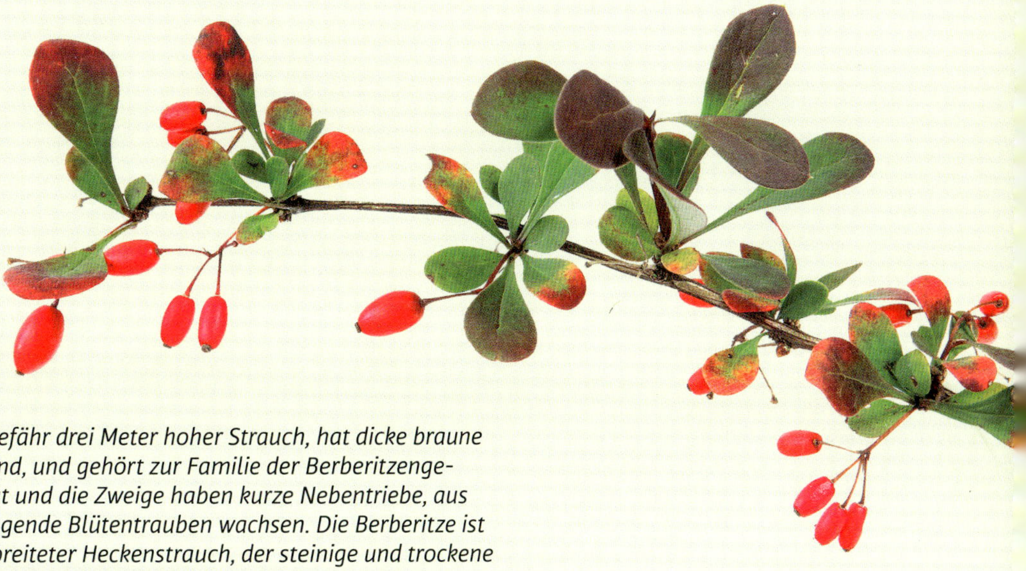

*Die **Berberitze** ist ein ungefähr drei Meter hoher Strauch, hat dicke braune Wurzeln, die innen gelb sind, und gehört zur Familie der Berberitzengewächse. Die Pflanze ist stark verzweigt und die Zweige haben kurze Nebentriebe, aus deren Achseln Dornen und gelbe, hängende Blütentrauben wachsen. Die Berberitze ist in Süd- und Mitteleuropa ein weitverbreiteter Heckenstrauch, der steinige und trockene Böden besiedelt. Er sollte besser nicht in der Nähe von Getreidefeldern wachsen, denn er dient dem Getreiderost als Zwischenwirt. Die Berberitze blüht im Mai und Juni mit gelben Blüten, aus denen sich von August bis September rote, längliche Beeren entwickeln.*

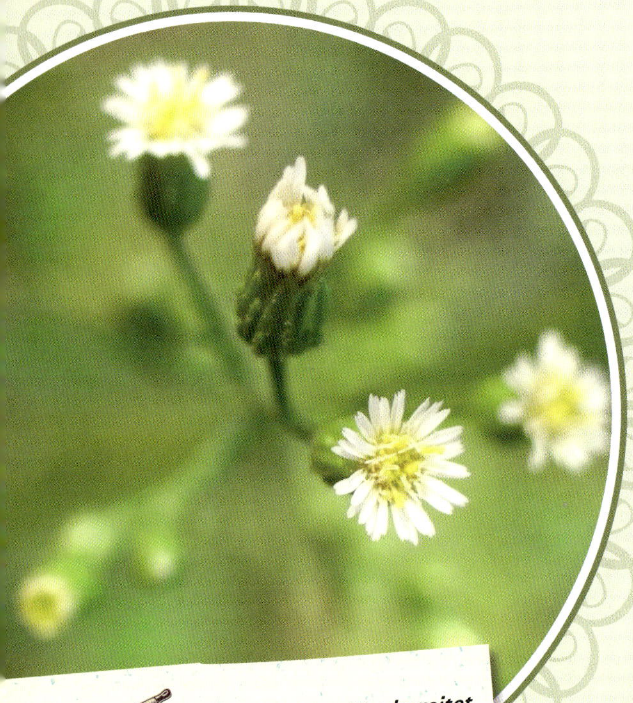

Berufkraut, Kanadisches

Conyza canadensis
auch Hexenkraut, Dürrwurz, Katzenschweif

Die Heilkundigen des Mittelalters kannten das Berufkraut noch nicht, infolgedessen findet es auch in ihren Büchern keine Erwähnung. In Hausgärten ist es als lästiges Unkraut verschrien, weil es niemand richtig kennt. Mit den kleinen, schmutzig weißen Korbblüten ist es nicht gerade eine attraktive Pflanze. Wer sich jedoch näher mit der Pflanze beschäftigt und von ihren guten medizinischen Eigenschaften weiß, wird sie gewiss lieb gewinnen. In der Volksmedizin wird ein Teeaufguss empfohlen bei Durchfallerkrankungen, bei Frauenleiden, besonders in den Wechseljahren, weil im Berufkraut ein Stoff entdeckt wurde, der ähnliche Wirkung hat wie Östrogene. Außerdem hat die Pflanze blutstillende Eigenschaften. Homöopathische Mittel des Berufkrauts werden eingesetzt bei Entzündungen des Magens, der Leber und der Gallenblase.

Wer das Berufkraut in seinem Garten entdeckt hat, darf es ernten. Man sammelt das oberirdische, blühende Kraut, legt es locker in Schachteln zum Trocknen aus und wendet es öfter, damit alles gleichmäßig trocknet. Man kann auch Dörranlagen benutzen, die Temperatur darf aber 40 °C nicht überschreiten. Nach dem Trocknen schneidet man mit einer Gartenschere alles klein und verwahrt das Trockengut in luftdichten Schraubgläsern.

Einen Berufkraut-Tee bereitet man wie folgt: *Fünf Teelöffel der Droge übergießt man mit einem halben Liter kochendem Wasser, lässt es fünf bis zehn Minuten zugedeckt ziehen, seiht ab und füllt in eine Wärmekanne. Diesen Tee trinkt man über den Tag verteilt bei den genannten Beschwerden.*

*Das **Berufkraut** wurde im 17. Jahrhundert erstmals, aus Amerika kommend, in einem botanischen Schlossgarten in Frankreich angebaut und zählt zur Familie der Korbblütler. Durch die Reichhaltigkeit der flugfähigen Samen breitete sich die Pflanze sehr schnell aus. Sie wächst heute in ganz Europa an Wegen, auf Feldern, auf Brachland, auf bebautem Boden, an Böschungen, an Bahndämmen und Holzschlägen. Sie erreicht eine Wuchshöhe von bis zu einem Meter, manchmal auch mehr. In der Blütezeit von Juli bis Oktober erscheinen an Rispen unzählige kleine Blüten, die weiß bis grünlich gefärbt sind. Die Blätter des Berufkrauts sind lanzettenförmig.*

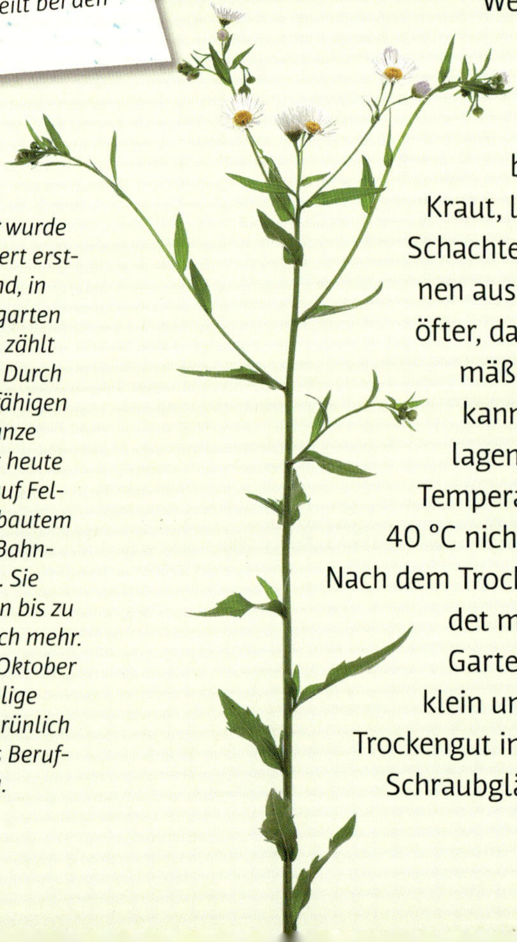

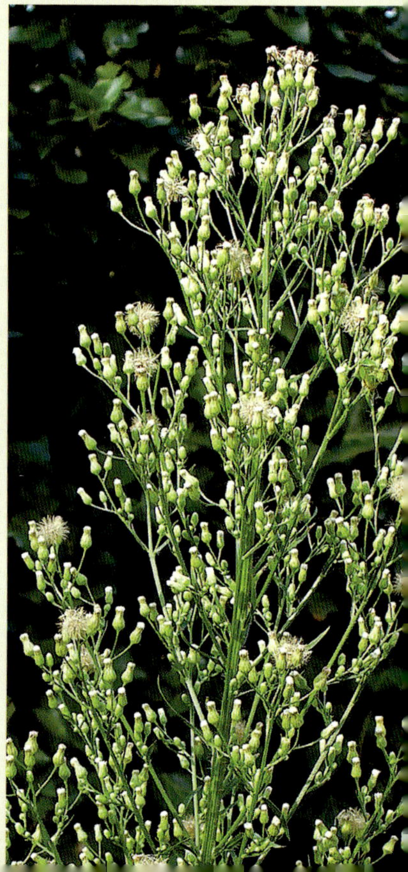

Bibernelle, Kleine

Pimpinella saxifraga
auch Pfefferwurz, Bockwurz, Steinpeterlein

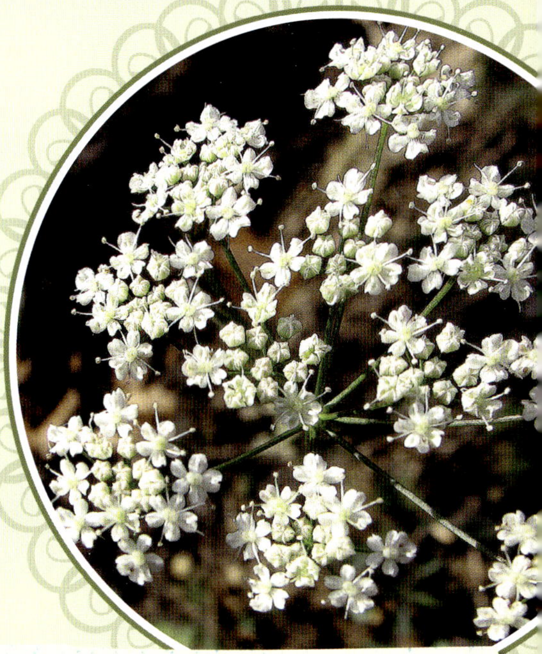

Die Kleine sowie die Große Bibernelle findet man in ganz Europa weit verbreitet in Wiesen, in lichten Wäldern, an Ufern, auf Ödland und an sonnigen Hängen. Sie unterscheiden sich eigentlich nur durch ihre Größe. Beide Pflanzenarten haben die gleichen guten Eigenschaften. In früheren Zeiten hatte die Bibernelle den besten Ruf als Heilpflanze bei Pest und Cholera. In einer Sage heißt es, es seien Vögel an die Fenster Überlebender der Pestopfer geflogen und hätten gezwitschert: „Esst Kranewitt und Bibernell, dann sterbt ihr net so schnell!" (Kranewitt ist Wacholder.) Für Heilzwecke wird vorzugsweise die Wurzel verwendet, seltener die Blätter. Die Wurzel gräbt man im zeitigen Frühjahr, wenn das Oberirdische noch nicht zu sehen ist, oder im Spätherbst, wenn das Oberirdische abgestorben ist, aus. Die Stelle sollte man sich markieren, damit man sie wiederfindet. Man bürstet die Wurzeln, schneidet sie der Länge nach durch, bündelt sie und hängt sie an einem schattigen und luftigen Ort zum Trocknen auf. Es ist empfehlenswert, in einem Dörrgerät nachzutrocknen, denn die Wurzeln nehmen leicht Feuchtigkeit auf und schimmeln. Anschließend werden sie in luftdichten Gläsern im Dunkeln aufbewahrt. Die Bibernell-Droge kann eingesetzt werden bei Halsentzündung, Bronchitis, Asthma, Verdauungsstörungen und zur Steigerung der Harnproduktion, auch zum Gurgeln wird der Tee verwendet.

Einen Bibernelle-Tee bereitet man wie folgt: *Zwei gehäufte Teelöffel der Wurzel-Droge werden mit einem halben Liter kaltem Wasser übergossen, langsam bis zum Sieden erhitzt, eine Minute geköchelt, dann in eine Wärmekanne abgeseiht. Bei den genannten Beschwerden trinkt man dreimal täglich eine große Tasse mit etwas Honig gesüßt.*

*Aus der frischen Wurzel beider Bibernell-Arten wird das Homöopathikum **„Pimpernella alba"** hergestellt. Dieses Mittel wird gegeben bei Kopfschmerzen, Nasenbluten, Ohrgeräuschen, Bronchitis und Magen- und Darmstörungen. Das Mittel wird verabreicht in den Potenzen D1 bis D6.*

Mein besonderer Tipp:
In Apotheken und Reformhäusern gibt es ein Pulver zu kaufen, in dem die Bibernelle eine besondere Rolle spielt. Es besteht aus sieben Bitterkräutern. Das Pulver ist bei den genannten Beschwerden anzuwenden.

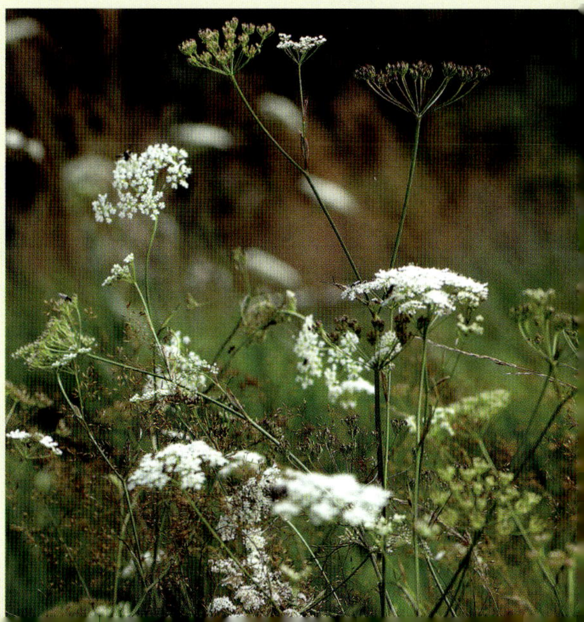

*Die **Kleine Bibernelle** gehört zur Familie der Doldengewächse. Sie wird, im Gegegensatz zur Großen Bibernelle, nur 20 bis 50 Zentimeter hoch. Die Blätter sind gefiedert. In der Blütezeit von Juni bis August erscheinen an Dolden die zahlreichen kleinen weißen Blüten. Als Frucht bildet die Bibernelle eine Spaltfrucht.*

Blutweiderich, Gewöhnlicher

Lythrum salicaria
auch Blutkraut, Stolzer Heinrich,
Kleiner Fuchsschwanz

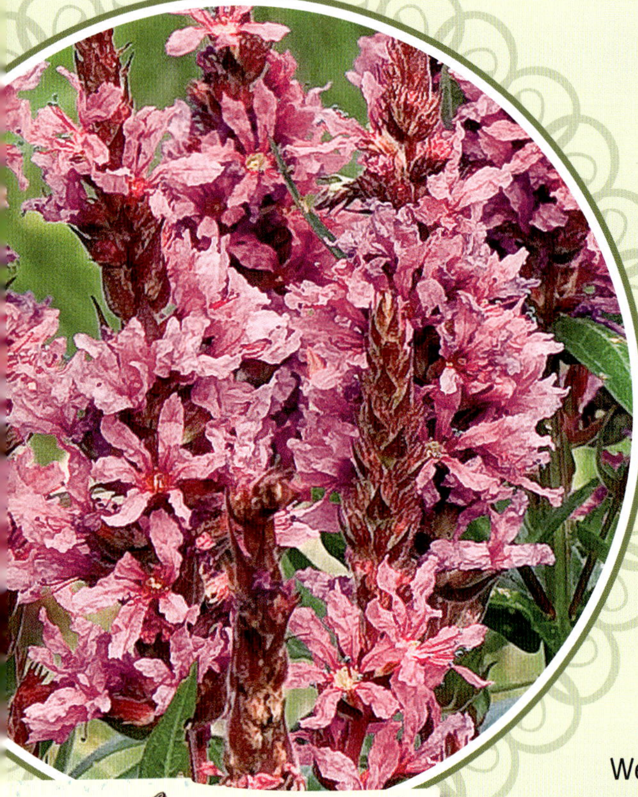

Für Heilzwecke sammelt man die blühenden Sprossspitzen. Man schneidet die Stängel handbreit unter der ersten Blütengruppe ab, bündelt sie und hängt die Sträuße im luftigen Schatten zum Trocknen auf. Später wird alles klein geschnitten und in luftdichten Schraubgläsern aufbewahrt.

Dieser Blutweiderich-Tee ist vielfältig einzusetzen: bei inneren Blutungen, bei starker Monatsblutung, bei Darmentzündungen, Magenbeschwerden, Durchfall, Hämorrhoidenblutungen und Geschwüren. Hildegard von Bingen sagt: „Der Weiderich hat einen angenehmen Saft, und den schmerzenden Eingeweiden ist dieser wie eine angenehme Salbe. Zerstoße das Kraut und koche es in Wein und Honig, seihe es durch ein Tuch und trinke es oft."

Blutweiderich rund ums Haus angesiedelt heißt, alles Böse wird ferngehalten.

Für eine Blutweiderich-Tinktur nimmt man:
Eine Handvoll getrocknetes, zerkleinertes Kraut, füllt es in eine weithalsige Flasche, übergießt mit 38%igem Doppelkorn, sodass alles gut bedeckt ist, und lässt die Flasche bei Zimmerwärme sechs bis acht Wochen ruhen, öfter schütteln. Danach filtern, die Tinktur abmessen und mit der gleichen Menge destilliertem Wasser, also 1:1, verdünnen. Von dieser verdünnten Blutweiderich-Tinktur ein- bis zweimal am Tag ein kleines Schnapsglas voll kurmäßig über vier Wochen trinken. Die Einnahme soll die Lebensenergie stärken.

Für einen Blutweiderich-Tee nimmt man:
Einen gehäuften Teelöffel getrocknetes Kraut, übergießt mit einem Viertelliter kochendem Wasser, lässt 10 Minuten ziehen, seiht ab und trinkt zwei bis drei Tassen über den Tag verteilt.

*Der **Blutweiderich** ist eine mehrjährige Pflanze, zählt zur Familie der Weiderichgewächse, hat einen dicken braunen Wurzelstock und wird etwa 1,50 Meter hoch. Er ist in fast ganz Europa verbreitet und wächst bevorzugt in feuchten Wiesen, in Gräben und am Bachufer, aber erst im Herbst. Er lässt sich auch sehr gut an einem Teichrand ansiedeln, denn seine Füße lieben Feuchtigkeit. Der Blutweiderich blüht von Juni bis September in ährenförmigen Trauben, an denen wunderschöne, violette sechsblättrige Blüten stehen. Der Blutweiderich kommt in drei unterschiedlichen Blütenformen vor: lange Griffel mit kurzen bis mittellangen Staubblättern, mittellange Griffel mit kurzen und langen Staubblättern und kurze Griffel mit langen und mittellangen Staubblättern. So kann die Pflanze nur bestäubt werden, wenn zusammenpassende Blutweiderichpflanzen zusammenstehen. Die Kapselfrüchte beinhalten die Samen. Pro Pflanze werden oft drei Millionen Samen produziert.*

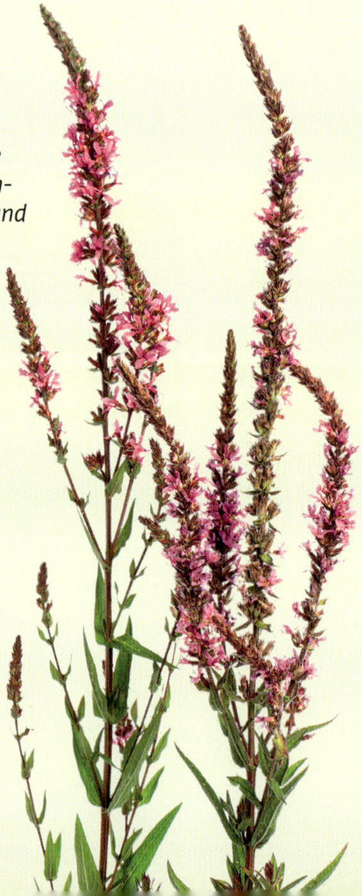

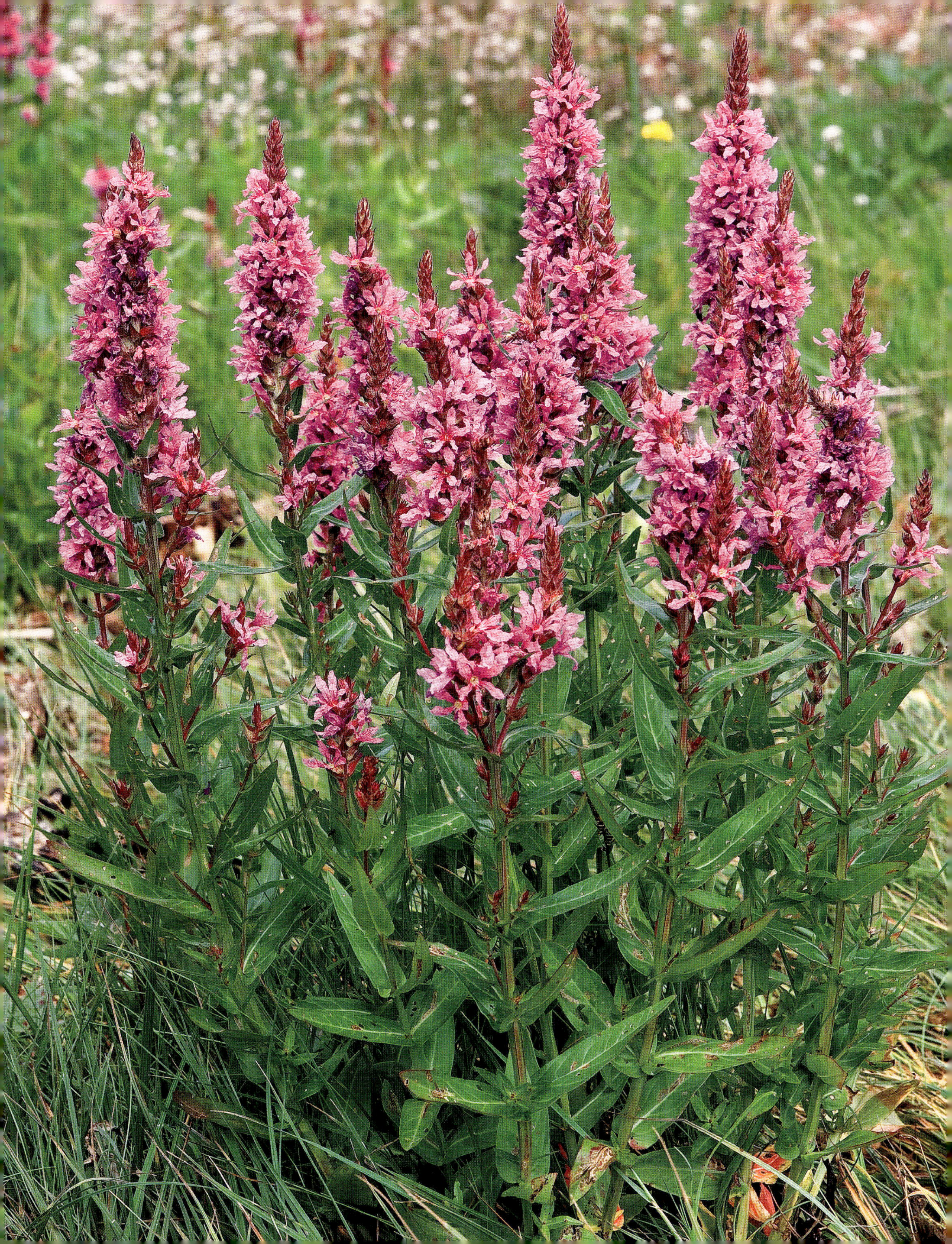

Bocksbart, Wiesen-

Tragopogon pratensis

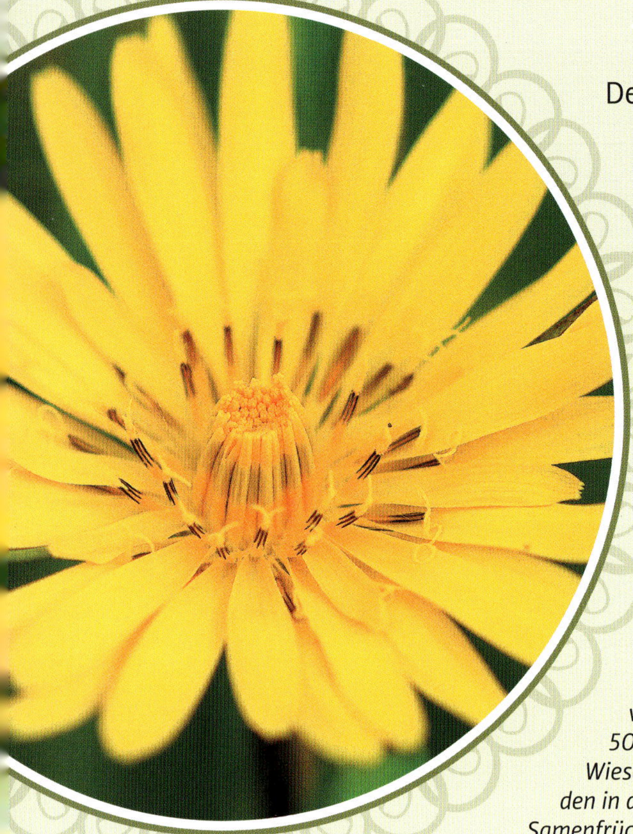

Der Wiesen-Bocksbart ist eine ausdauernde Wiesenblume, die in unseren Breiten häufig wächst. Die Blüte könnte man mit dem Löwenzahn verwechseln. Aber der Bocksbart wird 30 bis 80 Zentimeter hoch. Der Wiesen-Bocksbart ist eher zu verwenden als Nahrungsmittel und nicht so sehr als Heilpflanze. Seine Inhaltsstoffe wirken insgesamt blutreinigend, harn- und schweißtreibend. Die oberirdische Pflanze kann man gut trocknen für Tee.

*Der **Wiesen-Bocksbart** zählt zur Familie der Korbblütler. Er kommt in Fettwiesen oder auch an Wegrändern vor und kann bis 80 Zentimeter hoch werden. An einem hohlen Stängel bilden sich lange, wie Gras aussehende, bis zu 50 Zentimeter lange Blätter, die längs von einem weißlichen Streifen durchzogen sind. Von Mai bis August blüht der Wiesen-Bocksbart in goldgelben, vier bis sieben Zentimeter breiten Blüten, die an Körbchen erinnern. Das Körbchen wird von langen gelben Blütenblättern eingefasst und besteht meist aus 20 bis 50 einzelnen Blütenblättern mit teilweise braun-violetten Staubbeuteln. Der Wiesen-Bocksbart öffnet seine Blüten nur bei schönem Wetter. Die Blüten werden in der Mittagszeit wieder geschlossen. Nach der Blütezeit bilden sich lange Samenfrüchte, die, ähnlich einer Pusteblume, die ehemalige Blüte umgeben.*

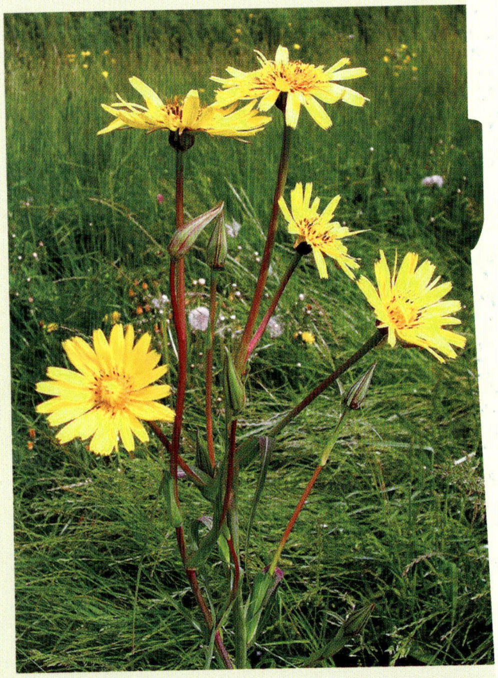

Für eine große Tasse Tee nimmt man:
Einen gehäuften Teelöffel Droge, überbrüht mit einem Viertelliter kochendem Wasser, lässt zehn Minuten zugedeckt ziehen, seiht ab und trinkt schluckweise.

Für eine Tinktur nimmt man:
20 Gramm getrocknete Wurzelstückchen, übergießt mit 100 Milliliter 40%igem Alkohol, lässt das Ganze zwei Wochen ziehen, öfter schütteln, seiht ab, füllt in eine dunkle Flasche.

Bei Bedarf nimmt man einen bis zwei Teelöffel voll am Tag.

*Als **Wildgemüsepflanze** ist der Wiesen-Bocksbart schon fast in Vergessenheit geraten, dabei gehört er zu den wohlschmeckendsten Wildpflanzen, die ich kenne. Die gesamte Pflanze, oberirdisch sowie die Wurzel, ist essbar. Sogar der beim Abzupfen der Blätter austretende Saft ist nicht bitter, sondern süßlich. Die Blätter gibt man roh in einen Mischsalat, die Blütenblätter zupft man ab und streut sie als Schmuck über den Salat. Die zarten Stängelspitzen mit Knospen ergeben gedünstet, mit Kräutersalz gewürzt und mit zerlassener Butter beträufelt, ein schmackhaftes Gemüse. Die fleischige braune Wurzel junger Bocksbart-Pflanzen lässt sich ebenfalls als Gemüse zubereiten. Man schält die Wurzeln dünn, dünstet sie und gibt eine Béchamel-Sauce darüber. Dazu reicht man Pellkartoffeln und gebackene Tofuscheibchen.*

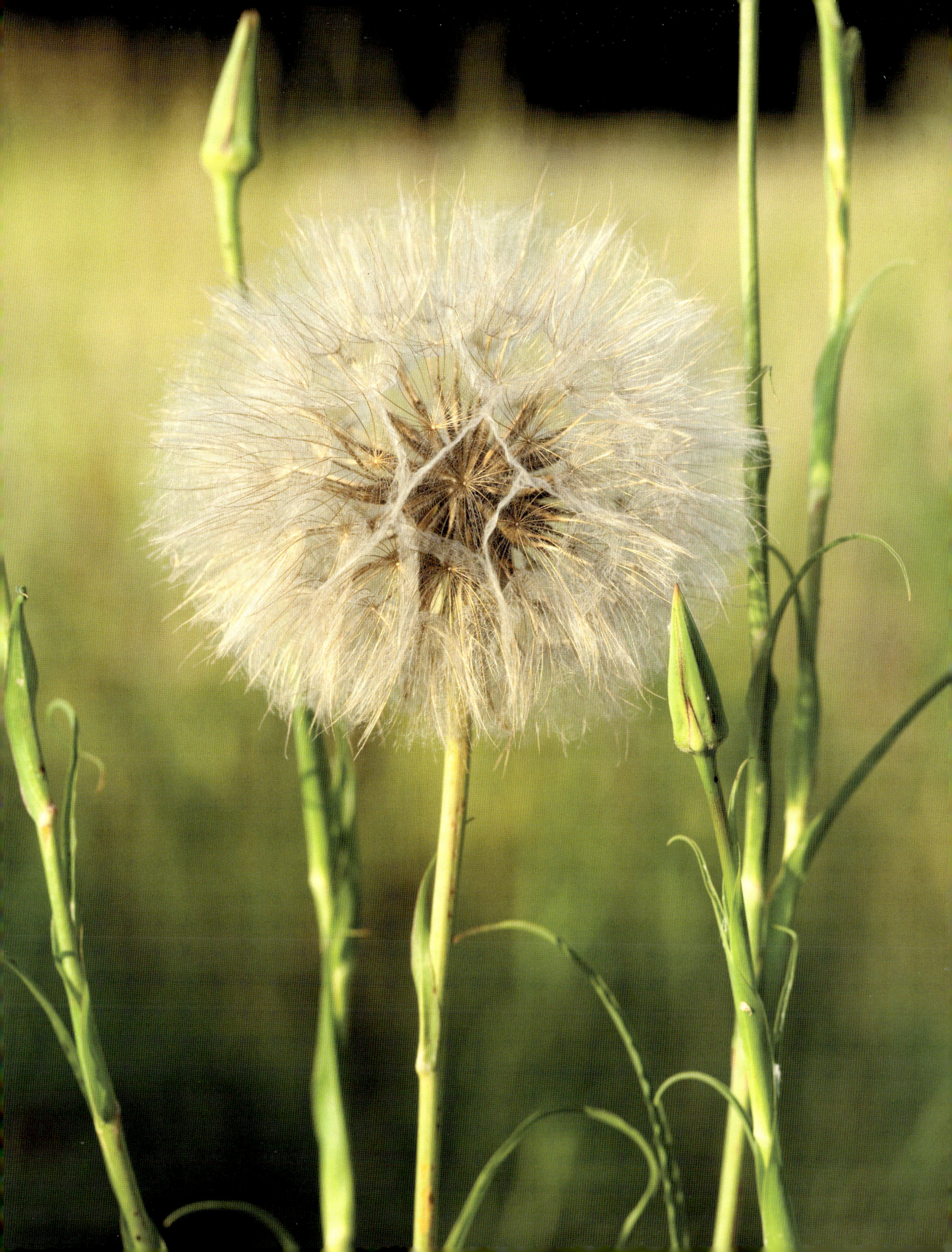

Bockshornklee

Trigonella foenum-graecum
auch Griechisches Heu, Faule Grete, Kuhhorn

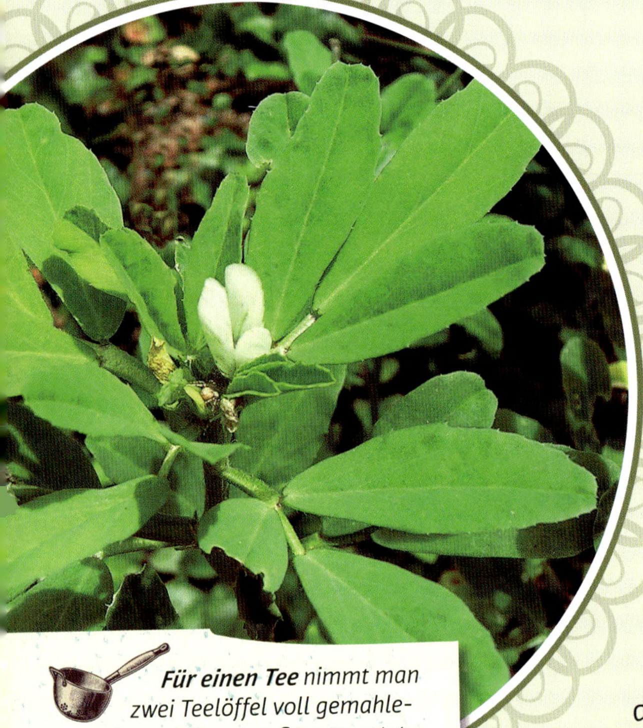

Schon die alten Kelten verehrten den Bockshornklee als Zauberpflanze und setzten ihn zur Heilung und als Nahrung ein. Wer ihn im Garten anbauen will, muss ihm einen sonnigen Standort geben. Am besten sät man ihn in einer Reihe aus. Man kann zwar auch die oberirdischen Pflanzenteile als Tee oder auch als Gemüse nutzen, aber vorwiegend werden die Samen verwendet. Zum Beispiel werden sie genommen zur Erweichung von Geschwüren, Furunkel und Nagelbettentzündung. Dazu mahlt man die Samen in der Kaffeemühle, vermischt das Pulver mit heißem Wasser und verrührt alles zu einem steifen Brei. Diesen streicht man mit einem Messer auf ein Mulltuch und bedeckt damit die erkrankte Hautpartie. Mit solch einem Umschlag können stillende Frauen auch ihre verhärtete Brust erweichen. Innerlich ist Bockshornklee-Samen auch vielfältig anzuwenden. Er soll helfen bei Appetitmangel, Blutarmut, Müdigkeit und bei der Zuckerkrankheit.

***Für einen Tee** nimmt man zwei Teelöffel voll gemahlenen oder gemörserten Samen, setzt sie mit einem Viertelliter kaltem Wasser an, lässt das Ganze über Nacht weichen, erhitzt am nächsten Morgen, seiht ab und trinkt schluckweise. Dieser Tee soll angewendet werden bei den genannten Beschwerden.*

Eine weitere Möglichkeit, den Bockshornsamen zu verwenden, ist die Keimung. Dazu muss man sich jedoch einen Keimapparat kaufen. Dieser ist im Naturkostladen oder im Reformhaus erhältlich. Ein Keimapparat besteht aus drei Keimschalen, einer Wasserauffangschale und einem Deckel. Für eine Keimschale weicht man abends zwei Esslöffel Samen in kaltem Wasser ein, spült am nächsten Morgen unter fließendem Wasser gut ab, gibt sie in die Schale, deckt ab und spült täglich etwa zweimal ab. In der Regel dauert es zwei bis drei Tage, bis man die Keime essen kann. Vor dem Verzehr auch gut abspülen. Auf einem Butterbrot, gewürzt mit Kräutersalz, schmecken die Keime köstlich. Man kann sie auch gut über einen Salat streuen.

*Der **Bockshornklee** ist ein einjähriger Hülsenfrüchtler. Er kommt ursprünglich aus Griechenland, wurde aber schon im 9. Jahrhundert in Mitteleuropa eingebürgert. Hier und da ist er noch verwildert anzutreffen, eher wird er kultiviert. Die Pflanzen werden etwa bis 60 Zentimeter hoch, wachsen aufrecht und blühen schmutzig weiß. Die Blüten verbergen sich zwischen den obersten Blättern. Die ganze Pflanze hat einen unangenehmen, starken Geruch. Der Bockshornklee blüht von April bis Juli. Er bildet lange Hülsenfrüchte aus, die den Samen enthalten.*

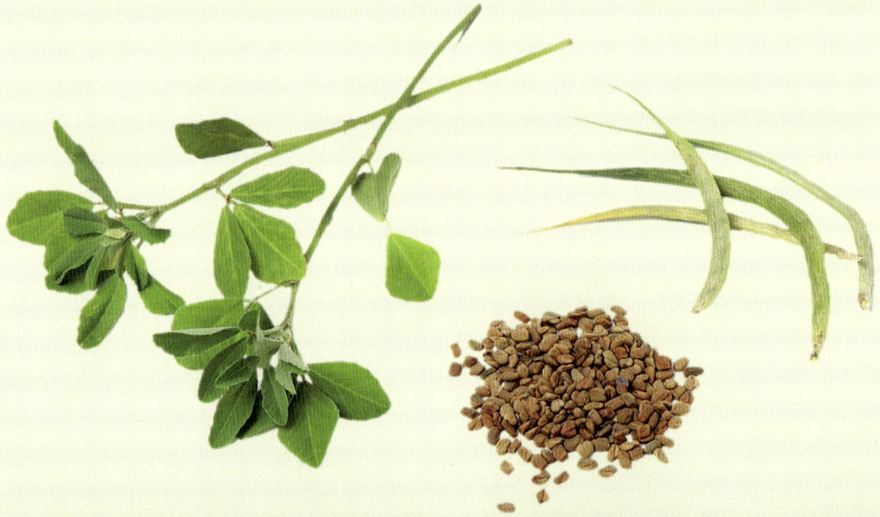

Brennnessel

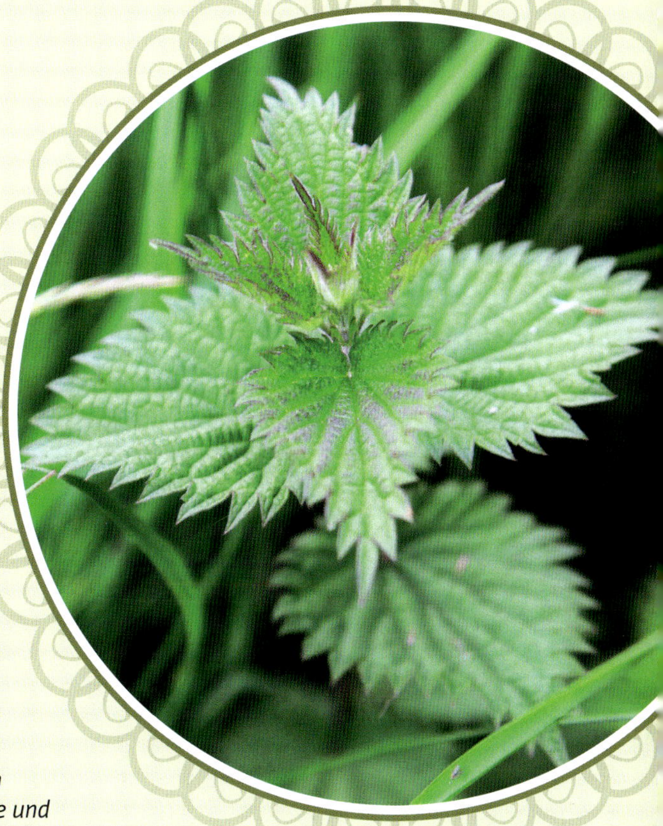

Urtica dioica
auch Hautnessel, Donnernessel, Tausendnessel

Die Brennnessel ist Futter für einige Tagfalter. Kleiner Fuchs, Admiral und Tagpfauenauge könnten ohne die Brennnessel nicht überleben. Also sollten wir ganz bewusst hier und da eine Brennnesselecke dulden. Nicht nur den Schmetterlingsraupen dient die Brennnessel als Nahrung, auch uns Menschen versorgt sie mit ihren guten Eigenschaften als Nahrung und Medizin. Der Tee aus Brennnesselblättern hilft bei Harnwegserkrankungen, gegen Rheuma und Gicht und bei Nierengrieß. Der Tee aus dem Wurzelstock soll bei Prostatabeschwerden hilfreich sein.

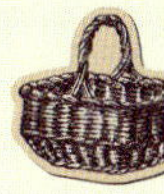

*Die **Brennnessel** ist eine mehrjährige, mit einem kriechenden Wurzelstock in geringer Tiefe des Bodens verlaufende Pflanze und wird bis zu einem Meter hoch. Sie gehört zur Familie der Brennnesselgewächse und scheint allgemein bekannt. Jedoch weiß kaum jemand, dass es männliche und weibliche Brennnesseln gibt. Die Brennnessel ist ein Stickstoffanzeiger, auf magerem Boden wächst sie nicht. Sie ist in ganz Europa verbreitet und wächst entlang von Straßen, Wegen, Hecken und in der Nähe menschlicher Behausungen. Die Brennnessel blüht von Juli bis Oktober. Die unscheinbaren gelblichen Blüten hängen rispenartig von den oberen Blattständen.*

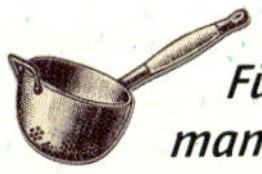

Für einen Blättertee nimmt man:
Einen bis zwei Teelöffel der getrockneten Blätter, übergießt sie mit einem Viertelliter kochendem Wasser, lässt fünf bis zehn Minuten zugedeckt ziehen, seiht ab und trinkt schluckweise.

Für einen Wurzeltee nimmt man:
Einen gehäuften Teelöffel geschnittene, getrocknete Wurzel, übergießt mit einem Viertelliter kochendem Wasser, lässt fünf bis zehn Minuten ziehen, seiht ab und trinkt schluckweise ein bis drei Tassen am Tag.

*Bei Beschwerden des Verdauungstraktes hilft ein **Saft der frischen Brennnesselblätter.** Man entsaftet junge Brennnesselspitzen und nimmt pro Tag sechs bis sieben Esslöffel Saft.*

***Eine Brennnessel-Tinktur setzt man wie folgt an:** In eine weithalsige Flasche füllt man geschnittene Brennnesselblätter, füllt auf mit 38%igem Doppelkorn, lässt die Flasche bei Zimmerwärme einige Wochen ziehen, seiht ab und füllt in eine dunkle Flasche um. Man nimmt zwei bis vier Teelöffel am Tag bei oben genannten Beschwerden.*

Bei fettigen Haaren und Schuppen kann man den abgekühlten Brennnessel-Tee in die Kopfhaut einmassieren.

Die Brennnessel ist noch vielseitiger: Aus ihren jungen Spitzen kann man ein spinatähnliches Gemüse kochen. Ihre weiblichen Samen sollen das Augenlicht verbessern. Täglich nimmt man zwei Teelöffel voll mit etwas Wasser ein oder streut den Samen aufs Butterbrot, mit etwas Kräutersalz darüber.

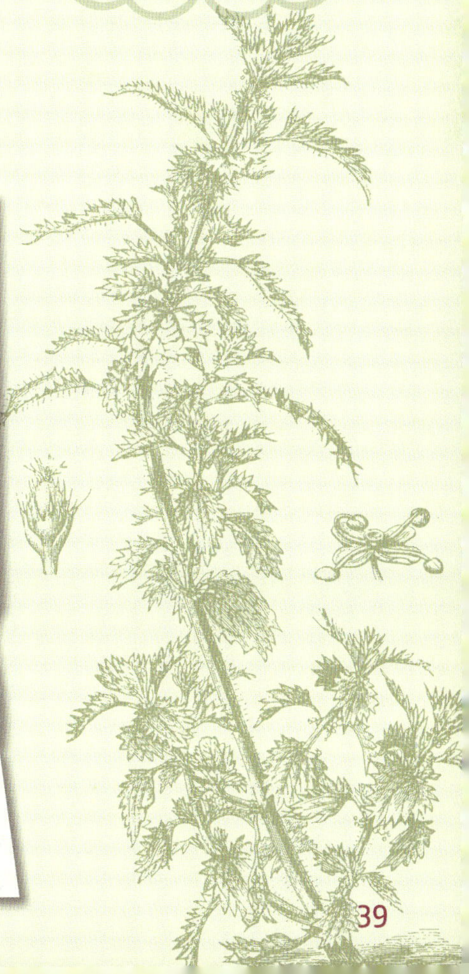

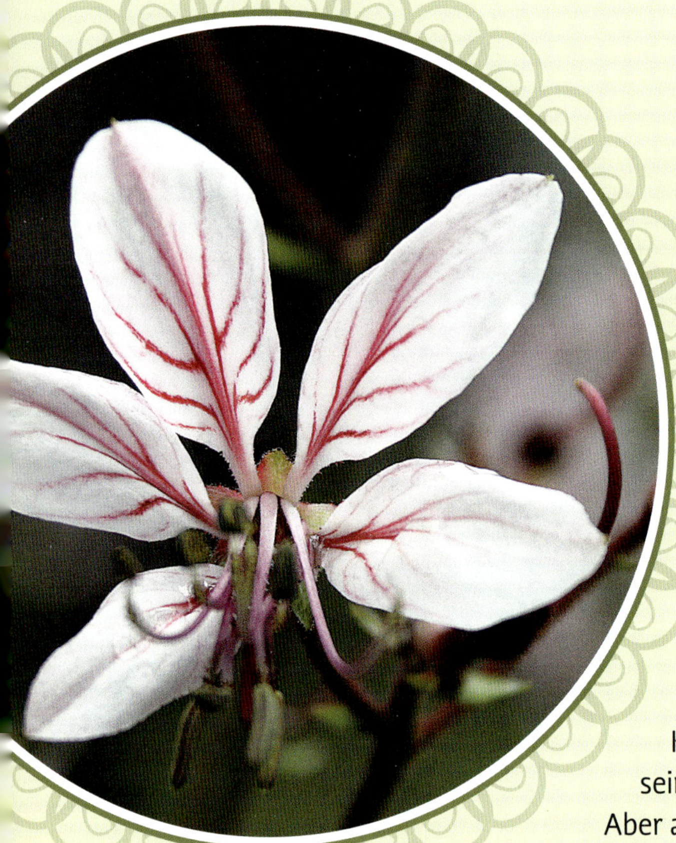

Diptam

Dictamnus albus
auch Weißer Diptam, Spechtwurz, Brennkraut

Der Diptam ist eine wunderschöne Pflanze. Er blüht recht früh im Jahr. Seine langen Blütenrispen, die aussehen wie rosa Orchideen, stehen hoch über der Pflanze und duften, wie der ganze Busch, nach Zitrone, Zimt oder Kümmel. Dafür ist das ätherische Öl verantwortlich, das reichlich in der Pflanze enthalten ist. Es ist sogar so stark, dass es sich bei kräftiger Sonneneinstrahlung von selbst entzünden kann. Der Diptam soll auch der brennende Busch der Wüste gewesen sein, deshalb gehört er zu den Bibelpflanzen. Schon Hildegard von Bingen kannte den Diptam. Sie schreibt: „Der Diptam ist warm und trocken, und er hat die Kräfte des Feuers und die Kräfte des Steins in sich, weil er in seinen Kräften hart wie Stein ist ...
Aber auch, wer im Herzen Schmerzen hat, esse das aus Diptam gemachte Pulver, und der Herzschmerz wird weichen."
Alle wild wachsenden Pflanzen sind geschützt. Wer ihn im Garten hat, darf ihn natürlich ernten und ausgraben. Diptamkraut erntet man vor und während der Blütezeit. Diptamwurzeln erntet man im Herbst, wenn sich die Büsche schon auf die Winterruhe vorbereiten, dann ziehen sich die Wirkstoffe zurück in die Wurzeln. Ich warne aber vor dem Ausgraben, denn so bald wächst die Pflanze nicht nach. Sie braucht Jahre, um sich zu erholen. Trotzdem mein Ernte-Tipp: Blätter und Blüten erntet man an einem sonnigen Tag, legt sie locker in ein Körbchen, wendet sie täglich vorsichtig, bis alles recht trocken ist. Die Wurzeln werden gebürstet, in kleine Stücke geschnitten, am besten in einem Dörrapparat getrocknet, es dauert sonst zu lange. Beides – getrocknetes Kraut und getrocknete Wurzeln – in einer Kaffeemühle fein mahlen und gut mischen. Dieses Pulver in kleinen Schraubgläsern aufbewahren. Ich empfehle bei Herzschmerzen einmal täglich ein bis zwei Messerspitzen Diptampulver auf einem Stückchen Dinkelbrot zu essen.

*Der **Diptam** ist ein mehrjähriger Halbstrauch, der an der Basis verholzt ist. Er zählt zur Familie der Rautengewächse. Der Diptam erreicht eine Wuchshöhe von 60 bis 120 Zentimeter. Er wächst hauptsächlich in Süddeutschland und in Österreich und bevorzugt sonnige bis halbschattige Standorte auf kalkhaltigen Böden in lichten Wäldern, Waldsäumen und brachliegenden Wiesen. Außerdem soll er auch vereinzelt in der Eifel vorkommen. Natürlich wächst er auch in unserem Garten. Die Blütezeit geht von Mai bis Oktober. Als Frucht wird eine Kapsel gebildet.*

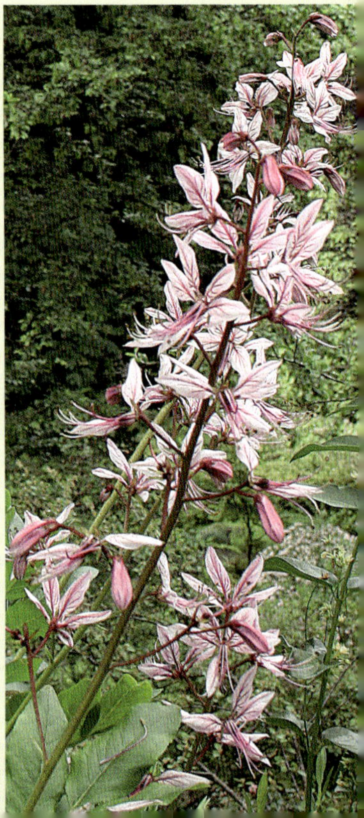

Eberraute

Artemisia abrotanum
auch Eberreis, Zitronenkraut, Gartenheil

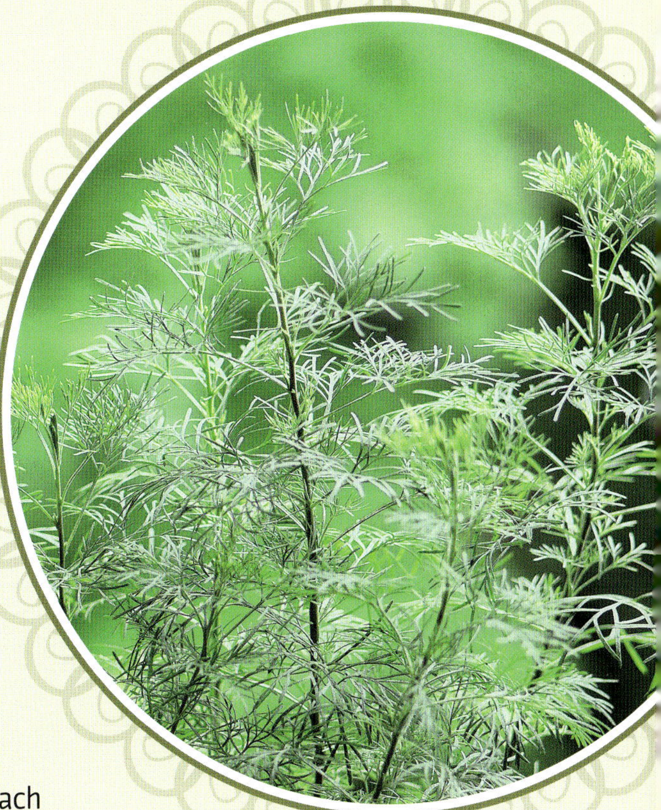

Früher wurde die Eberraute in vielen Teilen Europas als wichtige Heilpflanze und Gewürzkraut angebaut. Heute findet man sie in Kräutergärten nur noch selten, höchstens als Wegeinfassung oder als kleine Hecke. Zwischen Kohlgemüse, Karotten und Zwiebeln gepflanzt oder einfach als Zweige eingesetzt, hält Eberraute Schädlinge fern, wie Möhrenfliege, Zwiebelfliege und Kohlweißling. Getrocknete Zweige in den Wäscheschrank gelegt, vertreiben mit ihrem intensiven Duft Motten und andere Plagegeister. Wer die Eberraute mag, es mag sie nicht ein jeder, kann sie sparsam zum Würzen von Soßen verwenden. Die Neuaustriebe im Frühjahr kann man auch feinst geschnitten in Salate geben, natürlich auch sparsam. Man muss ganz einfach ausprobieren. Getrocknete Eberraute, in ein kleines Kissen genäht und unters Kopfkissen gelegt, soll das Einschlafen fördern. Ein Tee von der Eberraute soll magenstärkend, verdauungsfördernd und harn- und schweißtreibend wirken, dadurch reinigt er, kurmäßig angewandt, über die Haut den ganzen Körper.

*Die **Eberraute** zählt zur Familie der Korbblütler. Sie wächst vereinzelt auf Ödland und Schuttplätzen und bevorzugt nitratreiche Böden. Die Pflanze kann eine Höhe von bis zu einem Meter erreichen. Als Halbstrauch wird sie bis zu 60 Zentimeter breit. Die Eberraute bildet viele einzelne aufrechte und verzweigte Stängel, an denen sich die fein gefiederten Blätter bilden. Im späten Juli bis in den Oktober hinein erscheinen die winzigen gelben Korbblüten, die in traubenartigen Ähren stehen. In kalten Sommern bleibt die Blüte allerdings aus.*

Einen Eberrauten-Tee macht man wie folgt:
Einen Teelöffel getrocknetes Kraut übergießt man mit einem Viertelliter kochendem Wasser, lässt nur kurz ziehen, seiht ab und trinkt schluckweise zwei bis drei Tassen pro Tag.

Wer es mit der Homöopathie versuchen möchte: In der Apotheke gibt es Eberrauten-Tropfen zu kaufen.

Einen Eberrauten-Essig macht man wie folgt:
In eine weithalsige Flasche gibt man zwei Zweige Eberraute und den Saft einer halben Zitrone, übergießt das Ganze mit einem guten Weißwein-Essig, verschließt die Flasche und lässt sie bei Zimmerwärme etwa drei Wochen ruhen. Öfter schütteln, damit alles immer bedeckt ist. Danach wird abgesiebt und in schöne Fläschchen gefüllt.

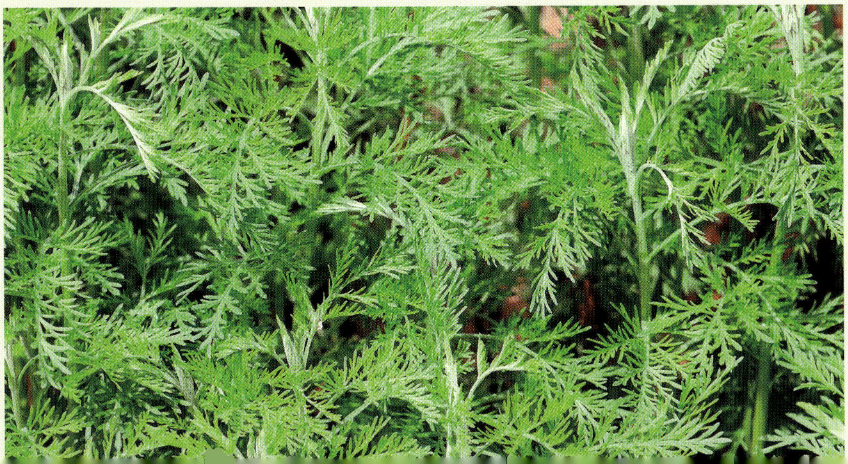

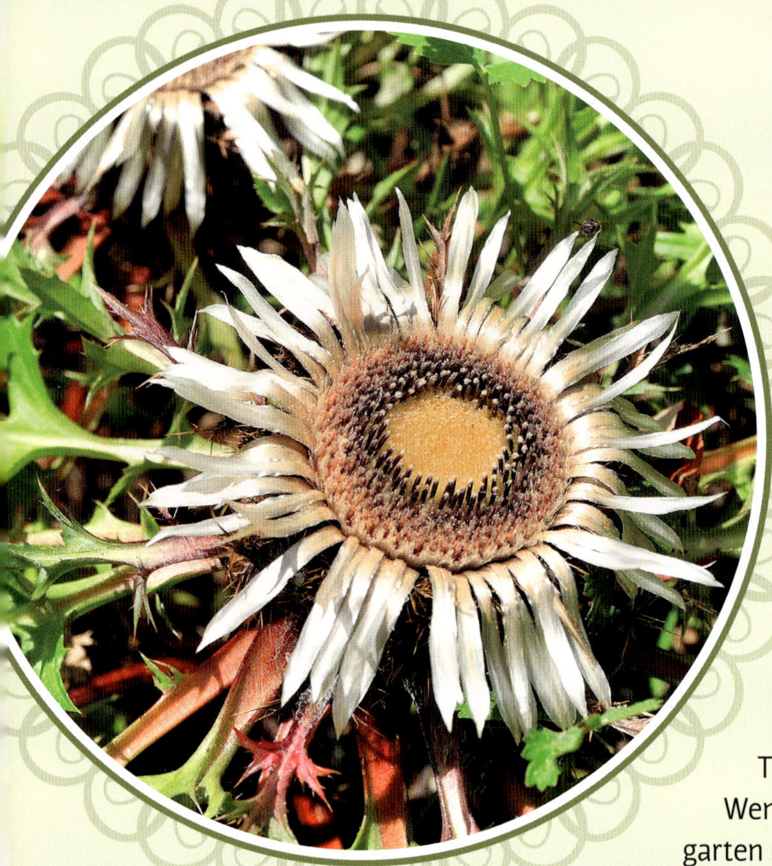

Eberwurz

Carlina acaulis
auch Silberdistel, Wetterdistel, Kraftwurz

Die Eberwurz ist eine streng geschützte Pflanze, die in Mittel- und Südeuropa, vor allem in den Alpen, auf kalkreichen Böden bis hinauf auf 2300 Meter Höhe vorkommt. Sie wächst auch tiefer gelegen, dann aber angebaut. Manchmal sieht man sie auf dem Friedhof in Weihnachtsgestecken verarbeitet. Wenn man sich ein solches Weihnachtsgesteck kauft, später, vor dem Entsorgen, Samen aus der Distel nimmt, hat man im Frühjahr reichlich zum Aussäen. Das gelingt auch leicht, ich habe es ausprobiert. Mein Tipp: im Gewächshaus aussäen, später pikieren. Wenn die Pflänzchen kräftig genug sind, im Steingarten einpflanzen. Ganz wichtig ist, dass man sie vor Schnecken schützt. Obwohl die Eberwurz nur aus Stacheln zu bestehen scheint, lieben die Schnecken sie über alles. Wetterdistel wird die Pflanze wohl deshalb genannt, weil sie bei Regenwetter die „Augen" schließt und sie bei Sonnenschein weit geöffnet hat, darauf kann sich jeder Wanderer verlassen. Das Heilkräftige an der Eberwurz ist ihre Wurzel. Sie soll harn- und schweißtreibende Wirkung haben, aber auch krampflösende Eigenschaften besitzen. Allerdings wird sie heute in der Volksheilkunde nur noch selten gebraucht, dabei soll sie Verdauungsbeschwerden lindern und äußerlich Wunden und Hautleiden heilen.

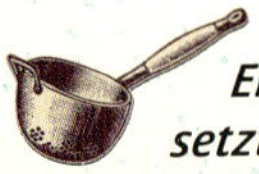

Eine Eberwurz-Tinktur setzt man wie folgt an:
Ein größeres Schraubglas füllt man zur Hälfte mit gebürsteten, klein geschnittenen Eberwurzwurzeln, gibt 38%igen Doppelkorn darüber, bis alles gut bedeckt ist. Das Glas bleibt sechs bis acht Wochen bei Zimmerwärme stehen und wird öfter geschüttelt. Danach wird gefiltert und in dunkle Fläschchen gefüllt.

Innerlich nimmt man von dieser Tinktur zweimal täglich etwa 20 Tropfen bei obigen Beschwerden.

Äußerlich für Umschläge bei Hautleiden oder Wunden verdünnt man die Tinktur eins zu eins mit destilliertem Wasser. Selbstverständlich nimmt man keine Eberwurz aus der Natur, sondern aus dem eigenen Garten.

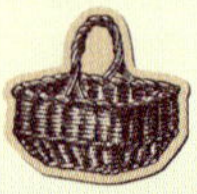

*Die **Eberwurz** gehört zur Familie der Korbblütler und hat ein distelähnliches Aussehen. Der Blütenstand ist umgeben von silberfarbenen Hüllblättern, der durchaus einen Durchmesser von 13 Zentimetern erreichen kann. Die Blütenköpfe sitzen auf sehr kurzen Stielen und breiten sich flach, mit niederliegenden Blättern aus. Die Blütezeit der Eberwurz ist von Juni bis September. Manchmal, wenn der Winter sehr mild ist, blüht sie auch im Dezember oder Januar.*

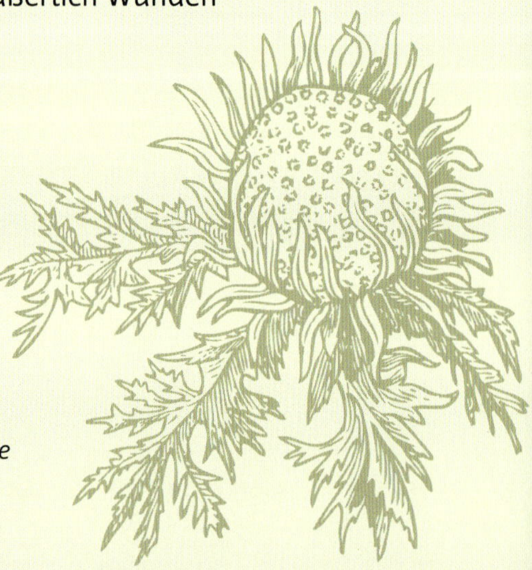

Efeu

Hedera helix
auch Mauerranke, Baumtod

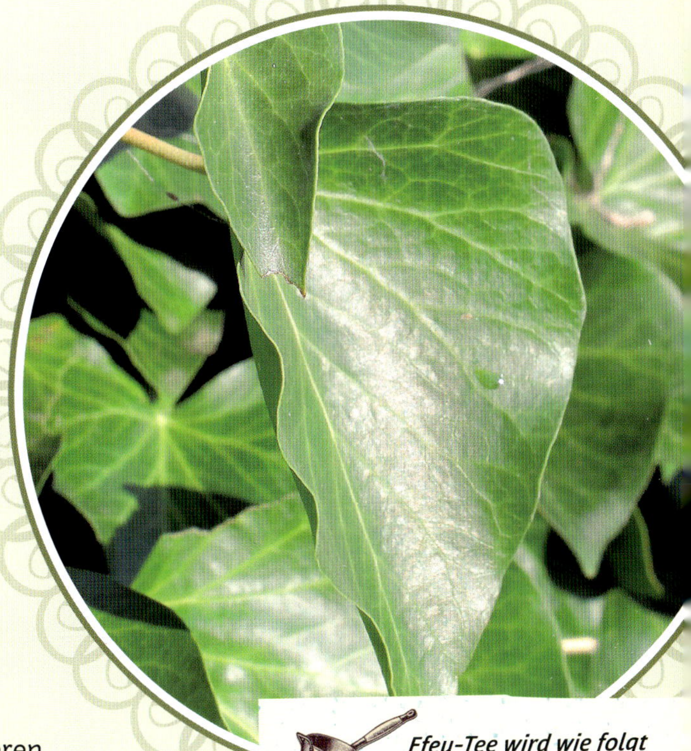

Für Heilzwecke werden einzelne Blätter ohne Stiel geerntet, und zwar sollen die Herbstblätter die höchsten Wirkstoffe haben, außerdem sammelt man blühende Sprossspitzen. Blätter und Sprossspitzen werden für Tee getrocknet. Der Tee wird aber nur in der Volksmedizin verwendet, in der Schulmedizin leider nicht. Aber in der Homöopathie gibt es Mittel, die sehr beliebt sind und vielseitig verwendet werden, und zwar bei Husten, Keuchhusten, Schnupfen – allgemein bei Erkältungen.
Ein Tee wird auch für Waschungen bei unreiner Haut verwendet. Bei Kopfläusen kann man eine Packung mit starkem Tee machen.
Der Efeu wird als giftig eingestuft. Hauptsächlich die Beeren, die Blätter weniger. Wer Efeu als Heilmittel verwenden möchte, sollte vorher seinen Arzt befragen.

Efeu-Tee wird wie folgt bereitet:
Ein gehäufter Teelöffel geschnittene, getrocknete Efeublätter werden mit einem Viertelliter kochendem Wasser übergossen, zugedeckt 10 Minuten ziehen lassen. Abseihen und mit Honig gesüßt schluckweise trinken.

***Efeu** ist eine immergrüne Kletterpflanze und zählt zur Familie der Araliengewächse. In Europa ist er außer im Norden heimisch. Er ist im Gebirge sogar bis in etwa 2000 Meter Höhe zu finden. Der Efeu bevorzugt Mauern und Felsen, aber auch Bäume, um emporzuklettern. Seine langen, kletternden Stängel sind in regelmäßigen Abständen von Haftwurzeln übersät. Ältere Exemplare des Efeus haben unterschiedlich geformte Blätter. Blätter der kletternden Zweige sind dreieckig gelappt. Blätter der Zweige, an deren Spitze sich Blütenrispen bilden, sind oval und haben nur eine Blattspitze. Die unscheinbaren Blüten sind grünlich gelb und stehen in kleinen Dolden an der Spitze eines Zweiges. Die Blüte erscheint erst ab einem Alter von 20 Jahren zwischen September und Oktober. Bis zum Winter entwickeln sich erbsengroße Früchte, die in voller Reife blauschwarz sind.*

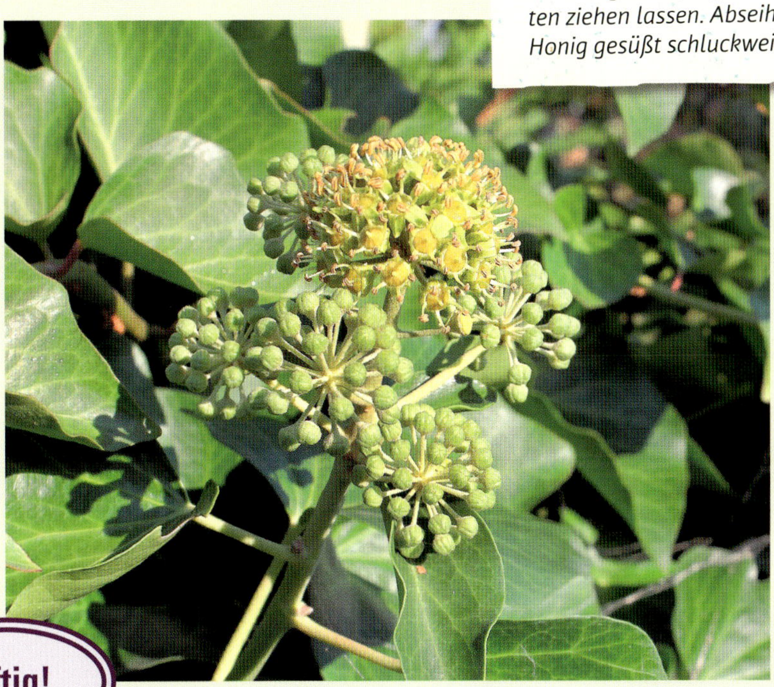

giftig!

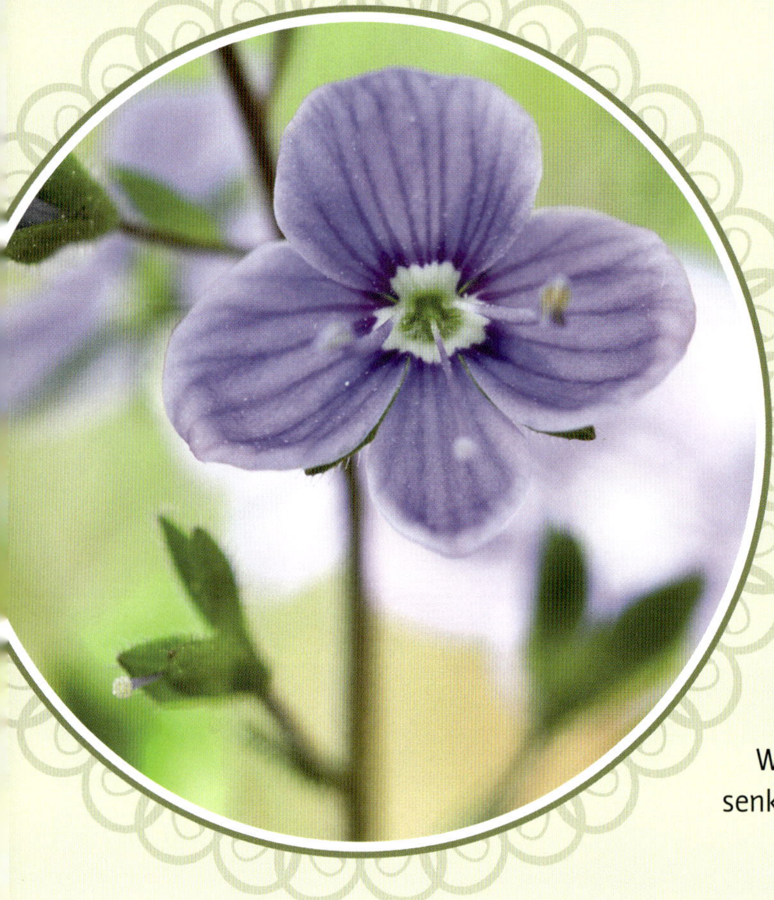

Ehrenpreis, Wald-

Veronica officinalis
auch Veronika, Heil aller Welt, Wundkraut

Ehrenpreis ist Bestandteil vieler Teemischungen, die eingesetzt werden können bei Rheuma und Gicht, bei Blasenkatarrh, Magenbeschwerden, Appetitlosigkeit und bei Hautjucken. Als Gurgelmittel ist ein Tee bei Schleimhautentzündungen im Mund- und Rachenraum nützlich. Bei all diesen Unpässlichkeiten werden Waldehrenpreis-Tee und -Urtinktur in der Volksmedizin eingesetzt, auch in der Homöopathie. Die Schulmedizin verwendet Waldehrenpreis nicht. Waldehrenpreis-Tee und Waldehrenpreis-Urtinktur senken einen zu hohen Cholesterinspiegel.

Tee bereitet man wie folgt: *Einen gehäuften Teelöffel geschnittenes, getrocknetes Waldehrenpreiskraut übergießt man mit einem Viertelliter kochendem Wasser, lässt 10 Minuten ziehen, seiht ab und trinkt schluckweise bis zu drei Tassen am Tag.*

Urtinktur Ø bereitet man wie folgt: *Reichlich Waldehrenpreiskraut feinst mit dem Wiegemesser schneiden, dann durch ein Tüchlein zu Saft pressen. Den aufgefangenen Saft abmessen, mit gleicher Menge, also 1:1, 56%igem Alkohol aus der Apotheke mischen, schütteln und fertig ist die Urtinktur.*

Diese füllt man in ein kleines braunes Fläschchen und etikettiert. Im Bedarfsfall nimmt man dreimal drei Tropfen täglich in etwas Wasser aufgelöst.

Vor der Einnahme sollten Sie mit Ihrem Arzt sprechen.

Ø Dieses Zeichen steht für Urtinktur aus pflanzlichen oder tierischen Stoffen.

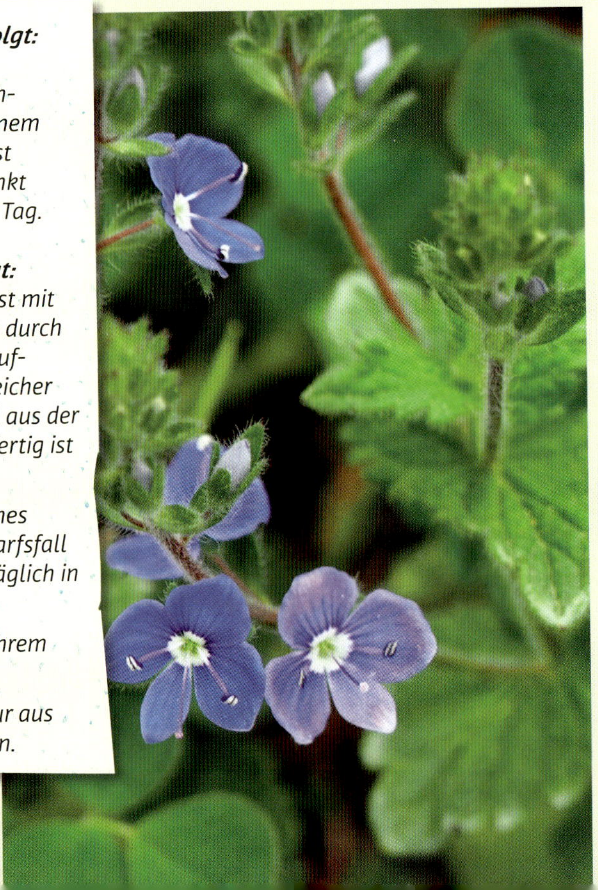

Der in ganz Europa wachsende ***Waldehrenpreis*** *siedelt sich in trockenen Weiden und Wiesen, in lichten Wäldern und in Gärten an und wird der Familie der Wegerichgewächse zugeordnet. Er ist eine mehrjährige Pflanze, die etwa 50 Zentimeter hoch wächst. Ihre langen Stängel sind niederliegend und an ihren Knoten bilden sich leicht Wurzeln, sodass sich oft ein Ehrenpreis-Teppich bildet. Ihre Blütenstiele wachsen schräg oder senkrecht nach oben. Wunderschöne hellblaue oder blass lila Blütentrauben bilden sich aus den Blattachseln. Die Einzelblüte ist vierblättrig, steht an einem kurzen Stiel und ist bis sieben Millimeter groß mit zwei Staubblättern. Die Blütezeit geht von Juli bis September. An den verwelkten Blütenständen bildet sich eine dreieckige flache Kapselfrucht. Die grünen Blätter sind oval, weich und fein behaart.*

Eibisch, Echter

Althea officinalis
auch Heilwurzel, Hustenkraut, Samtpappel

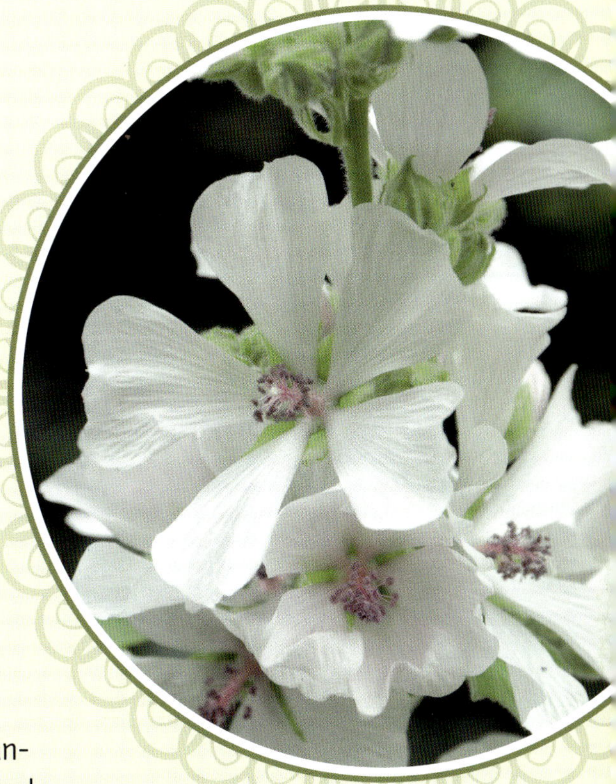

Wild wachsende Eibischpflanzen stehen unter Naturschutz. Blätter und Blüten darf man schon sammeln, aber die Wurzel muss man in der Erde lassen. Wer aber Eibisch im Garten hat, der darf natürlich davon ausgraben. Es muss auch dort mäßig sein, denn so schnell wächst der Eibisch nicht nach. Heilkräftig ist an der Pflanze alles – Wurzel, Blätter und Blüten. Die Wurzel hat, wie so oft bei Heilpflanzen, eine wesentlich stärkere Wirkung. Der Eibisch wirkt schleimlösend bei Husten, im Allgemeinen entzündungshemmend bei Atemwegserkrankungen und abführend. Er ist Bestandteil zahlreicher Hustensäfte. Medikamente, die Eibisch enthalten, haben eine abschwellende Wirkung bei entzündeten Magen- und Darmwänden und regeln die Verdauung. Bei Entzündungen des Mund- und Rachenraums hilft ein Tee aus Eibischwurzeln oder -blättern mit -blüten recht gut.

*Der **Eibisch** ist eine mehrjährige Pflanze, die auf salzigen Böden, in feuchten Gräben und Wiesen, in unseren Breiten auch oft als Gartenflüchtling wächst. Der Eibisch zählt zur Familie der Malvengewächse und ist auch in Kräutergärten oft zu finden. Eibisch kann eine Höhe von bis zu zwei Metern erreichen. Seine Blätter sind weich behaart, gelappt und ungleichmäßig gezahnt. In der Blütezeit von Juli bis September erscheinen die hellrosa bis weißen fünfblättrigen Blüten, die traubenartig zusammenstehen. Die Staubblätter und der Stempel sind dunkelviolett gefärbt. Aus der Blüte entstehen kastanienartige Spaltfrüchte.*

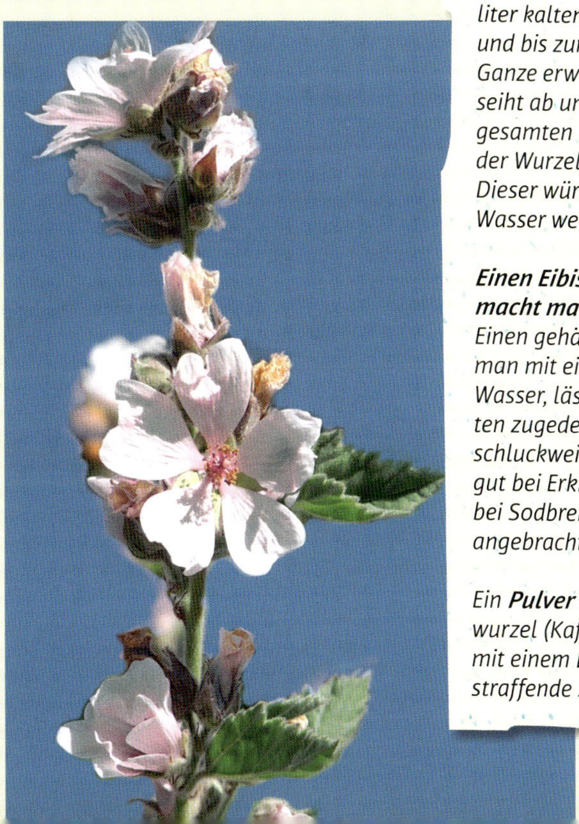

Einen Eibischwurzel-Tee bereitet man wie folgt:
Zwei Teelöffel getrocknete, geschnittene Eibischwurzeln werden mit einem Viertelliter kaltem Wasser am Abend angesetzt und bis zum Morgen weichen gelassen. Das Ganze erwärmt man auf Trinktemperatur, seiht ab und trinkt schluckweise. In der gesamten Eibischpflanze, hauptsächlich in der Wurzel, ist reichlich Pflanzenschleim. Dieser würde beim Überbrühen mit heißem Wasser weitestgehend zerstört.

Einen Eibischblüten- und -blätter-Tee macht man so:
Einen gehäuften Teelöffel voll übergießt man mit einem Viertelliter kochendem Wasser, lässt das Ganze fünf bis zehn Minuten zugedeckt ziehen, seiht ab und trinkt schluckweise. Dieser Tee hilft besonders gut bei Erkrankungen der Harnorgane und bei Sodbrennen. Drei Tassen am Tag sind angebracht.

*Ein **Pulver** aus der getrockneten Eibischwurzel (Kaffeemühle benutzen), vermischt mit einem Eiklar, soll eine wunderbar straffende Schönheitsmaske ergeben.*

Eiche, Stiel-

Quercus robur
auch Sommer-Eiche, Deutsche Eiche

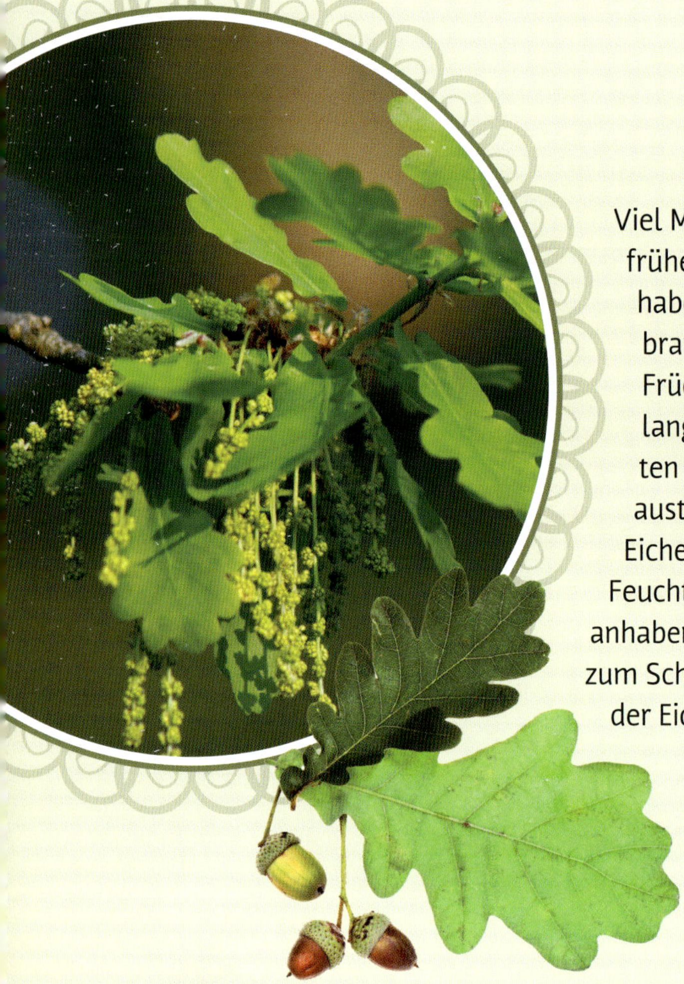

Viel Magisches gibt es rund um die Eiche. Unter Eichen wurde früher Gericht gehalten. Judas soll sich an einer Eiche erhängt haben. Die Asche von Eichenholz, das zu Weihnachten verbrannt wurde, streute man auf Felder, damit sie gesunde Früchte hervorbrachten. Behalten Eichenbäume im Herbst lange ihr Laub, steht ein strenger Winter bevor. Die letzten Blätter fallen sowieso erst im Frühjahr, wenn die Neuaustriebe sie abstoßen. Wegen seiner Dauerhaftigkeit ist Eichenholz sehr geschätzt. Feuchtigkeit kann ihm nichts anhaben. Bei Wasserbauten und zum Schiffsbau wird immer wieder Eichenholz verwendet.

Wir ernten von der Eiche: junge Blätter für Tee, Rinde von jungen Ästen und im Herbst reife Eicheln.

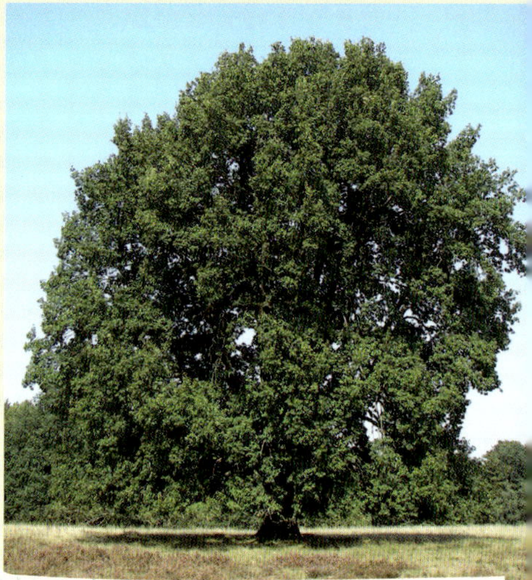

*Die **Eiche** wächst in ganz Mitteleuropa in Wäldern, im Flachland, aber auch im Bergland und kann bis 40 Meter hoch werden. Der Stamm erreicht oft einen Umfang von bis zu drei Metern. Mit Vorliebe wächst sie auf Wasseradern, deswegen soll man bei Gewitter auch nicht unter einer Eiche Schutz suchen. Sonderbarerweise gehört die Eiche zu den Buchengewächsen. Ein alter Eichenbaum hat mächtige, sparrige Äste, manchmal ist nicht leicht zu erkennen, welcher Ast die Spitze ist. Die Blütezeit der Eiche geht von April bis Mai. Dort bildet sie eiförmige Knospen, die rispenförmig nach unten hängen. Daraus entwickeln sich zwischen September und Oktober die Eicheln. Eine Eiche kann durchaus ein Alter von 1000 Jahren erreichen.*

Ein Blättertee, ein Rindentee oder eine Mischung:
Eine Handvoll geschnittene, getrocknete Blätter, eine Handvoll geschnittene, getrocknete Rinde mischen, mit einem Viertelliter kaltem Wasser ansetzen, zum Kochen bringen und etwa 30 Minuten leise köcheln lassen, dann filtern und in eine Wärmekanne füllen. Dieser Tee wirkt allgemein stärkend, entgiftend, blutstillend, stopfend und entzündungswidrig. Er ist einzusetzen bei Magen- und Darmproblemen, bei Blasen- und Nierenleiden, bei Durchfall und bei Entzündungen im Mund- und Halsbereich. Den gleichen Tee kann man zum Gurgeln und für Waschungen bei starken Schweißabsonderungen unter den Achseln oder bei Schweißfüßen anwenden.

*Die reifen Eicheln werden für **Eichelkaffee** verwendet. Entfernt man die äußeren Hüllen der Eichelsamen, kommen zwei Samenlappen zum Vorschein, die man in kleine Stückchen schneidet und röstet. Am besten macht man unter einem Eisentopf, der im Freien steht, ein Feuer. Es muss ständig mit dem Holzlöffel gerührt werden, damit nichts anbrennt. Die Eichelstückchen schrumpfen sehr. Wenn sie dunkelbraun sind, nimmt man sie vom Feuer und lässt sie erkalten. Für eine Tasse Kaffee nimmt man einen Teelöffel und genießt. Schon als Kind habe ich diesen Eichelkaffee geröstet. Ich saß dann im Hof vor dem Eisentopf und habe mit einem langen Holzlöffel gerührt, es dampfte gewaltig. Ich kam mir vor wie eine kleine Hexe. Es war einfach spannend.*

Eisenkraut, Griechisches

Sideritis scardica
auch Berufskraut, Griechisches Bergkraut,
Griechischer Bergtee

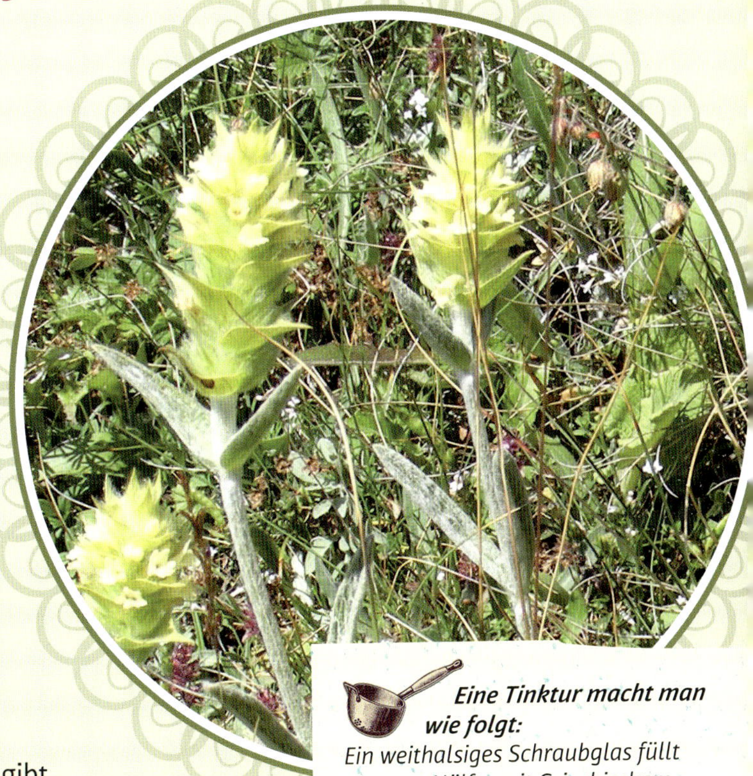

Es gibt ungefähr 100 verschiedene Sideritis-Kräuter, davon werden zwei noch erforscht, nämlich Sideritis scardica und Sideritis euboa, vorwiegend aber Sideritis scardica. Diese Pflanze soll Heilung für das Gehirn bringen. Vergesslichkeit, Lernstörungen, Nervosität, Migräne, Schlaflosigkeit, Prüfungsangst, Depression und sogar Alzheimer sollen vom Griechischen Eisenkraut Besserung erfahren. Es darf nur nicht verwechselt werden mit dem Französischen Eisenkraut, der Verbene, und dem Deutschen Eisenkraut, dem Echten. Es wird schwierig sein, Griechisches Eisenkraut in der Natur zu finden. Man kann es aber im Garten anbauen. Es gibt Kräuterfarmen, die es anbieten. Noch einfacher ist es, den Tee im Reformhaus oder Naturkostladen zu kaufen. Es wird empfohlen, täglich vier große Tassen Tee zu trinken, das schafft man leicht. Wem es aber doch zu viel sein sollte, der kann sich vom getrockneten Tee eine Tinktur ansetzen.

Eine Tinktur macht man wie folgt:
Ein weithalsiges Schraubglas füllt man zur Hälfte mit Griechischem Eisenkraut-Tee, gibt 38%igen Doppelkorn darüber, bis alles gut bedeckt ist. Das verschlossene Glas lässt man bei Zimmerwärme sechs bis acht Wochen ruhen, schüttelt täglich, damit immer alles gut mit Alkohol bedeckt ist und nichts schimmeln kann. Danach filtert man und füllt die Tinktur in dunkle Fläschchen und etikettiert. Bei obigen Beschwerden nimmt man dreimal täglich einen Teelöffel voll.

Das ***Griechische Eisenkraut*** *wächst bevorzugt in den Bergen Griechenlands, sonst würde es ja nicht so heißen, es ist seine Heimat. Aber es gedeiht auch vereinzelt in unserer Region, vorwiegend in Kräutergärten angebaut. Es gehört zur Familie der Lippenblütler. Die Pflanze wächst zu einem mehrjährigen Strauch oder Busch heran und erreicht eine Wuchshöhe von 30 bis 50 Zentimeter. Die Blätter sind lang und schmal, graugrün gefärbt und filzig. In der Blütezeit von Juli bis August bilden sich die kerzenförmig nach oben wachsenden grüngelben Blüten. In den niedrigen Lagen wachsen an einem Stängel zwischen zehn und 90 Einzelblüten, in höheren Lagen meist nur zwei bis 15 Triebe.*

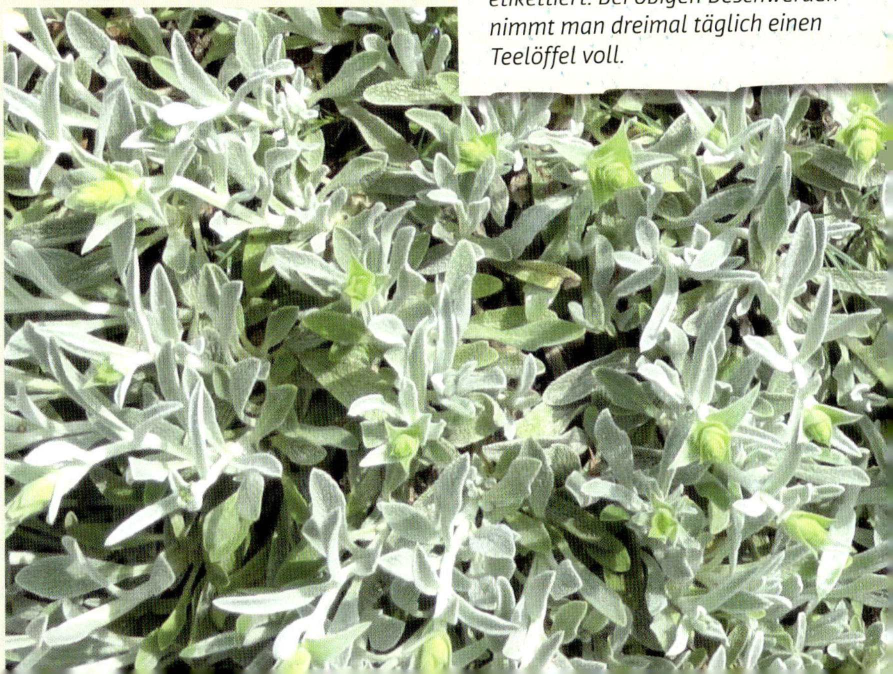

Enzian, Gelber

Gentiana lutea
auch Bitterwurz, Fieberwurz, Branntweinwurz

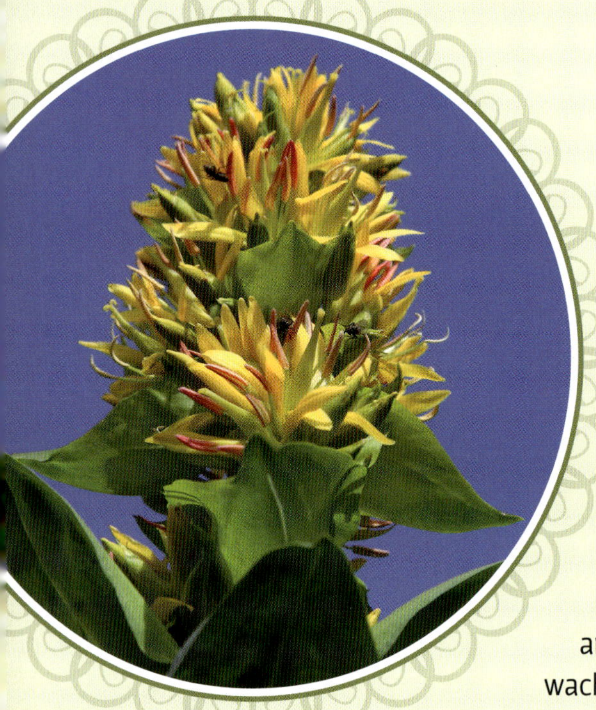

Der Enzian hat einen dicken, bräunlichen Wurzelstock, der innen aber leuchtend gelb ist und für Heilzwecke genutzt wird. Alle wild wachsenden Pflanzen sind geschützt, das heißt, man darf sie in der Natur nicht ausgraben. Nur ganz wenige Schnapsbrenner haben eine Erlaubnis zum Ausgraben, und auch nur für eine bestimmte Menge. Es gibt aber auch Plantagen, auf denen Enzian herangezogen wird, extra zur Schnapsbrennerei. Der Enzian ist eine ausgesprochene Gebirgspflanze. Dort gedeiht er am besten und fühlt sich am wohlsten, wenn er in Gemeinschaft mit dem Weißen Germer wachsen kann. Die beiden Pflanzen ähneln sich sehr, man kann sie leicht, vor der Blüte, verwechseln. Das wäre fatal, denn der Germer ist sehr giftig. Da aber das Ausgraben sowieso verboten ist, kauft man die Wurzeln besser in der Apotheke. Es lohnt sich, ein bis zwei Enzianpflanzen im Kräutergarten zu kultivieren. Es heißt zwar, es sei schwierig, mir ist es aber gelungen. Vor ungefähr 25 Jahren habe ich zwei kleine Enzianpflänzchen von einer Wildkräuterfarm schicken lassen. Sie ließen sich Zeit mit dem Wachsen. Nach sechs Jahren gab es dir ersten Blüten. Erst mit den Blütenstielen wachsen die Pflanzen etwa 120 Zentimeter hoch, ansonsten sind es eher kleine Büsche. Sechs bis acht Blütenstiele gibt es in jedem Jahr. Wer das Glück hat, im eigenen Garten Enzianwurzeln zu ernten, kann sie verwenden für Tee, Tinktur und Enzian-Wein. Den Enzian-Schnaps kauft man besser.

*Der **Gelbe Enzian**, der zur Familie der Enziangewächse zählt, kommt vorwiegend in Mittel- und Südeuropa, hauptsächlich im Gebirge vor. Er ist mehrjährig und steht unter Naturschutz. Dort kann er bis 1,50 Meter hoch und bis zu 60 Jahre alt werden. Die Pflanze bildet zuerst eine Blattrosette aus. Nach einigen Jahren wächst daraus ein hohler Stängel, an dem sich lanzettenförmige, breite, blaugrüne Blätter befinden. Erst nach vier bis sechs Jahren blüht die Pflanze gelb bis goldgelb. Bis jeweils zehn Einzelblüten stehen doldenartig zusammen. Die Einzelblüte ist fünfblättrig mit langen Staubblättern. Blütezeit ist von Juni bis August. Danach wird eine sechs Zentimeter lange Kapselfrucht ausgebildet, welche bis zu 100 Samen enthalten kann.*

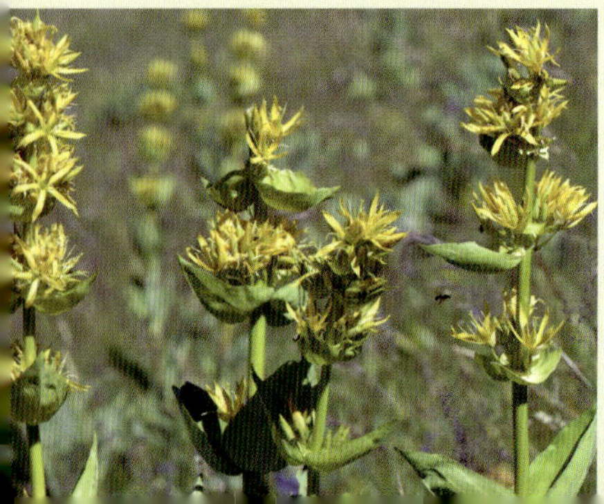

Enzian-Tee bereitet man wie folgt:
Einen Teelöffel voll geschnittener, frischer Enzianwurzel setzt man mit einem Viertelliter kaltem Wasser an, lässt über Nacht ziehen, seiht ab, erwärmt den Sud und trinkt schluckweise.

Enzian-Tinktur bereitet man wie folgt:
50 Gramm Wurzelstückchen gibt man in eine weithalsige Flasche, übergießt mit 250 Milliliter 42%igem Obstler, lässt das Ganze zwei Wochen ziehen, anschließend filtert man, füllt in kleine braune Fläschchen und etikettiert.

Enzian-Wein bereitet man wie folgt:
In ein ausreichend großes Gefäß gibt man:
Eine Handvoll geschnittene Enzianwurzel, einige ungespritzte Zitronenschalen, einen Esslöffel geschnittene Weidenrinde, ein bis zwei Esslöffel geschnittene Brennnesselblätter.
Man übergießt mit einem Liter Naturwein, lässt das Ganze eine Woche ziehen, filtert und füllt in dunkle Flaschen. Man nimmt ein Likörglas täglich.

Alle Enzian-Produkte sind verdauungsanregend, magenstärkend, beruhigend, appetitanregend, schleimlösend und harntreibend.

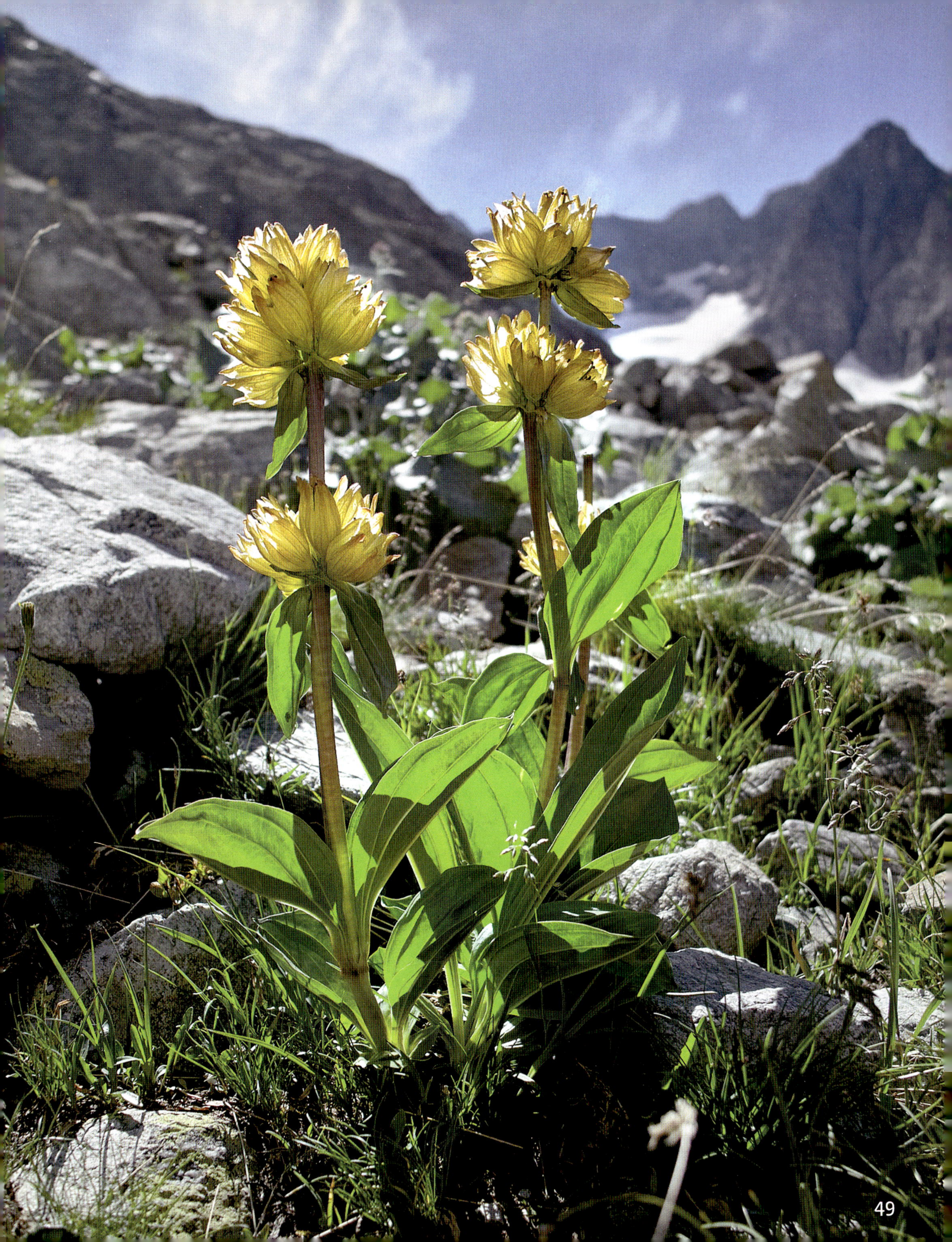

Farn, Wurm-, Echter

Dryopteris filix-mas
auch Wanzenkraut, Bandwurmkraut, Teufelsklaue

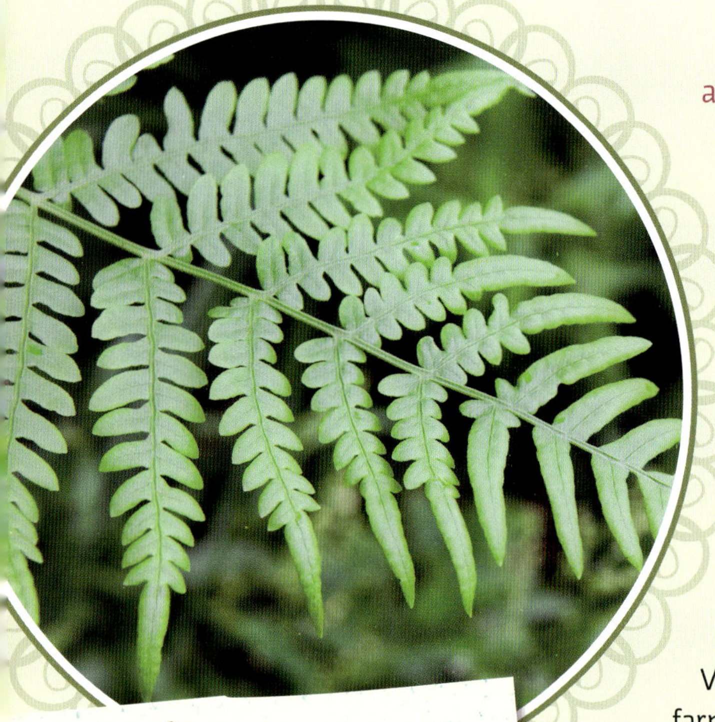

Für Heilzwecke werden Wurzel und Kraut verwendet. Das Kraut wird eher frisch genutzt, die Wurzel getrocknet. Es sollte aber immer ärztlicher Rat eingeholt werden. Blätter sammelt man im Sommer, trocknet sie, ohne sie zu waschen. Man bürstet sie nur mit einer kleinen Bürste ab. Werden sie getrocknet, dürfen sie nur ein paar Wochen verwendet werden, zum Beispiel für Vollbäder, Umschläge oder Kompressen. Besser aber ist das frische Kraut, das man einfach ins heiße Badewasser legt und ziehen lässt. Es soll helfen bei Gicht und Rheuma, bei Rückenschmerzen, Venenentzündungen und Krampfadern. Die Wurmfarnwurzel wird im Herbst ausgegraben, geputzt, klein geschnitten und schonend getrocknet. Von ihr bereitet man eine Abkochung, die man ebenfalls als Badezusatz nutzt. Der Wurmfarn wirkt insgesamt krampflösend, schmerzstillend und entzündungshemmend.

Schon Hildegard von Bingen erwähnt den Wurmfarn. Sie schreibt: „Wer taub ist, sodass er nichts hört, binde Farnsamen in ein Tüchlein und stecke dieses oft in sein Ohr, dann wird er sein Gehör wieder erlangen. Er achte aber darauf, dass der Farnsamen nicht durch sein Ohr in seinen Kopf dringt."

Farnkraut-Tinktur bereitet man wie folgt:
Von den jungen, noch eingerollten Trieben nimmt man ein bis zwei Stück, schneidet sie in Stücke, gibt sie in ein Schraubglas und übergießt sie mit 38%igem Doppelkorn, bis alles gut bedeckt ist.

Getrockneter Farn, in ein kleines Kissen eingenäht und bei rheumatischen Beschwerden aufgelegt, soll wahre Wunder wirken.

leicht giftig!

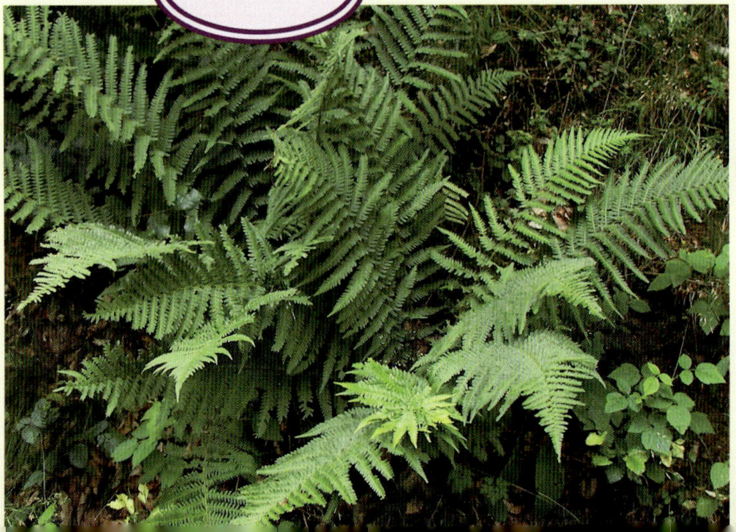

*Der **Wurmfarn** wächst in Europa fast überall in feuchten, schattigen Wäldern, sogar auch höher gelegen in den Alpen. Die Pflanze ist ausdauernd. Ihre Wedel werden etwa einen Meter lang. Im Frühjahr, wenn sie aus der Erde treiben, sind sie zusammengerollt, beim Entfalten wachsen sie trichterförmig nach oben.*

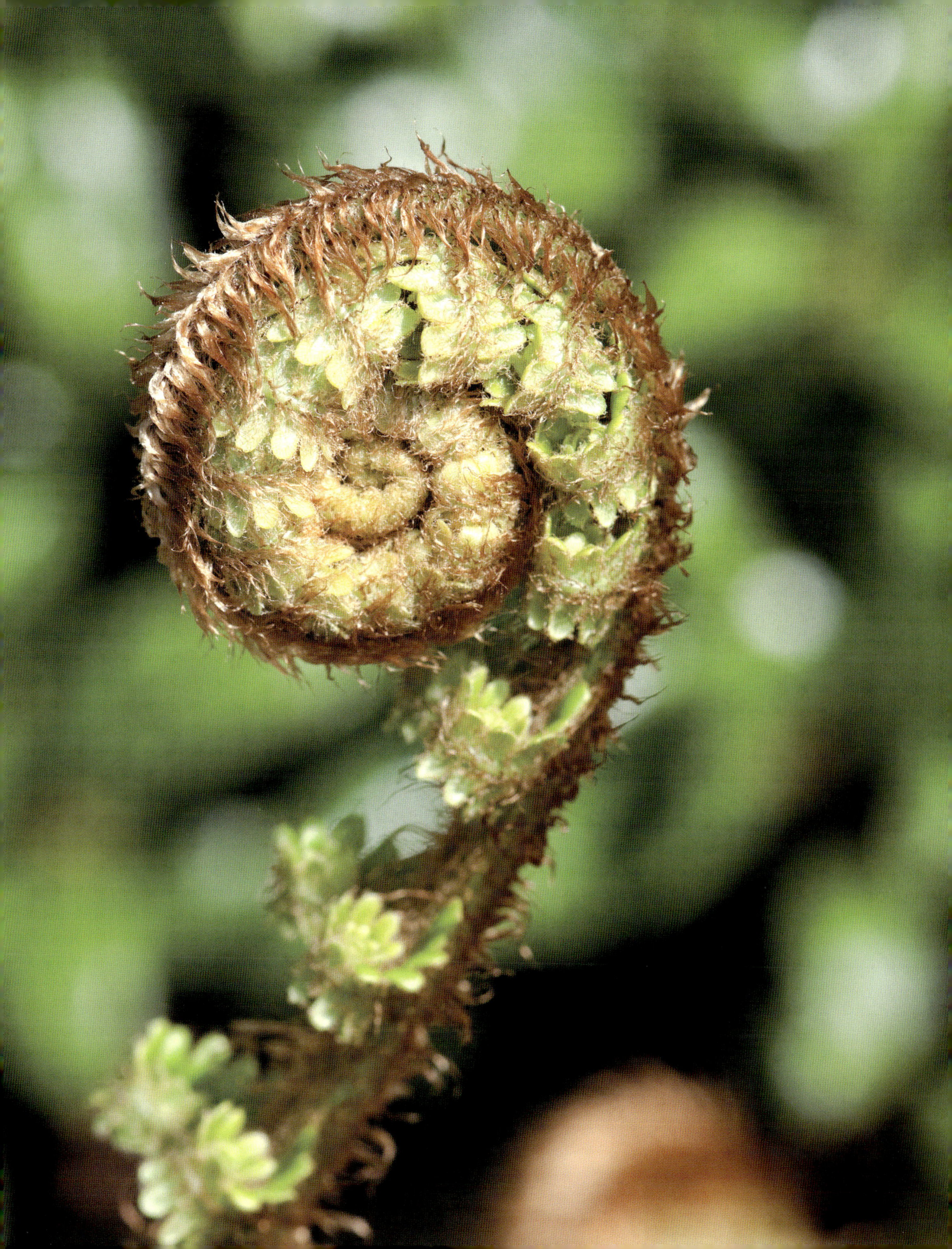

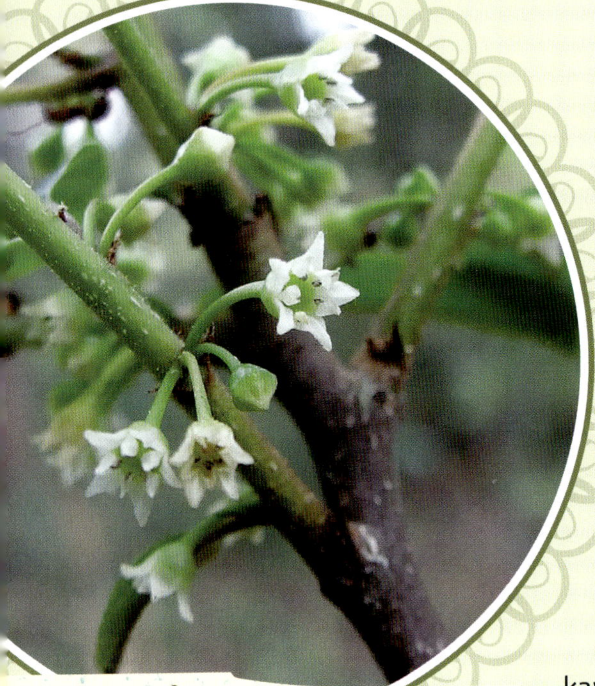

Faulbaum

Frangula alnus
auch Gichtholz, Hundsbeere, Pulverholz

Für Heilzwecke wird die Rinde verwendet, die schleimlösend, abführend und stuhltreibend wirkt. Sie wird vor der Blüte von zwei- bis dreijährigen Ästen gelöst, sie schält sich leicht ab. Man bindet sie locker zusammen und hängt sie zum Trocknen in einen luftigen Raum. Man bringt einen Zettel mit dem Ernte-Datum an, denn die Droge sollte erst nach einem Jahr verwendet werden, da sie in frischem Zustand Erbrechen auslösen kann. Die Faulbaumrinde ist zu vergleichen mit Aloe vera, Medizinalrhabarber, Senna, die alle die gleichen Inhaltsstoffe haben und ebenso wirken, mit denen man Faulbaumrinde auch mischen kann. Faulbaumrinde ist ein wesentlicher Bestandteil vieler Tee-Zubereitungen, die verordnet werden zu einer Frühjahrskur zur Reinigung des Körpers. Der Tee hilft auch gegen Darmparasiten. Die frischen Beerenfrüchte sollte man nicht genießen, denn sie sind leicht giftig. Kinder sollte man davor warnen.

*Der **Faulbaum** wächst in den gemäßigten Gebieten Europas an feuchten bis sumpfigen Standorten und wird bis drei Meter hoch. Man zählt ihn zur Familie der Kreuzdorngewächse. Der Faulbaum wächst strauchartig, das heißt, er hat mehrere Stämme mit waagerecht wachsenden Zweigen, die dornenlos sind. Oft wird er verwechselt mit dem Kreuzdorn, der aber Dornen hat, was ein sicheres Merkmal ist, die Verwechslung zu vermeiden. Die Blätter des Faulbaums erinnern an die der Kirsche. In der Blütezeit von Mai bis September trägt er winzige, unscheinbare weiß-grünliche Blüten. Ab etwa Juli färben sich die Steinfrüchte rot, ab August werden sie in reifem Zustand schwarz. Da der Faulbaum eine sehr lange Blütezeit hat, kommt es häufig vor, dass rote und schwarze Früchte gleichzeitig am Baum hängen.*

***Einen Faulbaumrinden-Tee bereitet man wie folgt:** Zwei Teelöffel geschnittene, getrocknete Rinde mit einem halben Liter kaltem Wasser übergießen und über Nacht ziehen lassen, dann am Morgen abseihen. Bei Verstopfung schluckweise trinken. Der Tee sollte im Kühlschrank aufbewahrt und vor dem Verzehr leicht erwärmt werden.*

***Eine Faulbaum-Tinktur bereitet man wie folgt:** In eine weithalsige Schraubflasche gibt man 50 Gramm getrocknete, geschnittene Faulbaumrinde, übergießt mit 38%igem Doppelkorn bis zwei Fingerbreit über der Droge. Die Flasche lässt man bei Zimmertemperatur sechs bis acht Wochen stehen, schüttelt öfter, filtert dann ab, füllt in dunkle Fläschchen und etikettiert. Man kann einen bis vier Teelöffel täglich nehmen. Die getrocknete Faulbaumrinde lässt sich auch gut in der Kaffeemühle zu Pulver mahlen. Messerspitzenweise eingenommen helfen das Pulver sowie die Tinktur und der Tee bei Verstopfung, bei Gallen- und Leberleiden und bei Fieber. Bei Hämorrhoiden ist der Tee als Waschung anzuwenden.*

Bei richtiger Dosierung sind keine Nebenwirkungen zu befürchten.

leicht giftig!

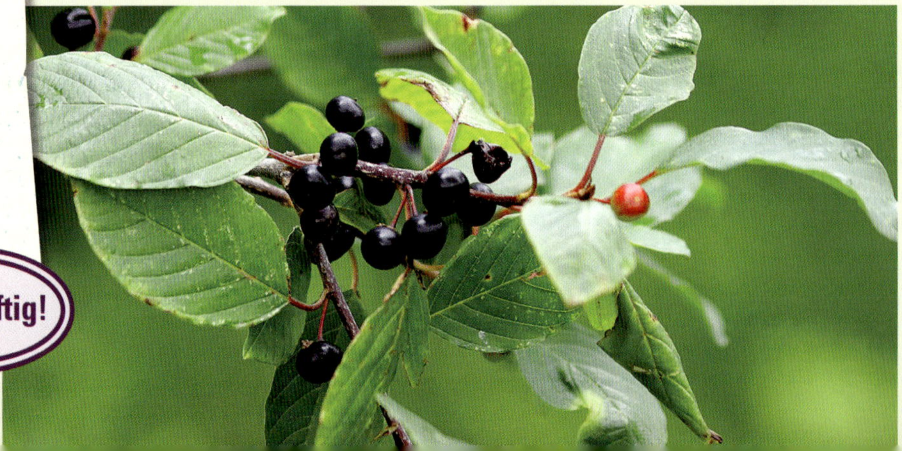

Feldulme

Ulmus minor
auch Rüster, Parkulme

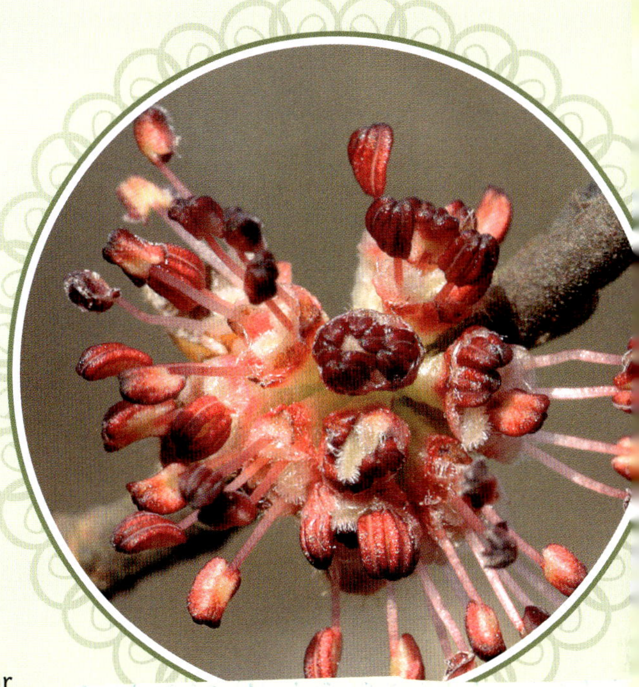

Vor vielen Jahren, ich kann mich noch genau erinnern, ging ein Ulmensterben um, verursacht von einem Käfer, der eine Pilzkrankheit überträgt, die für diesen Baum tödlich ist. Der Bestand der Feldulme war dadurch stark dezimiert. Man sollte die Bäume schonen und ihnen nur so viel wegnehmen, wie man wirklich braucht. Von der Feldulme wird die Rinde für Heilzwecke genutzt. Dafür verwendet man junge Zweige und Äste, die noch keine borkige und rissige Rinde haben. Man erntet im zeitigen Frühjahr, wenn die Bäume noch kein Laub tragen, die Säfte aber schon aufgestiegen sind, und zwar in der Zeit des aufsteigenden Mondes. Am zweckmäßigsten schneidet man sich von einer großen Ulme zwei bis drei Zweige ab – damit schadet man dem Baum nicht – und erntet die Rinde stückweise. Man lässt sie in warmen Räumen trocknen oder in einem Dörrapparat. Danach schneidet man sie in kleine Stücke und verwahrt sie in Schraubgläsern, die man ins Dunkle stellt. Die Droge der Feldulme wirkt hauptsächlich blutreinigend und entzündungshemmend. Deswegen ist sie gut zu verwenden für eine Frühjahrskur. Umschläge, in Feldulmen-Tee getränkt, sollen helfen bei Ekzemen, Akne, Flechten, Schrunden und Frostbeulen. Die entwässernde und schweißtreibende Eigenschaft der Droge soll auch rheumatische Schmerzen lindern.

Einen Feldulmen-Tee bereitet man wie folgt: *Drei gehäufte Teelöffel geschnittene, getrocknete Ulmenrinde übergießt man mit einem halben Liter kaltem Wasser, lässt es langsam zum Sieden kommen, lässt es drei Minuten leise köcheln, seiht ab, füllt in eine Wärmekanne und trinkt den Tee über den Tag verteilt.*

Für Umschläge verwendet man den Tee abgekühlt und unverdünnt.

Die jungen, ***frischen Blätter*** *der Feldulme sind auch essbar. Kurz nach dem Austrieb geerntet, kann man sie gut unter Salate mischen, oder man dünstet sie zusammen mit Spinat zu einem feinen Gemüse.*

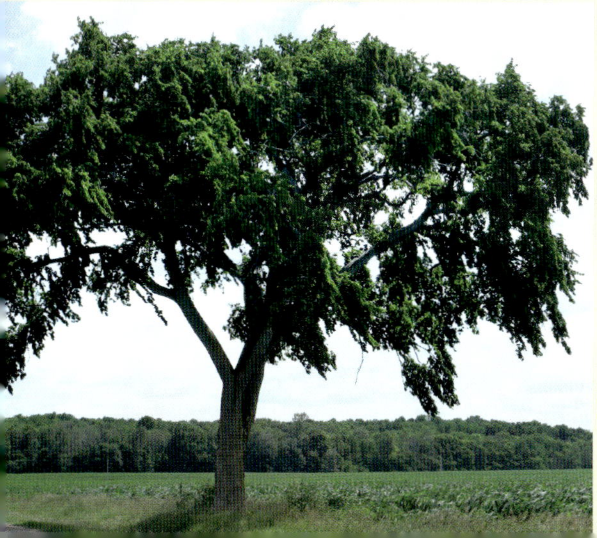

Die ***Feldulme*** *wächst in den gemäßigten Zonen Europas in Laubmischwäldern, an Straßenrändern und an Flussufern und wird auch in Parkanlagen angepflanzt. Die Feldulme ist sehr langlebig und kann, wenn sie gesund bleibt, 500 Jahre alt und bis 35 Meter hoch werden. Sie gehört zur Familie der Ulmengewächse. Zwischen März und April blüht die Ulme. Die Blätter sind gesägt und färben sich im Herbst gelb. Als Frucht bildet sich eine Nuss, die beidseitig breite Flügel besitzt.*

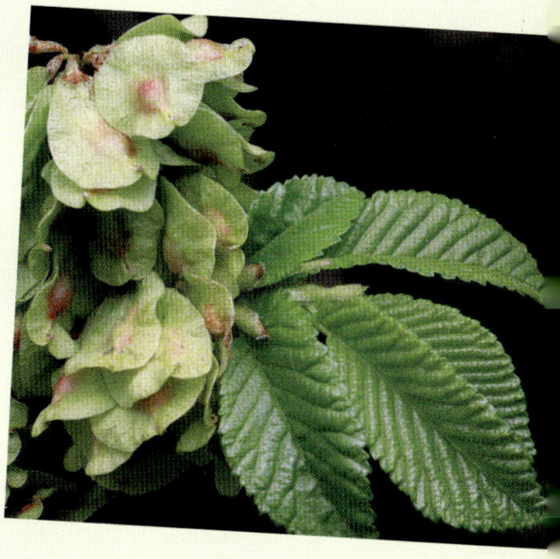

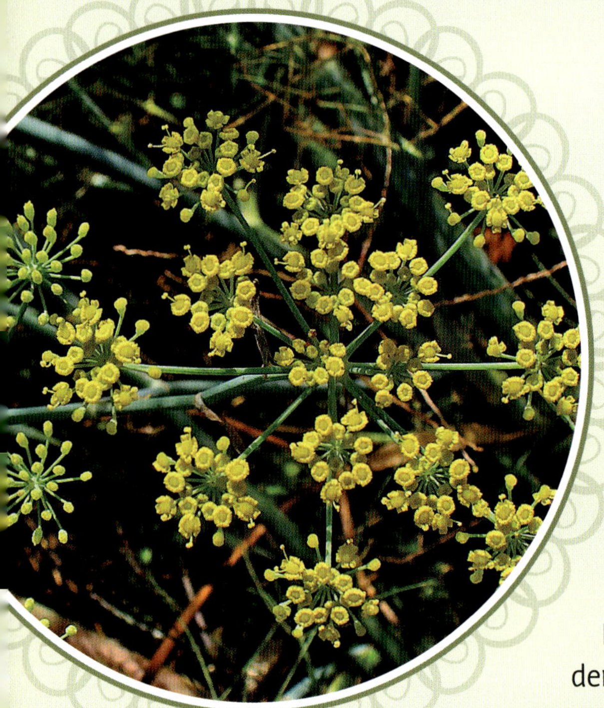

Fenchel, Wilder

Foeniculum vulgare
auch Brotgewürz, Langer Anis, Frauenfenchel

Es gibt mehrere Fenchelarten, deren Früchte sich durch ihren Geschmack voneinander unterscheiden, der Wilde Fenchel ist aber der beste. Wer ihn in der Natur erntet, muss sich vergewissern, ob er auch wirklich den Fenchel vor sich hat und nicht etwa einen von vielen giftigen Doldenblütlern. Mit den Fingern zerreibt man eine kleine Dolde und ein Blatt. Wenn einem der kräftig aromatische Fenchelgeruch in die Nase steigt, kann man bedenkenlos ernten. Einfacher ist es allerdings, man besorgt sich die Fenchelsamen aus der Apotheke. Schon im Mittelalter wurde der Fenchel von den Kräuterkundigen bei vielen Krankheiten verordnet, so bei Magenverstimmung, Appetitlosigkeit, Blähungen, Verschleimung, Gallen- und Leberleiden und bei mangelnder Milchsekretion bei stillenden Frauen. Ferner wurde ein Fenchel-Tee getrunken bei Husten, Keuchhusten, Asthma und Lungenleiden. Diese Anwendungen haben alle heute noch ihre Gültigkeit in der Volksmedizin und teilweise auch in der Schulmedizin. Die heilige Hildegard von Bingen sagt Folgendes vom Fenchel: „Sein Same ist von warmer Natur und nützlich für die Gesundheit, denn wer ihn auf nüchternen Magen isst, vermindert den üblen Schleim und unterdrückt den üblen Geruch seines Atems und seine Augen können klarer sehen. Der Mensch nehme Fenchelsamen und zur Hälfte davon Galgant, und zur Hälfte von Galgant Diptam, und zur Hälfte vom Diptam Habichtskraut und pulverisiere es zusammen. Das Pulver hält den gesunden Menschen gesund, den Kranken aber stärkt es."

Einen Fenchel-Tee bereitet man wie folgt:
Zwei Teelöffel gemörserte Fenchelsamen übergießt man mit einem halben Liter kochendem Wasser, lässt das Ganze zehn Minuten zugedeckt ziehen, seiht ab und füllt in eine Wärmekanne. Den Tee trinkt man schluckweise über den Tag verteilt. Wer möchte, kann ihn mit Honig süßen. Man kann auch die doppelte Menge Fenchel-Tee am Tag trinken. Magenkranke müssen den Honig weglassen. Fenchel-Tee, bei den genannten Beschwerden getrunken, ist immer angebracht und kann niemals schaden.

*Der **Wilde Fenchel** gehört zur Familie der Doldengewächse und ist eine zweijährige bis dauerhafte Pflanze. Er stammt zwar ursprünglich aus dem Mittelmeerraum, ist aber bei uns seit Langem wild anzutreffen. Natürlich wird er auch in Kulturen angebaut, denn er ist eine viel genutzte Heil- und Gewürzpflanze. Er wird zwischen 80 und 200 Zentimeter groß. Die Pflanze hat einen kahlen, verzweigten Stängel mit gefiederten Laubblättern, die etwas an Dill erinnern. Von Juli bis September erscheinen an den Dolden gelbe Blüten, aus denen sich die rippenförmigen Samen entwickeln.*

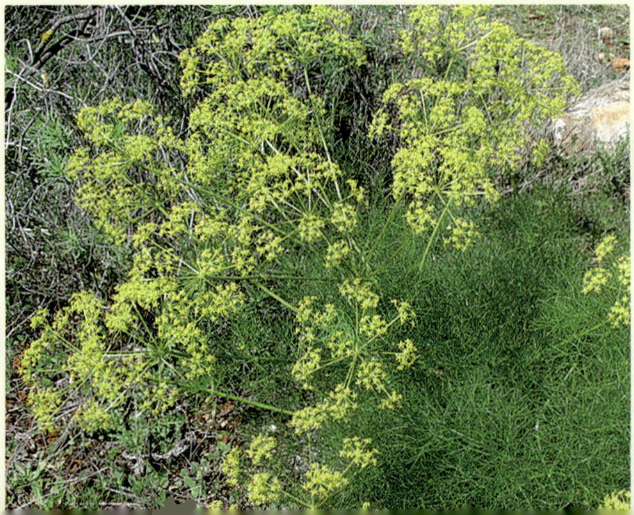

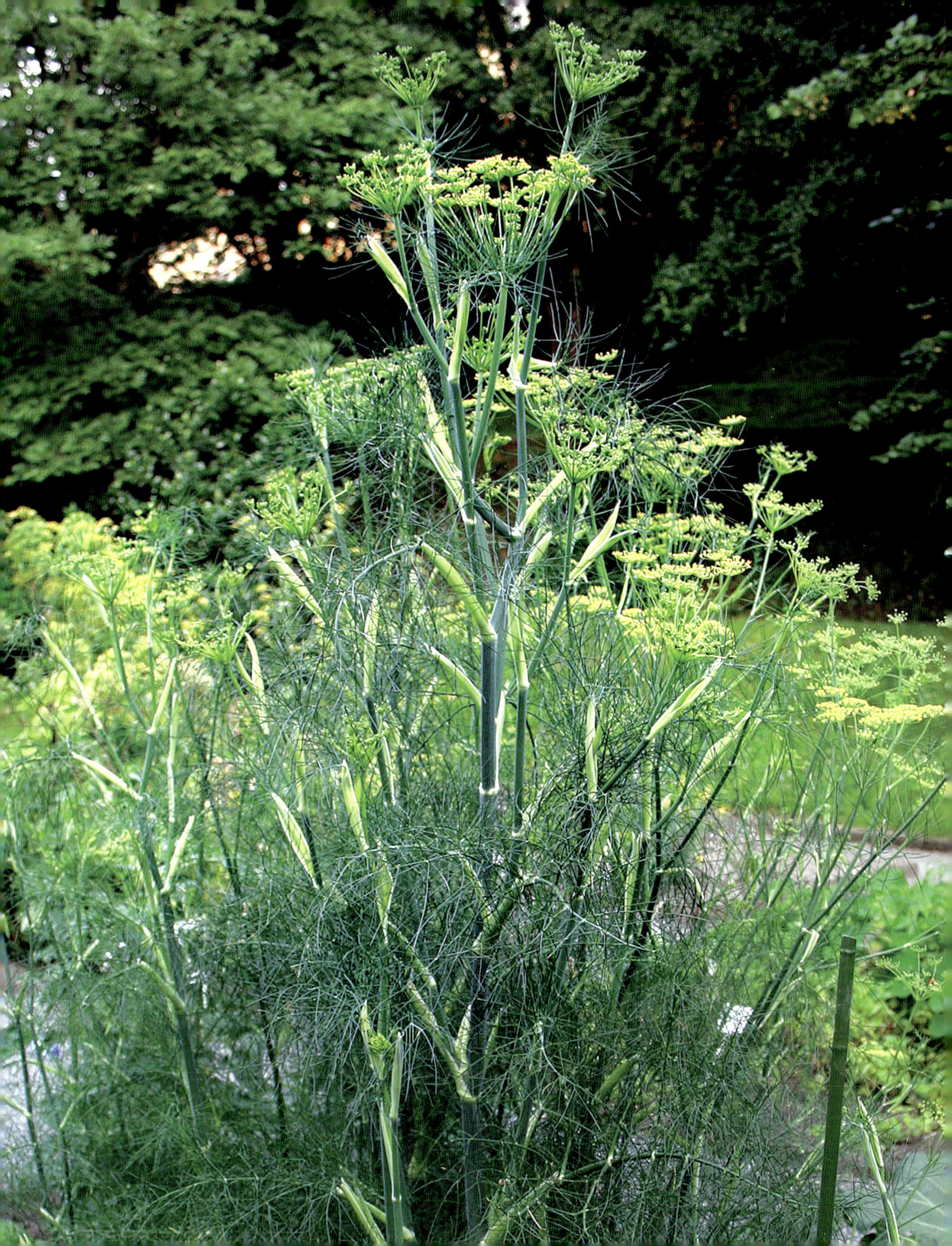

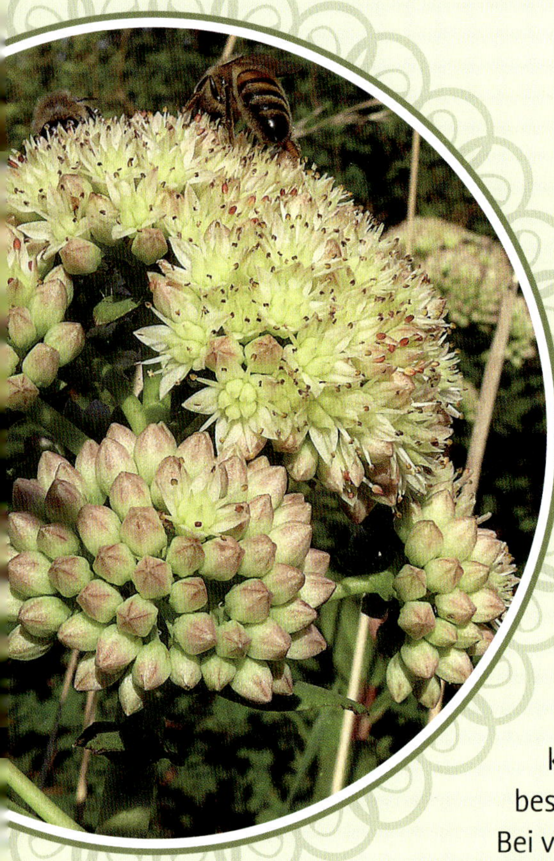

Fetthenne, Große

Sedum maximum
auch Donnerbart, Fettkraut, Heilblatt

Im Brauchtum hatte sie manche Bedeutung. Man pflanzte sie auf flache Dächer und war der Meinung, der Blitz könne nicht einschlagen. Und wenn sie in einem Garten einmal verwelkte, was so gut wie nie passierte, munkelte man, in dem Haus, zu dem der Garten gehörte, stirbt ein Mensch. Die Fetthenne hat recht feste, harte Blätter, schon fast sukkulent, die man mit einem scharfen Messerchen leicht von der dünnen äußeren Haut befreien kann. Die abgezogenen Blätter kann man Salaten beimischen oder Gemüsegerichten zufügen, zum Beispiel Spinat. Fetthenne lässt sich auch gut als Zutat in Smoothies verwenden. Auch die Wurzeln der Fetthenne sind essbar. Sie lassen sich garen und als Gemüse zubereiten, etwa mit einer Béchamelsoße. Als Heilpflanze hat die Fetthenne Heilkräfte, wie alle anderen Sedum-Arten. Die alten Kräuterkundigen beschreiben sie als Wundermittel, mit dem man alles heilen konnte. Bei vielen Hautleiden, bei Knochenbrüchen, Hämorrhoiden, Hautflechte, Quetschungen, Verbrennungen, Warzen und jeglichen Wunden wurde die Fetthenne äußerlich angewandt. Ihr frischer Saft wurde vorsichtig aufgetragen, oder es wurde ein Öl verwendet, in dem geschnittene Blätter einige Wochen gezogen hatten. Eine Trocknung der Pflanze ist nicht möglich, die Blätter sind einfach zu dick. In heutiger Zeit wird die Pflanze nur noch selten verwendet, sie ist in Vergessenheit geraten.

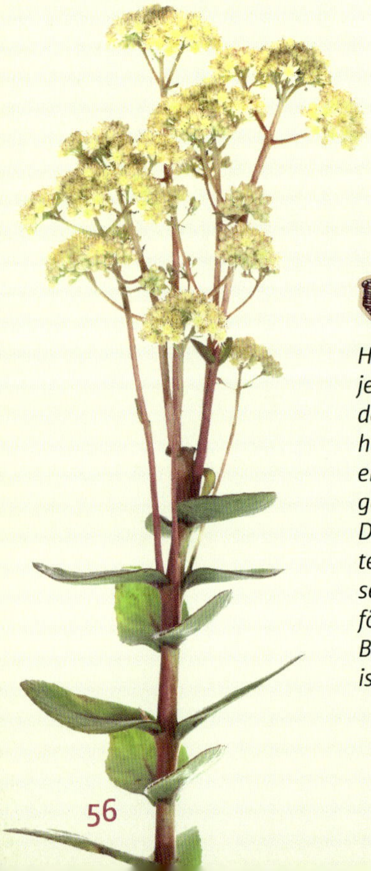

*Die **Große Fetthenne** wächst verbreitet in Europa an unkultivierten Standorten, an Wegrändern, an sonnigen und trockenen Hängen und am Waldesrand. Früher sah man sie in jedem Bauerngarten angebaut. Sie gehört zur Familie der Dickblattgewächse und wird bis zu 50 Zentimeter hoch. An einem dicken Stängel wachsen die dicken, eiförmigen Blätter, die etwas ausgebuchtet oder gezahnt sind. Sie erscheinen in blaugrauen Farbtönen. Den ganzen Sommer über trägt die Fetthenne ihre Blüten, diese können rötlich, grünlich oder auch fast weiß sein. Viele Einzelblüten bilden eine strahlige, doldenförmige Blütenkrone, wobei die Einzelblüten aus fünf Blütenblättern bestehen, die spitz zulaufen. Die Frucht ist eine Hülse mit vielen Samen.*

leicht giftig!

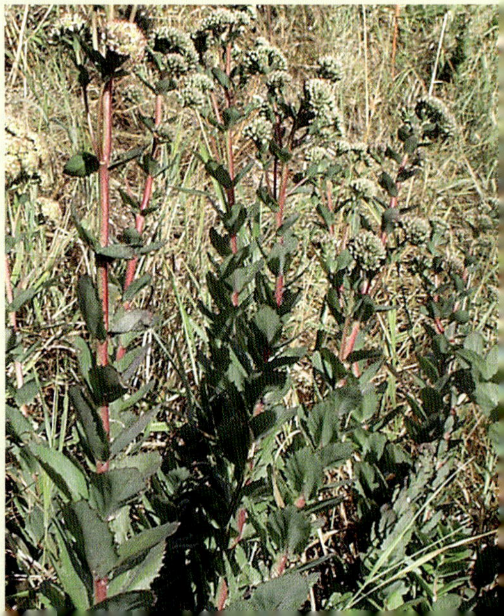

Fichte, Gemeine

Picea abies
auch Rotfichte, Rottanne, Schwarztanne

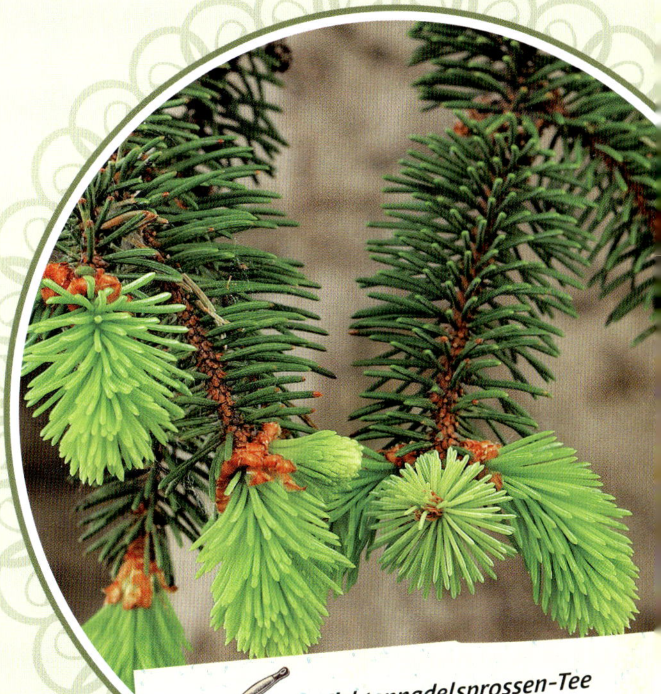

Die Fichte ist der beliebteste Weihnachtsbaum, dafür wird sie in Plantagen gezüchtet. Wenn wir als Schulkinder mit unserem Lehrer eine Wanderung machten, führte er uns immer durch einen Tannenwald. Wir sollten dann des Öfteren stehen bleiben und ganz tief durchatmen. Der würzige, aromatische und harzige Tannenduft würde unsere Lungen erfrischen, meinte er dann. Von den Fichten und auch Tannen, wir können beide Bäume nehmen, verwenden wir in erster Linie die frischen Frühjahrsaustriebe, die hellgrünen Tannenspitzen, besser gesagt die Fichtennadelsprossen. Diese haben einen hohen Vitamin-C-Gehalt, den wir uns durch einfaches Kauen zunutze machen können. Außerdem enthalten die Sprossen verschiedene Mineralien wie Kalzium, Eisen und andere. Solange die Fichtennadelsprossen hellgrün und weich sind, können wir sie frisch vom Baum nehmen. Einen Vorrat für den Winter können wir trocknen.
Sehr zu empfehlen ist auch ein Sprossenspitzen-Honig. Dafür nimmt man einen guten Akazien-Honig, weil der immer dünn ist. Man schneidet Sprossenspitzen mit dem Wiegemesser sehr fein und mischt sie unter den Honig. Diesen füllt man in ein größeres Glas um. Zwei Wochen lässt man das Ganze ruhen. Bei einer Erkältung nimmt man täglich dreimal einen Teelöffel voll zwischen den Mahlzeiten ein oder man verwendet den Sprossenspitzen-Honig als Brotaufstrich.

Ein Fichtennadelsprossen-Tee *findet Anwendung allein oder gemischt mit anderen Kräutern als Blutreinigungs-Tee bei Gicht und Rheuma:*

Zwei Teile Fichtennadelsprossen
Ein Teil Birkenblätter
Ein Teil Ackerschachtelhalm
Ein Teil Brennnesselblätter

Alle Kräuter gut mischen, von dieser Mischung einen gehäuften Esslöffel mit einem halben Liter kochendem Wasser übergießen, 10 Minuten ziehen lassen, abseihen und über den Tag verteilt trinken.

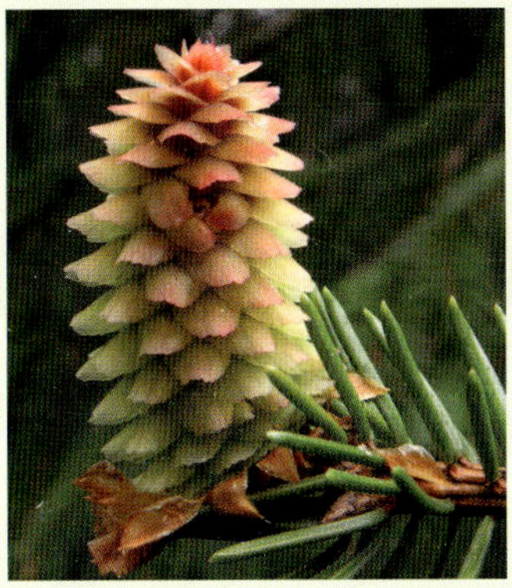

*Die **Fichte** ist ein hoher, waldbildender, immergrüner Nadelbaum. Ihre Zapfen sind hängend, im Gegensatz zur Tanne, die stehende Zapfen hat. Ihre Zweige stehen in regelmäßigen Abständen horizontal vom Stamm ab. Die Rinde des Stammes ist rötlich, deshalb wird die Fichte auch Rottanne genannt. Ihre Blätter, sprich Nadeln, wachsen gleichmäßig rund um die Zweiglein und sind sehr spitz. Die Fichte ist in ganz Mittel- und Nordeuropa verbreitet, bis hinauf ins Gebirge auf 2000 Meter Höhe. Blüten treibt die Fichte meist nur alle drei, vier Jahre von Mai bis Oktober. Es dauert ein Jahr, bis die Samen der Zapfen heranreifen.*

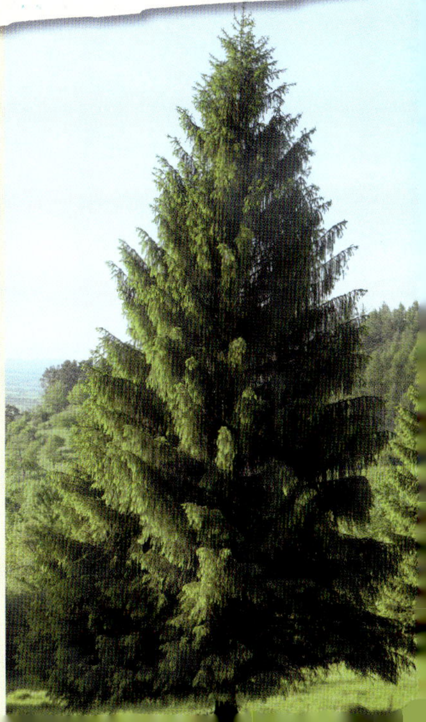

Fieberklee - Bitterklee

Menyanthes trifoliata
auch Butterklee, Dreiblatt, Sumpfklee

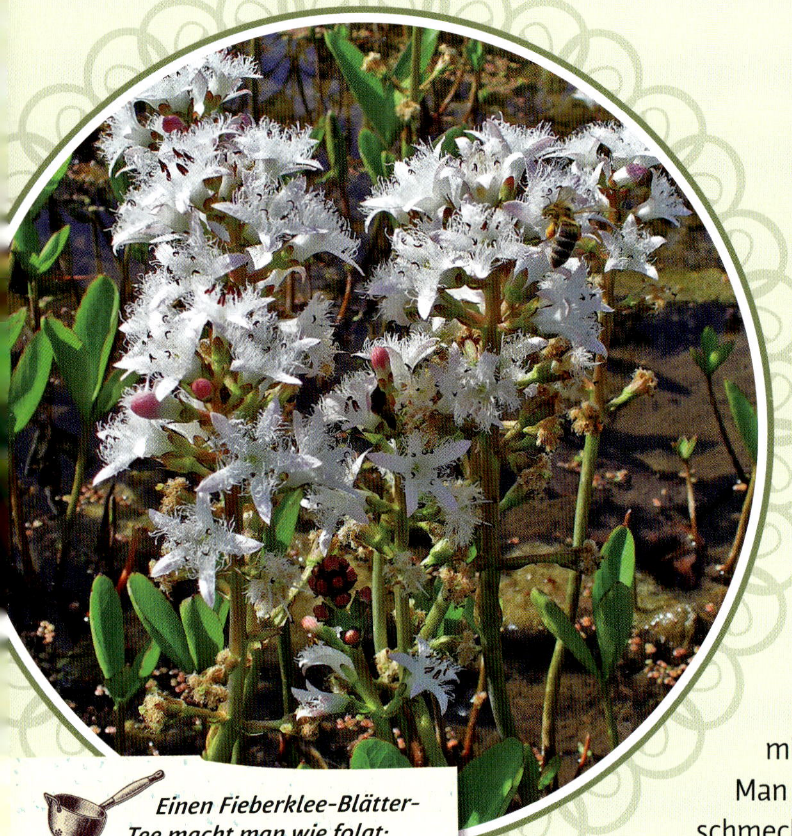

Der Fieberklee ist eine geschützte Pflanze, das heißt, man darf sie in der Natur nicht wegnehmen. Die Pflanze schützt sich eigentlich selbst recht gut, indem sie meist im Wasser steht und derjenige, der sie ausreißen möchte, nasse Füße bekommt. Für Heilzwecke werden meist nur die Blätter gesammelt, vereinzelt auch Blüten. Der Fieberklee wird auch „Bitterklee" genannt und wie Enzian, Tausendgüldenkraut, Beifuß und Wermut zu den Bitterstoffdrogen gezählt, die allesamt Magen- und Darmstörungen beseitigen können. Man kann vom Fieberklee allein einen Tee kochen, aber auch gut mit den übrigen Bitterkräutern einen Tee mischen. Man muss ausprobieren, wie er einem am besten schmeckt. Auf alle Fälle darf man diesen bitteren Magen-Darm-Tee nicht süßen. Wenn er helfen soll, muss man ihn ungesüßt trinken.

Einen Fieberklee-Blätter-Tee macht man wie folgt:
Man setzt abends einen Teelöffel voll getrockneter Fieberklee-Blätter mit einem Viertelliter kaltem Wasser an. Am nächsten Morgen erhitzt man bis zum Kochen, lässt zugedeckt fünf Minuten ziehen, seiht ab und trinkt schluckweise.

Einen Mischtee der Bitterkräuter macht man wie folgt:
Drei Esslöffel Fieberklee-Blätter
Einen Esslöffel Tausendgüldenkraut
Einen Esslöffel Wermut-Blätter
Einen Esslöffel Beifuß-Blätter
Einen Esslöffel Pfefferminze-Blätter
Man mischt die Kräuter gut, von dieser Mischung nimmt man einen Esslöffel voll, übergießt mit einem Viertelliter kochendem Wasser, lässt 10 Minuten zugedeckt ziehen, trinkt schluckweise vor der Hauptmahlzeit.

Diese Bitter-Tees trinkt man bei Magen- und Darmstörungen sowie bei Gallenproblemen.

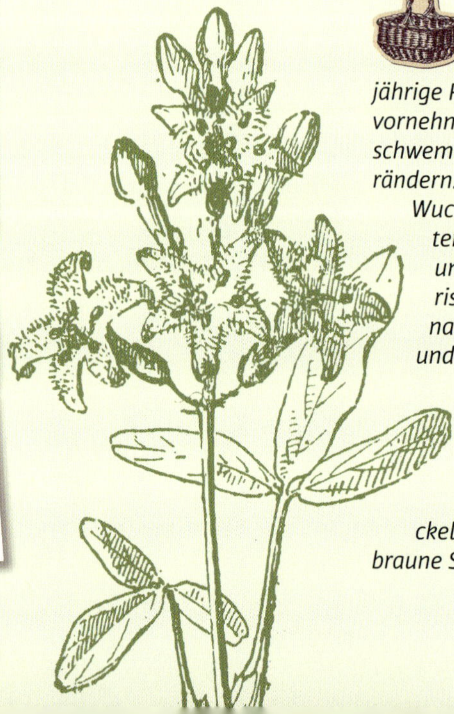

*Der **Fieberklee**, der zur Familie der Fieberkleegewächse gehört, ist eine mehrjährige Pflanze, die in ganz Europa verbreitet wächst, vornehmlich in Sümpfen und Mooren, auf überschwemmten Wiesen, in Wassergräben und an Teichrändern. Er ist eine sehr reizvolle Erscheinung. Die Wuchshöhe liegt zwischen zehn und 30 Zentimetern. Seine langen Arme liegen auf dem Wasser und die weißen, zartrosa überhauchten Blütenrispen wachsen auf kahlen Stielen kerzengerade nach oben. Die Blüte erscheint zwischen April und Juni. Die Blüten sind traubenartig angeordnet und haben einen Durchmesser von ungefähr 1,5 Zentimetern. Die Kronblätter sind von kräftigen langen Fransenhaaren bedeckt. Im Herbst kann der Fieberklee ein zweites Mal blühen. Aus den Blüten entwickeln sich eiförmige Kapseln, die mehrere glatte braune Samen enthalten.*

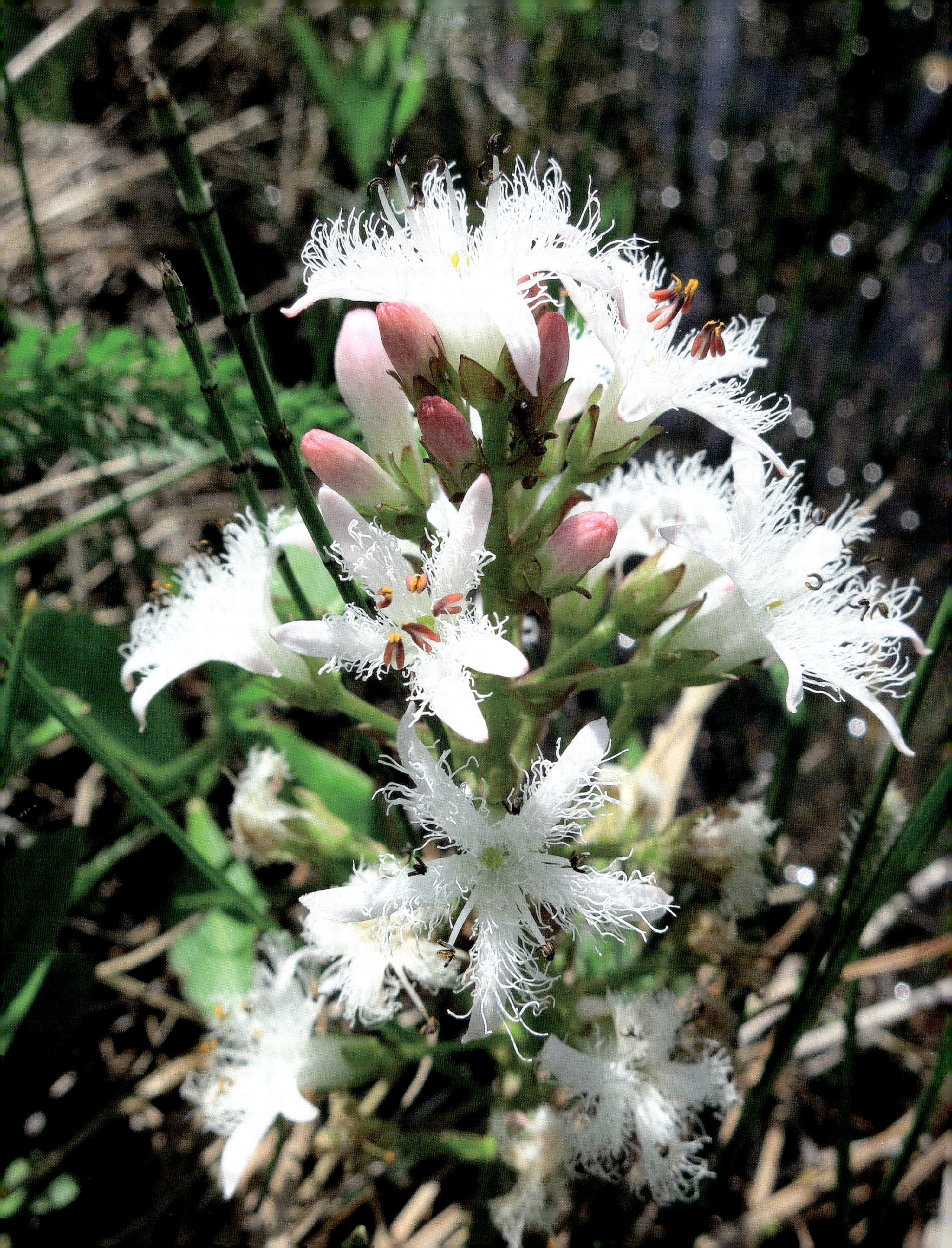

Franzosenkraut, Kleinblütiges

Galinsoga parviflora
auch Knopfkraut, Lauchhederich

Franzosenkraut, Bewimpertes

Galinsoga parviflora ciliata

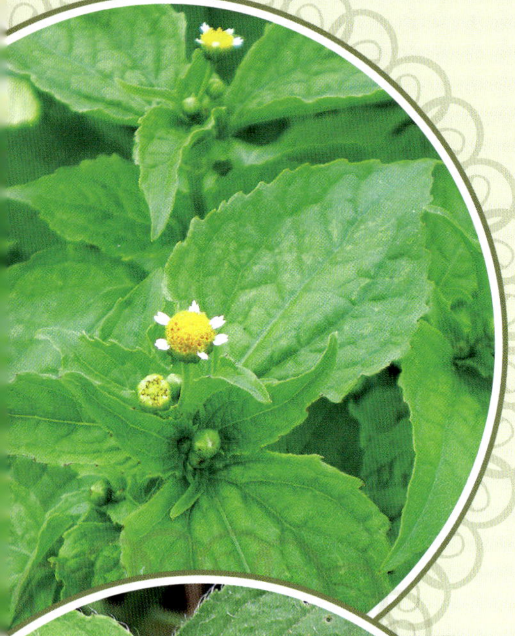

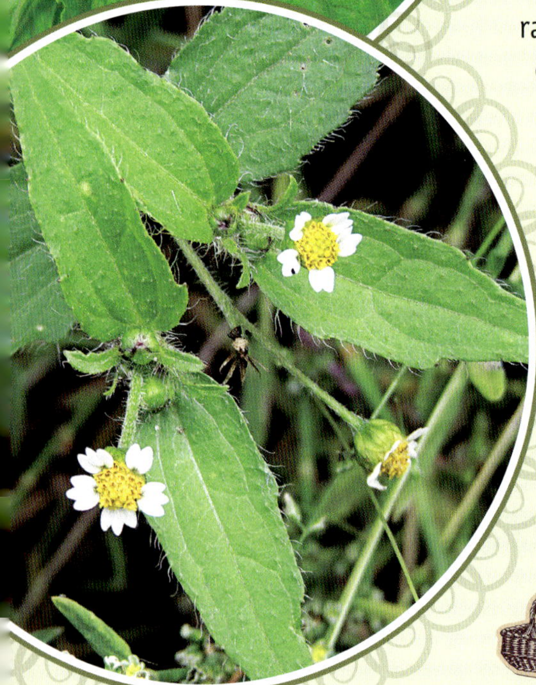

Das Franzosenkraut ist einjährig und wird 10 bis 60 Zentimeter hoch. In Gemüsegärten und in Weinbergen wird es als unliebsames Unkraut angesehen. Wo es einmal Fuß gefasst hat, ist es schlecht wieder auszurotten. Es liebt einen humösen, trockenen und lockeren Boden. Das Kleinblütige Franzosenkraut hat glatte, etwas glänzende Blätter (Abbildung oben). Das Bewimperte Franzosenkraut (Abbildung unten) hat etwas größere Blüten und ist insgesamt eine größere Pflanze. Einzelne Pflanzen können richtig buschig werden. In der Regel bildet das Franzosenkraut aber Teppiche, die sehr leicht abgeerntet werden können. Beide Arten sind eine schmackhafte Zutat für Salate und Gemüse. Franzosenkraut beinhaltet viele wichtige Inhaltsstoffe und Mineralien. So beinhaltet es etwa die fünffache Menge mehr Magnesium, elfmal mehr Kalzium, zwölfmal soviel Eisen, viermal mehr Vitamin A und die neunfache Menge an Vitamin C als der normale Kopfsalat. Es beinhaltet auch Mangan (ein starkes Antioxidantium), das die krebserregenden „Freien Radikalen" im Körper bekämpft. Die gesamte Pflanze ist mit samt den Blüten essbar. Die jungen Pflanzenspitzen sind, gekocht wie Spinat, sehr wohlschmeckend, auch als Füllung für einen pikanten Kuchen. Quarkzubereitungen mit fein geschnittenem Franzosenkraut und Kräutersalz und einem Esslöffel Leinöl schmecken vorzüglich auf selbst gebackenem Vollkornbrot. Wenn man an all die leckeren Gerichte denkt, die man mit dem Franzosenkraut kreieren kann, kann man es doch eigentlich gar nicht mehr missachten.

*Die **Franzosenkraut-Arten** gehören zur Familie der Korbblütler, haben gestielte Blätter, die glatt bis gesägt sind. Im Gegensatz zu dem Bewimperten Franzosenkraut sind Stängel und Blütenhülle des Kleinblütigen Franzosenkrauts nicht behaart. Die Blütezeit reicht von Mai bis Oktober.*

Gamander, Echter

Teucrium chamaedrys
auch Edelgamander, Kalenderkraut, Schaffkraut

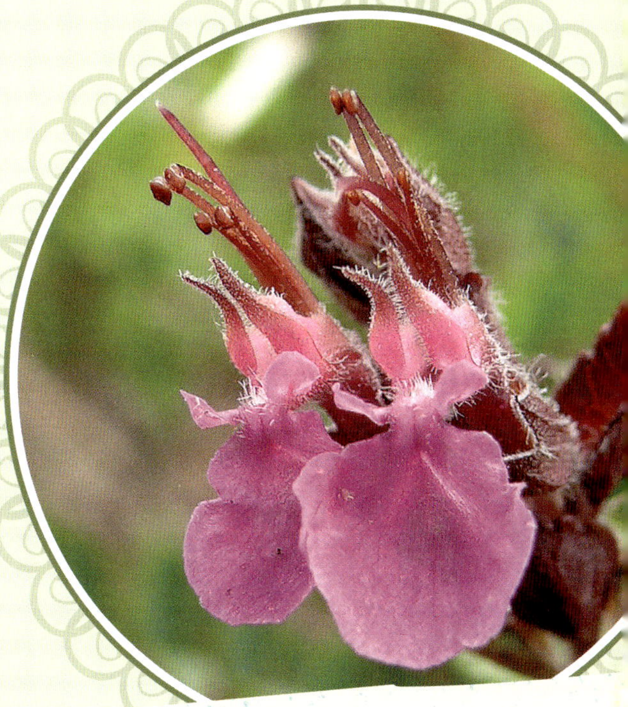

Schon im Altertum wurde der Gamander bei hohem Fieber und Verdauungsstörungen verordnet. Der Tee aus dem oberirdischen Kraut schmeckt zwar etwas bitter, ist aber von angenehmem Geschmack. Der Gamander wird auch in der Likör-Industrie verwendet. Mit seinen ätherischen Ölen, Bitter- und Gerbstoffen gibt er dem Karthäuserlikör die guten Eigenschaften, bei Verdauungsbeschwerden und Appetitmangel hilfreich zu sein. Aus dem Gamanderkraut hat man früher ein Pulver hergestellt, das gegen Schnupfen verordnet wurde. Man hat es geschnupft wie Tabak. Für Heilzwecke verwendet man den oberirdischen Spross, das Kraut. Man sammelt bei sonnigem Wetter zur Zeit der Vollblüte, schneidet die Pflanzenteile mit einer Gartenschere in kleine Stücke und trocknet in einer Dörranlage bei 35 °C. Die Droge verwahrt man luft- und lichtgeschützt in einem kühlen Raum.

Einen Gamander-Tee bereitet man wie folgt: *Zwei Esslöffel geschnittenes, getrocknetes Kraut übergießt man mit einem Liter kochendem Wasser, lässt fünf bis zehn Minuten ziehen, seiht ab, füllt in eine Wärmekanne und trinkt jeweils vor dem Essen eine Tasse schluckweise.*

Äußerlich kann dieser Tee für Umschläge bei schlecht heilenden Wunden und Hämorrhoiden eingesetzt werden. Ein naher Verwandter des Echten Gamander ist der Bittere Gamander, der ebenfalls verwendet werden kann.

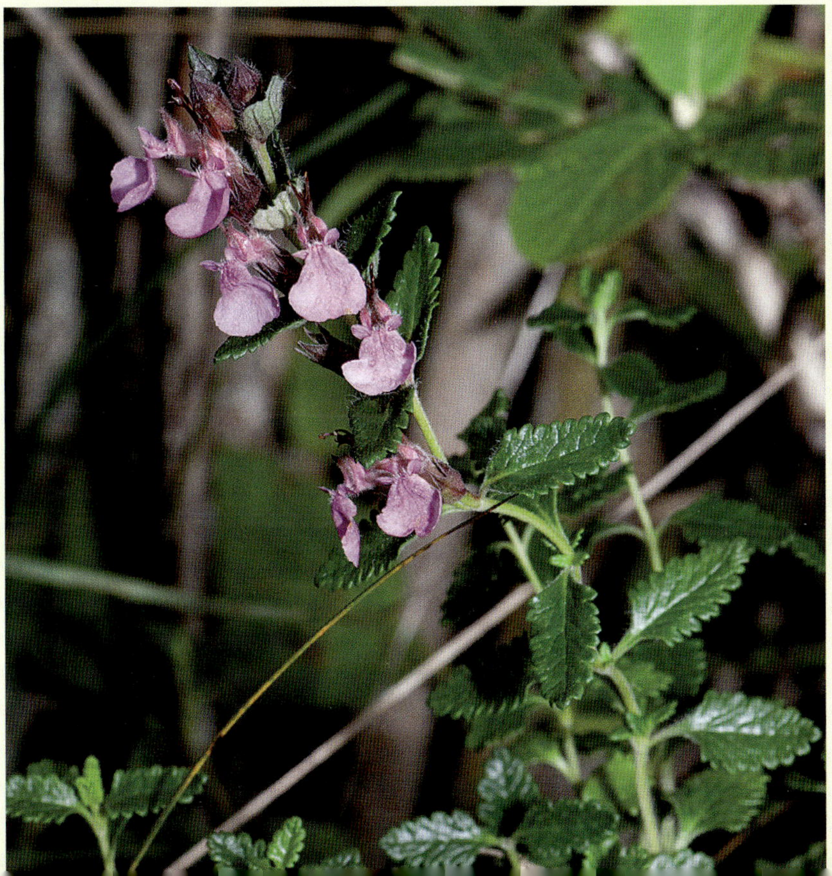

Der ***Echte Gamander*** *ist ein kleiner Halbstrauch, der in Süd- und Mitteleuropa an trockenen, sonnigen Standorten, bevorzugt auf Kalkgestein, zu finden ist. Er wird nur etwa 25 bis 30 Zentimeter hoch. Seine Zweige sind niederliegend, am Ende aber aufsteigend mit wunderschönen rosa bis purpurroten Blüten, angeordnet in Scheintrauben. Der Gamander gehört zur Familie der Lippenblütler. Er galt früher als Zauberpflanze. Seine grünen Blätter erinnern an kleine Eichenblätter, die ihn dadurch von anderen Gamander-Arten unterscheiden. Er blüht von Juli bis September.*

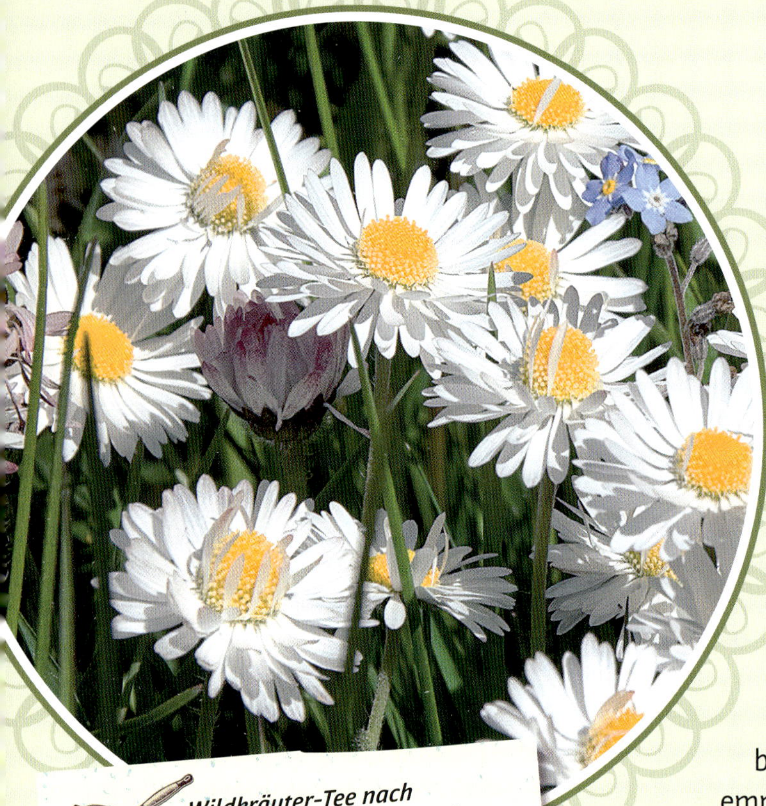

Gänseblümchen

Bellis perennis
auch Marienblümchen, Maßliebchen und Tausendschön

Für Heilzwecke und für Salate wird der ganze oberirdische Teil des Gänseblümchens verwendet. Man sammelt die Pflanze, wenn sie blüht. Die Rosetten sowie die Blütenköpfchen lassen sich auch leicht trocknen für Tee. Ein Gänseblümchen-Tee beruhigt und entspannt die Menschen, er lindert Kopfschmerzen, beruhigt den Husten und reguliert den Blutdruck. Äußerlich hilft eine Kompresse mit abgekühltem Tee getränkt bei Blutergüssen und jeglichen Prellungen. Der bekannte Schweizer Kräuterpfarrer Johann Künzle empfiehlt einen Wildkräuter-Tee als Frühjahrs-Blutreinigungskur.

Wildkräuter-Tee nach Kräuterpfarrer Johann Künzle

Je eine Handvoll Gänseblümchen, Gundelrebe, Brunnenkresse, Vogelmiere, Brennnessel, Löwenzahn, Birkenblätter und Haselnussblätter.

Von dieser Mischung nimmt man auf einen Liter Wasser einen gehäuften Esslöffel voll, lässt zehn Minuten zugedeckt ziehen, seiht ab, füllt den Tee in eine Wärmekanne und trinkt ihn über den Tag verteilt.

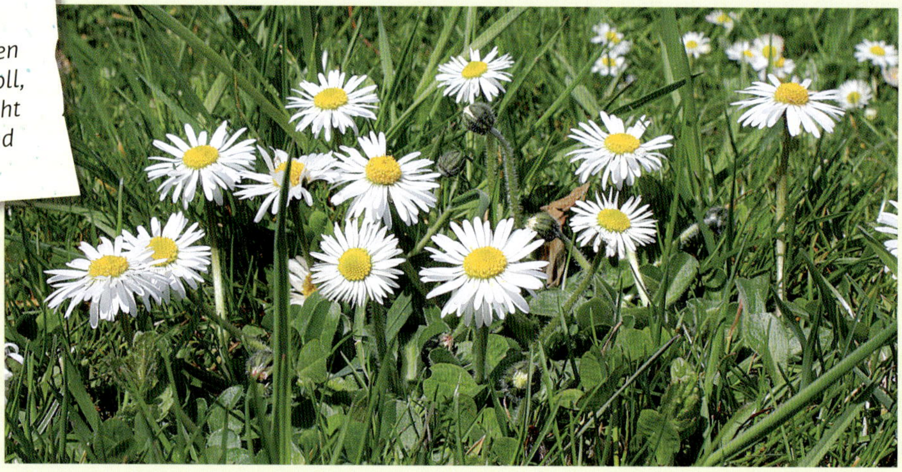

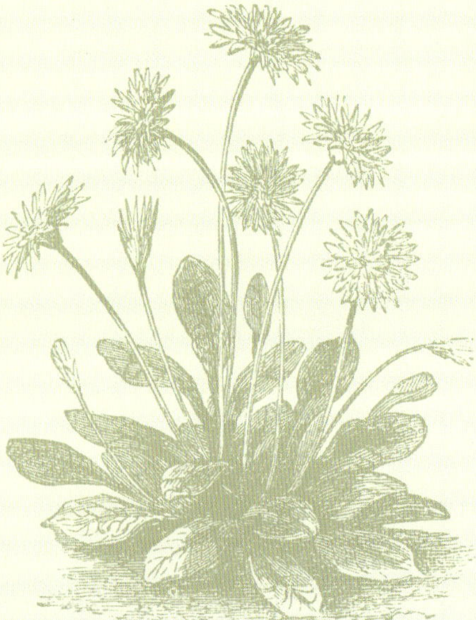

*Das **Gänseblümchen** gehört zur Familie der Korbblütler und wächst in Europa an Wegrändern, auf feuchten Wiesen, auch im Vorgarten, wenn er nicht so oft gemäht wird. Es wird bis zu 15 Zentimeter hoch. Die Blütezeit des Gänseblümchens reicht von Februar bis November. Seine Merkmale sind: kleine Rosetten, aus deren Mitte ein blattloses Stielchen mit einem kleinen Korbblütchen wächst. Die kleinen weißen Zungenblüten, unterseits leicht rosa gefärbt, umrahmen ein gelbes, gewölbtes Köpfchen.*

Geißraute

Galega officinalis
auch Geißklee, Ziegenraute

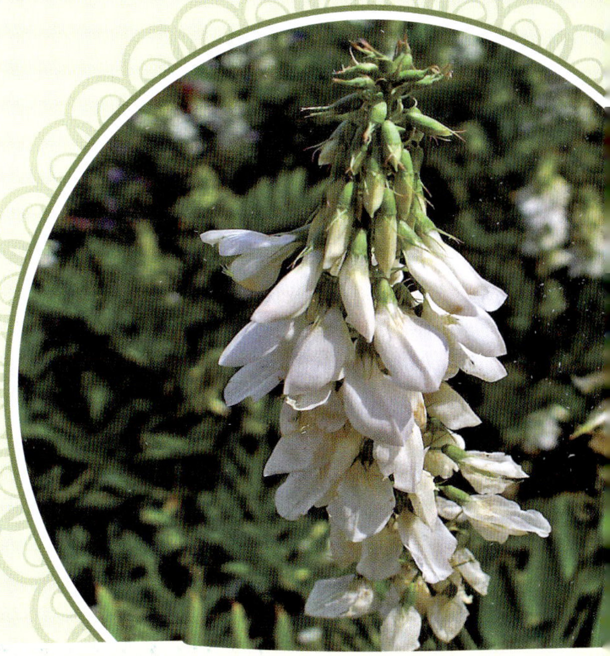

Wer die Geißraute im Garten hat, kann sich den ganzen Sommer über an dem reich blühenden Busch erfreuen. Die Pflanze sät sich auch selber aus, nur vergisst sie es manchmal. Besser ist es, man sammelt Samen und hilft nach. Im zeitigen Frühjahr im Gewächshaus ausgesät, dann pikiert und später draußen ausgepflanzt, hat man schon im Sommer schöne Büsche. Länger als drei Jahre lebt eine Pflanze nicht, man muss also immer für Nachschub sorgen, wenn man Geißraute im Garten haben möchte. Ihre medizinischen Eigenschaften sind: schweißtreibend, harntreibend, milchtreibend und unterstützend bei leichter Diabetes. Zur Verwendung wird das Geißrautenkraut gesammelt, also alle oberirdischen Pflanzenteile während der Blüte. Man schneidet das Kraut zu Beginn der Blütezeit, bindet lockere Sträuße, hängt diese kopfüber zum Trocknen in einen luftigen Raum, bis sie rascheln. Dann schneidet man alles klein und verwahrt das Trockengut in luftdichten Gläsern.

Für eine Tasse Tee nimmt man:
Einen Teelöffel Kraut, übergießt mit einem Viertelliter kochendem Wasser, lässt fünf bis zehn Minuten ziehen, seiht ab und trinkt schluckweise zwei bis drei Tassen am Tag.

Für ein Fußbad nimmt man:
Zwei Esslöffel Kraut, übergießt mit zwei Liter kochendem Wasser, lässt ziehen bis zur Handwärme und badet die ermüdeten Füße darin. Das Bad wirkt sehr erfrischend.

Eine Tinktur setzt man wie folgt an:
Ein Schraubglas füllt man zur Hälfte mit geschnittenem Kraut, übergießt mit einem guten Obstler, bis alles gut bedeckt ist, lässt das Glas bei Zimmerwärme sechs bis acht Wochen ruhen, seiht ab und füllt in dunkle Fläschchen. Ein bis zwei Teelöffel am Tag sind ausreichend.

Eine Salbe stellt man wie folgt her:
250 Gramm gutes Melkfett
Zwei Handvoll frisches Geißrautenkraut

Das Melkfett in einem Topf erhitzen, das Geißrautenkraut dazugeben. Die Herdplatte ausschalten und mit einem Holzlöffel rühren, bis es nicht mehr schäumt. Zur Seite schieben, dann den Holzlöffel zwischen Topf und Deckel klemmen und über Nacht stehen lassen. Am nächsten Morgen noch mal erwärmen, durch ein Tuch filtern und gleich in kleine Tiegel füllen. Nach dem Erkalten mit Deckelchen verschließen und Etiketten anbringen.

Bei leichter Diabetes, bei Harnverhalten, bei Milchsekretion stillender Frauen und bei einer Schwitzkur sind diese Mittel anzuwenden.

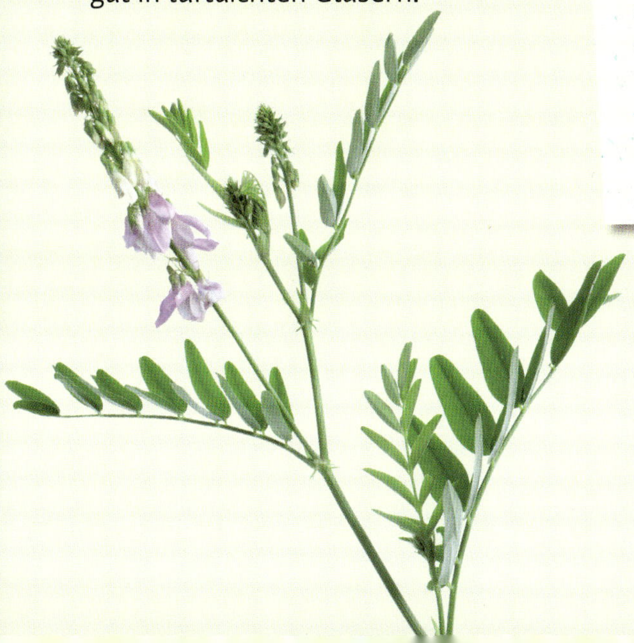

*Die **Geißraute** gehört zur Familie der Lippenblütler und ist eine mehrjährige Pflanze, die in ganz Europa eingebürgert ist, in Mitteleuropa nicht so häufig. Sie bevorzugt Feuchtgebiete, wird aber auch gern in Kräutergärten angebaut. Es ist eine wunderschöne Pflanze mit hellblauen oder zartlila Blütenrispen, die hoch über der Pflanze stehen. Die Pflanze wird leicht einen Meter hoch, manchmal auch höher. Die Blütezeit geht von Juli bis August.*

Gilbweiderich, Gemeiner

Lysimachia vulgaris
auch Felberich

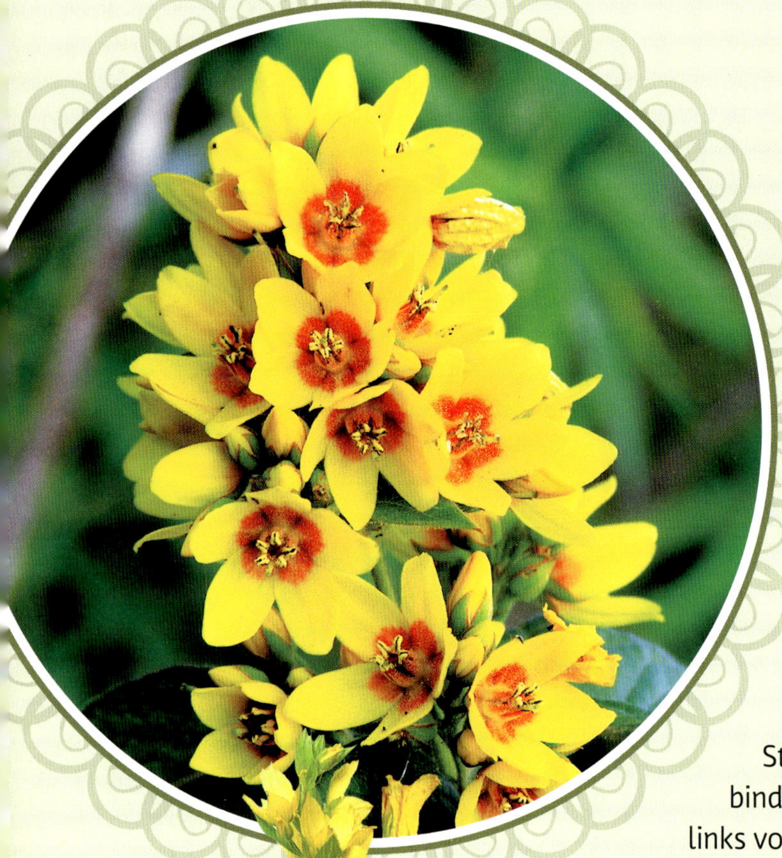

Alle Teile der Pflanze verwendete man früher zum Färben von Stoffen. Mit der Wurzel erzielte man schöne Brauntöne, Stängel und Blätter lieferten ein schönes Gelb. Mit einem starken Tee der Blüten bleichte man die Haare. In früherer Zeit wurde Gilbweiderich gegen Fieber und Skorbut in Form von Tee verwendet. Ebenso wurden in Tee getränkte Tücher bei Blutergüssen und Quetschungen aufgelegt. Das ist alles in Vergessenheit geraten. In heutiger Zeit wird der Gilbweiderich von Kräuterkundigen nicht mehr so oft für Heilzwecke verwendet, außer zur Beruhigung von Haustieren. Wenn man einen Stängel mit Blättern ans Zaumzeug von Pferden bindet, bleiben die Mücken fern. Sträuße rechts und links vom Schlafzimmerfenster aufgehängt, schrecken Schnaken ab.

Da der Gilbweiderich nichts Giftiges in sich hat, ist er auch gut in der Küche zu verwenden. Im Frühling kann man junge Blätter, fein gehackt, in Gemüsesuppe geben oder als Anteil in Spinatgerichte. Fein gewiegt und mit heißem Wasser kurz überbrüht, schmecken Blätter gut im Kräuterquark. Eine bunte Blütenmischung, darunter auch Gilbweiderich-Blüten, über Salate gestreut, wird jedes Salatbuffet bereichern.

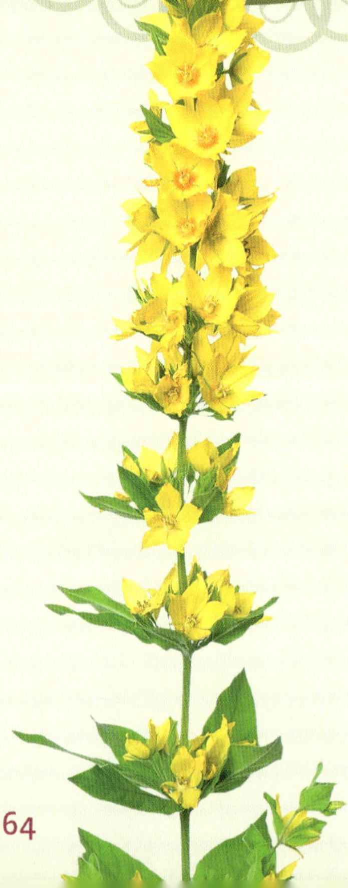

*Der **Gilbweiderich** wächst in fast ganz Europa an feuchten Standorten – in Mooren, an Flussufern und in feuchten Wäldern. Man kann ihn auch recht gut an einem Teichrand ansiedeln. Das Kraut wird oft mit dem Kraut des Blutweiderichs verwechselt. Beide Pflanzen sind aber nicht miteinander verwandt. Der Gilbweiderich hat gerade, feste Stängel, an deren Spitze ein pyramidenartiger, goldgelber Blütenstand im Juni bis August leuchtet. Er wird bis 1,50 Meter hoch. Der Gilbweiderich zählt zur Familie der Primelgewächse. Er bildet Kapselfrüchte aus.*

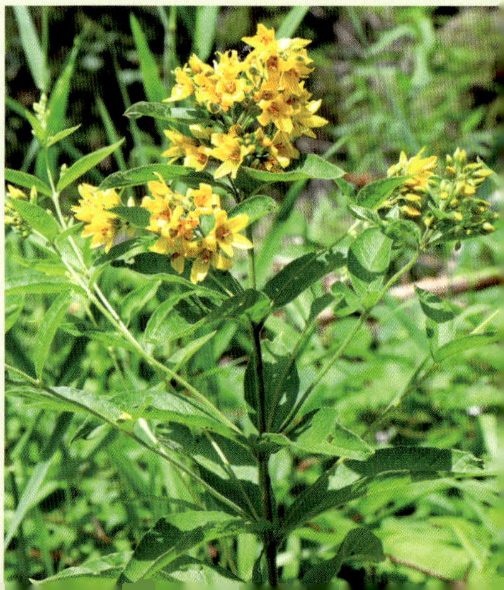

Habichtskraut, Kleines

Hieracium pilosella
auch Felsenblümchen, Mausohrkraut, Dukatenröschen

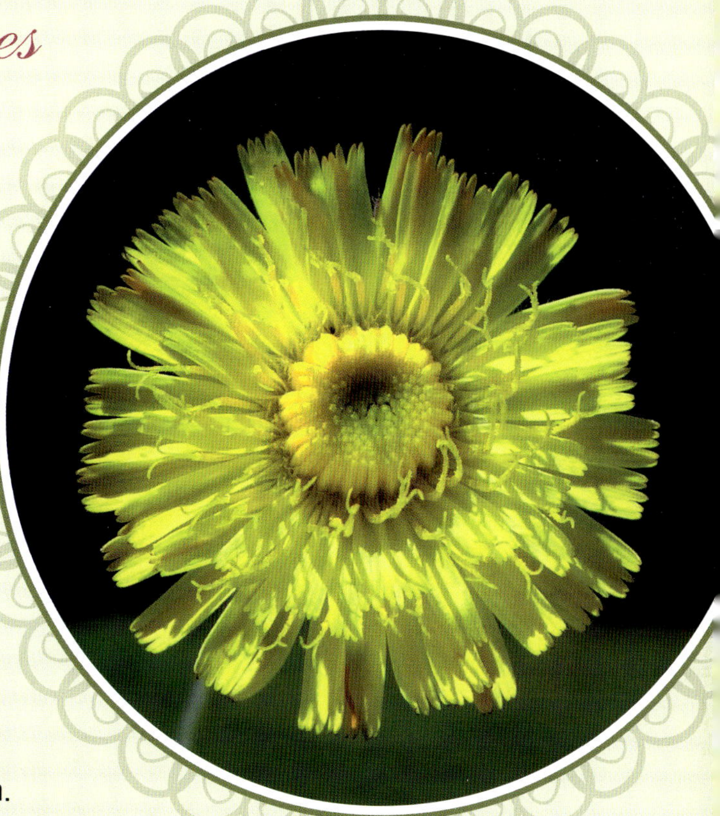

Überall, wo die langen Arme hinreichen, wächst ein neues Pflänzchen. Schon Hildegard von Bingen erwähnt das Habichtskraut. Sie empfiehlt es, in Verbindung mit dem Diptam, als herzstärkendes Mittel. Und tatsächlich wird es heute in der Volksmedizin begleitend in der Herztherapie eingesetzt. Ferner soll es eine wertvolle Entwässerungspflanze sein, harntreibend wirken und bei Erkrankungen der Atemwege hilfreich sein.

Das Habichtskraut lässt sich leicht ernten. Mit einem kleinen Messer sticht man die Rosetten samt Blüten, aber ohne Wurzeln, aus, legt sie auf ein Sieb zum Trocknen und wendet sie täglich, bis alles rascheltrocken ist. Danach schneidet man mit einer Gartenschere alles klein und verwahrt das Trockengut in luftdichten Gläsern. Der Sage nach soll das Habichtskraut seinen Namen haben, weil Habichte ihre Sehkraft mit dem Kräutlein stärken.

Einen Tee aus getrocknetem Habichtskraut bereitet man so zu:
Einen gehäuften Esslöffel des Krauts setzt man mit einem halben Liter kaltem Wasser an, lässt das Ganze zum Kochen kommen, lässt zwei Minuten leise köcheln und noch fünf Minuten ziehen, seiht ab und trinkt schluckweise ein bis vier Tassen täglich.

*Eine **Tinktur** wird wie bei der Geißraute beschrieben angesetzt. Ein bis zwei Teelöffel am Tag eingenommen sind ausreichend.*

Tee und Tinktur lassen sich bei den beschriebenen Beschwerden anwenden.

Das Habichtskraut ist auch in der Küche zu verwenden. Das blühende Kraut ohne Wurzeln kann man entsaften und den Saft als Drink anbieten. Fein in Streifen geschnittene Blätter eignen sich als Salatbeigabe. Gedünstet, einem Gemüse beigegeben, sind sie auch sehr lecker. Die Blüten sind eine hübsche Dekoration.

*Das **Habichtskraut** zählt zur Familie der Korbblütler. Es ist eine ausdauernde Pflanze, die in Europa weit verbreitet ist. Das Habichtskraut wächst bevorzugt auf grasbewachsenen Böden und bildet, wo es ihm gefällt, richtige Teppiche. Es ist eine kleine Pflanze, höchstens 30 Zentimeter hoch. Sie wächst in Form einer Rosette, aus deren Mitte die blattlosen Stiele mit einem gelben Korbblütchen wachsen. Die Blütezeit reicht von Mai bis Juni. Nach der Blüte entwickelt sich eine Pusteblume mit Samenschirmchen, die von Juli bis September heranreifen. Das Habichtskraut vermehrt sich leicht mit seinem kriechenden Wurzelstock.*

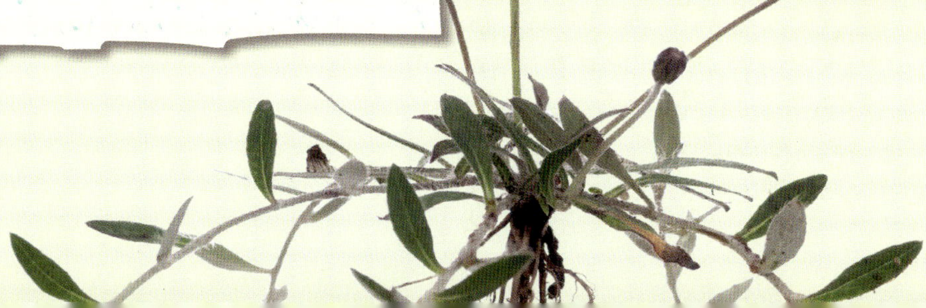

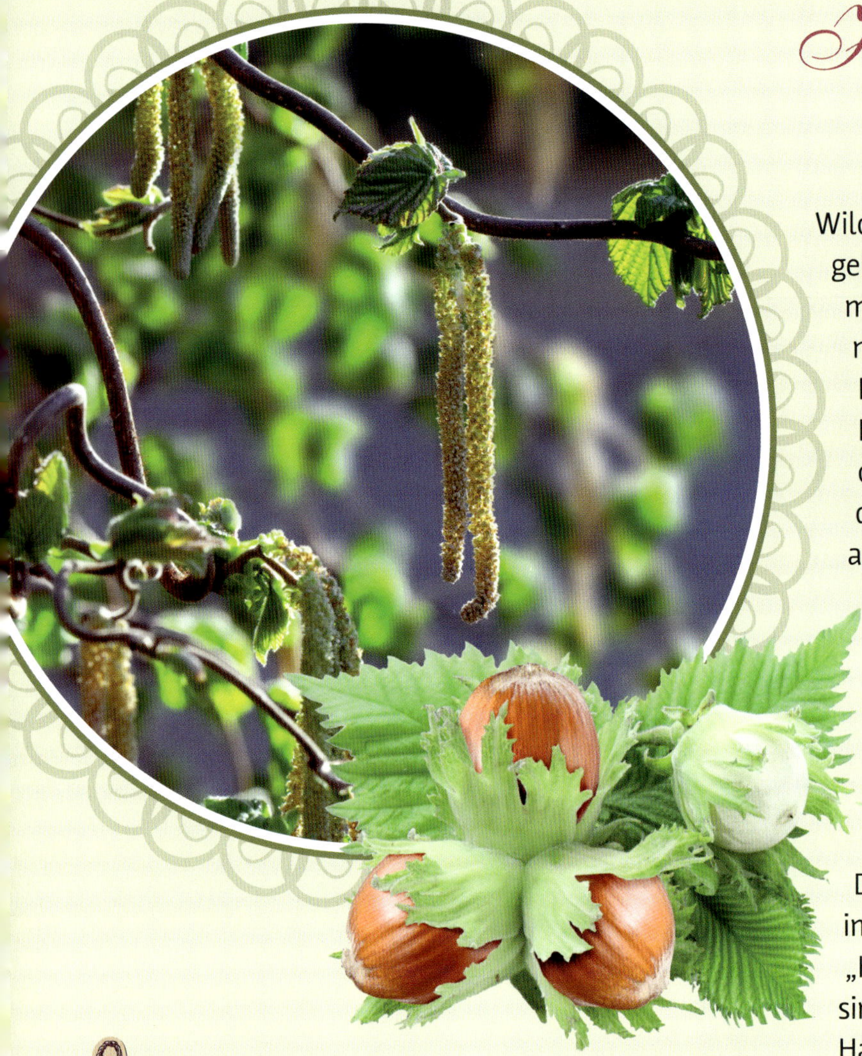

Haselnussstrauch

Corylus avellana

Wilde Feld-, Wald- und Wiesenhaselnüsse gehören zu den „Zellernüssen“. Die Bluthasel mit dunkelrotem Laub ist eine „Lambertnuss“, die uns die „runden Römer“ liefert. Es gibt nur dann viele Nüsse, wenn beide Büsche zusammenstehen. Wir müssen uns dann die Nüsse mit den Eichhörnchen und den niedlichen Haselmäuschen teilen. In alten Büchern kann man von der freundlichen „Frau Hasel“, die Geborgenheit vermittelt, lesen. Seit meiner Kindheit sind mir Haselbüsche sehr vertraut. Ich liebe sie bis heute sehr. Unser Brunnen, wir hatten auf der Mühle, auf der ich aufwuchs, keine Wasserleitung, war eingerahmt von großen Haselbüschen. Da schwammen auch gelegentlich Nüsse im Wasser, die wohl Eichhörnchen aus den „Händen“ gefallen waren. Viele Menschen sind allergisch gegen alles, was mit dem Haselstrauch zu tun hat, hauptsächlich gegen die Nüsse. Hier ist also Vorsicht geboten. Der Haselnussstrauch liefert uns trotzdem viel Gutes: das Haselnussöl, kalt gepresst und unraffiniert, wirkt mit seinem hohem Anteil ungesättigter Fettsäuren und Vitamin E herzschützend. Haselnüsse, gemahlen und in Honig gerührt, teelöffelweise eingenommen, sollen Linderung schaffen bei Husten. Haselkätzchen, getrocknet als Tee überbrüht, sollen gegen Fieber und Grippe helfen. Abgekühlter Tee von Haselblättern soll als Auflage bei Hauterkrankungen und Wunden hilfreich sein. Natürlich darf derjenige, der sich die Schätze vom Haselnussstrauch zunutze machen will, kein Allergiker sein.

*Die **Haselnuss** gehört zur Familie der Birkengewächse und kann fünf bis sechs Meter an Höhe erreichen. Sie ist ein sommergrüner Strauch und vom Grunde an mehrstämmig. Ihr Alter ist nicht so leicht festzustellen, da immer wieder von unten neue Ruten hochwachsen, wenn ältere Zweige abgeschnitten werden. Die Hasel wächst mit Vorliebe am Waldesrand. Sie wird auch gern in angelegten Hecken verwendet. Der Haselnussstrauch blüht von Februar bis April. Dann sehen wir die länglichen, männlichen „Kätzchen“. Bei starkem Wind können wir beobachten, wie der gelbe Blütenstaub weiterweht. Allergiker dürfen dann nicht unterwegs sein.*

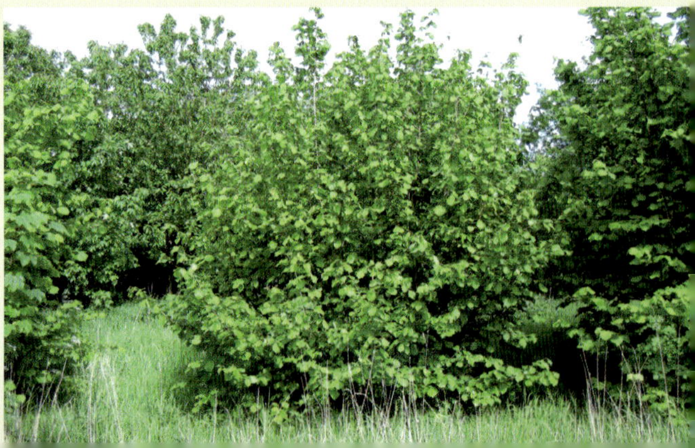

Haselwurz, Gewöhnliche

Asarum europaeum
auch Brechwurz, Pfefferwurz, Hasenblatt

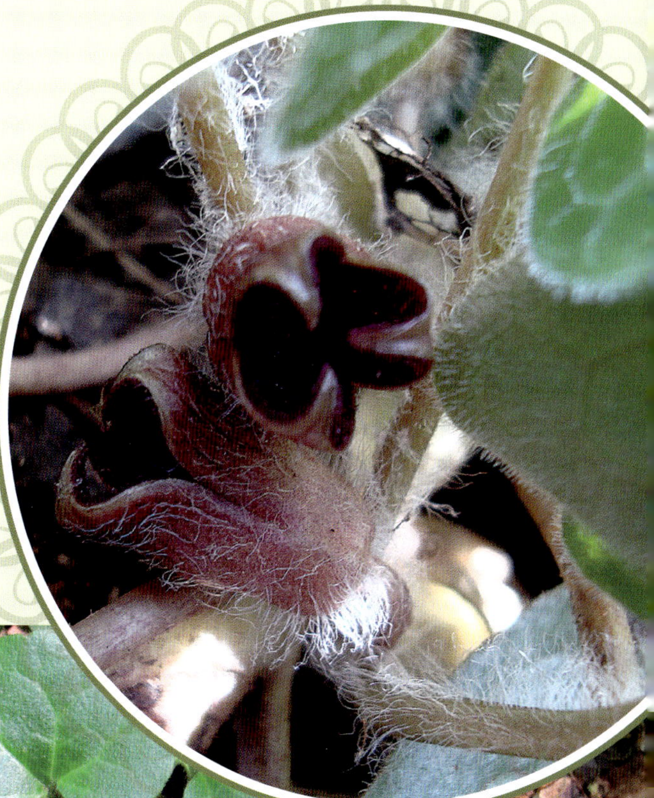

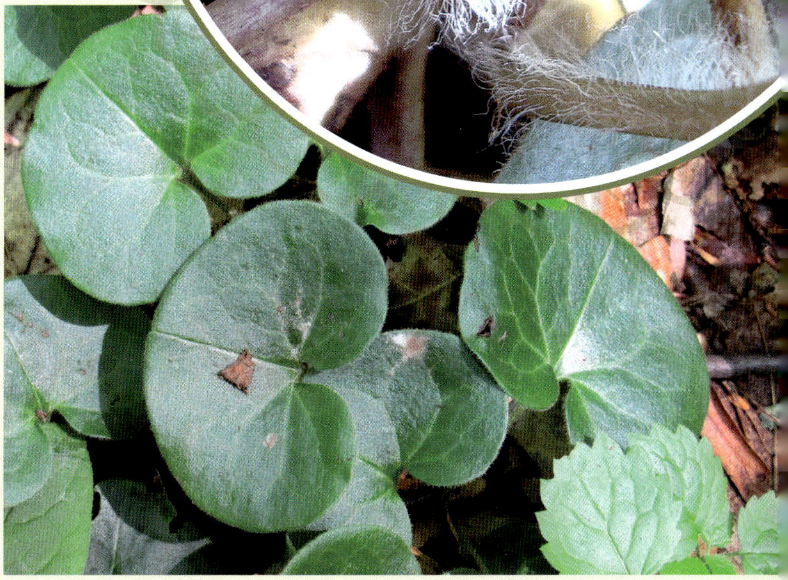

Die Blätter verströmen einen terpentinartigen Geruch, deswegen wird die getrocknete Pflanze gern in Kleiderschränke gelegt, um Motten zu vertreiben. Die Haselwurz wächst in unserer Region recht häufig, sie wird als leicht giftig eingestuft und nur noch wenig oder gar nicht mehr von Ärzten verordnet. In der Schweiz jedoch ist die Haselwurz noch offizinell, das heißt, sie wird noch verordnet. Als Hausmittel wurde sie früher genutzt gegen Wassersucht, bei mangelnder Menstruation, als Abführmittel und bei Ischias. Das sind auch die heutigen Heilanzeigen in der Volksmedizin. Vor der Einnahme sollte man aber immer den Arzt befragen. In der Homöopathie wird die Urtinktur Ø „Asarum", die aus dem frischen Wurzelstock bereitet wird, gegen abendliche Blutwallungen, nervöse Erschöpfung, Erkältungen und Durchblutungsstörungen in den Gliedmaßen verordnet.

Ø Dieses Zeichen steht für Urtinktur aus pflanzlichen oder tierischen Stoffen.

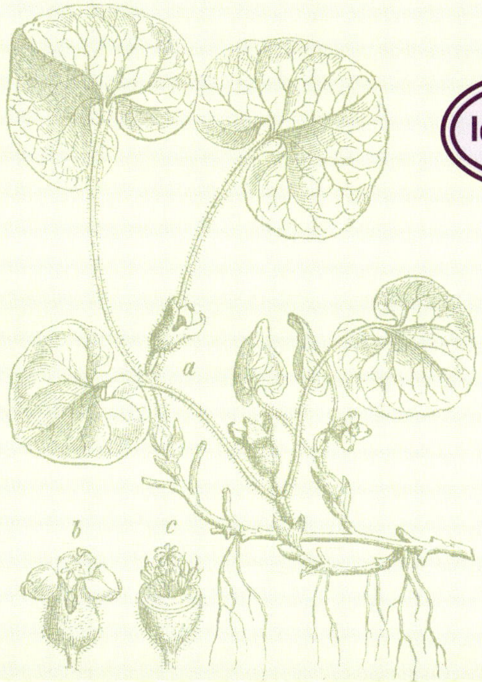

leicht giftig!

*Die **Haselwurz** wächst in Mitteleuropa in Laub- und Mischwäldern, besonders gern unter Haselbüschen, deshalb wohl der Name „Haselwurz". Sie zählt zur Familie der Osterluzeigewächse. Auch in meinem Kräutergarten fühlt sie sich unter den Haselbüschen sehr wohl. Die ausdauernde Pflanze hat ober- und unterirdische Ausläufer, die an ihren Knotenpunkten nach unten Wurzeln bilden und gleichzeitig nach oben zwei glänzende, nierenförmige Blätter wachsen lassen. Diese Blätter sind wintergrün, werden aber manchmal im Frühjahr unansehnlich und sterben ab. An gleicher Stelle wachsen zwei neue, frische Blätter mit einer schmutzig braunen unscheinbaren Blüte, die sich zwischen den Blättern versteckt. Die Haselwurz blüht von März bis Mai.*

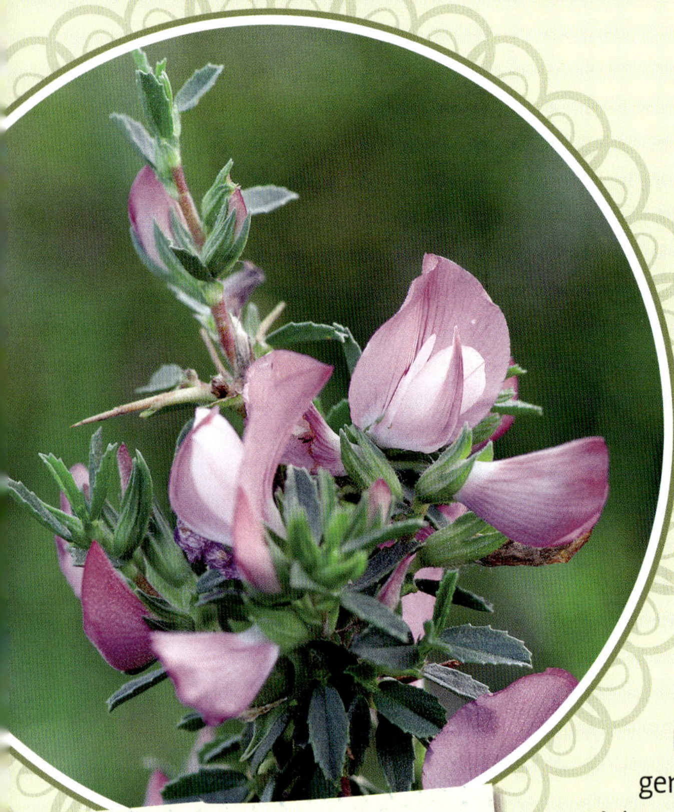

Hauhechel, Dornige

Ononis spinosa
auch Harnkraut, Hechelkraut

Die Wurzel der Hauhechel hat viele ätherische Öle, sie wird in der Schulmedizin bei Gicht und rheumatischen Beschwerden eingesetzt. Außerdem wirkt sie harntreibend, blutreinigend und es wird ihr nachgesagt, dass sie Nieren-, Gallen- und Blasensteine vertreibt. Diese Eigenschaften hat die Schulmedizin bestätigt. Gewöhnlich wird die Wurzel der Hauhechel verwendet, man kann aber auch Blüten und Blätter trocknen und als Tee verwenden. Wegen ihrer milden, harntreibenden Wirkung wird die Hauhechel als Tee bei Blasenentzündungen und Harn- und Nierengrieß zum Ausschwemmen getrunken. Ferner wird der Tee zum Gurgeln bei Halsentzündungen genutzt. Die jungen Triebe der Hauhechel können im Frühjahr, wenn sie noch dornenlos sind, feinst geschnitten als Kräuterzutat Salaten und Gemüsegerichten beigegeben werden. Man kann auch ein Kräutersalz mit Blüten und Blättern kreieren, ebenso ein Kräuteröl.

Einen Tee aus Hauhechelwurzel bereitet man wie folgt: *Zwei Teelöffel der getrockneten, geschnittenen Wurzel übergießt man mit einem Viertelliter heißem, nicht kochendem Wasser, lässt das Ganze ungefähr 30 Minuten ziehen, seiht ab und trinkt schluckweise.*

*Eine **Hauhechelsalbe** zum Einreiben bei Rheuma und Gicht kann wie bei der Geißraute beschrieben hergestellt werden. Auf zwei Hände voll frische, geriebene Wurzel kommen 250 Gramm gutes Melkfett.*

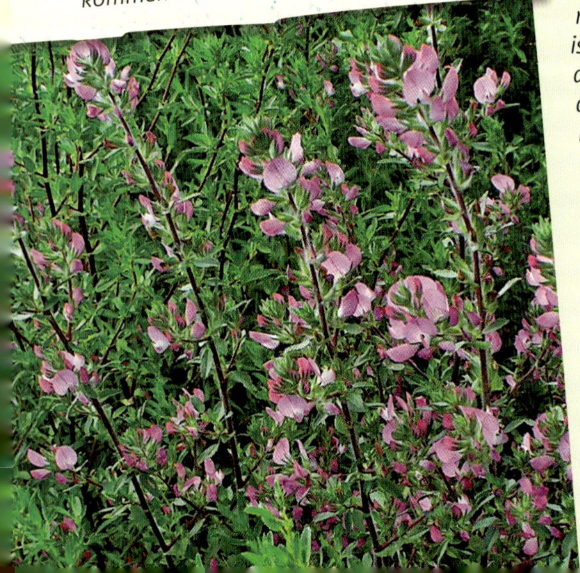

*Die **Dornige Hauhechel** ist ein kleiner Halbstrauch, der im unteren Teil meist verholzt und nach oben stark verzweigt ist. Sie ist in ganz Europa an sonnigen Plätzen, auf trockenen Wiesen, an Wegrändern in durchlässiger Erde zu finden. Die Dornige Hauhechel erreicht eine Wuchshöhe von 10 bis 80 Zentimeter. Sie lässt sich auch in einem Kräutergarten ansiedeln, allerdings benötigt sie um sich herum Gras, ansonsten gedeiht sie nicht. Die Hauhechel gehört zur Familie der Schmetterlingsblütler. Ihre feinen rosafarbenen Blüten sitzen in den Blattachseln der oberen Blätter. Blütezeit ist von April bis September. Die kleinen Zweiglein sind mit spitzen Dornen versehen.*

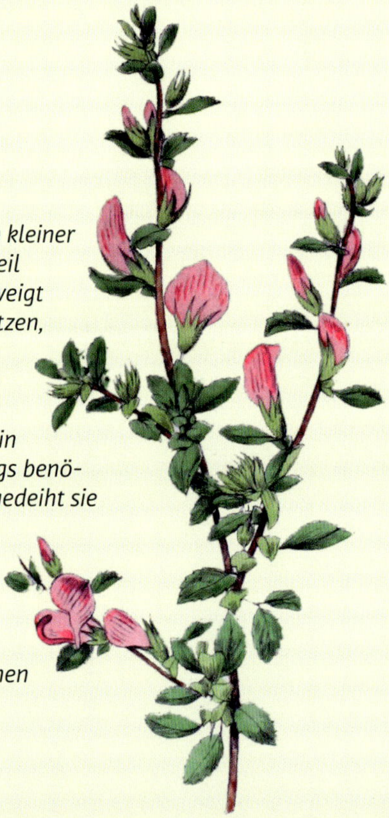

Hauswurz, Echte

Sempervivum tectorum
auch Dachwurz, Domerwurz, Watterwurz

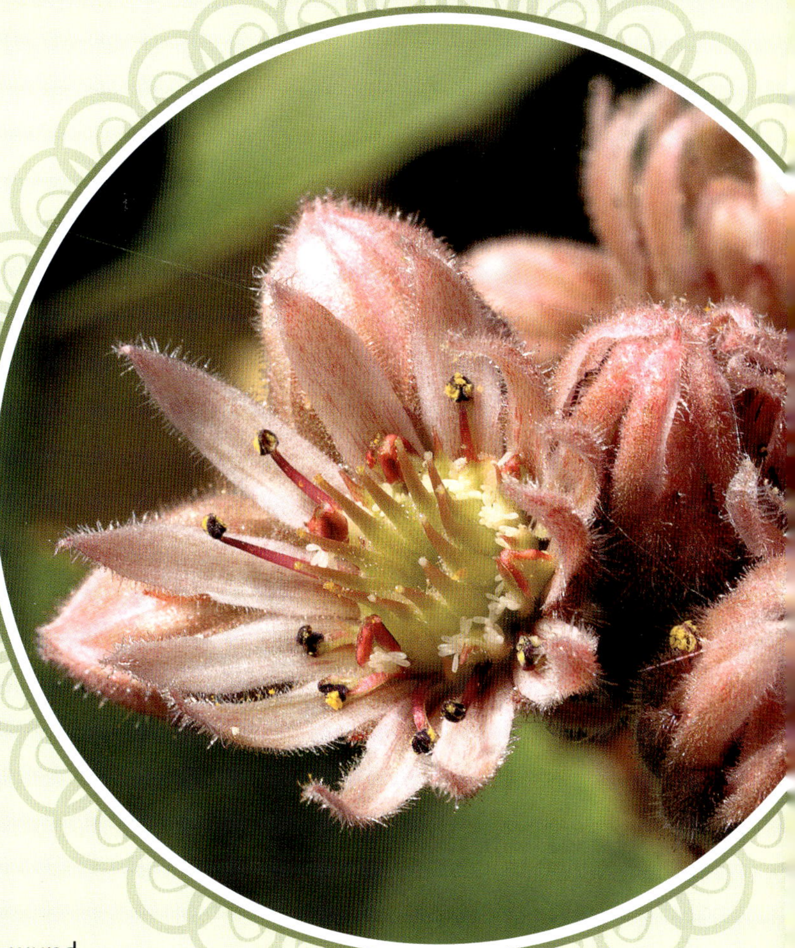

Karl der Große befahl ausdrücklich, dass jeder Bauer seine Hauswurz am Dach habe, damit er vom Blitzschaden verschont bleibe. Obwohl in der Hauswurz viele gute Eigenschaften stecken, wird sie wenig als Heilmittel genutzt, höchstens von Hildegard-Anhängern. Sie gehört nämlich zu den Hildegard-Pflanzen. Hildegard von Bingen schreibt: „Wenn einem Mann die geschlechtliche Begierde fehlt, soll er Hauswurz in Ziegenmilch einlegen, bis diese ganz von der Milch durchtränkt ist. Dann soll er sie in dieser Milch kochen und einige Eier zufügen, sodass es eine Speise wird, die er drei Tage essen soll."
Die guten Eigenschaften der Hauswurz: Sie wirkt erfrischend, erweichend, entzündungshemmend, wundheilend, krebsfeindlich, wurmtreibend, schmerzstillend, fiebersenkend und insgesamt hautfreundlich. Die Hauswurz hat ähnliche Wirkstoffe wie die Meerzwiebel und auch Aloe vera. Bei schlecht heilenden Wunden oder einer Haut-Allergie nimmt man einige Hauswurzblätter, zieht die Haut der sukkulenten Blätter ab, legt das Innere auf die entzündeten Hautstellen und gibt einen Verband darüber. Altersflecke kann man mit Hauswurz-Gel betupfen, ebenso Sommersprossen.

Einen Hauswurz-Tee bereitet man wie folgt:
Eine Hauswurz-Rosette zerzupfen, mit einem halben Liter kaltem Wasser ansetzen, zum Kochen bringen, 10 Minuten ziehen lassen, abseihen. Der Tee ist zur Anwendung bei den genannten Beschwerden – hauptsächlich bei Entzündungen im Mund – zu empfehlen.

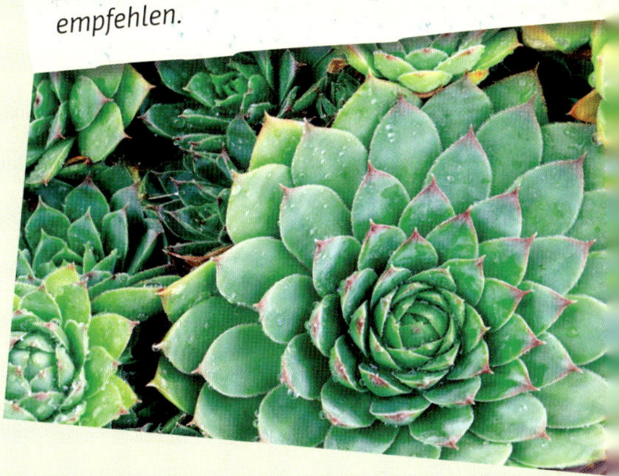

*Die **Echte Hauswurz** ist eine streng geschützte Pflanze. Sie kommt in Süd- und Mitteleuropa draußen in der Natur noch wild wachsend vor, meist an trockenen, felsigen Stellen im Gebirge. Sie gehört zu den Dickblatt-Gewächsen. Die Hauswurz ist eine mehrjährige Pflanze. Sie besteht aus zahlreichen Blattrosetten, aus diesen bilden sich nach allen Seiten kleine Rosetten, sogenannte Ableger. Die Hauswurz kann recht alt werden. Nach einigen Jahren bilden sich dann etwa 20 Zentimeter hohe Blütenstängel. Wenn diese verblüht sind, stirbt auch die Rosette, aus der der Stängel wuchs. Blütezeit ist von Juni bis August.*

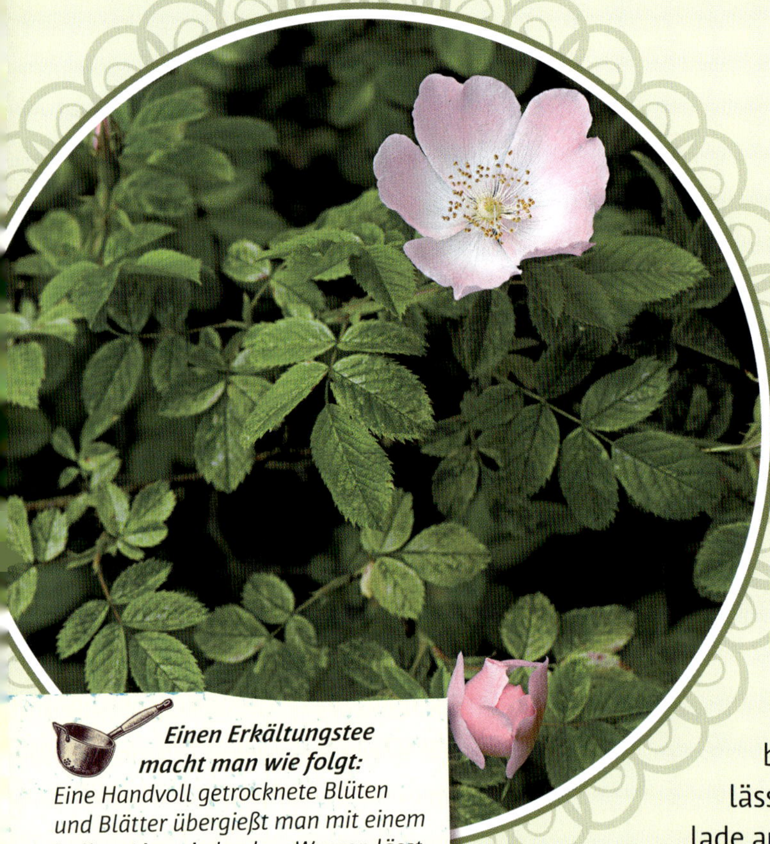

Heckenrose

Rosa canina
auch Hundsrose, Hagrose, Wildrose

Blüten, grüne, frische Blätter und Hagebutten können geerntet und für Heilzwecke verwendet werden. Am wertvollsten sind die Hagebutten, die man im Herbst nach dem ersten Nachtfrost sammelt. Ihre Inhaltsstoffe sind: viel Vitamin C und die Vitamine A, B_1, B_2, K und P. Außerdem enthalten sie viele Mineralstoffe, Gerbstoffe und natürlichen Zucker. Die Hagebutte lässt sich vielfältig verwenden. Ein Tee aus der ganzen Hagebutte oder nur aus dem Fruchtfleisch oder den Kernen ist hilfreich bei einer Darmentzündung und Durchfall. Es lässt sich auch eine köstliche Hagebuttenmarmelade aus ihr kochen.

Einen Erkältungstee macht man wie folgt:
Eine Handvoll getrocknete Blüten und Blätter übergießt man mit einem halben Liter siedendem Wasser, lässt nur fünf Minuten ziehen, seiht ab und trinkt schluckweise.

Einen Erkältungstee von Hagebutten macht man so:
Einen Esslöffel getrocknete Hagebutten übergießt man mit einem halben Liter kaltem Wasser, lässt das Ganze zum Kochen kommen und kocht fünf Minuten. Danach noch fünf Minuten ziehen lassen. Man trinkt den Tee auf den Tag verteilt schluckweise.

Hagebuttenlikör macht man so:
In ein größeres Schraubglas mit weiter Öffnung gibt man bis zur Hälfte entkernte Hagebutten, eine Zimtstange, eine aufgeschlitzte Vanilleschote (nicht ausschaben), eine Handvoll braunen Kandis, einige Scheibchen Ingwer, zwei bis drei Nelken. Aufgefüllt wird mit Gin bis zwei Zentimeter unter den Rand. Das Ganze lässt man sechs bis acht Wochen bei Zimmerwärme stehen, nicht schütteln. Dann filtert man und füllt den Likör in schöne Flaschen. Mit Etikett und Schleifchen versehen ist das ein schönes Mitbringsel.

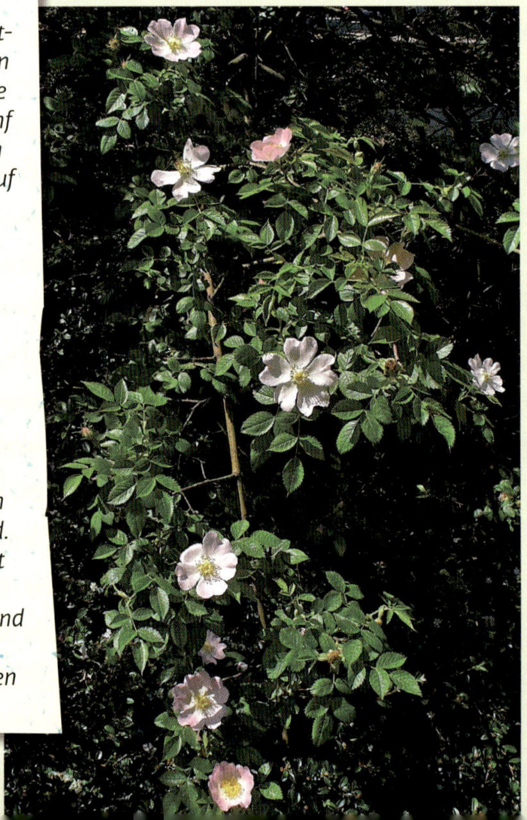

*Die **Heckenrose** ist ein buschiger, Laub abwerfender Strauch. Sie kann zwei bis drei Meter hoch werden und zählt zur Familie der Rosengewächse. In fast ganz Europa ist sie verbreitet und wächst an Straßenrändern, Waldrändern und in brachliegenden Wiesen. Die zahlreichen Zweige eines Strauches, die aus der Erde kommen, wachsen im unteren Teil gerade aufrecht, dann biegen sie sich nach allen Seiten, um gleich wieder nach unten zu fallen. Im oberen Bereich sind die Zweige sehr verästelt und mit zahlreichen Dornen bestückt. Die Blüten, die im Juni erscheinen, sind fast duftlos, sie blühen weiß bis zartrosa. Bis zum Herbst bilden sich daraus die nahrhaften roten Hagebutten.*

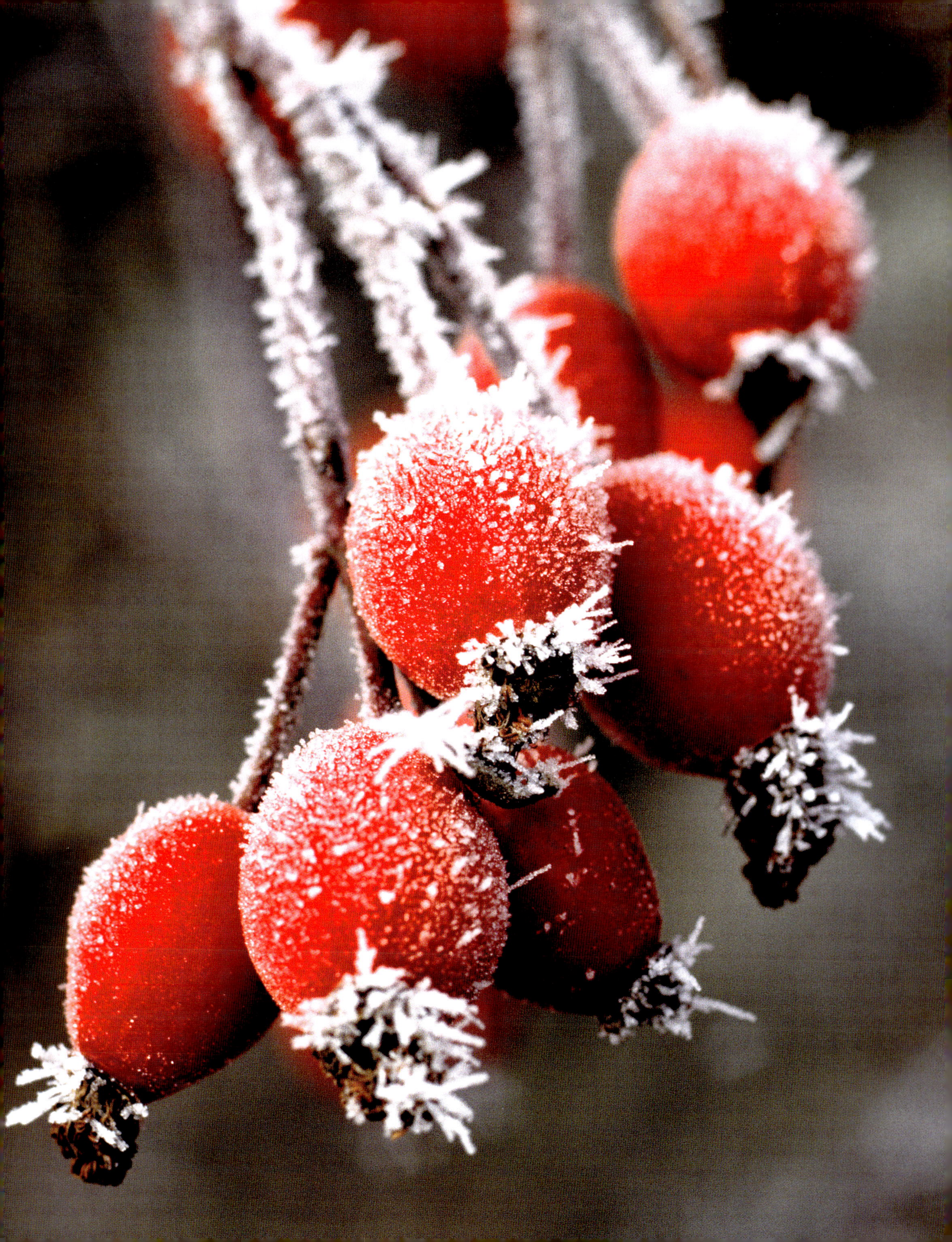

Heidekraut

Calluna vulgaris
auch Erika, Besenheide, Heidegras

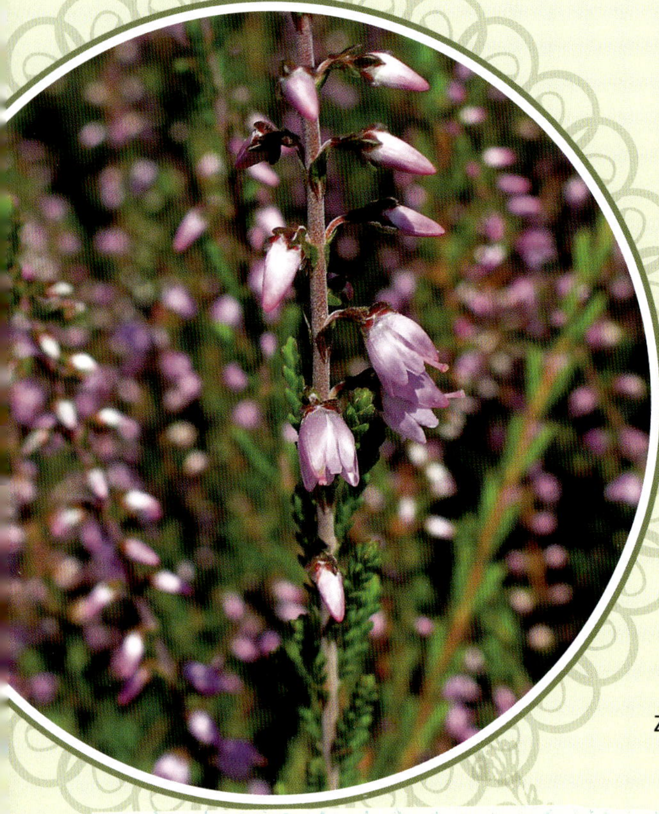

Für Heilzwecke erntet man das blühende Kraut. Man schneidet die Triebspitzen ab, bündelt sie, trocknet sie an einem schattigen, luftigen Ort. Anschließend streift man Blüten und Blätter von den Stielen und verwahrt sie für Tee in luftdichten Gläsern auf. In heutiger Zeit ist das Heidekraut weitgehend in Vergessenheit geraten. Die Schulmedizin hat wohl vergessen zu forschen, aber in der Volksmedizin wird Heidekraut als Medizin verwendet, und zwar bei Rheuma und Gicht, bei Ekzemen, Nierenkrankheiten und Blasenentzündungen. Es soll auch blutreinigende Eigenschaften besitzen. Außerdem soll Heidekraut vorbeugend helfen, Steinbildung in Niere, Galle und Blase zu verhindern.

Heidekraut-Tee

Man nimmt zwei Teelöffel Heidekrautblüten und -blätter, übergießt sie mit einem Viertelliter kochendem Wasser, lässt zehn Minuten zugedeckt ziehen, seiht ab und trinkt schluckweise. Mit Honig gesüßt fördert dieser Tee das Einschlafen.

Tee und Tinktur sind bei oben genannten Beschwerden anzuwenden.

Heidekraut-Tinktur

200 Gramm getrocknetes Heidekraut übergießt man mit einem Liter Wodka, lässt sechs bis acht Wochen bei Zimmerwärme stehen (öfter schütteln), filtert ab und füllt in kleine, dunkle Fläschchen.
Täglich morgens nüchtern zehn Tropfen genommen, sollen schädliche Stoffe aus dem Körper transportieren.

*Das **Heidekraut** ist eine sehr langlebige Pflanze und zählt zur Familie der Heidekrautgewächse. Es kann bis etwa 45 Jahre alt werden, bei guter Pflege auch älter. Die verästelten Stängel des Zwergstrauches wachsen niederliegend, am Ende aber aufsteigend bis 60 Zentimeter lang. Die Stängel sind mit sehr kleinen, grünen Blättchen dicht besetzt. Die ebenfalls kleinen, hellvioletten Blüten wenden sich immer nach einer Seite. Die Hauptblütezeit ist im September. Das Heidekraut bevorzugt einen kalkfreien Boden und möchte immer Sonne haben. Es wächst in großen Beständen in der Heide, in Mooren, trockenen Wäldern und auch auf Hochebenen.*

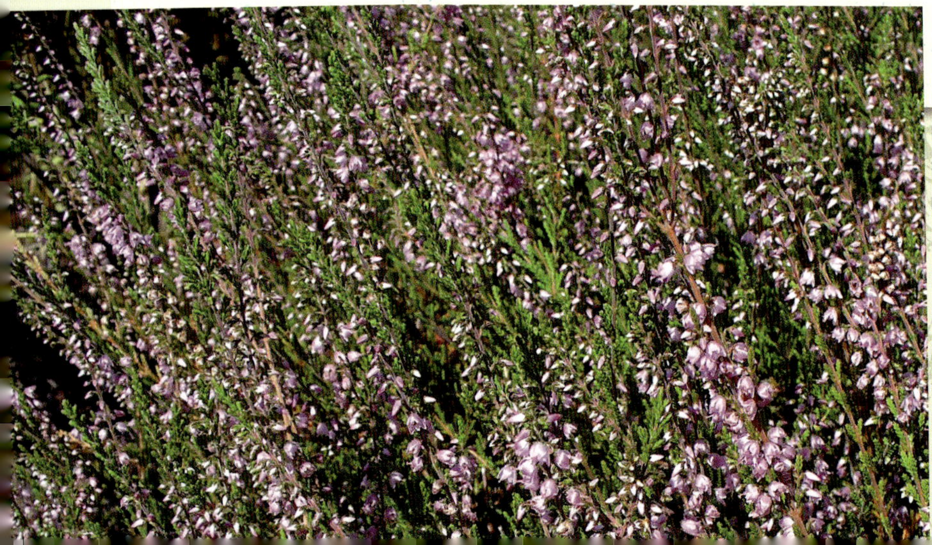

Heidelbeere

Vaccinium myrtillus
auch Blaubeere, Schwarzbeere, Haselbeere

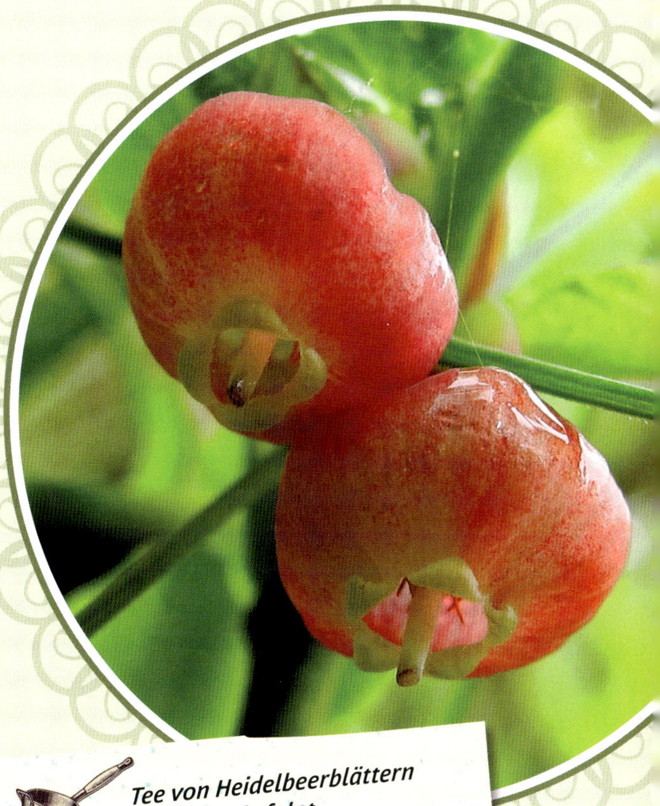

Für Heilzwecke werden Blätter und Früchte gesammelt. Die Blätter erntet man im zeitigen Frühjahr, wenn sie noch keine Schadstoffe aus der Luft aufgenommen haben, die Beeren, wenn sie dunkelblau und reif sind. Das Fruchtfleisch der Heidelbeeren ist auch dunkelblau und färbt beim Verzehr Lippen und Zähne, was Früchte von gezüchteten Sträuchern nicht tun, sie haben helles Fleisch. Rohe Heidelbeerfrüchte regen nachweislich die Verdauung an. Getrocknete Heidelbeeren wirken gegenteilig, sie werden bei Durchfall eingesetzt. Heidelbeerblätter besitzen Inhaltsstoffe, die Blasen- und Darmentzündungen heilen können. Selbst bei Diabetes soll ein Tee von Heidelbeerblättern unterstützend eingesetzt werden können. Bei Entzündungen im Mund- und Rachenraum ist Heidelbeersaft ein gutes Mittel zum Gurgeln. Bei Hauterkrankungen kann man Umschläge machen, indem man dünne Tüchlein in Heidelbeersaft taucht, auflegt und mit einem Verband befestigt. Für Heilzwecke nimmt man immer ungesüßten Heidelbeer-Muttersaft, den es im Reformhaus gibt.

Tee von Heidelbeerblättern macht man wie folgt:
Eine Handvoll frische Blätter mit einem Viertelliter kochendem Wasser übergießen, zehn Minuten zugedeckt ziehen lassen, schluckweise trinken.

Tee von Heidelbeeren macht man wie folgt:
Drei Esslöffel getrocknete Heidelbeeren mit einem halben Liter kaltem Wasser übergießen, zehn Minuten kochen, danach filtern. Nur bei Verstopfung anwenden.

*Die **Heidelbeere** ist weit verbreitet in Europas Wäldern, in Heidelandschaften und in Mooren, insgesamt auf feuchten Böden. Sie bewächst große Flächen in Nadelwäldern, ist ein Halbstrauch und wird etwa 50 Zentimeter hoch. Sie gehört der Familie der Heidekrautgewächse an. Der Stängel der Pflanze ist kantig und grün, die Blätter haben eine Eiform mit gezahntem Rand. Im Mai und Juni erscheinen ihre glockigen, grün-rötlichen Blüten. Daraus entstehen die blauen Früchte, die dann im späten Sommer reif sind.*

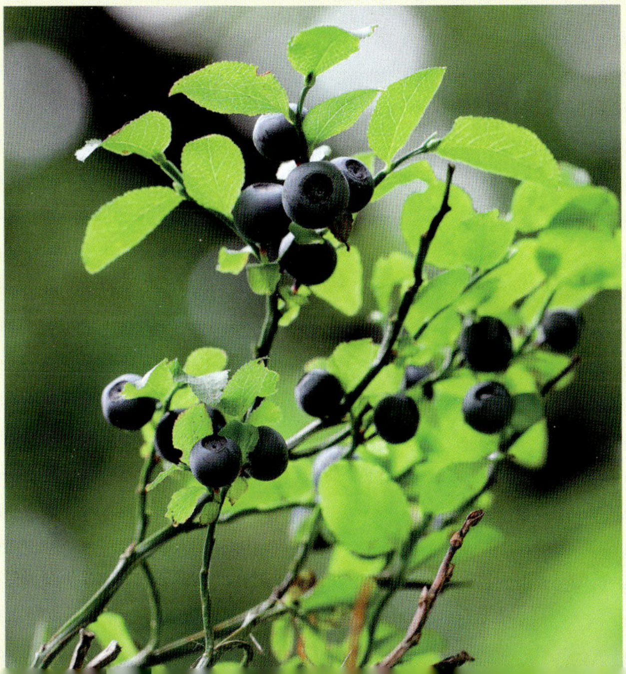

Heiligenkraut

Santolina chamaecyparissus
auch Heiligengarbe, Zypressenkraut

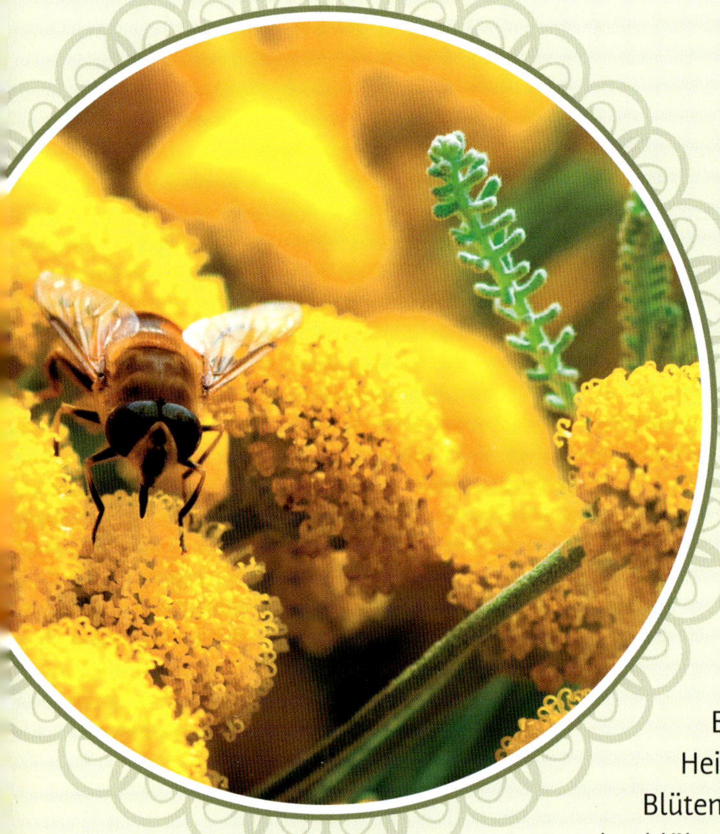

Mit seinem intensiven, würzigen Geruch zieht das Heiligenkraut manche Insekten und Schmetterlinge an, einige vertreibt es aber auch, zum Beispiel Schnaken und andere Stechmücken. Auch Motten flüchten vor dem starken Geruch der Pflanze. In Frankreich hat das Heiligenkraut den Beinamen „Garde-robe“. Vermutlich weil es, als Sträußchen gebunden im Wäscheschrank hängend, unsere Kleidung vor Motten schützt. Das ausdauernde Heiligenkraut verholzt von unten her mit den Jahren sehr. Wenn man es zurückschneiden will, darf man das nicht zu großzügig tun, denn dann wartet man vergebens auf einen Blütenflor. Auch nach einem strengen Winter ist das Heiligenkraut blühfaul. Für Heilzwecke wird der gelbe Blütenstand geerntet, für Duftsäckchen auch das Kraut. Aus den blühenden Sprossenspitzen wird ein Pulver gewonnen, welches in der Volksmedizin als Mittel gegen Bandwürmer, Spulwürmer und jegliche Parasiten Verwendung findet. Das Heiligenkraut wirkt auch krampflösend auf Magen und Darm. Mit einer Tasse Tee kann man hier Abhilfe schaffen. Äußerlich kann ein abgekühlter Tee zum Reinigen und Waschen der Haut bei Juckreiz guttun.

*Das **Heiligenkraut** gehört zu den Korbblütengewächsen. Es wächst in Mitteleuropa vereinzelt in freier Natur, häufiger aber in Vorgärten oder auf Friedhöfen. Es ist ein immergrüner Halbstrauch, der etwa 20 bis 50 Zentimeter hoch wird. Die Blüten erscheinen von Mai bis in den August hinein. Die vielen kleinen Einzelblüten sind gelb und bilden zusammen eine Gesamtblüte.*

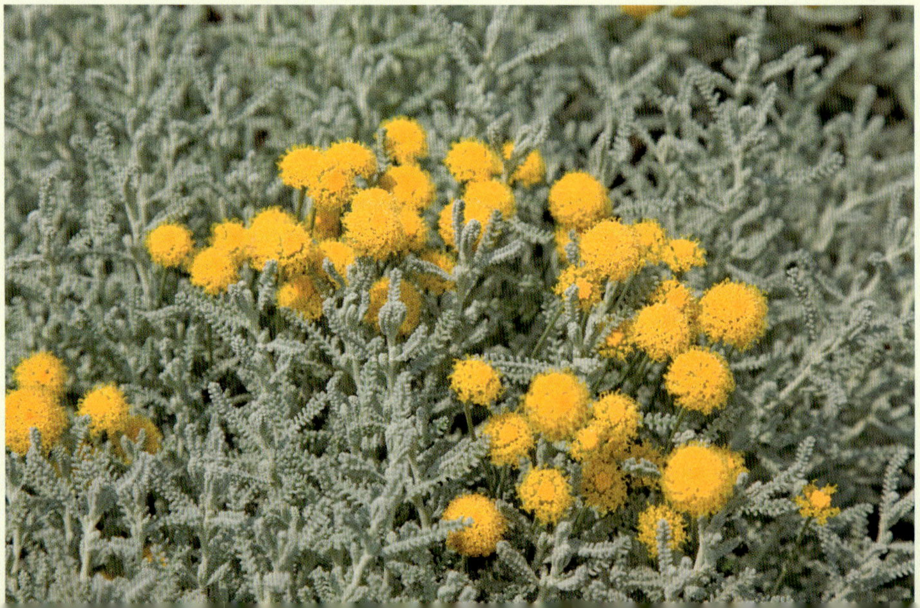

Himbeere

Rubus idaeus
auch Mollbeere, Waldbeere

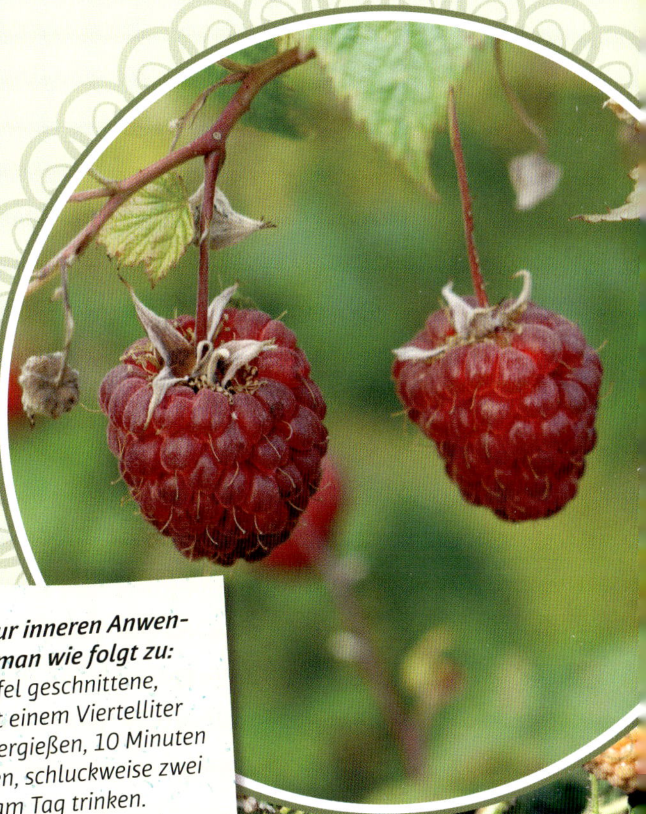

Himbeersträucher sind sehr langlebig. Die Früchte wachsen nur an einjährigen Zweigen. Im Wald gibt das dann eine fast undurchdringliche Hecke. Im Garten pflegt man die Himbeeren natürlich. Die alten Ruten schneidet man im Spätsommer ebenerdig ab und bindet gleichzeitig die bis dahin gewachsenen Ruten an. Die tragen dann im nächsten Sommer reichlich Früchte, vorausgesetzt, man hat mit Kompost oder Strohmist reichlich gedüngt. Es lohnt sich, diese Früchte zu sammeln. Sie sind vielseitig verwendbar, sie lassen sich zu Marmelade, Gelee, Sirup, Likör, Eis, Wein und Essig verarbeiten. Himbeerblätter sammelt man für Tee. Man trocknet sie langsam im Schatten. Allein oder gemischt mit Brombeer- und Erdbeerblättern hat man einen feinen Haustee, der ohne Nebenwirkungen ist. Der abgekühlte Tee soll auch ein ausgezeichnetes schmerzstillendes und reinigendes Mittel sein bei Hämorrhoiden, Schrunden und Entzündungen im Mund- und Rachenraum.

Einen Tee zur inneren Anwendung bereitet man wie folgt zu:
Einen gehäuften Esslöffel geschnittene, getrocknete Blätter mit einem Viertelliter kochendem Wasser übergießen, 10 Minuten zugedeckt ziehen lassen, schluckweise zwei bis drei kleine Tassen am Tag trinken.

Einen Tee zur äußeren Anwendung kann man folgendermaßen zubereiten:
Man macht den Tee etwas stärker – etwa 1½ gehäufte Esslöffel auf einen Viertelliter Wasser.

Diesen Tee kann man für Kompressen, aber auch zum Gurgeln verwenden.

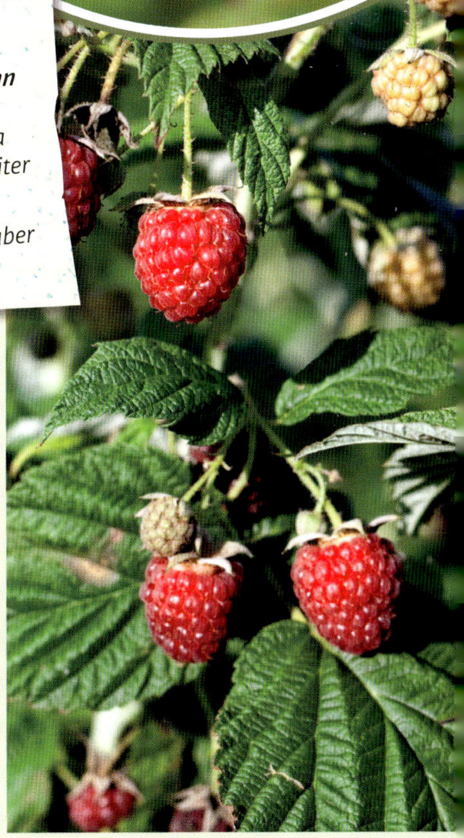

*Der **Himbeerstrauch** ist in Europa weit verbreitet. Er gehört zu den Rosengewächsen und wächst wild an Waldrändern, auf Waldlichtungen, im Gebüsch und in den Bergen bis in 2000 Meter Höhe. Der Strauch hat stachelige Ästchen und kann bis zwei Meter hoch werden. Seine Laubblätter sind oval und gezahnt und an der Unterseite weiß behaart. Während der Blütezeit von Mai bis Juni erscheinen die fünfblättrigen rosa bis weißen Blüten. Die Früchte reifen im Juli/August.*

Hirschzunge

Phyllitis scolopendrium
auch Hirschfarn

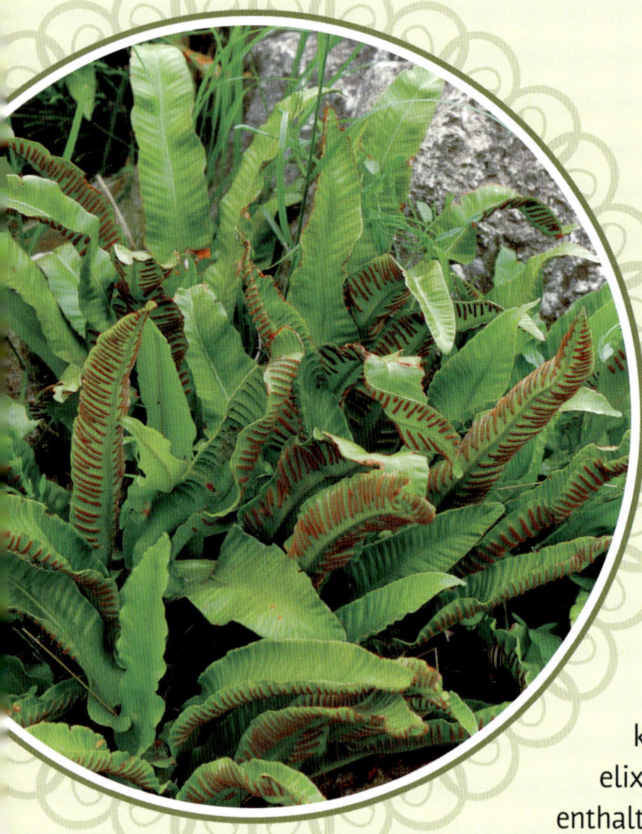

Es lohnt sich, sie im Garten anzusiedeln, wenn sie ein schattiges, feuchtes Plätzchen bekommt. Die Hirschzunge ist zwar wintergrün, aber die überwinterten Wedel werden im Frühjahr doch unansehnlich. Dann ist es besser, man schneidet sie ab und macht somit Luft für die neuen Austriebe. Für Heilzwecke werden hauptsächlich die jungen Blätter verwendet, die man vom Frühjahr bis zum Sommer abschneiden kann. Man kann sie frisch verwenden, aber auch trocken. Die Wurzel ist zwar auch heilkräftig, aber die lässt man besser im Boden, denn sonst ist ja der Busch weg. Hat man Wedel geerntet, trocknet man sie an einem schattigen Ort, schneidet sie hinterher in dünne Streifen und verwahrt sie in luftdichten Schraubgläsern auf. Man kann auch eine Tinktur ansetzen sowie ein Hirschzungenelixier herstellen. Arzneimittel, die Hirschzungenbestandteile enthalten, werden eingesetzt bei Lungenentzündung, Asthma, Husten und bei Lebererkrankungen. Sie wirken entzündungshemmend, hustenlindernd, auswurffördernd, insgesamt beruhigend.

*Die **Hirschzunge** ist in Europa weit verbreitet. Sie wächst in feuchten, lichten Laubwäldern, dort, wo ein Bächlein vorbeifließt, in Schluchten, in Felsspalten und auf alten Mauern. Sie ist eine streng geschützte Pflanze und darf keinesfalls in der Natur ausgegraben werden. Die Hirschzunge ist eine Pflanze aus der Familie der Streifenfarngewächse und wird 15 bis 45 Zentimeter groß, vereinzelt auch über 60 Zentimeter. Da Farne keine Blüten hervorbringen, bildet die Hirschzunge zwischen Juli und September Sporen aus. Diese erscheinen rötlichbraun auf der Blattunterseite und werden dann durch den Wind verbreitet.*

Tee von der Hirschzunge bereitet man wie folgt:

Einen Esslöffel getrocknete Blätter kocht man in einem Viertelliter Wasser zwei Minuten, seiht ab und trinkt schluckweise. Oder, wenn man frische Blätter verwendet, nimmt man die doppelte Menge, also zwei Esslöffel geschnittene Blätter auf einen Viertelliter Wasser, lässt ebenfalls zwei Minuten kochen, seiht ab und trinkt schluckweise zwei bis drei Tassen täglich.

*Eine **Tinktur** wird hergestellt, wie bei der Geißraute beschrieben. Davon nimmt man ein bis zwei Teelöffel täglich.*

Hildegard von Bingen empfiehlt ein Hirschzungenelixier. Es wird hergestellt wie folgt:

1,5 Liter guten Naturwein bringt man zum Kochen, gibt nacheinander folgende Zutaten bei:
10 Gramm frisches Hirschzungenkraut, geschnitten
10 Gramm Zimtrinde (Pulver)
5 Gramm langer Pfeffer (Pulver)
100 Gramm guter Akazienhonig

Zwischen dem Beigeben der Zutaten immer wieder aufkochen lassen. Aufpassen, es kann schäumen. Dieses Elixier wird heiß in sterile Flaschen gefüllt und kühl aufbewahrt. Es eignet sich für eine Kur. Man nimmt morgens nach dem Frühstück, mittags vor und nach dem Essen und abends vor und nach dem Essen je ein bis zwei Likörgläser voll, bis alles aufgebraucht ist.

Hohlzahn, Gelber

Galeopsis segetum

Hohlzahn, Gewöhnlicher

Galeopsis tetrahit
auch Brandkraut, Gelbes Distelkraut

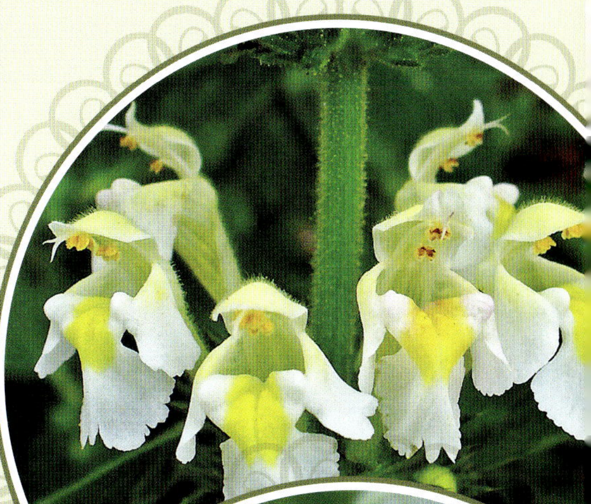

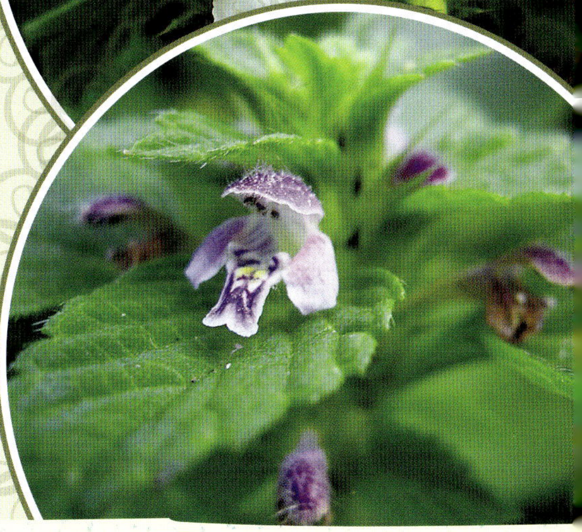

Wer den Hohlzahn sammeln möchte, muss vorsichtig mit der Pflanze umgehen. Sie ist recht fleischig und enthält deswegen sehr viel Wasser. Bei unsachgemäßem Trocknen wird das Kraut leicht schimmelig, man muss es oft wenden. Besser ist es, man trocknet es in einem Dörrapparat bei 35 °C. Das Trockengut muss rascheln, dann ist es optimal. Man gibt es zur Aufbewahrung in luftdichte Schraubgläser, die man ins Dunkle stellt. Der Hohlzahn-Tee soll helfen bei chronischen Lungenkrankheiten, bei Verschleimung der Bronchien, bei Husten und sogar bei Keuchhusten. Ferner soll er guttun bei Leber- und Gallenbeschwerden und soll zur allgemeinen Kräftigung nach einer überstandenen Grippe beitragen.

*Der **Hohlzahn** ist eine einjährige Pflanze, die etwa 30 Zentimeter hoch wächst. Sie ist in lichten Wäldern, an Waldsäumen, auf Geröll, auf Kieshalden und in Steinbrüchen zu finden. Es gibt verschiedene Arten von Hohlzähnen, die ähnliche Heilwirkungen haben und auch gesammelt werden. Der Hohlzahn gehört zur Familie der Lippenblütler, die alle ausgezeichnete Honigpflanzen sind. Während der Blütezeit, die, je nach Art, von Juni bis Oktober geht, bilden sich die etwa drei Zentimeter großen blassgelben oder violetten Blüten mit ihrer charakteristischen „Unterlippe". Die Blätter sind behaart.*

Einen Hohlzahn-Tee bereitet man wie folgt:
Vier Teelöffel getrocknetes und geschnittenes Hohlzahnkraut übergießt man mit einem halben Liter kochendem Wasser, lässt zehn Minuten zugedeckt ziehen, seiht ab, gibt den Tee in eine Wärmekanne und trinkt bis zu vier Tassen über den Tag verteilt. Diesen Tee kann man bei allen genannten Beschwerden trinken.

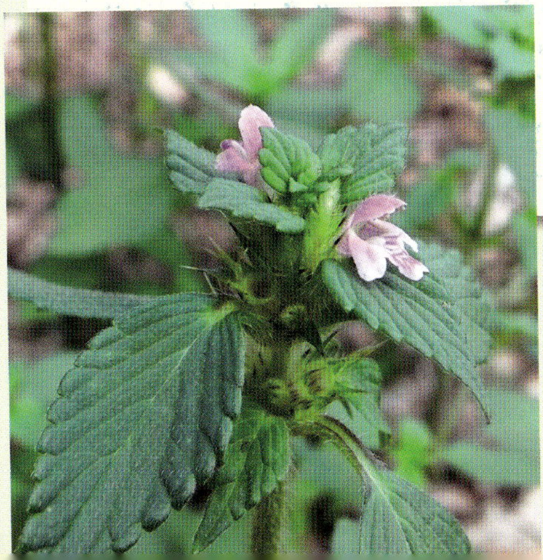

Gegen Husten lässt sich auch gut eine Mischung herstellen:
Hohlzahnkraut
Thymiankraut
Spitzwegerichkraut
Malvenblüten
Königskerzenblüten
Je eine Handvoll dieser Kräuter miteinander mischen.
Von dieser Mischung zwei gehäufte Esslöffel mit einem Liter kochendem Wasser übergießen, fünf bis zehn Minuten zugedeckt ziehen lassen, abseihen, in eine Wärmekanne füllen, mit Honig süßen und über den Tag verteilt trinken.

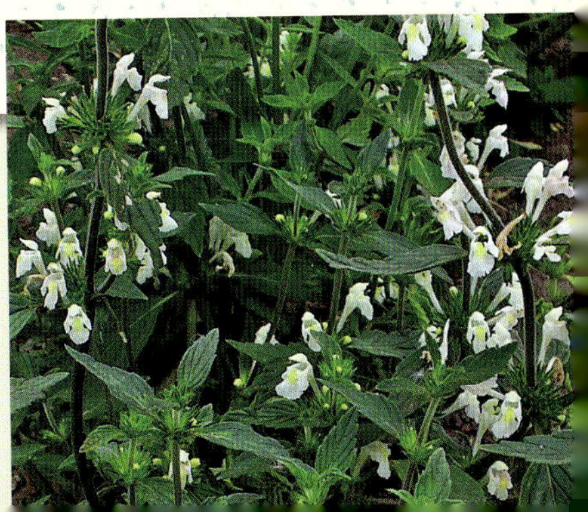

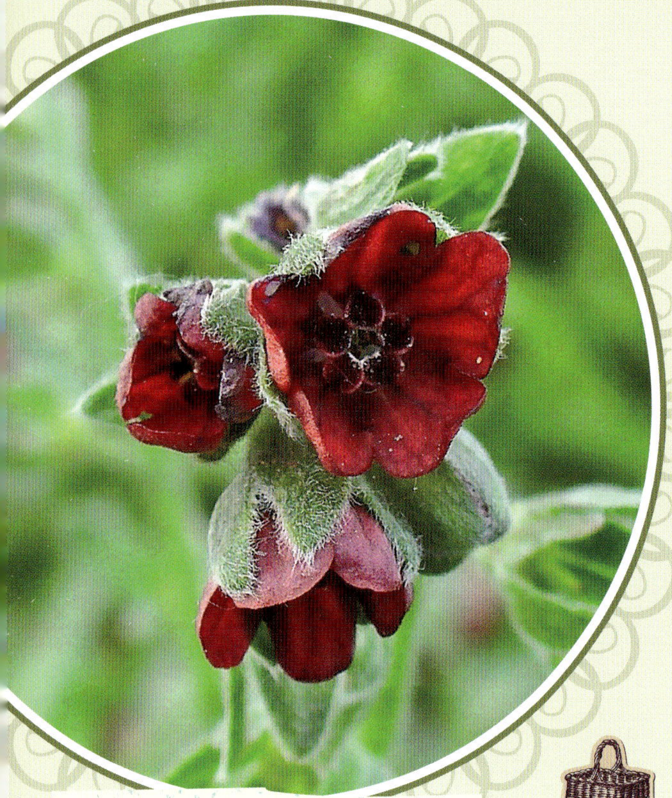

Hundszunge, Echte

Cynoglossum officinale
auch Mistfink, Saublume, Wundkraut, Wolfszunge

Schon im Mittelalter verwendete man die Hundszunge zur Wundheilung. Entweder nahm man den frischen Saft aus den Blättern oder man kochte Tee aus den Wurzeln und behandelte damit Verbrennungen, Abschürfungen oder Insektenstiche. Vereinzelt ist die Hundszunge gleichgestellt mit Opium, da sie beruhigende, narkotisierende Eigenschaften besitzt und deswegen auch heute noch in manchen Präparaten Verwendung findet, etwa in Schlafmitteln.

*Die **Hundszunge** ist in weiten Teilen Europas verbreitet und gehört zur Familie der Raublattgewächse. Sie bevorzugt Ödland, trockene Wegränder, Hecken und brachliegende Flächen. Im Gebirge kommt sie nicht vor. Sie ist eine zweijährige Pflanze, die im ersten Jahr lediglich eine Rosette bildet. Im zweiten Jahr wächst die Pflanze bis 80 Zentimeter hoch und bildet im oberen Teil in den Blattachseln an kleinen Stielchen dunkelrote Blütchen, die sich, je älter sie werden, ins Blaue verfärben. Blütezeit ist von Mai bis Juli. Die Früchte sind stachelig mit kleinen Widerhaken und verbreiten sich, indem sie sich an Tierfell festkletten.*

Tee von der getrockneten Wurzel wird hergestellt wie folgt:

Einen Teelöffel getrocknete Hundszunge-Wurzel setzt man mit einem Viertelliter kaltem Wasser an, lässt es fünf Minuten leise köcheln, seiht ab und trinkt schluckweise vor dem Schlafengehen. Ein guter Schlaf soll gewiss sein.

Tee zur äußerlichen Behandlung für Waschungen oder Kompressen wird etwas stärker angesetzt. Etwa die doppelte Menge getrocknete Hundszunge-Wurzel ist zu empfehlen, also zwei Teelöffel auf einen Viertelliter Wasser.

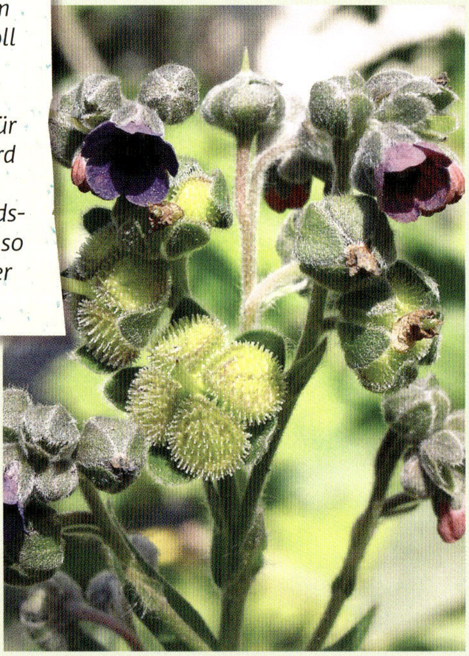

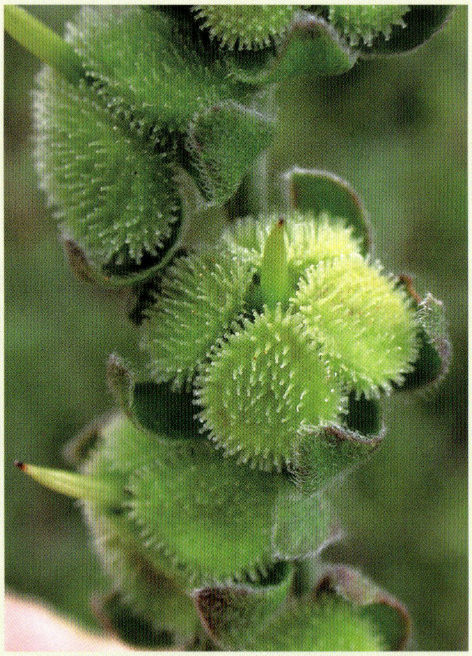

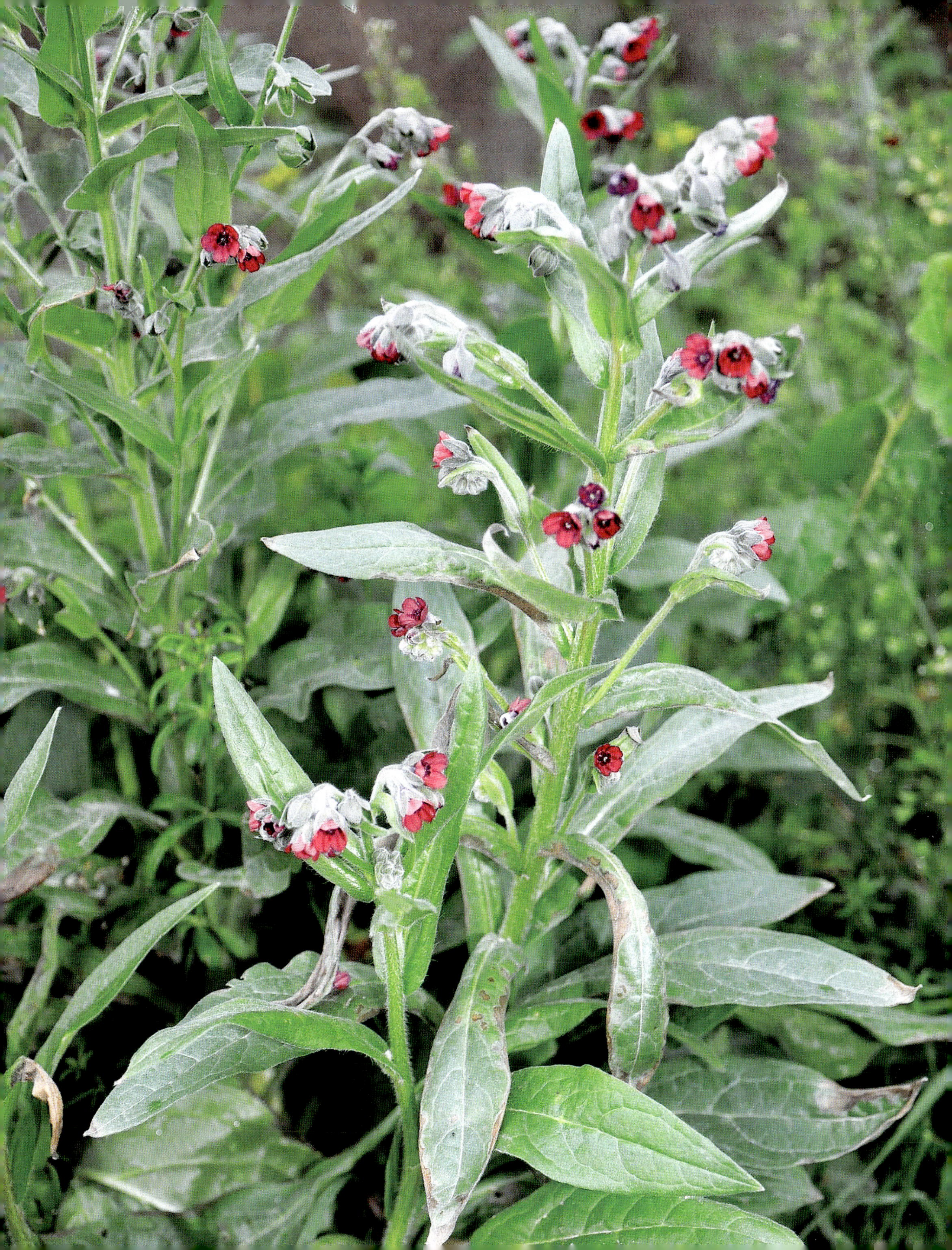

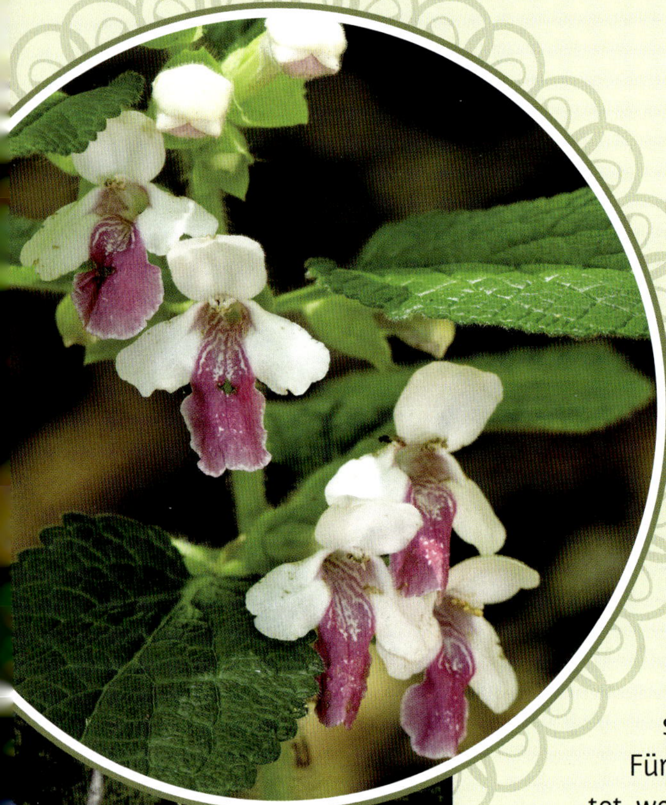

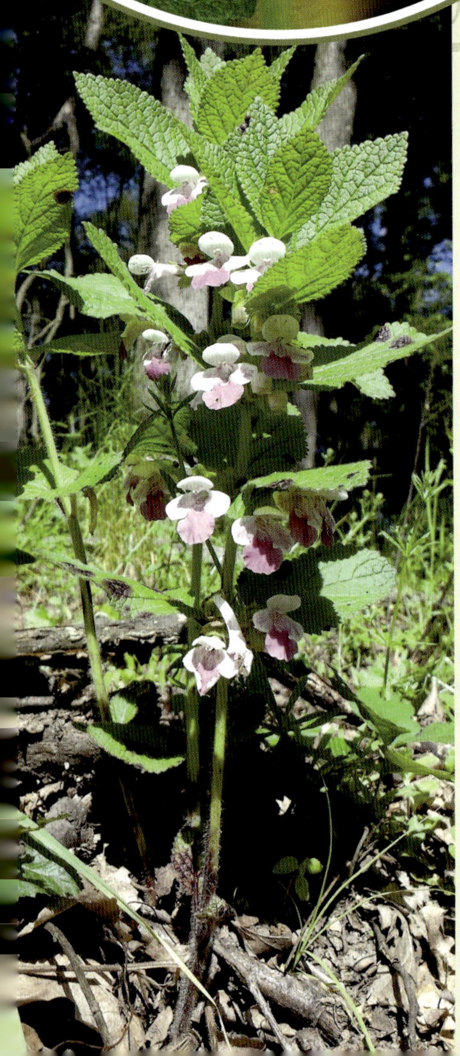

Immenblatt

Melittis melissophyllum
auch Bienensaug, Waldmelisse

Mitte des 16. Jahrhunderts wurde das Immenblatt zum ersten Mal in einem Buch erwähnt. Der große Kräuterkundler Leonhart Fuchs setzt es gleich mit Melisse und Majoran, denn es hat die gleichen Eigenschaften. Zu dieser Zeit war es das meist angewandte Mittel bei Gicht. In jüngerer Zeit ist das Immenblatt etwas in Vergessenheit geraten. Schuld daran könnte sein, dass die Pflanze außer ihren guten Eigenschaften auch Kumarin enthält, das sich negativ auf die Blutgerinnung auswirkt. Wir verwenden ja öfter Heilpflanzen, die Kumarin enthalten, zum Beispiel Waldmeister.

Für Heilzwecke werden die blühenden Sprossspitzen geerntet, wenn sich die ersten Blüten geöffnet haben. Man trocknet sie in losen Schichten an einem luftigen, schattigen Raum und verwahrt sie geschnitten in luftdichten Schraubgläsern.

Bei Schlaflosigkeit, bei Magenkrämpfen und Nervosität, also zur allgemeinen Beruhigung, kann ein Tee vom Immenblatt getrunken werden. Man rechnet auf eine Tasse einen Teelöffel Droge. Ein Vollbad, dem man einen Tee aus einer Handvoll Sprossspitzen zugesetzt hat, soll sehr entspannend wirken.

*Das **Immenblatt** ist in ganz Europa verbreitet. Es wächst in lichten Buchenwäldern, an Waldrändern und in frischen, feuchten Graslandschaften. Es ist eine sehr langlebige Pflanze. Wer es im Kräutergarten ansiedeln möchte, sollte darauf achten, um das Immenblatt herum keine allzu großen Pflanzen zu setzen. Da es nur 50 Zentimeter hoch wird, braucht es Luft und viel Sonne. Was die Blüten angeht, ist das Immenblatt der größte Lippenblütler in der Familie. Die Blüten sitzen zu Quirlen in den oberen Blattachseln und sind weiß mit rosafarbener Unterlippe. Das Immenkraut blüht von Mai bis Juni. Die grünen Blätter sehen aus wie Melissenblätter, sind aber wenig größer und duften nicht wie diese nach Zitrone, sondern eher unangenehm.*

Immergrün, Kleines

Vinca minor
auch Ewiggrün, Jungfernkraut, Wintergrün

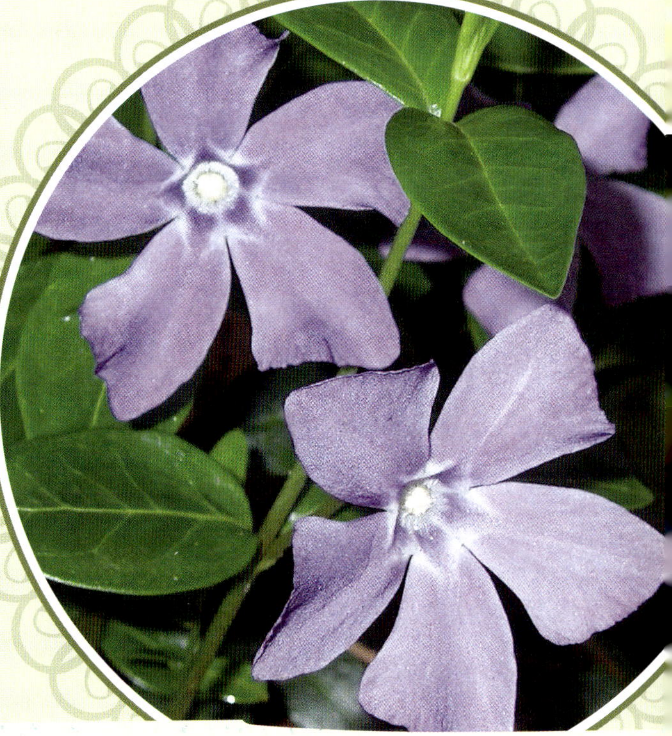

Die Pflanze heißt Immergrün, weil sie auch im Winter ihr grünes Laub behält. Man kann also das ganze Jahr über die Blätter ernten. Natürlich nur Neuaustriebe, keine alten Blätter. Die Blüten kann man im April und Mai ernten, die Wurzeln im Spätherbst. Alle Teile der Pflanze, aber separat, kann man für Tee trocknen. Hilfreich kann dieser Tee sein bei Durchblutungsstörungen, Kopfschmerzen, Ohrensausen und Schwindel. Immergrün, Blüten und klein geschnittene Blätter in Wein aufgekocht, soll Bauchschmerzen lindern und bei Durchfall helfen.

*Das **Kleine Immergrün** ist eine ausdauernde Pflanze, die gern in lichten Laubwäldern, in Gebüschen und Hecken wächst. Es wird auch in Vorgärten als Bodendecker angepflanzt. Man zählt es zur Familie der Hundsgiftgewächse. Als Zwergstrauch wird es zwischen zehn und 20 Zentimeter hoch. Sein immergrünes Laub ist oval, eiförmig. Die blauen Blüten des Kleinen Immergrüns erscheinen zwischen Mai und Juni und besitzen fünf Blütenblätter. Samen bildet die Pflanze bei uns relativ selten. Eher verbreitet sie sich über die langen Triebe, die dann verwurzeln.*

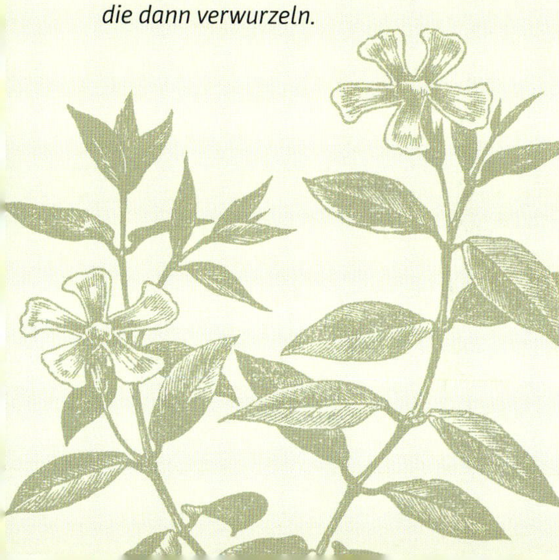

Rezept für eine Immergrün-Tinktur:
Zwei Handvoll Blätter, geschnitten mit Blüten, in eine weithalsige Flasche geben, mit gutem Wein übergießen und zehn Tage in der Wärme stehen lassen. Danach absieben, als Kur zwei kleine Gläschen am Tag trinken, bis die Flasche leer ist. Diese Tinktur soll bei Bluthochdruck und Verdauungsstörungen helfen.

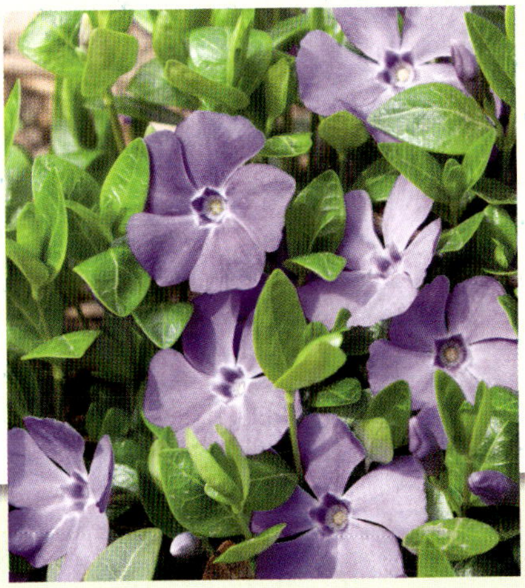

*Bei Mandelentzündungen oder Halsschmerzen empfiehlt sich ein **Mischtee** von Immergrün und Salbei zum Gurgeln.*

Immergrün soll auch bei Arterienverkalkung helfen. Dazu könnte man sich Urtinkturen selbst herstellen, was ich von verschiedenen Pflanzen schon öfter gemacht habe. Man kann Urtinkturen aber auch in der Apotheke kaufen.

Eine Mischung folgender Urtinkturen soll gegen Arterienverkalkung helfen:
20 Milliliter Immergrün Ø
10 Milliliter Weißdorn Ø
20 Milliliter Ginkgo Ø

Vom Apotheker mischen lassen, dreimal täglich 20 Tropfen in etwas Wasser vor dem Essen einnehmen.

Ø Dieses Zeichen steht für Urtinktur aus pflanzlichen oder tierischen Stoffen.

leicht giftig!

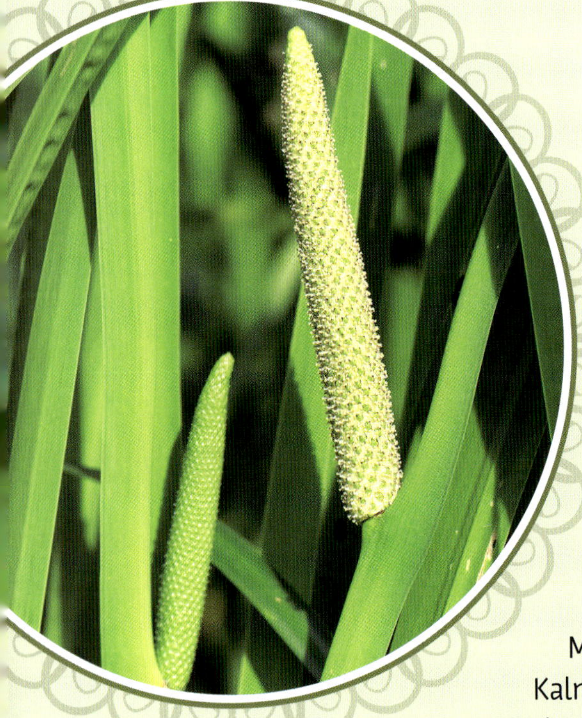

Kalmus

Acorus calamus
auch Magenwurz, Deutscher Ingwer, Brustwurz

Für Heilzwecke wird der Wurzelstock gesammelt. Man gräbt ihn während seiner Ruhezeit im zeitigen Frühjahr oder im Spätherbst aus dem Schlamm. Man schrubbt die Wurzel, befreit sie von kleinen Faserwürzelchen und schneidet sie in etwa 10 Zentimeter lange Stücke, die man dann noch längs zerkleinert. Man trocknet sie zügig in einem Dörrapparat nicht über 40 °C und bewahrt sie in luftdicht verschlossenen Gläsern. Die Kalmuswurzel hat einen feinen Geruch, obwohl sie ein wenig bitter schmeckt. Es wird empfohlen, die frische oder auch die getrocknete Wurzel bei Magen- und Darmkrebs zu kauen. Man legt ein Stückchen frische Kalmuswurzel in Trinkwasser, wenn man meint, es sei nicht ganz in Ordnung. Kalmus soll alles Schlechte an sich ziehen. Deswegen sollte auch Kalmus in keinem Garten fehlen. Er hält das Wasser sauber, nur duldet er keine anderen Schilfpflanzen um sich herum.
Die guten Eigenschaften des Kalmus: Vor allen Dingen wirkt er reinigend, schweißtreibend, magenstärkend, harntreibend, krampflösend, gedächtnisstärkend, blutbildend und hautreinigend. Kalmus soll auch hilfreich sein bei einer Nierenentzündung und auch Lungenentzündung, ferner bei einer fiebrigen Grippe und Gicht.

Einen Tee aus Kalmuswurzel bereitet man so:
Einen Teelöffel getrocknete oder zwei Teelöffel frisch geschnittene Wurzel setzt man mit einem Viertelliter kaltem Wasser an, lässt es zum Kochen kommen, schaltet aus, lässt noch fünf Minuten ziehen, seiht ab und trinkt schluckweise.

*In Apotheken gibt es **Kalmus-Öl** zu kaufen, das äußerlich verwendet werden kann zum Einreiben bei Krampfadern, kalten Händen und Füßen. Dieses Öl verdünnt man ein wenig mit gutem Olivenöl, es reizt sonst zu sehr.*

*Ein wertvoller **Puder zur Körperpflege**, hergestellt aus getrockneter Kalmuswurzel und getrockneter Veilchenwurzel (das ist die Hildegard-Iris): Beide Wurzeln in der Kaffeemühle zu Pulver mahlen, gut vermischen, nach einem Bad fein damit einpudern.*

*Der **Kalmus** ist eine mehrjährige Pflanze mit waagerecht wachsendem, dichtem Wurzelstock. Er wächst ausschließlich als Wasserpflanze an Seen und Weihern, in Sümpfen und entlang von Bächen, die träge fließen. Ursprünglich stammt der Kalmus aus Asien, ist aber schon seit dem 13. Jahrhundert in ganz Europa verbreitet. Er gehört zur Familie der Kalmusgewächse. Kalmus kann bis zwei Meter hoch werden und verbreitet sich durch Ableger, die an einem unterirdischen Rhizom wachsen. Die Blätter des Kalmus erinnern in der Form an die einer Iris, jedoch ist die Farbe eher gelbgrün und der Rand manchmal gewellt. Während der Blütezeit von Juni bis Juli erscheinen an einem bis zehn Zentimeter langen Kolben kleine rötliche Blüten, die lediglich bis vier Millimeter breit werden. Früchte trägt der Kalmus in Mitteleuropa nicht.*

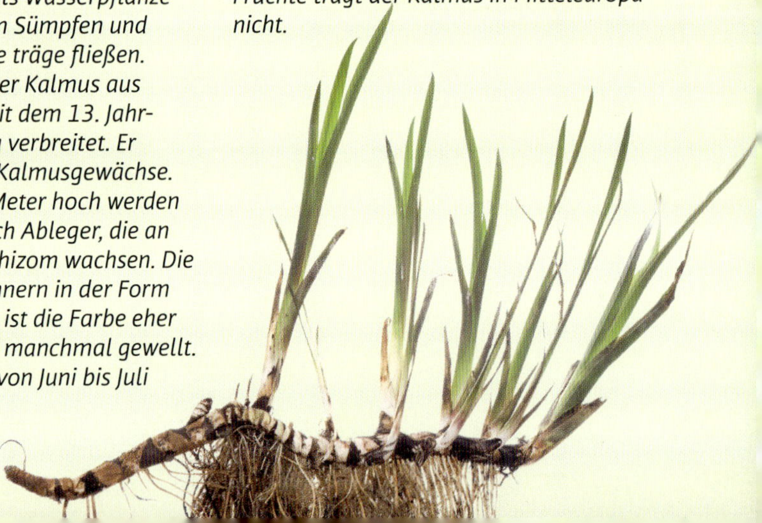

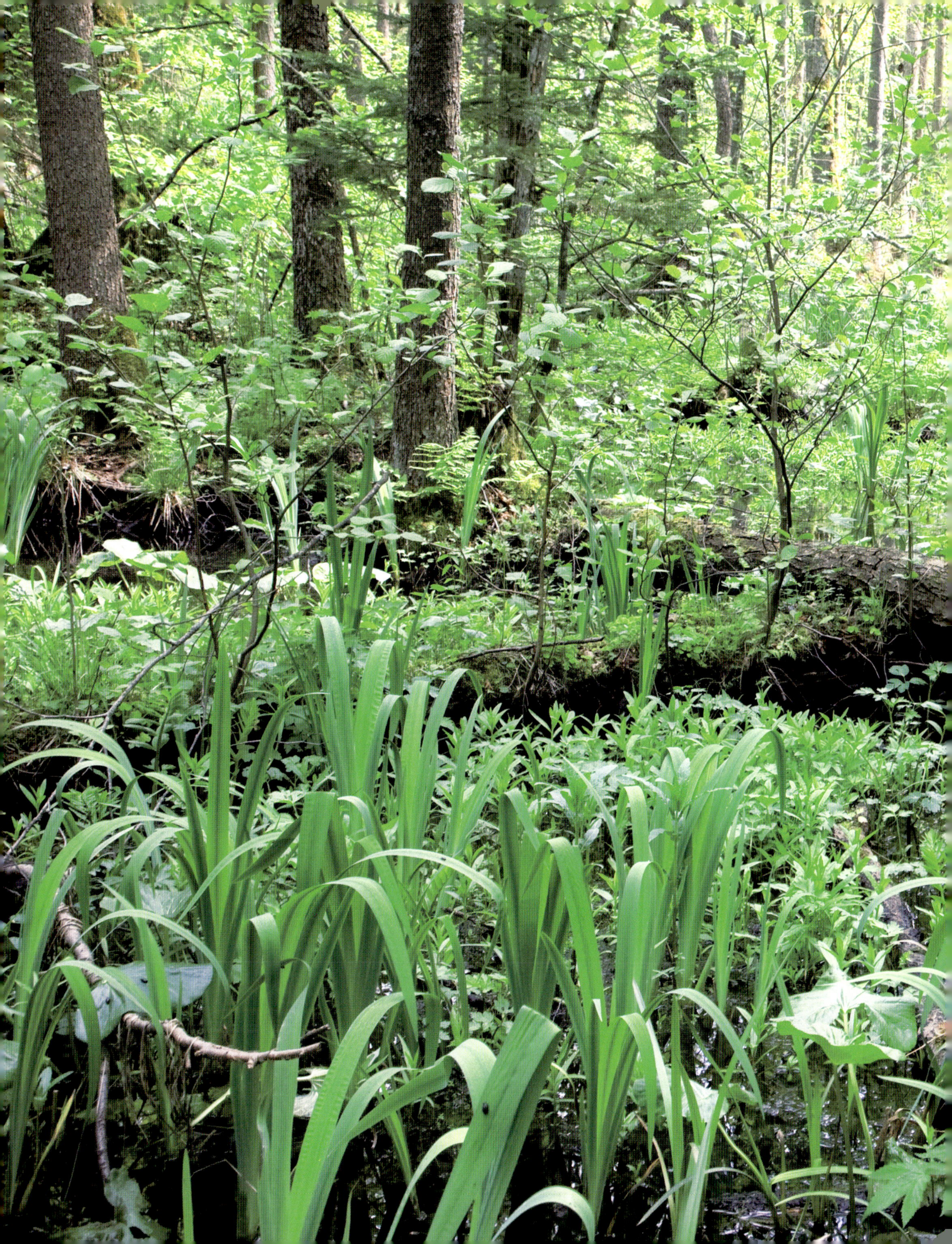

Katzenpfötchen, Gewöhnliches

Antennaria dioica
auch Immortelle, Himmelfahrtblümchen

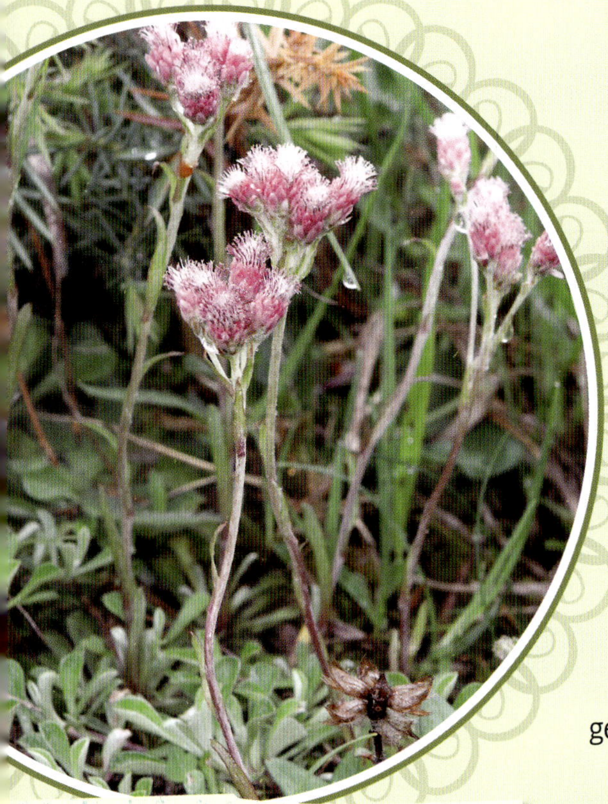

Das Katzenpfötchen zählt zu den Strohblumen, seine Blüten verwelken nicht. Es lassen sich kleine Kränze binden, und somit hat man das ganze Jahr hindurch einen hübschen Blumenschmuck. Früher soll das Katzenpfötchen in der Krebstherapie eine wichtige Rolle gespielt haben, ebenfalls bei Lungentuberkulose. Heute wird ihm keine Bedeutung mehr beigemessen. Es wird aber noch verwendet bei Leberentzündungen, als Hustenmittel und bei Durchfall. Außerdem sollen französische Wissenschaftler nachgewiesen haben, dass die Blütenköpfchen eine starke galletreibende Wirkung haben. Es lohnt sich also, das Katzenpfötchen im Steingarten anzusiedeln, es sei denn, man hat in der Natur eine Stelle entdeckt, wo es wächst. Es ist keine geschützte Pflanze, man darf es pflücken.

Tee von Katzenpfötchen macht man wie folgt:
Einen Teelöffel getrocknete, weibliche Blüten übergießt man mit einem Viertelliter kochendem Wasser, lässt fünf bis zehn Minuten zugedeckt ziehen, seiht ab und trinkt schluckweise zwei bis vier Tassen täglich. Es ist sinnvoll, den Tee durch ein Tüchlein zu filtern, damit die seidigen Härchen nicht in den Tee gelangen.

Eine Tinktur kann ebenfalls hergestellt werden:
Dazu füllt man in ein Schraubglas weibliche Blüten vom Katzenpfötchen, gießt 38%igen Doppelkorn darüber, bis alles gut bedeckt ist. Das Glas lässt man bei Zimmerwärme sechs bis acht Wochen ruhen. Öfter schütteln, damit die Blüten immer mit Alkohol bedeckt sind. Danach wird gefiltert, in kleine, dunkle Fläschchen gefüllt und etikettiert.

Tinktur und Tee sind bei den genannten Beschwerden einzusetzen.

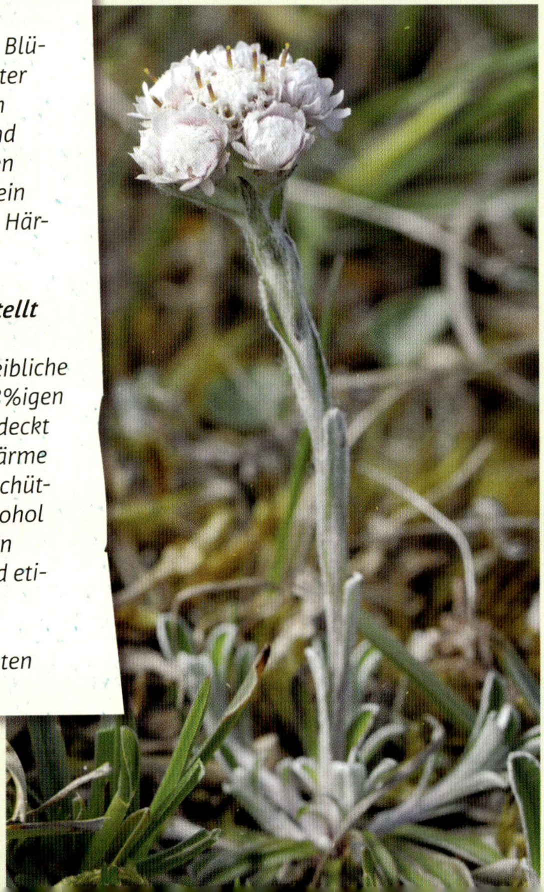

*Das **Gewöhnliche Katzenpfötchen** gehört zur Familie der Korbblütler und ist eine kleine, ausdauernde Pflanze, die etwa 30 Zentimeter hoch wird. Es ist eine zweihäusige Pflanze, das heißt, es gibt männliche und weibliche Exemplare. Wenn man genau hinschaut, erkennt man es deutlich. Die Rosetten am Boden sind alle gleich, nur die Blütenstiele sind ungleich lang. Die Stiele der weiblichen Pflanzen wachsen etwas höher als die der männlichen und blühen gelb-rötlich. Die traubenartigen Blütenstände bestehen aus drei bis zwölf Blütenkörben. Blütezeit ist von Mai bis Juli. Die Stiele der männlichen Pflanzen blühen gelblich-weiß. Das Katzenpfötchen findet man in fast ganz Europa, machmal recht verbreitet, aber stellenweise auch selten. Es liebt Heiden und trockene Matten, aber auch lichte Wälder und Gebüsch. Die Früchte sind, ähnlich wie beim Löwenzahn, Schirmchen, die der Wind verbreitet.*

Kerbel, Wiesen-

Anthriscus Sylvestris
auch Wilder Kerbel, Waldkerbel

Kerbel, Garten-

Anthriscus cerefolium
auch Kuchelkraut, Suppenkraut

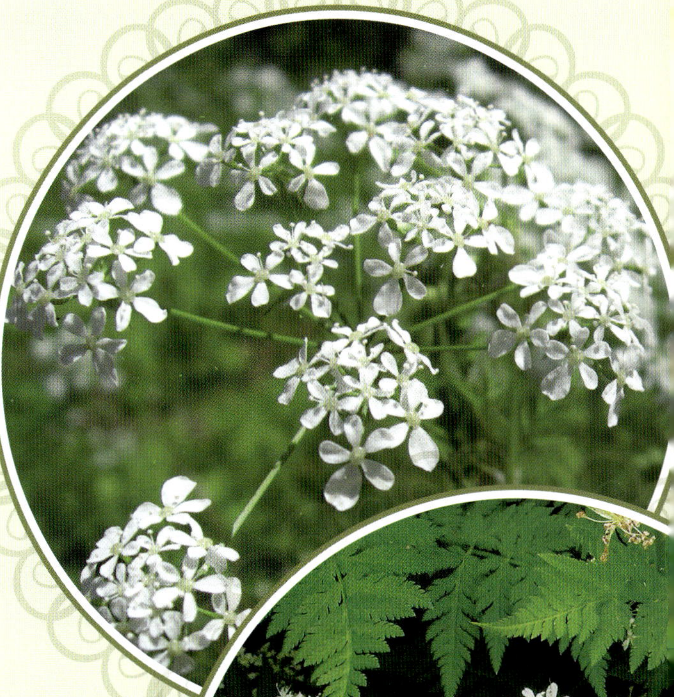

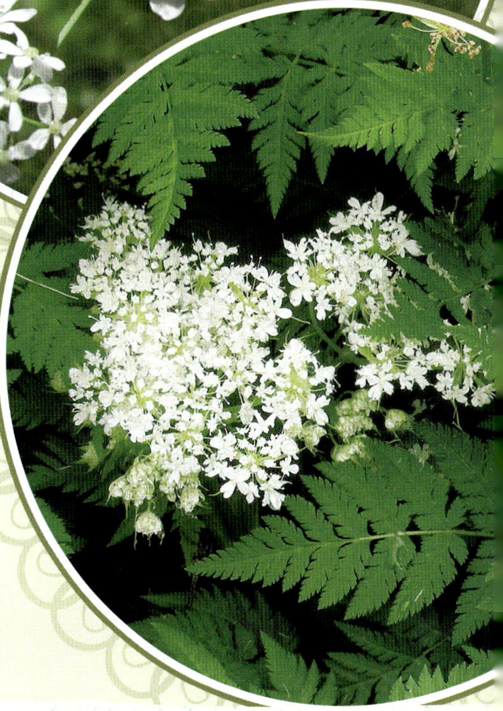

Wiesen-Kerbel ist ein hochwertiges Wildkraut mit seinen gesunden Inhaltsstoffen wie Vitamin C, Magnesium, Eisen und Carotin (Abbildung oben). Deswegen wird er als Heilpflanze sehr geschätzt. Nun gibt es aber auch noch viele andere Doldenblütler, von denen die meisten giftig sind. Wer in der Natur Kerbel ernten will, muss sich bestens auskennen, denn die Doldenblütler stehen gern in Gemeinschaft untereinander. Da ist es schon besser, man sät im Garten Kerbel aus oder in einem großen Bottich. Dieser Garten-Kerbel (Abbildung unten) hat einen feinen Anis-Kümmel-Geruch und -Geschmack, dieser fehlt dem Wiesen-Kerbel völlig. Von beiden Pflanzenarten kann man im Sommer Samen ernten, trocknen und als Gewürz in der Küche verwenden. Beide Kerbelarten eignen sich als appetitanregende Zutat zu Salaten, Gemüsen und Suppen oder in Kräuterquark oder Kräuterbutter.

***Wiesen-Kerbel** gehört zur Familie der Doldenblütler. Er wächst auf nährstoffreichen Wiesen, an Wegrainen, Heckensäumen, sogar auf Bergwiesen im Gebirge auf über 2000 Meter Höhe ist er noch zu finden. An einem aufrecht stehenden, gefurchten Stängel, der bis 1,50 Meter hoch wird, bilden sich zwei- oder dreifach gefiederte Blätter aus, die an Farn erinnern. Während der Blütezeit von April bis August wächst der doldenförmige Blütenstand. Die kleinen weißen Einzelblüten bestehen aus fünf Blütenblättern, die strahlenförmig angeordnet sind. Die Frucht des Wiesen-Kerbels ist eine braune, längliche Spaltfrucht, die bis zehn Millimeter lang wird.*

***Ein Tee aus Kerbelblättern** wirkt blutreinigend, entgiftend, wassertreibend und stoffwechselanregend. Außerdem hat die Pflanze auch verdauungsfördernde Eigenschaften und hilft somit bei Magenproblemen. In der Volksmedizin wird Kerbel eingesetzt zu Frühjahrskuren. Äußerlich wird die frische Pflanze zerquetscht auf Hautentzündungen und Ekzeme aufgelegt, da sie auch entzündungshemmend wirkt. Überall dort, wo es möglich ist, wird Kerbel frisch verwendet, ansonsten nimmt man getrocknete Blätter oder Samen.*

***Für einen Tee aus Frischpflanzen nimmt man** zwei Teelöffel voll geschnittenes Kraut, übergießt dieses mit einem Viertelliter kochendem Wasser, lässt das Ganze 10 Minuten ziehen, seiht ab und trinkt schluckweise.*

***Für einen Tee aus getrockneter Pflanze** reicht ein Teelöffel voll geschnittenes Kraut. Man trinkt zwei bis drei Tassen täglich bei Beschwerden.*

Kirschbaum, Wilder

Prunus avium
auch Vogelkirsche

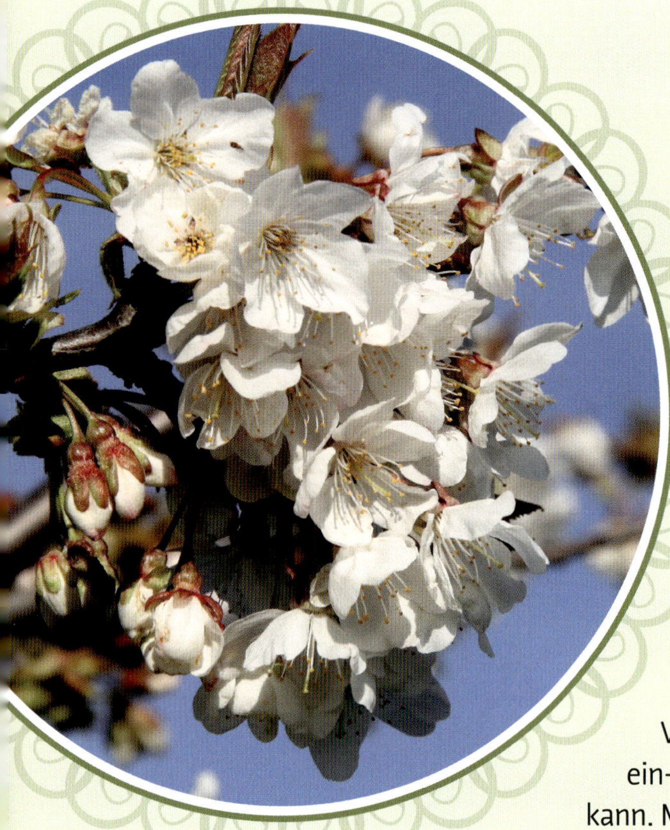

Ein Kirschbaum sollte niemals allein stehen, er benötigt einen zweiten Baum zur Bestäubung, sonst gibt es keine Kirschen. Natürlich müssen auch Bienen fliegen, die die Bestäubung vornehmen, Windbestäubung gibt es nicht. Die Kirschen der Wildbäume sind wesentlich kleiner als die der Kulturbäume. In reifem Zustand sind sie tiefschwarz und süß. Meist werden sie Vogelkirschen genannt. Diese Vogelkirschen sind eine beliebte Nascherei, die man am praktischsten direkt vom Baum in den Mund nehmen sollte, damit man die Kerne ausspucken kann. Es lassen sich auch Gelees und Säfte aus den Früchten herstellen und sogar ein feiner Essig. Dazu füllt man in eine weithalsige Flasche bis zur Hälfte reife Vogelkirschen, die man zuvor mit einem Zahnstocher ein- bis zweimal eingestochen hat, damit der Saft austreten kann. Mit einem guten Weinessig aus dem Reformhaus füllt man bis zum Rand auf. Einige Wochen lässt man die Flasche ruhen, dann seiht man ab. Man füllt den feinen Essig in zwei schöne helle Flaschen, eine ist zum Verschenken, die andere zum Selbstgenießen.
Wenn man Vogelkirschen zur Saftgewinnung im Entsafter hatte, bleiben ja die Kerne übrig. Diese säubert man und trocknet sie auf der Heizung oder in einem Dörrapparat und füllt sie in ein etwa 20 mal 20 Zentimeter großes Leinensäckchen. Dieses Kirschkern-Säckchen ist vielfältig einsetzbar. Man erwärmt es, legt es bei schmerzendem Nacken und bei Bauchschmerzen auf, im Bett wärmt es die Füße und massiert sie gleichzeitig. In früherer Zeit wurde vieles vom Vogelkirschbaum für Heilzwecke genutzt. Man sammelte Rinde, Blüten, Blätter und sogar die Stiele, trocknete alles fein und verwendete es in Form von Tee. Anwendung fand er bei Husten, Fieber, Durchfall und Wasseransammlung im Gewebe, auch bei Nervosität und Harnwegsproblemen.
Wer lieber rohen Saft trinkt, kann sich einen Cocktail zaubern. Dazu mischt man Kirsch-, Ananas-, Erdbeer- und Heidelbeersaft. Wer möchte, süßt mit einer Prise „Stevia“.

*Der **Wildkirschbaum** kommt in Europa in Wäldern, an Waldrändern und in Hecken vor. Alle unsere Süßkirschbäume wurden aus dieser Waldkirsche gezüchtet. Er kann rund 300 Jahre alt werden und 20 Meter hoch wachsen. Der Wilde Kirschbaum gehört zu der Familie der Rosengewächse. Die Blüten sind weiß. Blütezeit ist von April bis Mai.*

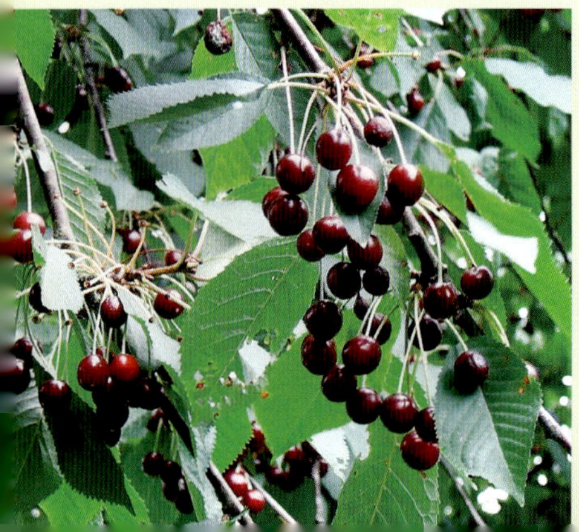

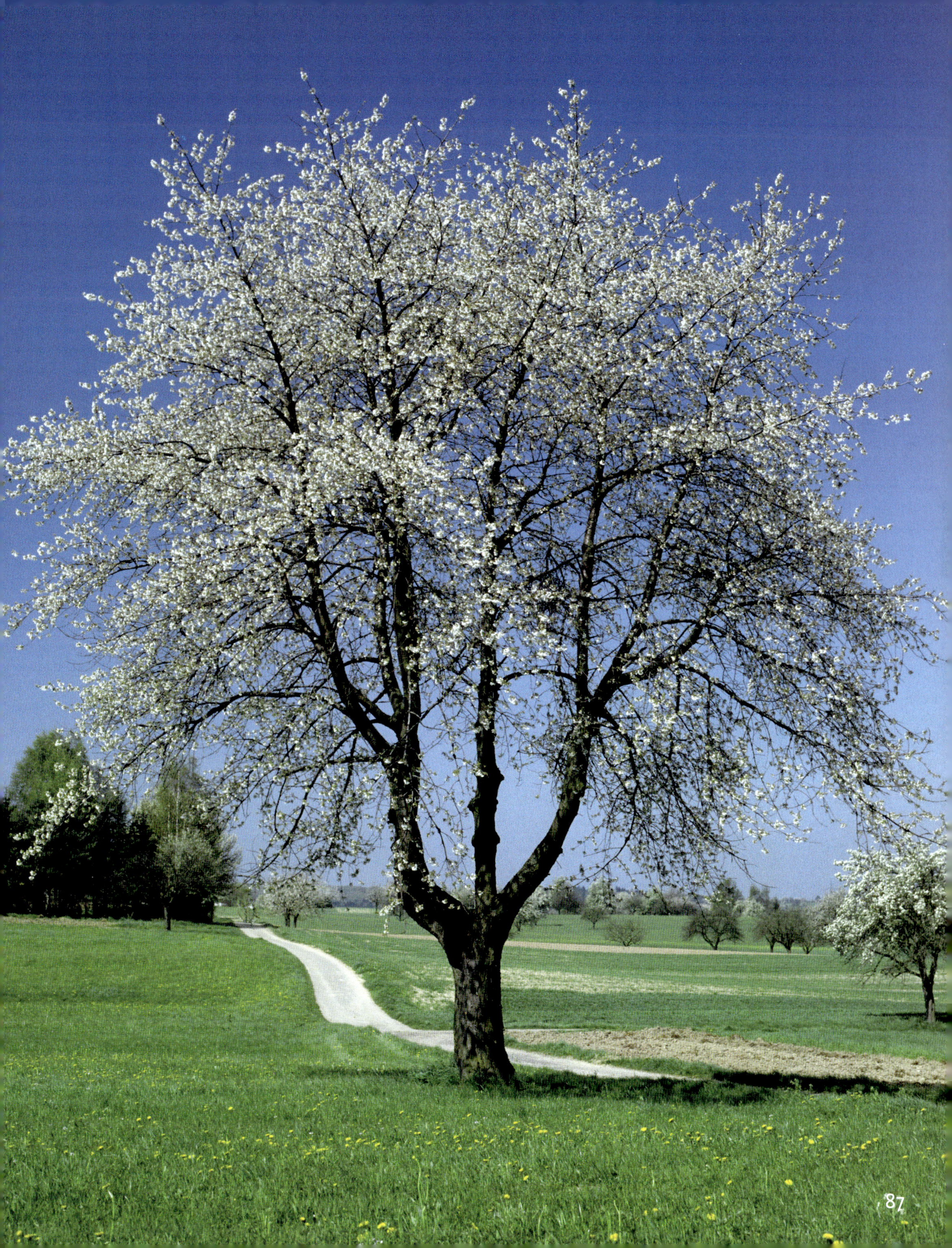

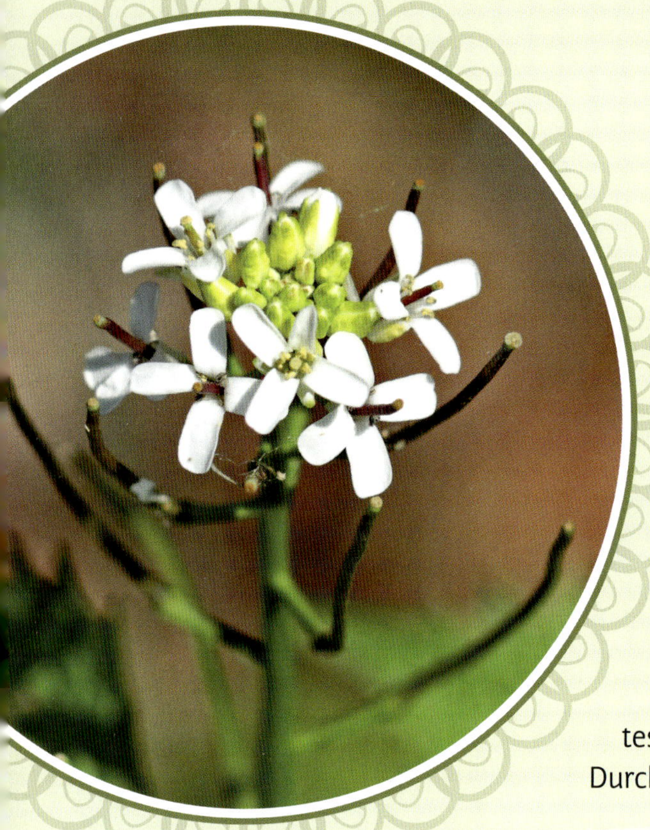

Knoblauchsrauke

Alliaria petiolata
auch Lauchkraut, Lauchhederich

Man sollte die Knoblauchsrauke immer frisch verwenden, denn in getrocknetem Zustand hat sie ihre Wirkung verloren. Man mischt sie geschnitten unter Salate, gibt sie in eine Kräutersoße oder in eine Mayonnaise oder in andere Gerichte, die eine milde Knoblauchnote vertragen. Leicht lässt sich aus den Blättern ein Saft pressen, den man 1:1 mit Alkohol verdünnt und teelöffelweise einnimmt. In der Pflanzenheilkunde wird die Knoblauchsrauke bei Erkrankungen der Atemwege, bei Asthma und bei Husten als auswurfförderndes Mittel verwendet. Äußerlich kann zerquetschtes Kraut auf Frostbeulen aufgetragen werden, es fördert die Durchblutung.

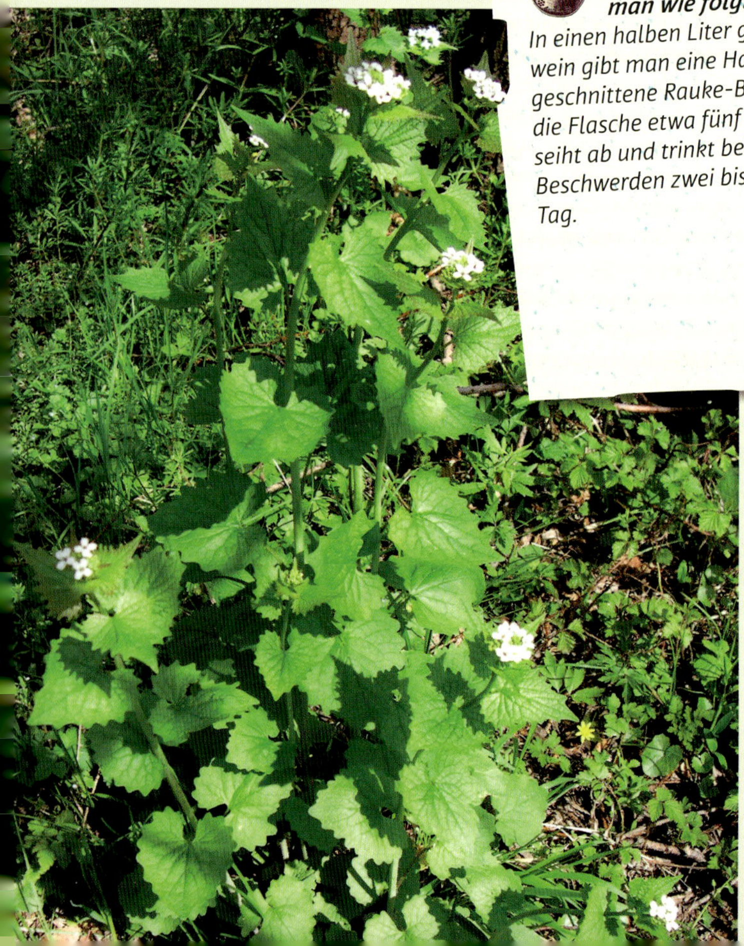

Eine Weintinktur stellt man wie folgt her:
In einen halben Liter guten Weißwein gibt man eine Handvoll frische, geschnittene Rauke-Blätter, lässt die Flasche etwa fünf Tage stehen, seiht ab und trinkt bei den genannten Beschwerden zwei bis drei Gläschen am Tag.

Einen alkoholischen Auszug stellt man wie folgt her:
In eine weithalsige Flasche gibt man bis zur Hälfte frische, geschnittene Knoblauchsrauke-Blätter, darüber gießt man 38%igen Doppelkorn, bis alles gut bedeckt ist. Die verschlossene Flasche lässt man bei Zimmerwärme zwei Wochen lang stehen, öfter schütteln, dann filtert man und füllt in eine dunkle Flasche. Bei den genannten Beschwerden nehmen Sie einen bis drei Teelöffel am Tag.

*Die **Knoblauchsrauke** ist eine einjährige, manchmal auch zweijährige Pflanze, die in fast ganz Europa beheimatet ist. Sie wächst in lichten Laubwäldern, in Gebüschen, an Waldrändern und auf Schuttplätzen und gehört zur Familie der Kreuzblütengewächse. Wo Pflanzen einmal stehen, versamen sie sich immer wieder. Die Knoblauchsrauke erreicht eine Höhe von etwa 100 Zentimetern und verströmt bei Verreibung einen starken Knoblauchgeruch, daher der Name. Während der Blütezeit von April bis Juli erscheinen, traubenartig angeordnet, viele kleine weiße Blüten. Als Samen entwickeln sich Schoten. Die Blätter sind gekerbt.*

Knorpelmöhre, Große

Ammi majus
auch Hohes Bischofskraut

Bischofskraut

Ammi visnaga
auch Zahnstocher-Ammei

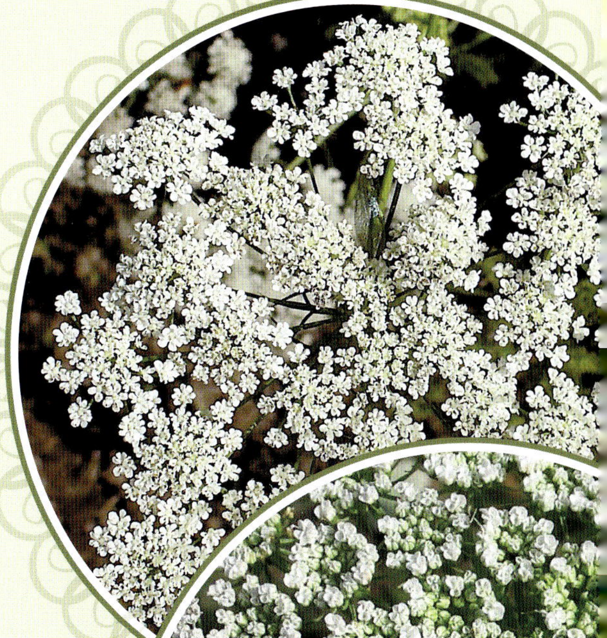

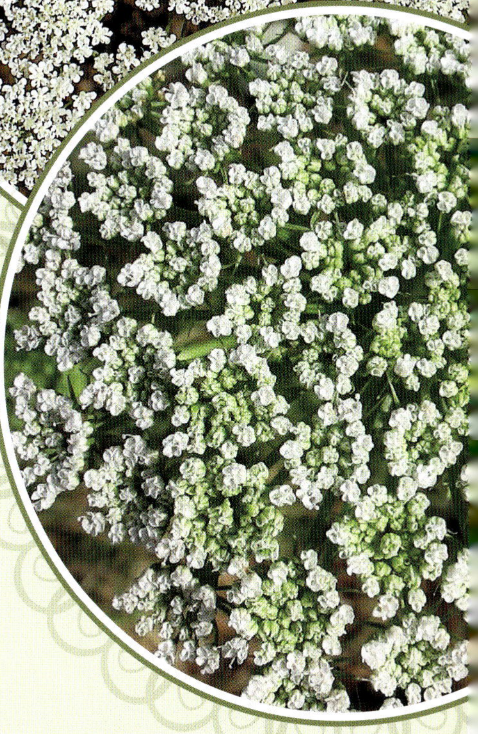

Die Knorpelmöhre (Abbildung oben) wird auch als Bischofskraut bezeichnet, und Bischofskraut (Abbildung unten) wird als Knorpelmöhre bezeichnet. Die beiden Pflanzen sind sehr nahe miteinander verwandt und werden sehr oft verwechselt. Sie sehen sich aber auch zum Verwechseln ähnlich. Nur wenn man genau hinschaut, kann man den Unterschied der grünen Blätter erkennen. Beide Pflanzen werden medizinisch verwendet, haben aber trotz ihrer Verwandtschaft verschieden wirksame Inhaltsstoffe. Die Knorpelmöhre reguliert die Menstruation, ist verdauungsfördernd und windtreibend. Ihre reifen Früchte werden zu Medikamenten verarbeitet. Das Bischofskraut wird bei Asthma und Bronchitis eingesetzt. Die Früchte des Bischofkrauts enthalten Inhaltsstoffe wie Glykosid, Khellinin, Visnadin die sich auf die Stärkung des Herzmuskels und die Erweiterung der Herzkranzgefäße positiv auswirken. Das BGA (Bundesgesundheitsamt) erkennt Zubereitungen von den Früchten des Bischofskrauts voll an. Auch klinische Bestätigungen liegen vor.

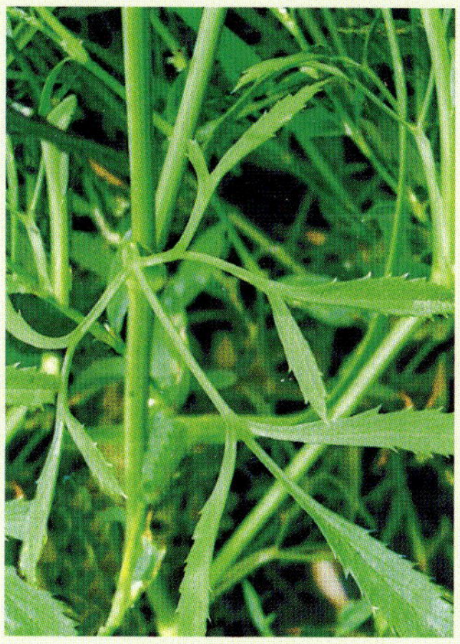

*Die **Große Knorpelmöhre** gehört, wie auch das **Bischofskraut,** zur Familie der Doldenblütler. Sie stammt ursprünglich aus dem Mittelmeerraum. Man findet sie aber mittlerweile auch in Zentraleuropa auf feuchten Böden. Beide Pflanzen werden bis zu 100 Zentimeter hoch. Die Große Knorpelmöhre blüht von Juni bis Oktober, das Bischofskraut von Juli bis September. In der Blütezeit erscheinen dann unzählige kleine weiße bis grünliche Blüten, die in Dolden stehen. Die Blätter der Großen Knorpelmöhre sind eiförmige Fiederblättchen, die gestielt und fein gesägt sind. Beim Bischofskraut hingegen sind die Fiederblättchen linealförmig, gestielt und glattrandig. Um Früchte zu tragen, benötigen die Pflanzen sehr hohe Temperaturen. Deshalb findet man hierzulande selten eine Pflanze mit Fruchtstand.*

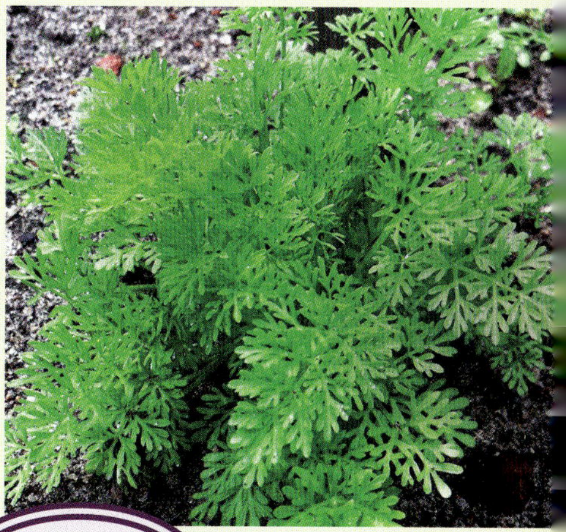

leicht giftig!

Knöterich, Vogel-

Polygonum aviculare
auch Wegtritt, Blutkraut, Knotengras

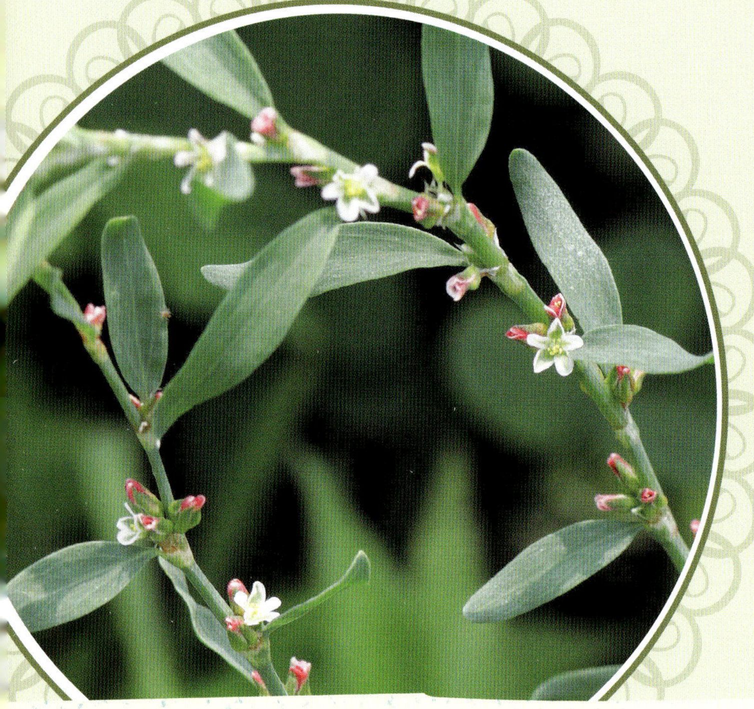

Vogelknöterich ist eine gerbstoffhaltige Kieselsäurepflanze, ähnlich wie der Ackerschachtelhalm, und auch so zu verwenden. Man kann ihn leicht mit anderen Knötericharten verwechseln, sogar mit dem Vietnamesischen Koriander. Bei genauem Hinschauen und Vergleichen mithilfe eines Bestimmungsbuches findet man dann doch die Unterschiede heraus. Wenn er nicht als Unkraut ausgerissen wird, reifen die Samen, an denen sich körnerfressende Vögel gütlich tun. Für den heilkräuterkundigen Sammler ist die gesamte Pflanze von Bedeutung. Das blühende Kraut wird gesammelt, gebündelt, kopfüber aufgehängt, nach dem Trocknen geschnitten und in Schraubgläsern aufbewahrt und später als Tee verwendet. Von der frischen Pflanze lässt sich mittels Entsafter ein Saft auspressen, eine alkoholische Tinktur ansetzen und ein Weinelixier bereiten. Ganz gleich, welche Art der Herstellung man wählt, Vogelknöterich-Droge ist einsetzbar bei: Harnwegserkrankungen, Durchfall, kleineren Nieren- und Blasensteinen, Hautunreinheiten und Entzündungen im Mund- und Rachenraum.

Tee von Vogelknöterich macht man wie folgt:
Zwei Teelöffel getrocknetes Kraut mit einem Viertelliter Wasser bedecken, erhitzen, nicht kochen, fünf Minuten ziehen lassen, abseihen und schluckweise bis zu drei Tassen am Tag trinken.

Man kann auch Tee von frischem Kraut herstellen, muss dann aber die doppelte Menge nehmen.

*Möchte man einen **Ausschwemm-Tee** zur Blutreinigung herstellen, mischt man noch einige Kräuter mit gleichwertigen Inhaltsstoffen hinzu, etwa Brennnessel, Spitzwegerich, Ackerschachtelhalm und Birkenblätter. Auf einen Esslöffel dieser Mischung gibt man einen halben Liter Wasser.*

Eine Vogelknöterich-Tinktur wird hergestellt, wie bei der Schafgarbe beschrieben.

Ein Vogelknöterich-Weinelixier wird hergestellt wie folgt:
In einen Liter guten Weißwein gibt man eine Handvoll geschnittenen Vogelknöterich, 50 Gramm Honig, eine halbe Stange Zimt, lässt alles fünf Minuten kochen, füllt heiß in zwei Flaschen, im Kühlschrank aufbewahren. Trinken Sie ein bis zwei Likörgläser täglich.

Alle Empfehlungen sind bei den genannten Beschwerden anzuwenden.

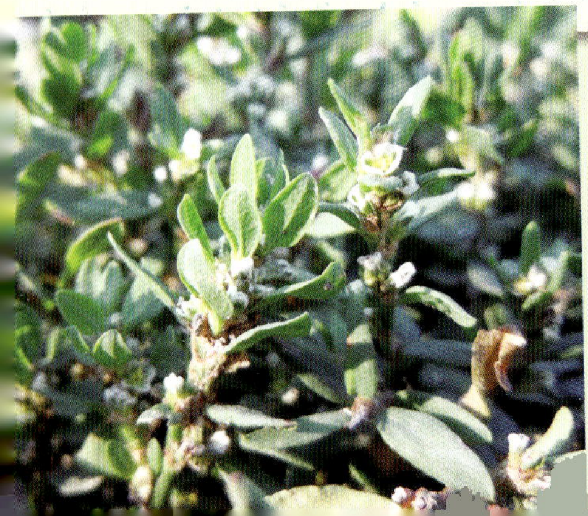

*Der **Vogelknöterich** ist eine einjährige Pflanze, die in ganz Europa auf bestellten Feldern, in Wiesen, auf Ödland und an Straßenrändern anzutreffen ist. Vogelknöterich hat lange Wedel, aus deren Blattachseln kleine, rötliche Blütchen wachsen. Die Blütezeit reicht von Mai bis Oktober. Er gehört zur Familie der Knöterichgewächse. Nach der Blüte reifen kleine Nussfrüchte heran, die den Samen enthalten. Vogelknöterich vemehrt sich durch Ausläufer. Seine Stiele sind meist niederliegend und können bis zu 60 Zentimeter lang werden.*

Knöterich, Wiesen-

Polygonum bistorta
auch Schlangenknöterich,
Lämmerzunge, Natterkraut

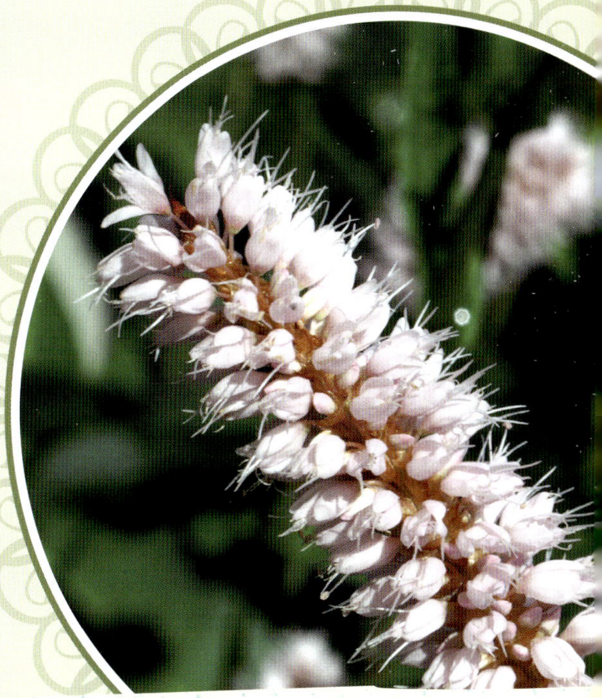

Wurzelstock und Grundblätter werden für Heilzwecke verwendet. In China sogar bei Malaria und Krebs. Blüten werden für Heilzwecke nicht verwendet. Blätter werden im Sommer ohne Stiel gesammelt. Den Wurzelstock gräbt man im Spätsommer aus, wenn das Oberirdische der Pflanze sich eingezogen hat. Die Blätter trocknet man in dünnen Schichten an einem luftigen Ort bei öfterem Wenden. Der Wurzelstock wird von den Nebenwürzelchen befreit und gut gewaschen und gebürstet, aber nicht geschält. Sodann schneidet man ihn in Stücke, quer und längs. Am besten trocknet man die Pflanzenteile im Ofen, denn es sollte zügig gehen, damit nichts schimmelt. 35 bis 40 °C genügen, eine höhere Temperatur würde die Wirkstoffe zerstören. Später werden die getrockneten Wurzelstücke des Wiesenknöterichs zu Pulver vermahlen. Dieses Pulver sollte roh und unverfälscht, nicht erhitzt eingenommen werden. Bei heißem Überbrühen oder gar Kochen würden alle Wirkstoffe verloren gehen. Man streut es ganz einfach übers Essen oder den Salat. Möchte man lieber einen Drink genießen, gibt man das Pulver in ein Glas mit warmem Wasser, lässt dieses ca. zwei Stunden ziehen und trinkt.

__Auch ein Tee von getrockneten Blättern wird lauwarm zubereitet:__ Zwei gehäufte Teelöffel der Blätter werden in einem Viertelliter lauwarmem Wasser angesetzt und fünf Stunden unter gelegentlichem Rühren ziehen gelassen. Nach dem Absieben ist der Tee trinkfertig.

Die Wirkstoffe des Wiesenknöterichs sind heilsam bei Durchfall, Entzündungen der Mundhöhle, Geschwüren, bei inneren und äußeren Blutungen, bei Magenbeschwerden und Hämorrhoiden. Bei Hämorrhoiden Waschungen vornehmen.

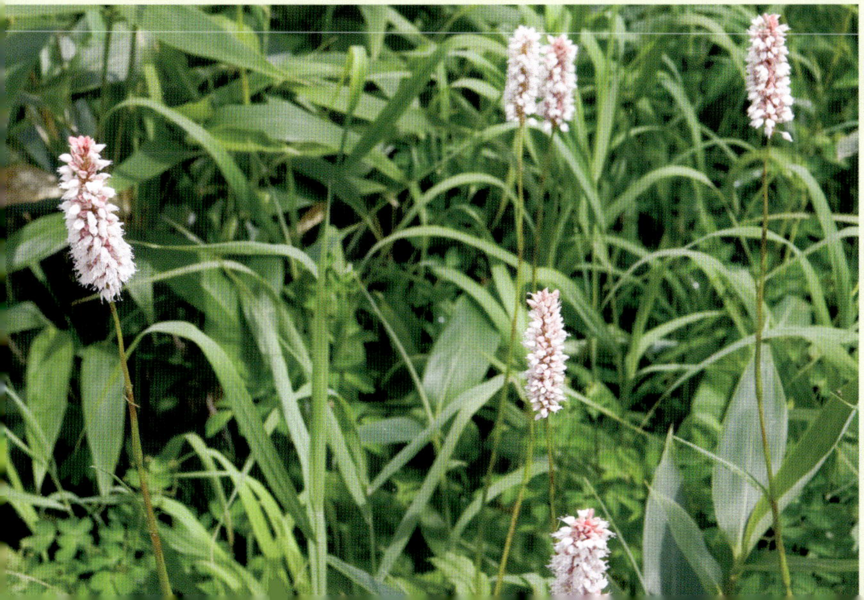

Den __Wiesenknöterich__ trifft man häufig auf saftigen Wiesen. Er zählt zur Familie der Knöterichgewächse. Genauso oft wird er Schlangenknöterich genannt. Diesen Namen verdankt er seinem Wurzelstock, der schlangenförmig gebogen ist. Die Pflanze kann bis zu 100 Zentimeter groß werden. Aus den grundständigen Blättern, die bis zu 25 Zentimeter lang werden können, wachsen lange, fast kahle, gerade Stiele mit einem dichten Blütenstand in rosafarbenen, schmalen Ähren. Blüten trägt der Wiesenknöterich von Mai bis Juli. Als Samenträger entsteht eine dreikantige Nussfrucht.

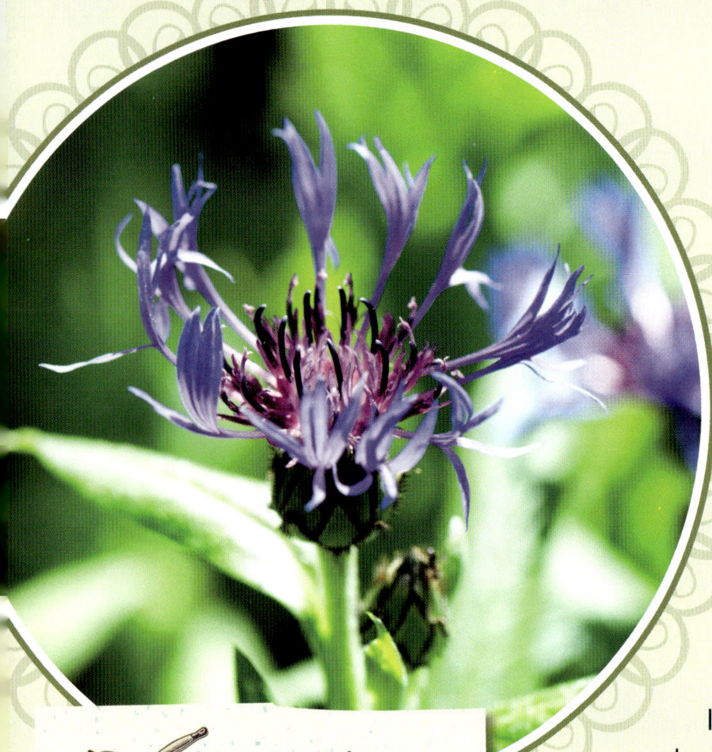

Kornblume

Centaurea cyanus
auch Roggenblume, Sichelblume, Zachariasblume

Die Kornblume ist eine ein- bis zweijährige Pflanze, die etwa 80 Zentimeter hoch wird. Sie wächst in fast ganz Europa auf Schotterhalden und Wiesen, natürlich am liebsten in Roggenfeldern. Aber biologisch angebaute Roggenfelder machen sich rar, und mit Chemie wächst die Kornblume nicht. Der botanische Name soll an den „Zentaur Chirou" erinnern, der seine Pfeilwunde mit dem Saft einer Kornblume heilte. Die anspruchslose Pflanze mit ihrer kräftig blauen Blüte wird vor allem in der Augenheilkunde genutzt. Ihr destilliertes Wasser, das man in Apotheken erwerben kann, bildet oft die Grundlage für beste Augentropfen für entzündete Augen. Auch zur Pflege der Haut, speziell der Gesichtshaut, wird dieses Kornblumenwasser empfohlen. Füllt man es in eine kleine Sprayflasche, kann man es auf der Haut feinst dosieren. Die Kornblume hat aber noch andere Eigenschaften, die wir uns zunutze machen können. Bei entzündeten Mund- und Halsschleimhäuten kann man mit einem Tee aus getrockneten Blüten gurgeln. Eine Handvoll Blüten ins heiße Badewasser gegeben, soll bei empfindlicher Haut guttun.

Einen Tee zur inneren Anwendung bereitet man wie folgt:

Drei Esslöffel der getrockneten, zerkleinerten Blüten zwei bis drei Minuten in einem Liter Wasser kochen und bis zur Abkühlung darin ziehen lassen, abseihen und über den Tag verteilt trinken.

Dieser Kornblumen-Tee soll helfen bei: Verstopfung, Magenproblemen, Harnbeschwerden und Bronchialkatarrh.

*Die **Kornblume** wird zur Familie der Korbblütler gezählt. Sie kommt an trockenen Standorten und am Rande von Getreidefeldern vor. Die einjährige Pflanze kann bis zu 100 Zentimeter hoch werden. Sie wächst krautig und bildet einen aufrechten, behaarten Stängel, der im oberen Teil verzweigt ist. Die Laubblätter sind lanzettenförmig, ebenfalls behaart und laufen spitz zu. Sie erreichen eine Breite von bis zu fünf Millimetern und sind manchmal auch gefiedert. Die Blüten zeigen sich von Mai bis August in einem kräftigen Blau und werden bis drei Zentimeter breit. Sie sind körbchenförmig. Am Rande des Körbchens stehen Scheinblütenblätter, die dazu dienen, Insekten in das Innere des Körbchens zu locken und dort die Blüten zu bestäuben. Die Kornblume bringt als Frucht eine besondere Form der Nussfrucht hervor, deren Hülle silbergrau und feinborstig behaart ist.*

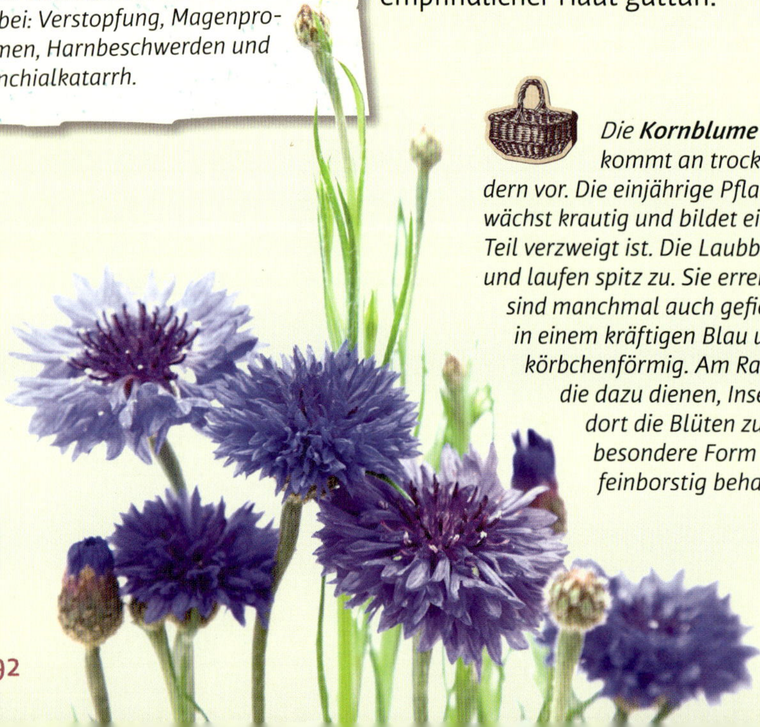

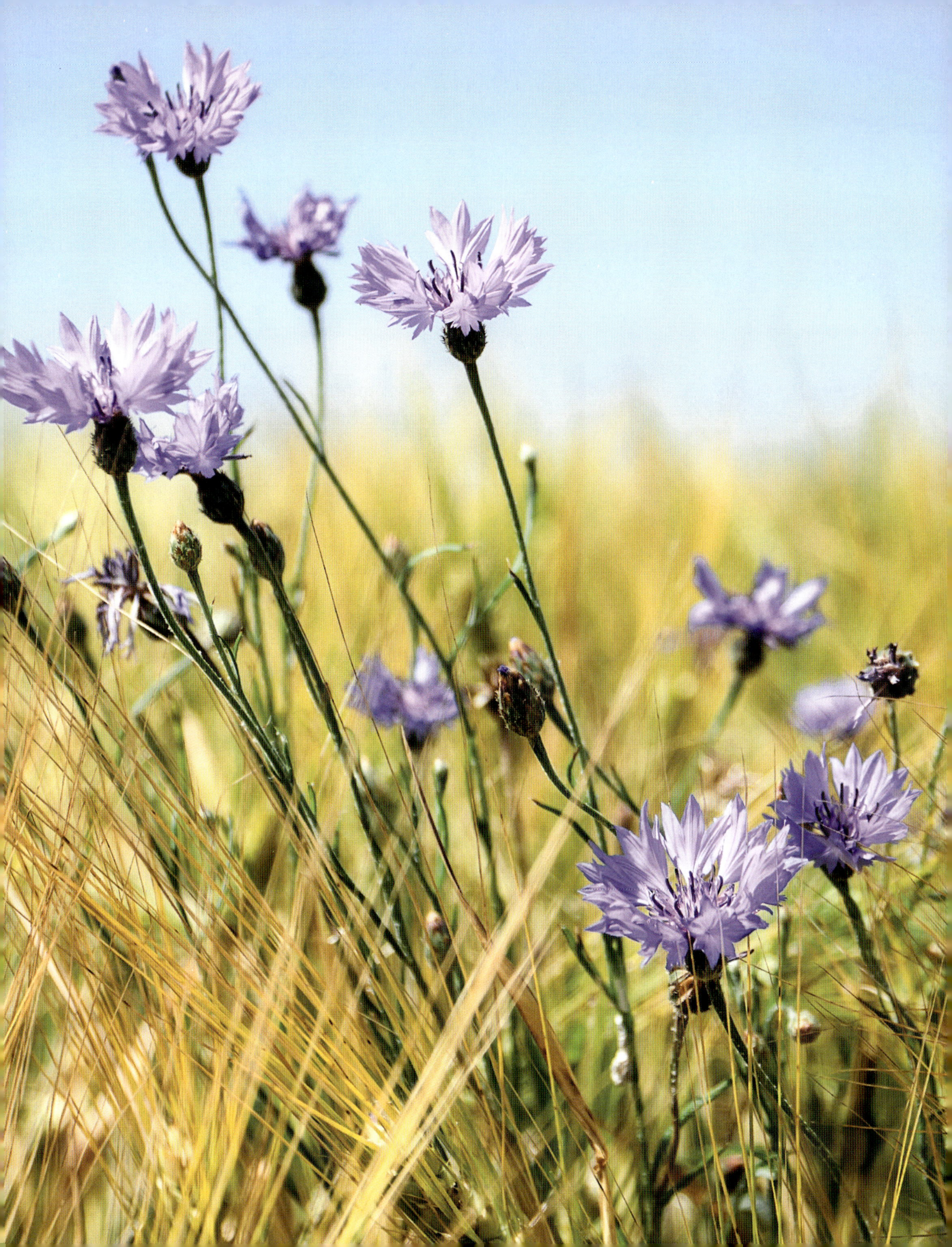

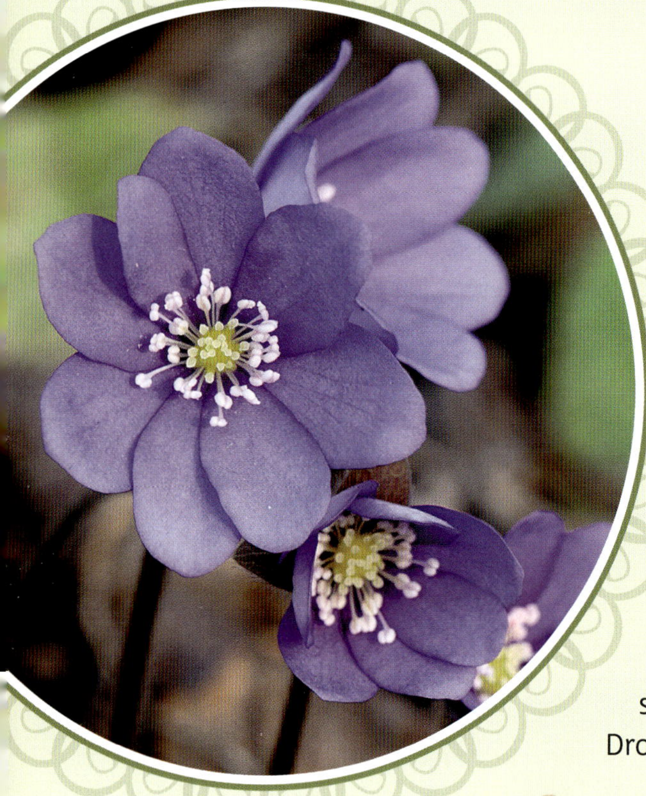

Leberblümchen

Hepatica nobilis
auch Blaue Windblume, Fastenblume, Leberkraut

Die Schulmedizin verwendet das Leberblümchen nicht, jedoch in der Volksmedizin ist es gebräuchlich. In der Homöopathie wird es gegeben bei starker Bronchitis und Leberbeschwerden. Nach der Signaturlehre, die der große Paracelsus eingeführt hat, galt das Leberblümchen seiner dreilappigen Blätter wegen, die an die Form der Leber erinnern, als leberwirksam. Heute ist bestätigt, dass ein richtig zubereiteter Tee der Leber guttut. Ferner soll ein Tee auch bei Lungenleiden Verwendung finden. Das Leberblümchen darf niemals in frischem Zustand genutzt werden, da es scharfe, giftige Reizstoffe beinhaltet. In der getrockneten Droge jedoch fehlen diese Stoffe.

*Das **Leberblümchen** ist ein langlebiges, mehrjähriges Kraut, das in schattigen Wäldern, auf nährstoffreichen Böden in fast ganz Europa vereinzelt, aber auch in großflächigen Beständen wächst. Es gehört zur Familie der Hahnenfußgewächse. Die Pflanze streckt ihre Blütenstiele mit himmelblauen Blüten, die gelegentlich auch rosa oder weiß sein können, aus dem Boden, bevor das Laub ausgetrieben hat. Gegen Ende der Blütezeit – meist zwischen März und April – erscheint dann auch das Laub. In einigen Ländern ist die Pflanze selten geworden und deshalb gesetzlich geschützt. Die Blätter sind dreifach gelappt. Das Leberblümchen wird etwa 25 Zentimeter hoch.*

Einen Leberblümchen-Tee bereitet man wie folgt:
Vier Teelöffel geschnittene und getrocknete Droge übergießt man mit einem halben Liter kaltem Wasser, lässt das Ganze zugedeckt acht bis zehn Stunden auslaugen, seiht ab, teilt in zwei Portionen, erwärmt den Tee und trinkt schluckweise. Die Menge reicht für zwei Tage.

leicht giftig!

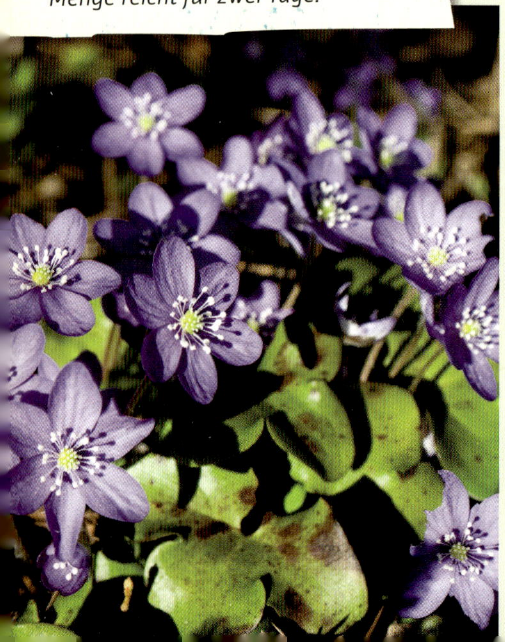

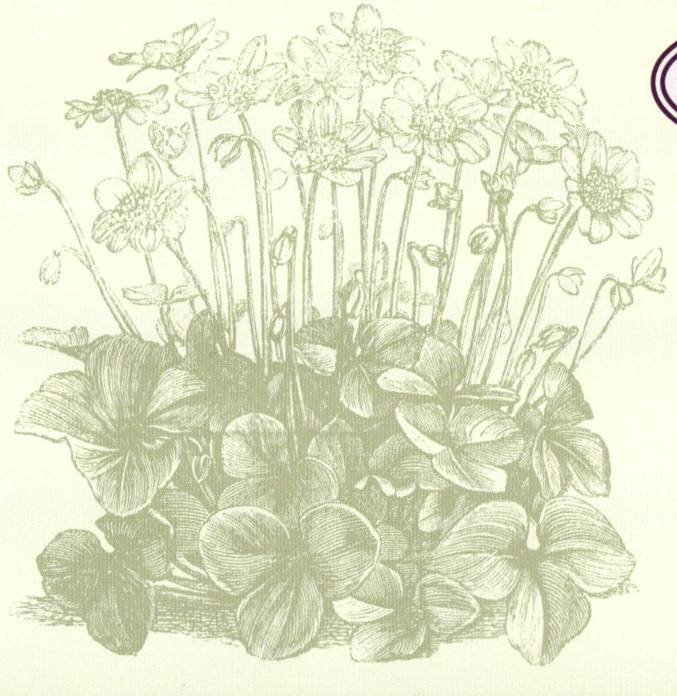

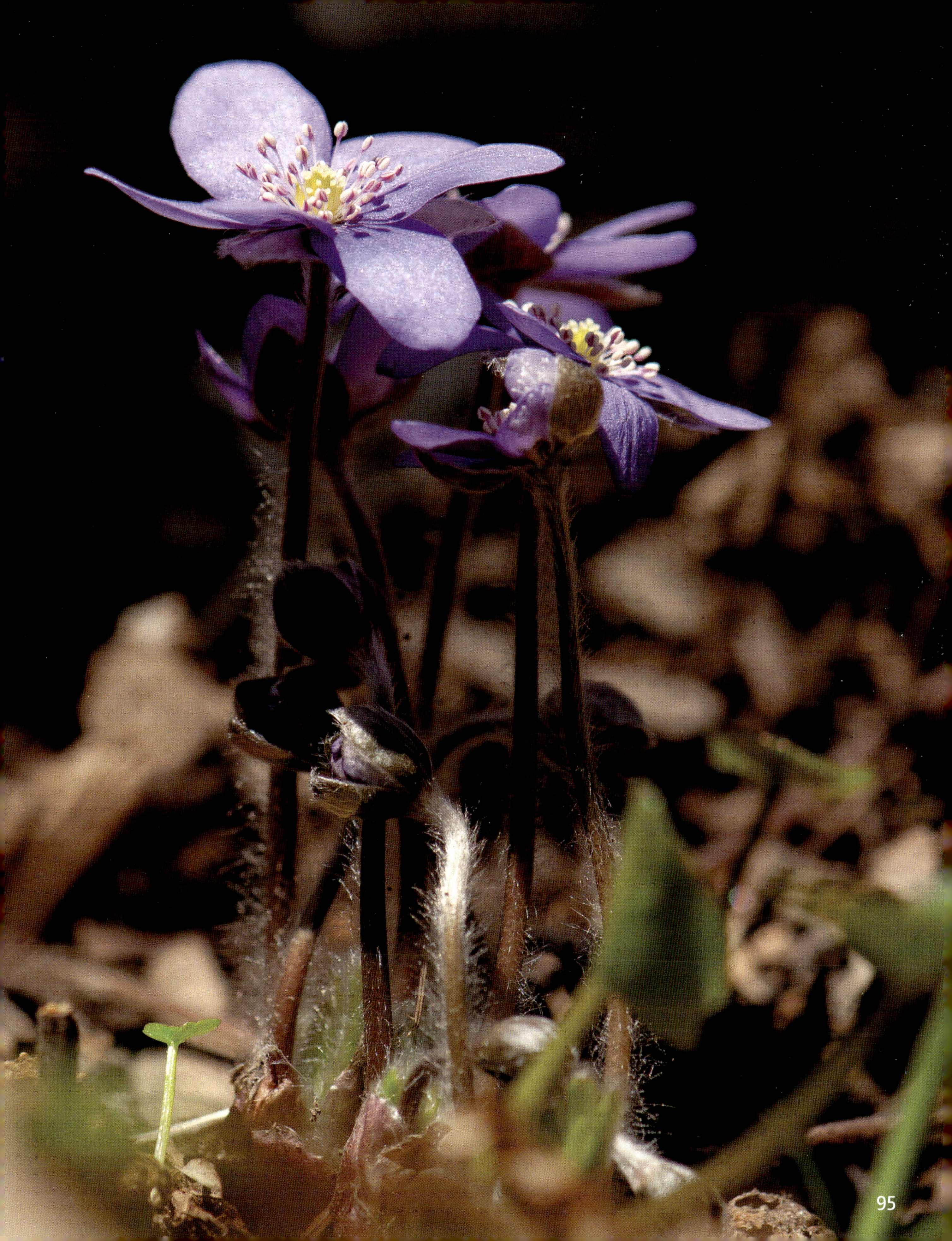

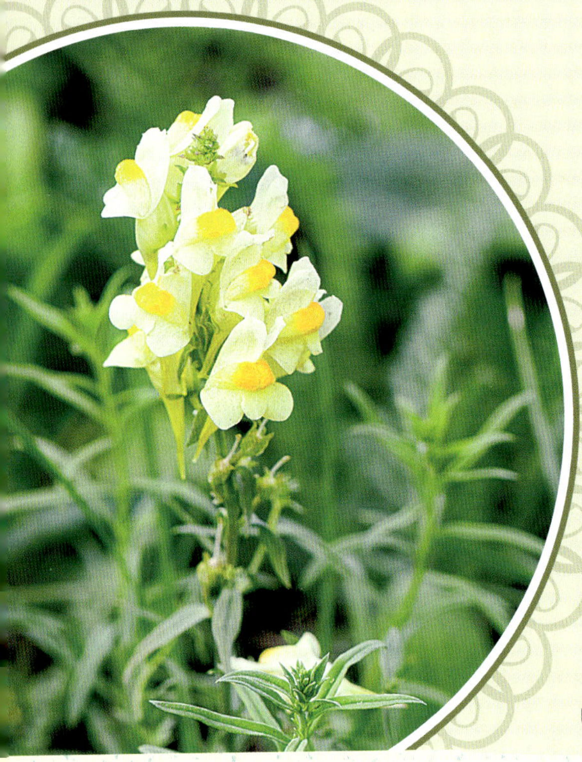

Leinkraut, Echtes

Linaria vulgaris
auch Frauenlein, Frauenflachs, Froschmaul

Das Leinkraut ist ein Rachenblütler, nur schwere Insekten wie Hummeln, die einen langen Rüssel haben, kommen an den Nektar. Das Leinkraut ist eine sehr hübsche Pflanze, die sich im Blumengarten nicht verstecken muss, und trotzdem zählt sie zu den Unkräutern. Als Heilpflanze wird sie schon seit Jahrhunderten bei vielen Beschwerden eingesetzt, als Tee, Salbe und Frischsaft. Für Tee erntet man die Blütenstiele, bindet sie zu lockeren Sträußen, hängt sie kopfüber zum Trocknen auf, nicht in die Sonne. Später streift man Blüten und Blätter ab und verwahrt sie in luftdichten Schraubgläsern. Eingesetzt wird dieser Tee bei Nieren-, Leber- und Gallen-Problemen, bei Rheuma und Gicht, bei Gelbsucht und Verstopfung.

Eine Salbe aus der Pflanze kann helfen bei Venenentzündung und Hämorrhoiden. Einen Frischsaft kann man bei fleckiger Haut und Muttermalen verwenden.

Tee vom getrockneten Kraut bereitet man wie folgt:
Einen Teelöffel voll mit einem Viertelliter kochendem Wasser übergießen, fünf bis zehn Minuten ziehen lassen, abseihen und zwei bis drei Tassen täglich trinken.

Eine Salbe bereitet man wie folgt:
250 Gramm gutes Schweizer Melkfett in einem ausreichend großen Topf schmelzen lassen, nicht kochen, nur sieden. Dazu gibt man zwei Hände voll Leinkraut-Blüten und -Blätter, rührt mit einem Holzlöffel, schaltet den Herd aus, rührt etwa noch 10 Minuten. Nicht vom Herd weggehen, denn es schäumt. Danach den Topf von der Kochstelle nehmen, Deckel auflegen, den Holzlöffel aber zwischen Topf und Deckel lassen. Vier bis sechs Stunden abkühlen lassen, am besten über Nacht. Dann noch einmal zum Sieden kommen lassen, durch ein dünnes Tuch filtern und gleich in kleine Tiegel füllen. Erkalten lassen, erst dann die Deckelchen zuschrauben und etikettieren.

*Das **Leinkraut** ist eine ausdauernde kleine Pflanze. Ihr unterirdischer Wurzelstock treibt viele Stängel empor, die bis zu 60 Zentimeter hoch werden und dicht mit dünnen, lanzettlichen Blättern bestückt sind, an deren Ende eine Traube kleiner, gelber Löwenmäulchen leuchtet. Die Pflanze ist in ganz Europa weit verbreitet. Sie wächst gern auf Schutt, auf Brachland, an Wegrändern, vor allem an steinigen, sonnigen Stellen. Das Leinkraut gehört zur Familie der Wegerichgewächse. Blütezeit ist von Mai bis Oktober. Als Samen bildet das Leinkraut kleine flache Kapseln. Eine Pflanze kann bis 32.000 Samen produzieren.*

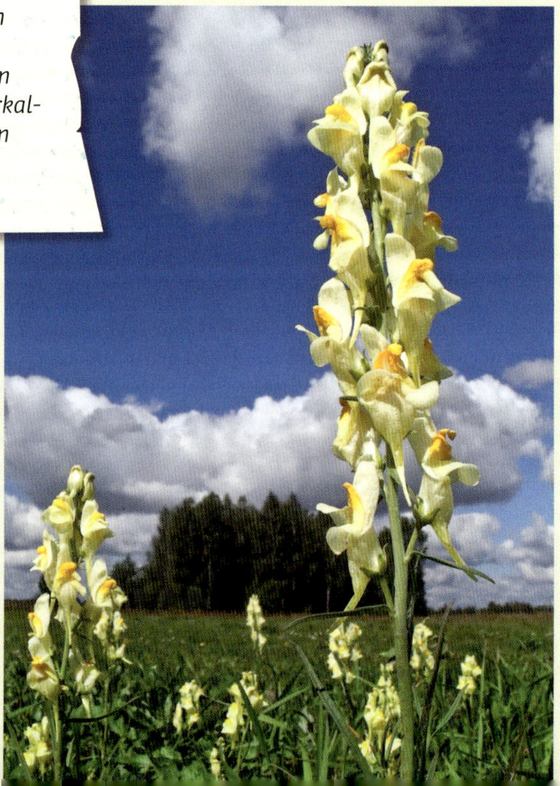

Liguster

Ligustrum vulgare
auch Teufelsbeere, Bocksbeere, Hundsbeere

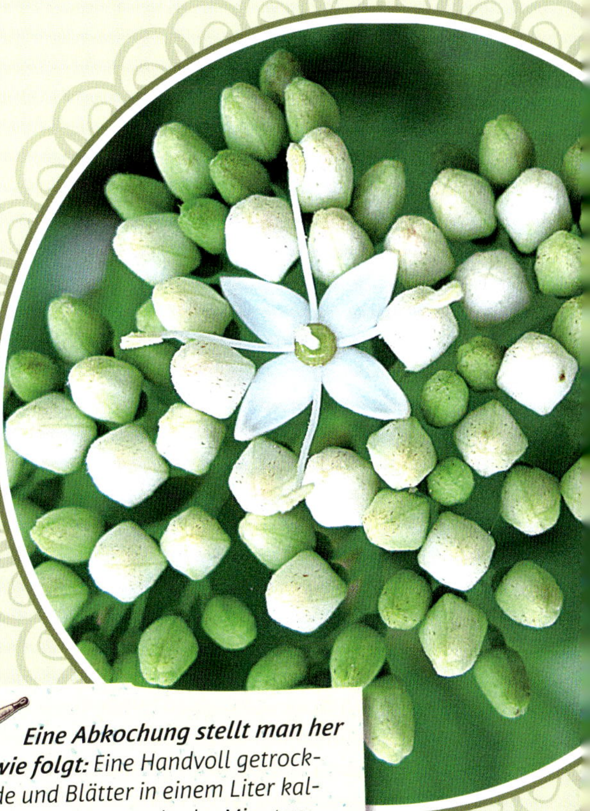

Für Heilzwecke werden Rinde, Blätter und Blüten gesammelt. Die Rinde wird im zeitigen Frühjahr in dünnen, kurzen Streifen abgeschält. Die Blätter pflückt man einzeln. Die Blütenstände mit den kleinen Blättern rundherum schneidet man ab, schüttelt nach dem Trocknen die Blüten ab und verwahrt sie gesondert. Blätter und Rinde werden auch gesondert in luftdichten Schraubgläsern verwahrt. Sammelgut von Liguster wird vor allem äußerlich angewendet. Abkochungen von Rinde und Blättern gebraucht man für Waschungen und Kompressen. Blätter und Blüten verwendet man als Tee zur Reinigung von Hautentzündungen oder zum Gurgeln bei Entzündungen im Mund- und Rachenraum. Der Liguster ist in allen Pflanzenteilen leicht giftig, deswegen wird die Droge auch nicht innerlich angewendet.

Eine Abkochung stellt man her wie folgt: *Eine Handvoll getrocknete Rinde und Blätter in einem Liter kaltem Wasser ansetzen und zehn Minuten leise köcheln lassen, dann absieben, abkühlen lassen und verwenden für Waschungen und Kompressen bei Hautentzündungen, vor allem bei stillenden Frauen, auch für Einreibungen bei Rheuma.*

Einen Liguster-Tee stellt man her wie folgt:
Zwei gehäufte Teelöffel voll getrocknete Blätter und Blüten übergießt man mit einem Viertelliter kochendem Wasser, lässt fünf Minuten zugedeckt ziehen, seiht ab und verwendet diesen Tee abgekühlt zum Gurgeln bei Entzündungen im Mund- und Rachenraum.

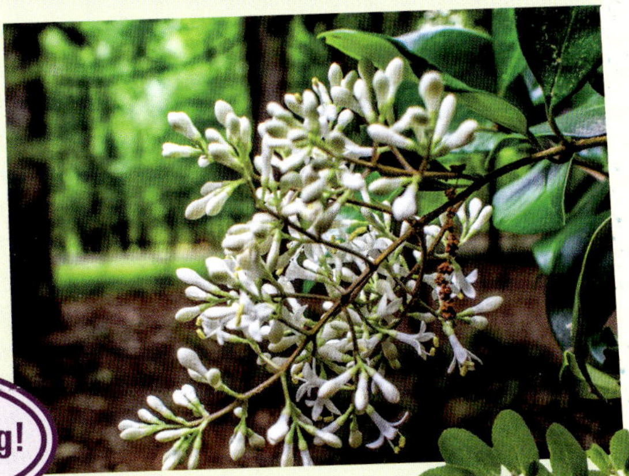

leicht giftig!

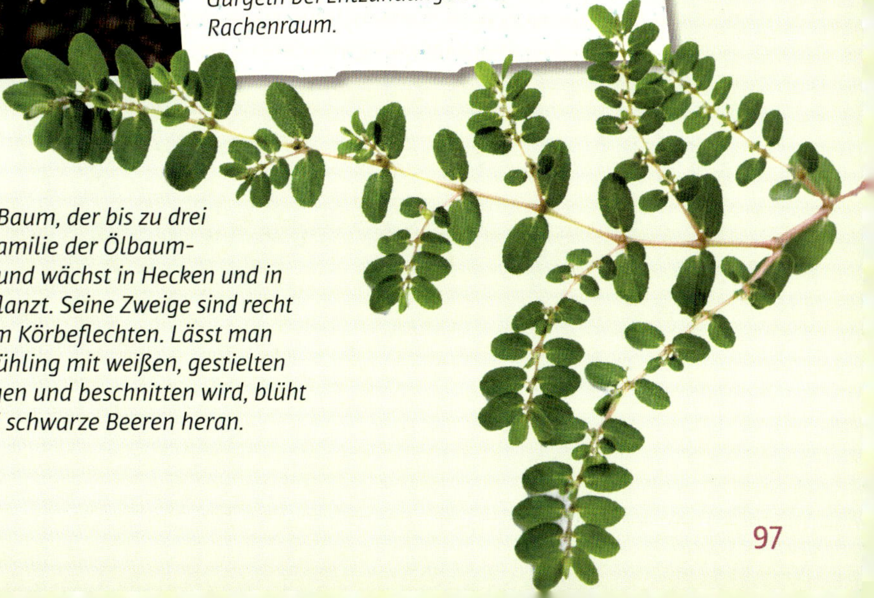

*Der **Liguster** ist ein Strauch oder kleiner Baum, der bis zu drei Meter hoch werden kann. Er gehört zur Familie der Ölbaumgewächse. Der Liguster ist in ganz Europa verbreitet und wächst in Hecken und in lichten Wäldern. Gern wird er auch als Hecke angepflanzt. Seine Zweige sind recht dünn und biegsam und eignen sich hervorragend zum Körbeflechten. Lässt man den Liguster ungestört wachsen, erfreut er uns im Frühling mit weißen, gestielten endständigen Blütenrispen. Wenn er als Hecke gezogen und beschnitten wird, blüht er natürlich nicht. Als Früchte reifen kleine, glänzend schwarze Beeren heran.*

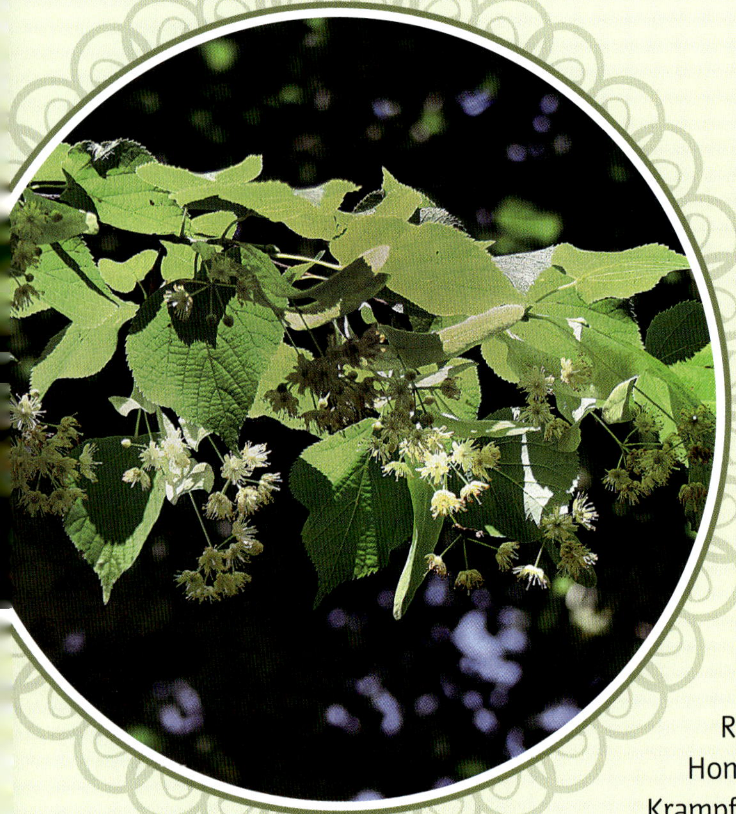

Linde, Sommer-

Tilia cordata
auch August-Linde, Stein-Linde, Bastholz-Linde

Linde, Winter-

Tilia platyphyllos

Blüten, Blätter und Rinde der Linde werden für Heilzwecke genutzt. So tut der Lindenbaum uns viel Gutes, wir müssen uns nur bedienen. Lindenblüten können für Tee getrocknet werden, aber man kann auch einen schmackhaften Salat daraus zubereiten oder sie unter einen anderen Salat mischen, zum Beispiel unter Feldsalat. Rinde und Lindenholzkohle werden, pulverisiert, von Homöopathen und Naturheilkundeärzten bei schweren Krampfzuständen im Magen-Darm-Bereich verordnet. Die Wirkung soll wissenschaftlich nachgewiesen sein. (Es wird die spagirische Heilweise sein.) Menschen mit schwachen Nerven oder solche, die depressiv sind, sollten sich ihren Sitzplatz unter einem Lindenbaum einrichten. Der Duft des Baumes, hauptsächlich der Blüten, hat eine beruhigende Wirkung.

__Lindenblüten-Tee__ hilft gut bei einer Erkältung, einer Grippe, bei Husten und bei Schlaflosigkeit.

Eine Lindenblüten-Tinktur macht man wie folgt:
50 Gramm frische, zerschnittene Lindenblüten gibt man in eine weithalsige Flasche, übergießt sie mit 250 Milliliter 38%igem Doppelkorn, lässt die Flasche bei Zimmerwärme zwei bis drei Wochen stehen, öfter schütteln. Danach wird abgesiebt und die Flüssigkeit in kleine, dunkle Fläschchen gefüllt.

__Die Tinktur__ ist bei den gleichen Beschwerden einzusetzen wie der Tee.

Einen __Lindenbaum__ kennt wohl jeder, dass es aber verschiedene Lindenbäume gibt, weiß nicht jeder. Die Winterlinde ist in unserer Region die verbreitetste Art. Sie hat etwas kleinere und wesentlich zartere, herzförmig gesägte Blätter als die Sommerlinde und blüht etwa vierzehn Tage später. Das wichtigste Merkmal, beide Bäume zu unterscheiden, ist: In den Achseln der Blattnerven sitzen bei der Winterlinde rot-gelbe und bei der Sommerlinde weißliche Haarbüschel. Linden zählen zur Familie der Lindengewächse. Blütezeit ist von Juni bis Juli. Nach der Blüte erscheinen die kleinen Nussfrüchte, die mit einem Flügelblatt ausgestattet sind, sodass sie gut fliegen können.

Löffelkraut, Echtes

Cochlearia officinalis
auch Skorbutkraut, Bitterkresse, Löffelkresse

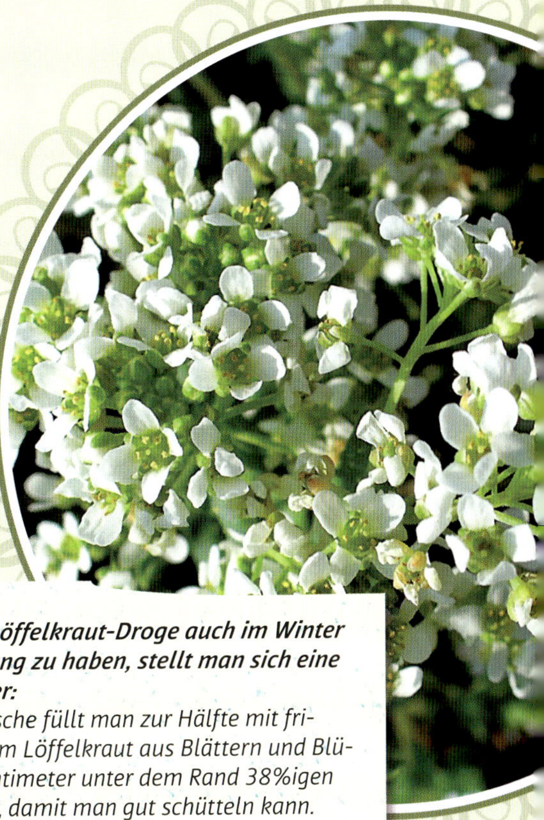

Das Löffelkraut hat einen ungewöhnlich hohen Vitamin-C-Gehalt und eignet sich deshalb hervorragend für eine Frühjahrskur, wenn man nach einem langen Winter Vitamine auffüllen möchte. Man sollte es jedoch immer frisch verwenden, da es getrocknet viele seiner Vitamine eingebüßt hat. Das Löffelkraut wird als Salatkraut, Kräuterzutat und als Heilmittel verwendet. Als Salatkraut sollte man es unter andere Salate mischen, da es durch das Senföl und die Bitterstoffe einen scharfen, meerrettichartigen Geschmack hat. Als Heilmittel kann man das Löffelkraut einsetzen bei Appetitlosigkeit, Verstopfung, bei Leber- und Gallenstörungen, bei rheumatischen und gichtigen Beschwerden. Auch bei Entzündungen des Mund- und Halsbereichs kann Löffelkraut mit Gurgeln und Mundspülungen gute Dienste leisten. Am zweckmäßigsten ist es, man sät sich im Garten eine Reihe Löffelkraut, dann kann man den ganzen Sommer über ernten und hat täglich frisches Kraut zur Verfügung. In der Natur ist es nicht so leicht zu finden. Man kann das ganze oberirdische Kraut verwenden, vor der Blüte sollen die Wirkstoffe am intensivsten sein.

Um die Löffelkraut-Droge auch im Winter zur Verfügung zu haben, stellt man sich eine Tinktur wie folgt her:
Eine weithalsige Flasche füllt man zur Hälfte mit frischem, geschnittenem Löffelkraut aus Blättern und Blüten, gibt bis zwei Zentimeter unter dem Rand 38%igen Doppelkorn darüber, damit man gut schütteln kann. Die verschlossene Flasche lässt man bei Zimmerwärme zwei bis drei Wochen stehen, schüttelt öfter, seiht dann ab, füllt in dunkle Flaschen und etikettiert. Ein Teelöffel Tinktur täglich genommen ist ausreichend.

Von der frischen Pflanze lässt sich leicht ***ein Saft*** *pressen. Dazu schneidet man Löffelkraut mit dem Wiegemesser recht fein, gibt das Schnittgut in ein dünnes Tuch und presst den Saft aus. Dieser Saft wird abgemessen und 1:1 mit 56%igem Alkohol haltbar gemacht. Dann hat man eine Urtinktur Ø. Diese wird tropfenweise eingenommen.*

Löffelkraut-Tinktur und Urtinktur *kann man bei den genannten Beschwerden einsetzen. Nebenwirkungen sind keine zu befürchten.*

Ø Dieses Zeichen steht für Urtinktur aus pflanzlichen oder tierischen Stoffen.

Das ***Löffelkraut*** *ist eine kleine krautige Pflanze, die zwei- bis mehrjährig wächst. Es ist in Mitteleuropa an salzhaltigen Stellen von den Küsten über das Binnenland bis hin zu den Alpen zu finden. Vorzugsweise wächst es in sumpfigen Salzwiesen und an quelligen Stellen. Man zählt es zur Familie der Kreuzblütengewächse. Das Löffelkraut kann zwischen 20 und 50 Zentimeter hoch werden. Die unscheinbaren weißen, leicht bläulichen Blüten erscheinen zwischen März und Juni und stehen traubenartig zusammen. Die Blätter sind fleischig, glänzen und haben eine löffelartige Form.*

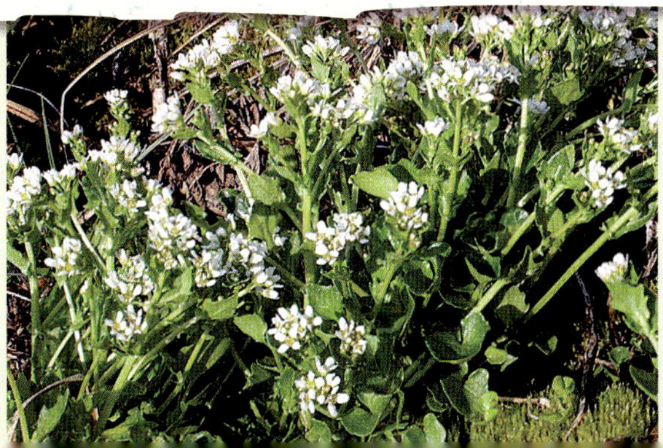

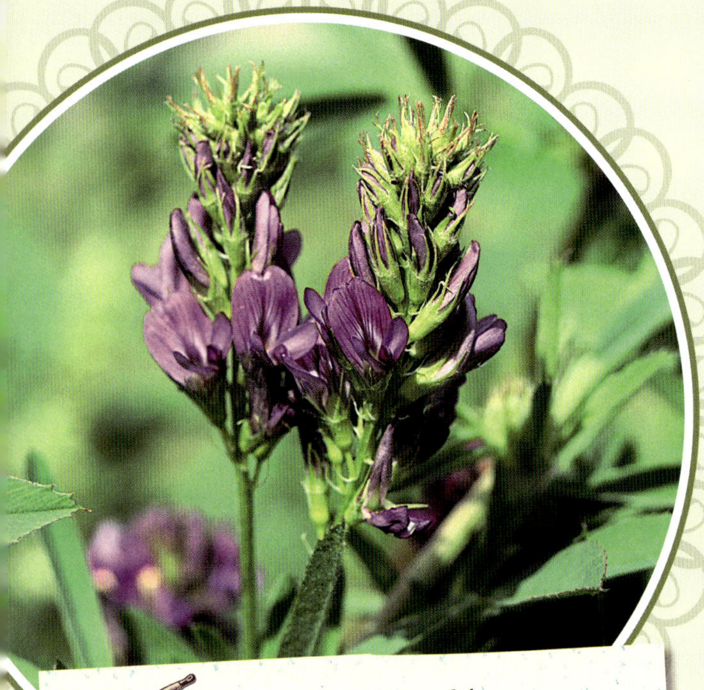

Luzerne (Alfalfa)

Medicago sativa
auch Blauer Schneckenklee, Ewiger Klee

In früheren Zeiten haben Bauern die Luzerne als Futterpflanze ausgesät. Sie war sehr ertragreich und konnte zwei- bis dreimal im Jahr gemäht werden. Heute machen das höchstens noch kleine Bio-Bauern. Die Luzerne gehört zu den vitamin- und mineralstoffreichsten Pflanzen überhaupt. Sie enthält B-Vitamine und so reichlich Vitamin C, dass eine Tasse „Alfalfa-Keimlinge" so viel Vitamin C beinhaltet wie sechs Tassen Orangensaft. Ist das nicht beachtlich? Den ganzen Winter über sollten wir einen Keimapparat mit Luzerne (Alfalfa) und anderen zum Keimen geeigneten Körnern bestücken, damit wir keinen Mangel an Vitaminen und Mineralien bekommen. Nach dem langen Winter, im Frühling, können wir dann wieder bei Mutter Natur in unserem Garten und außerhalb reichlich Wildkräuter für unseren Salat sammeln.

__Tee wird hergestellt wie folgt:__
Zwei gehäufte Teelöffel der geschnittenen Droge übergießt man mit einem Viertelliter kochendem Wasser, lässt 10 Minuten ziehen und trinkt schluckweise zwei bis drei Tassen am Tag. Nimmt man den Tee für Waschungen, lässt man ihn vorher abkühlen.

Der Tee wird angewendet bei den genannten Beschwerden.

In der Volksmedizin wird die Luzerne eingesetzt bei rheumatischen Beschwerden, bei Stoffwechselbeschwerden und als Gerinnungsmittel, das wissenschaftlich belegt ist, und bei der Behandlung von Hämorrhoiden. Außerdem soll die Luzerne ein wirksames Hautpflegemittel bei hartnäckiger Akne sein. Dazu trocknet man das Kraut der Luzerne und verwendet es als Tee für Waschungen.

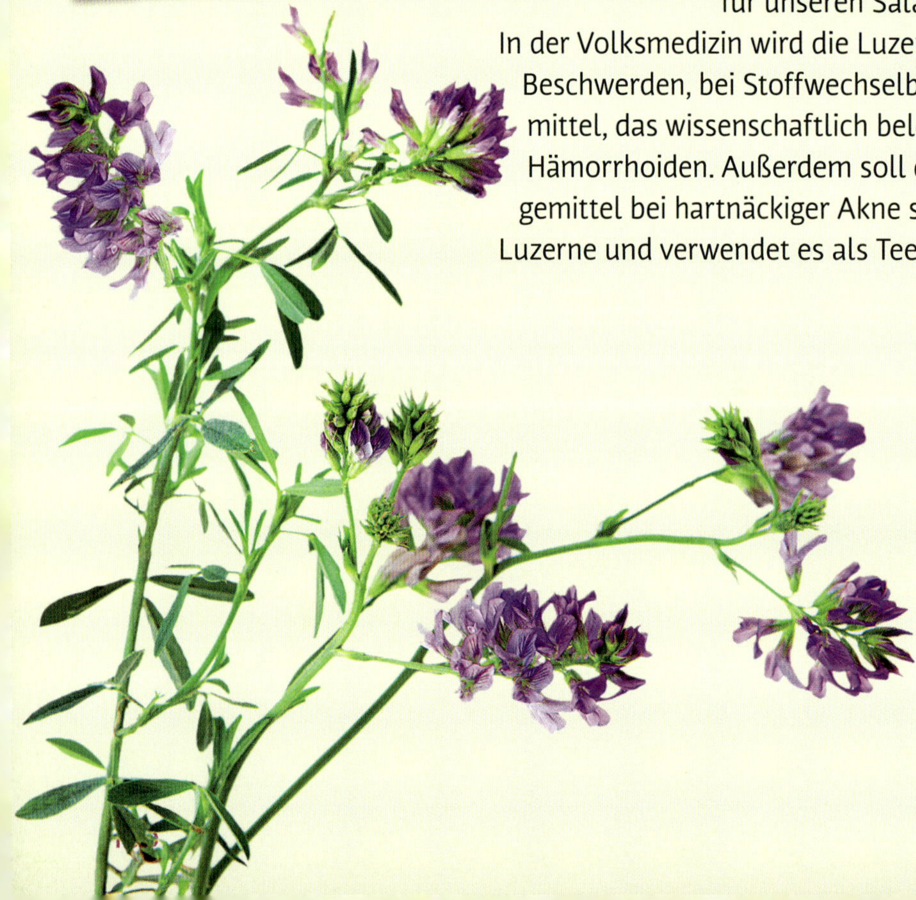

*Die **Luzerne** ist seit dem ersten Jahrtausend in Mitteleuropa heimisch. Sie wird auch Alfalfa genannt, was so viel wie „gutes Futter" bedeutet. Die Luzerne ist ein Schmetterlingsblütler mit zarten lila Blütchen und wächst verwildert an Wegrändern, in Wiesen und an Ruderalstellen (durch menschliche Aktivität entstandenes Ödland). Die Luzerne wird ungefähr 80 Zentimeter hoch, ihre Wurzeln können bis fünf Meter tief in den Boden reichen, wo sie sich reichlich Mineralien und Spurenelemente holen. Die Luzerne blüht von Juni bis September.*

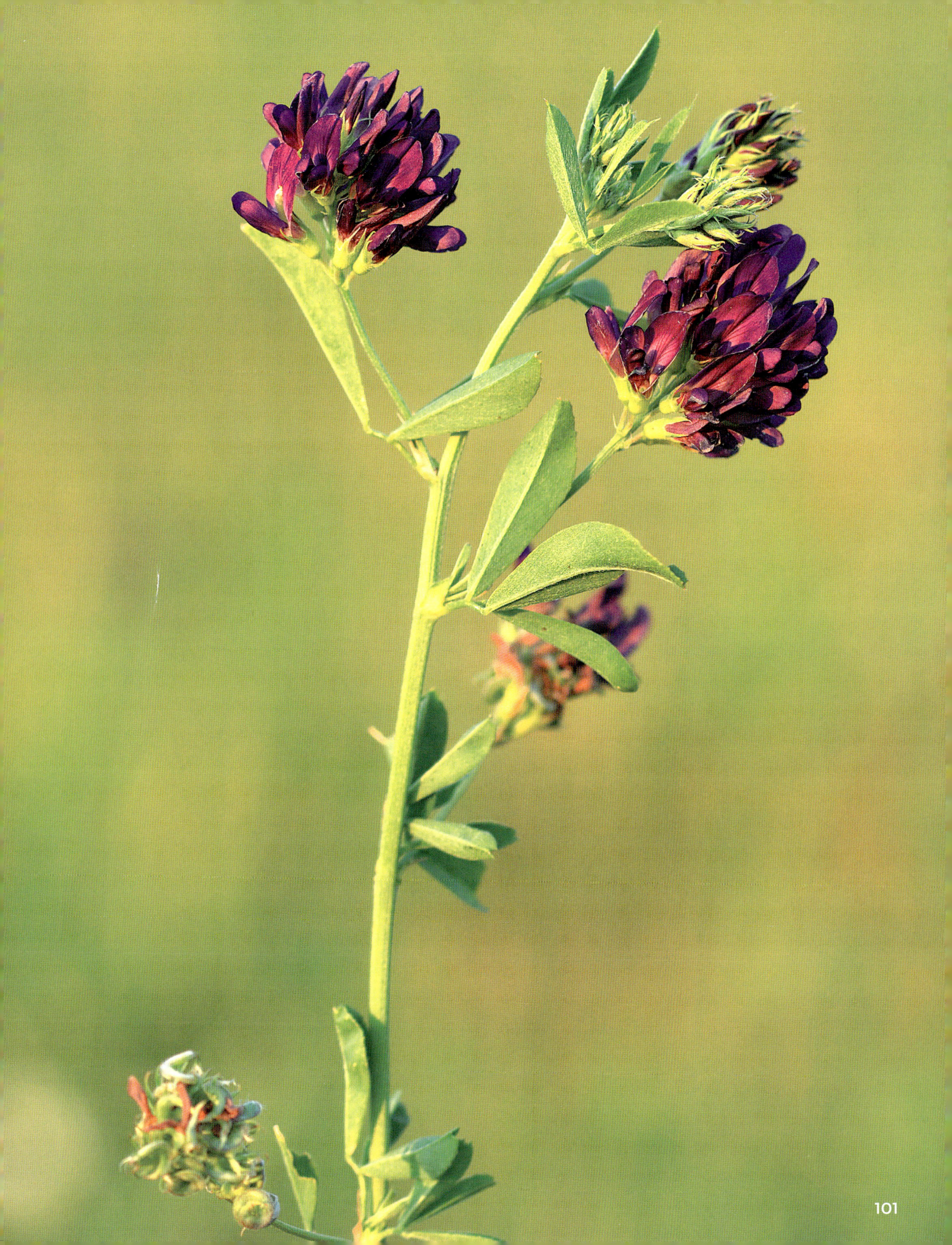

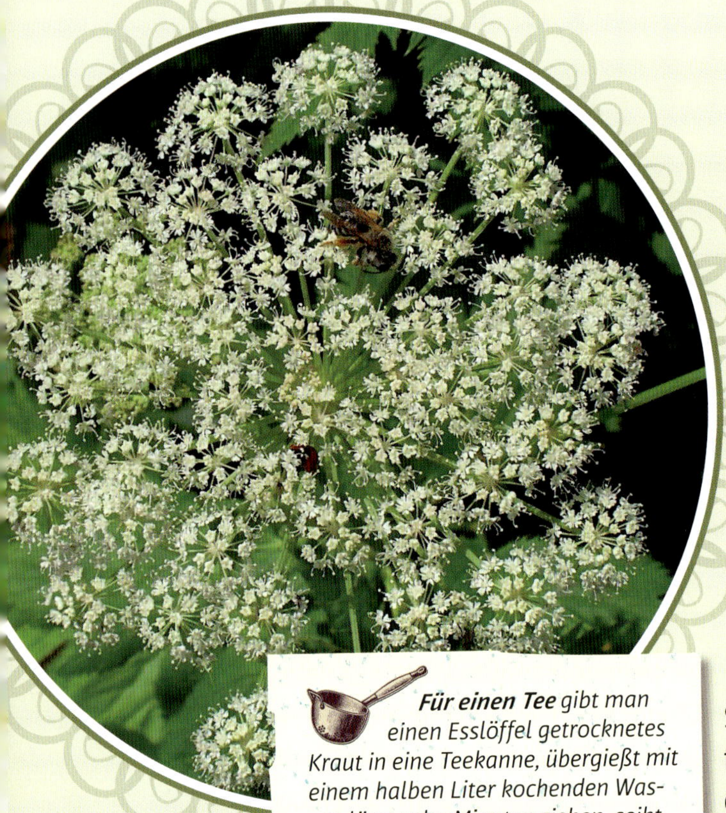

Meisterwurz

Peucedanum ostruthium
auch Durstwurz, Kaiserwurzel u.a.

Für einen Tee gibt man einen Esslöffel getrocknetes Kraut in eine Teekanne, übergießt mit einem halben Liter kochenden Wasser, lässt zehn Minuten ziehen, seiht ab und trinkt schluckweise.

Dieser Tee soll bei oben genannten Beschwerden helfen.

Die Meisterwurz ist ein ausdauernder Doldenblütler mit einem großen, unterirdischen Wurzelstock. Sie wächst gern in großen Beständen in Feuchtgebieten. In den Alpen, in 2000 Meter Höhe, mitten in einem Gebirgsbach, zwischen dicken Steinen habe ich die Meisterwurz kennengelernt. Sie wuchs dort so reichlich, dass ich mich getraut habe, zwei kleine Pflänzchen mitzunehmen. Ich pflanzte sie in einen großen Bottich, dem ich zuunterst eine Drainage von Kieselsteinen gab, dann sandige Erde auffüllte. Um die Pflänzchen herum legte ich ein paar dicke Steine. Die Meisterwurz sollte sich ja wie „zu Hause" fühlen. Sie gedieh prächtig. Wer die Meisterwurz in der Natur ernten will, muss die Doldenblütler gut unterscheiden können, denn es gibt derer viele, auch einige giftige. Der giftigste Doldenblütler ist der Gefleckte Schierling. Eine Verwechslung mit diesem könnte tödliche Folgen haben. Hier ist also Vorsicht geboten. Die Echte Meisterwurz lässt sich vielfältig verwenden. Ihre Wurzel wirkt beruhigend, harn- und schweißtreibend. Sie galt früher als wirksames Mittel gegen Gift und Hundebisse. Aus der Wurzel lässt sich ein Schnaps brennen, der in Gebirgsgegenden als Magenstärkungsmittel beliebt ist. Bei der Herstellung von Kräuterkäse wird das nach Sellerie duftende Kraut verwendet. Des Weiteren kräftigt die Meisterwurz den gesamten Organismus, regt den Appetit an und fördert die Verdauung.

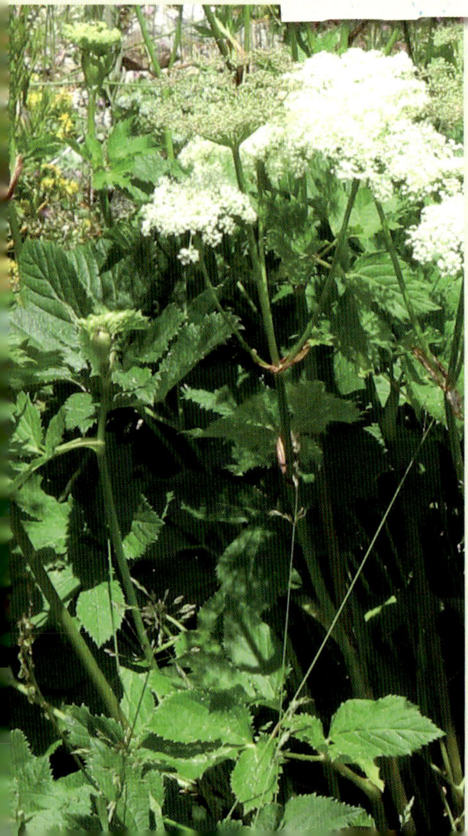

*Die **Meisterwurz** wird bis zu einem Meter hoch und erinnert mit ihrem Geruch an Möhren oder Sellerie. An einem hohlen Stängel wachsen große, dreifachgelappte Blätter, die am Rand gezahnt sind. Das Gesamtblatt kann bis 30 Zentimeter groß werden. Von Juni bis August bilden sich an dünnen Stielen flache Blütendolden aus. Diese bestehen aus vielen kleinen, weiß bis rosafarbenen Einzelblüten. Die Frucht ist fast rund und abgeflacht und reift in der Zeit von September bis Oktober.*

Melde, Weiße

Chenopodium album
auch Mehlkraut, Wilde Melde, Weißer Gänsefuß

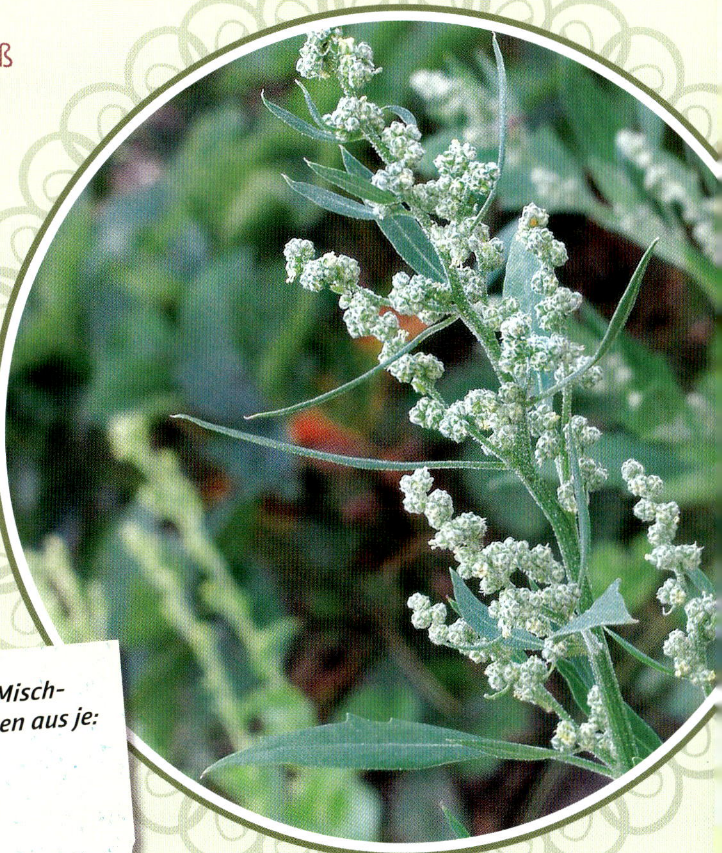

Die Weiße Melde ist eng verwandt mit Chenopodium quinoa, das als Getreide der Inkas bezeichnet wird und in Reformhäusern gekauft werden kann. Auch der Gute Heinrich, den ich in meinem ersten Buch beschrieben habe, ist ein Verwandter des Weißen Gänsefußes. Außer der Weißen Melde gibt es noch viele verschiedene andere Melde-Arten, die leicht miteinander verwechselt werden können. Das ist aber nicht gefährlich, denn alle sind essbar. Die Pflanze ist reich an Vitamin A und C sowie Mineralstoffen wie Kalzium, Kalium, Magnesium, Phosphor und Protein.
In den Samen der Pflanze ist Saponin enthalten, was auch abführend wirken kann.

Ein wohlschmeckendes Mischgemüse kann man zubereiten aus je:
Zwei Handvoll Weiße Melde
Rübenblätter
Mangold
Spinat klein geschnitten,
mit einer Zwiebel in Butter gedünstet, gewürzt mit Ursalz, Pfeffer und Muskat. Zum Schluss ein Löffelchen Vollkornmehl mit Sahne verrühren und unterheben.

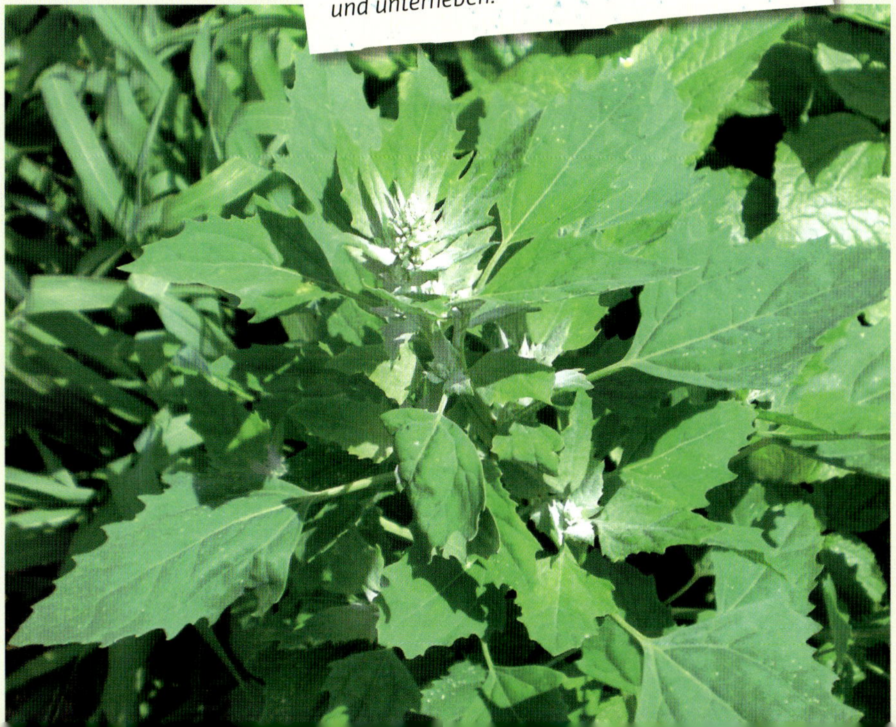

*Die **Melde** ist ein einjähriges Kraut, das bis zu einem Meter hoch wachsen kann. Die ganze Pflanze ist mehlig bestäubt. Sie gehört zur Familie der Fuchsschwanzgewächse. Ihre Blätter sind rautenförmig, wie Gänsefüße. Sie haben gesägte Ränder und sind an der Oberseite dunkelgrün. Die Melde wächst gern auf Feldern, Schutthalden, aber auch in Gärten. Die Pflanze produziert reichlich Samen, deswegen stirbt sie auch nicht aus. Der Samen kann jahrelang im Boden liegen, er soll bis zu fünfzig Jahre keimfähig bleiben. Der Stängel wächst stark verzweigt aufrecht. Die unscheinbaren Blüten sind weißgrün und wie kleine Knäuel rispenartig angeordnet. Blütezeit ist von Juli bis Oktober.*

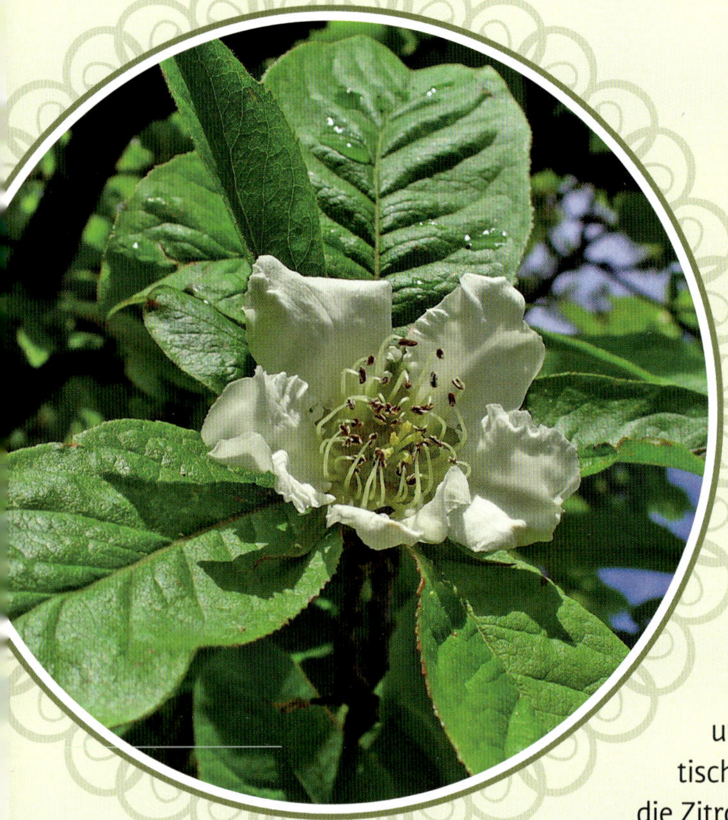

Mispelbaum

Mespilus germanica
auch Deutsche Mispel

Die Früchte der Mispel ähneln kleinen braunen Äpfelchen, die steinhart und ungenießbar sind. Erst im überreifen Zustand, wenn sie matschig sind, kann man sie essen. Man lässt sie entweder bis nach den ersten Frösten am Baum hängen, die Blätter fallen dann alle ab, die Früchte nicht, oder man lagert sie in dünner Schicht in Kartons im Keller. Nach ungefähr drei Wochen sind sie dann matschig und schmecken recht gut. Die Haut lässt sich leicht abziehen – wie bei einer Pellkartoffel, man kann sie aber auch mitessen. Ich sammle das Fruchtfleisch in einem kleinen Schälchen, gebe ein Löffelchen Honig darunter und habe dann den besten und gesündesten Nachtisch. Die Mispelfrucht soll mehr Vitamin C enthalten als die Zitrone. In der Volksmedizin wird sie als reinigendes und harntreibendes Mittel genutzt. Auch Darmbeschwerden regulieren sich nach dem Verzehr der Früchte. Die Blätter des Mispelbaums kann man trocknen und als Tee verwenden. Dieser Tee ist hilfreich bei Entzündungen der Haut und der Schleimhäute. Ebenfalls bei Zahnfleischbeschwerden und Entzündungen im Mund- und Rachenraum, indem man damit gurgelt oder Mundspülungen vornimmt.

*Die **Mispel** wächst vereinzelt an Waldsäumen, gehört zu den Rosengewächsen und kann bis zu fünf Meter hoch werden. Die Blätter der Mispel sind oval und spitz zulaufend. Zur Zeit der Blüte im Frühjahr sieht der Mispelbaum aus wie ein riesiger Rosenstrauß. Die Blüten sind weiß mit fünf Blütenblättern und können bis zu fünf Zentimeter groß werden. Im Mittelalter wurde er in Süddeutschland und Frankreich als beliebter Obstbaum kultiviert. Die Wildform wird etwa drei Meter hoch und hat Dornen. Die Kulturform wird doppelt so hoch und hat keine Dornen.*

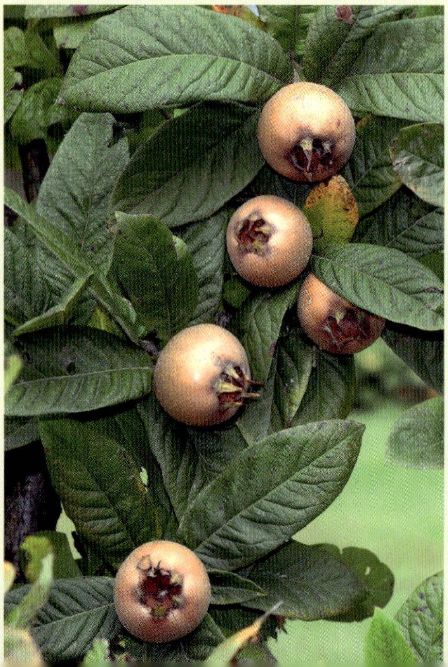

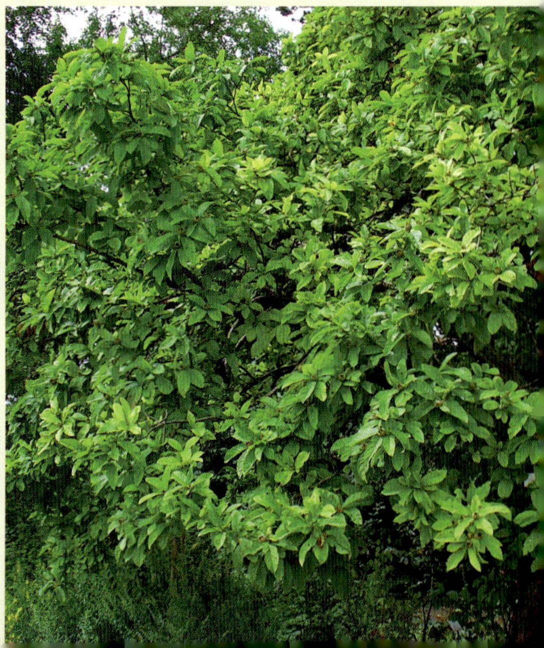

Moosbeere (Cranberry)

Vaccinium macrocarpon
auch Moorbeere, Kranbeere, Kranichbeere

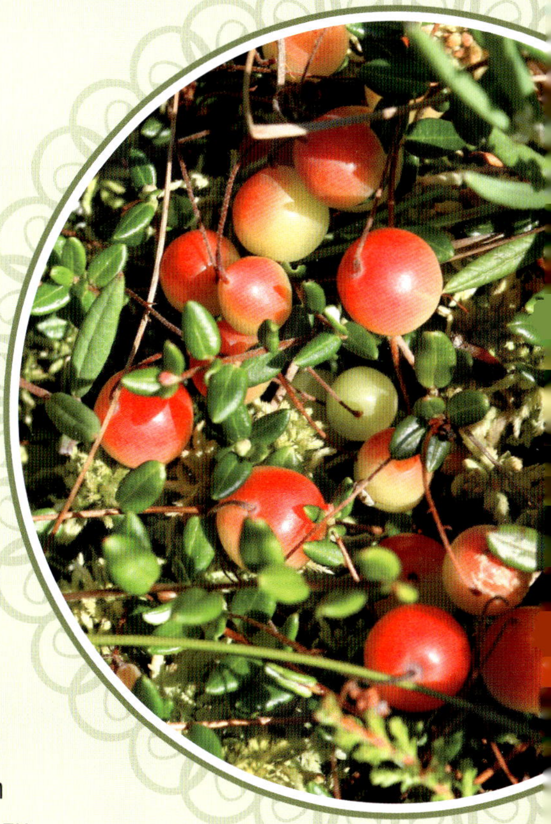

Die Moosbeere ist eng verwandt mit der Preiselbeere. Ihre Früchte sind etwa kirschgroß, die der Preiselbeere nur erbsengroß. In Reformhäusern, Naturkostläden oder Biomärkten gibt es rohe Cranberry-Früchte, auch getrocknete, gezuckert und ungezuckert, Cranberry-Muttersaft oder gemischt mit anderen süßen Säften, da Cranberry-Saft sehr bitter ist. Ich bevorzuge Cranberry-Muttersaft, kaufe gleichzeitig Möhrenmost und Rote-Bete-Most, mit denen ich den Muttersaft mische. Bereits vor 300 Jahren wurden der Cranberry folgende Heilwirkungen nachgesagt: Sie helfe bei Magenbeschwerden, Leberproblemen, Appetitmangel, Blutstörungen, Erbrechen, Skorbut und Krebs. Heute sind die Beeren überall bekannt und werden zur allgemeinen Stärkung der Abwehrkräfte empfohlen. Der tägliche Genuss eines Glases Cranberry-Muttersaft soll das Risiko, an einer Blasenentzündung zu erkranken, reduzieren und die Gefahr verringern, an Karies und Zahnfleischentzündungen zu leiden, und das Immunsystem stärken.

Ich mache regelmäßig meine Kuren mit Cranberry-Muttersaft. Dazu kaufe ich im Reformhaus sechs Flaschen Muttersaft, trinke täglich ein bis zwei Gläser pur oder gemischt mit Most. Es sollte „Most“ auf der Flasche stehen, das ist milchsauer vergorener Saft, und dieser Most, täglich getrunken, soll verhindern, dass sich Krebszellen bilden. Wenn meine sechs Cranberry-Muttersaft-Flaschen leer sind, lege ich eine Pause von zwei Wochen ein, dann beginne ich von Neuem. Somit stärke ich mein Immunsystem und würde jedem empfehlen, es mir gleichzutun.

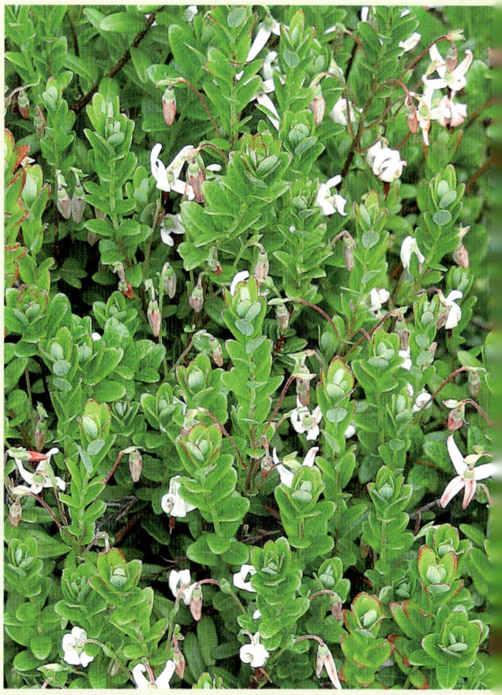

*Die **Moosbeere** wurde um das Jahr 1500 in Deutschland in verschiedenen Mooren eingebürgert. In Süddeutschland findet man sie in lichten Wäldern und in Brachwiesen. In unserer Region wird sie eher in Gärten angebaut. Die Moosbeere gehört zur Familie der Heidekrautgewächse. Der Zwergstrauch breitet sich kriechend am Boden aus und erreicht eine Wuchshöhe von 20 Zentimeter. Erst im dritten Jahr erscheinen die weißen Blüten. Blütezeit ist zwischen Juni und August. Die reifen, dunkelroten Früchte können ungefähr zwei Monate nach der Blüte geerntet werden.*

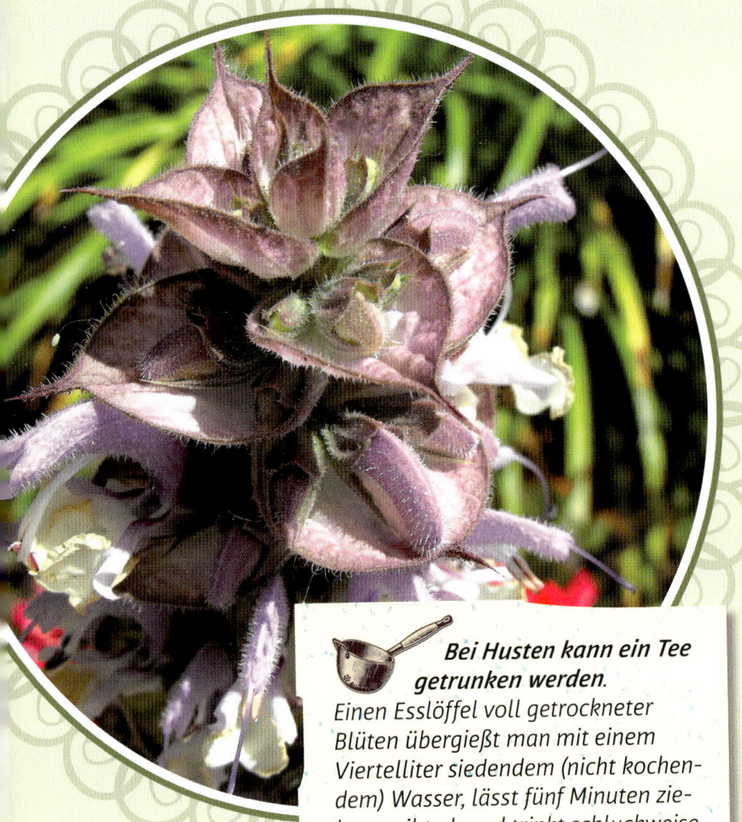

Muskatellersalbei

Salvia sclarea
auch Scharlachsalbei

Muskatellersalbei gehört zu meinen Lieblingspflanzen. Ich habe ihn lange Zeit in meinem Kräutergarten angebaut. Damit er in jedem Jahr zu bestaunen war, musste ich ihn in jedem Frühling im Gewächshaus aussäen, weil er ja nur zweijährig ist. Das heißt, im ersten Jahr bildet er eine Rosette, im zweiten wachsen erst die Blütenstiele empor. Wenn er einen optimalen Standort hat, kann er eine Höhe von 120 Zentimetern erreichen. Muskatellersalbei kann reinweiß blühen, aber auch zartrosa bis lila. In jedem Fall ist es eine wunderschöne Pflanze, die einen starken Duft verströmt, wenn man sie streichelt. Muskatellersalbei hat die gleichen Eigenschaften wie der Gartensalbei, nur etwas schwächer. Für Heilzwecke verwendet man die Blüten und die Blätter. Die Blüten sammelt man nacheinander, so wie sie sich öffnen. Blätter erntet man nur einige, damit man der Pflanze nicht schadet, und fädelt sie einzeln auf eine Schnur zum Trocknen. Die Blüten trocknet man auf Papier und geht behutsam mit ihnen um, denn sie sind sehr empfindlich. Das Trockengut verwahrt man in luftdichten Gläsern.
In der Volksmedizin wird Muskatellersalbei eingesetzt bei Magenbeschwerden, bei Blähungen, bei Durchfall und Krämpfen. Frauen mit niedrigem Östrogenspiegel bei Hitzewallungen in den Wechseljahren können sich den Muskatellersalbei zunutze machen.

Bei Husten kann ein Tee getrunken werden.
Einen Esslöffel voll getrockneter Blüten übergießt man mit einem Viertelliter siedendem (nicht kochendem) Wasser, lässt fünf Minuten ziehen, seiht ab und trinkt schluckweise.

*Einen **Blätter-Tee** bereitet man ebenso, nur sollte das Wasser kochend sein.*

Beide Tees können bei den genannten Beschwerden angewendet werden.

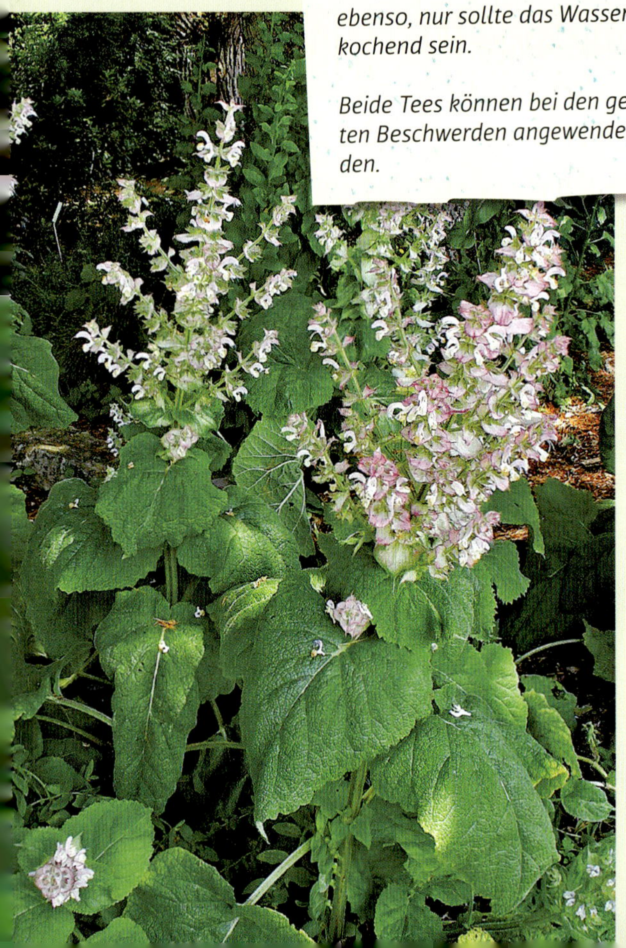

*Der **Muskatellersalbei** ist eine zweijährige, krautige Pflanze, die in Südeuropa an trockenen, warmen Hängen wächst. Auch in unserer Region ist er vereinzelt ausgewildert zu finden. Er kann zwischen 50 und 120 Zentimeter hoch werden. Man zählt ihn zur Familie der Lippenblütler. Während der Blütezeit von Juni bis Juli erscheinen die Blüten. Die Pflanze hat herzförmige behaarte graue Blätter.*

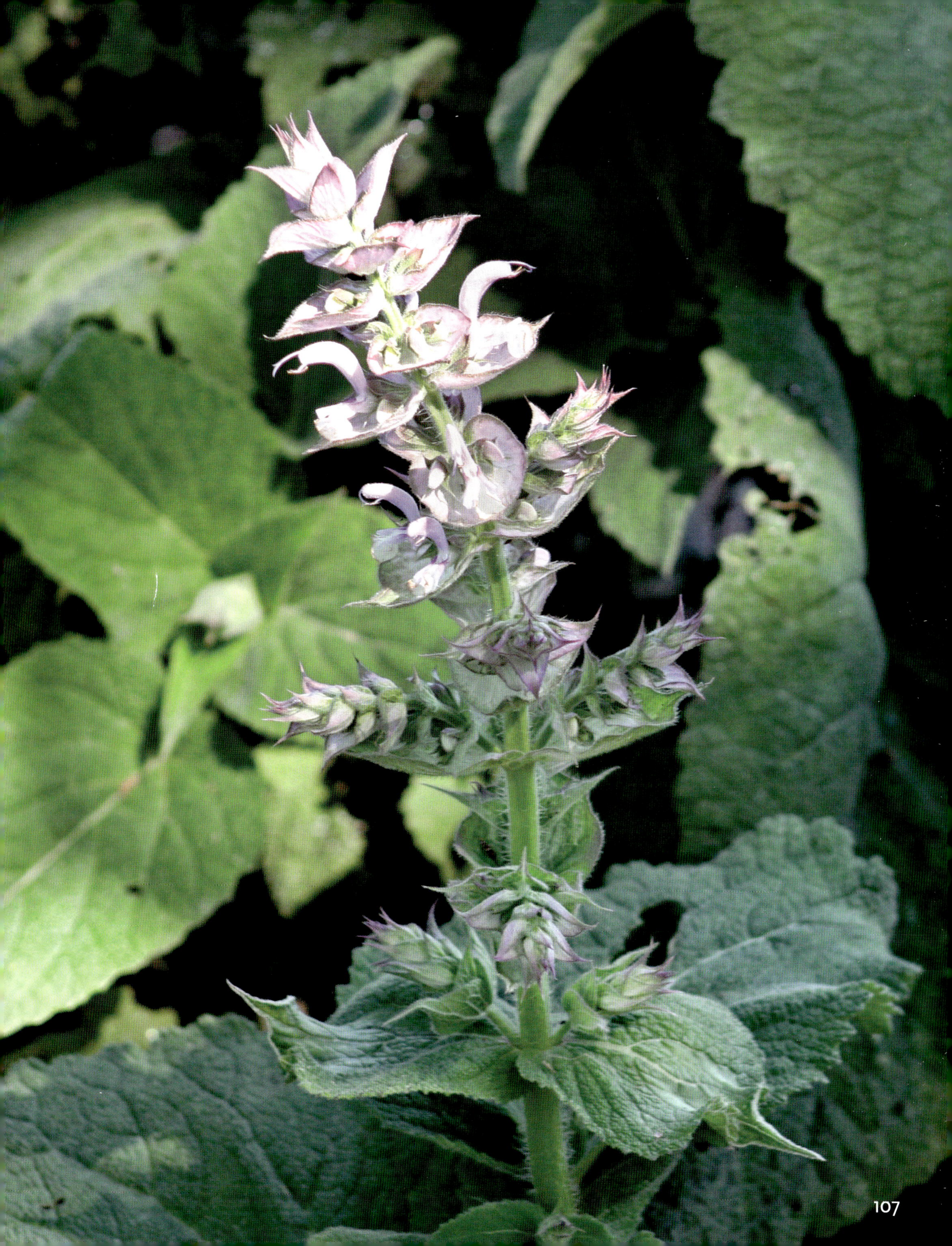

Nachtkerze

Oenothera biennis
auch Schinkenkraut, Abendblume

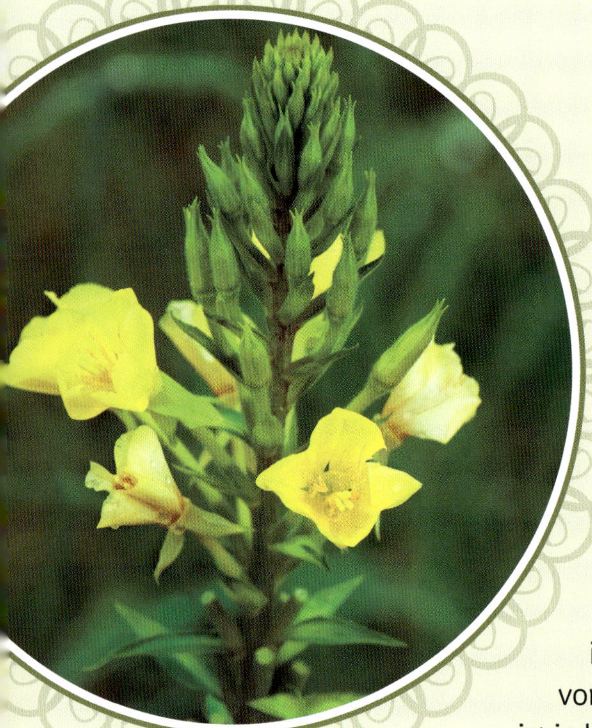

Die Nachtkerze ist etwa seit Beginn des 17. Jahrhunderts in Europa heimisch. Im botanischen Garten in Padua wurde sie gezogen, von dort aus hat sie sich in Mitteleuropa ausgebreitet. Sie wächst mit Vorliebe an Eisenbahndämmen, an unkultivierten Orten, wird aber auch in Gärten gezüchtet. Sie wurde als Zierpflanze, aber auch als Gemüse angebaut. Aus der Wurzel der Nachtkerze kann man ein wohlschmeckendes Gemüse kochen, ähnlich wie Kohlräbchen. Man kann sie aber auch roh essen, indem man sie raspelt, mit Kräutern verfeinert und gut würzt. Die jungen Blätter der Rosetten lassen sich für Salat verwenden, pur oder in einer Mischung. Da wäre noch das kostbare Nachtkerzen-Öl von den Samen zu nennen. Man kann es nicht selbst herstellen, es ist jedoch in Apotheken und Reformhäusern zu erwerben. Mit seiner wertvollen Gamma-Linolensäure ist es für uns Menschen besonders wertvoll. Diese essenzielle, mehrfach ungesättigte Fettsäure müssen wir unserem Körper mit der Nahrung zuführen, sie ist für uns von größter Bedeutung. Die Nachtkerze besitzt in allen ihren Bestandteilen blutreinigende und krampflösende Eigenschaften. Ein Tee von den Blättern kann bei Keuchhusten, Asthma sowie Magen- und Darmleiden helfen.

Die ***Nachtkerze*** *zählt zur Familie der Nachtkerzengewächse. Sie ist zweijährig. Im ersten Jahr bildet sie eine Rosette, die eng an der Erde anliegt. Erst im nächsten Frühjahr wächst sie nach oben. Wenn sie sich dicht ausgesät hat, wachsen schlanke, unverzweigte Blütenstiele nach oben, an deren oberen Teilen aus den Blattachseln große, gelbe Blüten sprießen, die sich erst in der Abenddämmerung öffnen. Dies geschieht so plötzlich, dass man dabei zuschauen kann. Mit ihrem wunderbaren Duft locken sie Nachtfalter an. Die Nachtkerze blüht die ganze Nacht über. Nach der Blütezeit von Juni bis Oktober bilden sich die Samenkapseln aus. Am nächsten Mittag sind die Blüten schon verwelkt und fallen ab. Steht eine Pflanze als Solitärstaude, wird sie breit, buschig und verzweigt sich sehr, eine wahre Pracht. Die Wurzel der Nachtkerze ist dick, fleischig und etwas rötlich.*

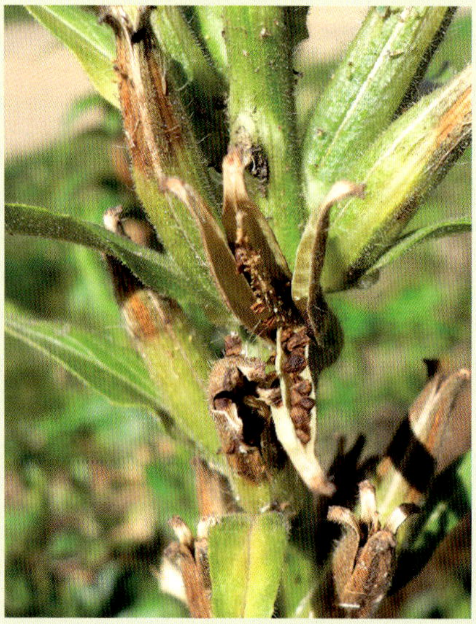

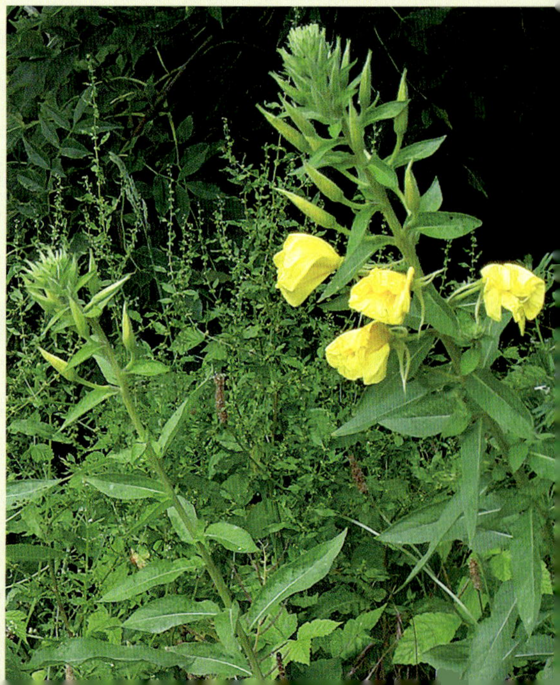

Nachtviole, Gewöhnliche

Hesperis matronalis
auch Mondviole, Frauenviole, Matronenblume

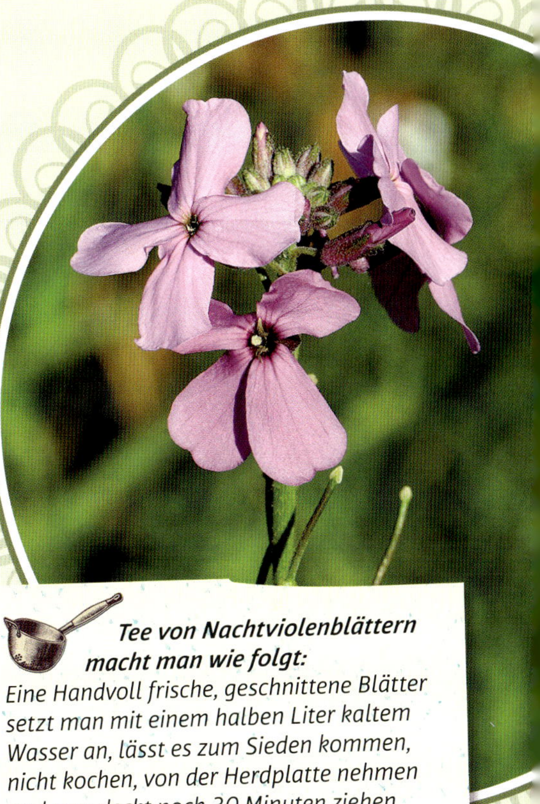

Es gibt verschiedene Arten, beschreiben möchte ich jedoch die Gewöhnliche Nachtviole „Hesperis matronalis". Sie ist fast in ganz Europa verbreitet, eigentlich auf der ganzen Welt. Nachtviole heißt sie, weil sie am Abend anfängt zu duften und damit Bienen, Nachtfalter und Schwebfliegen anlockt, die den Nektar aufsaugen und die Pflanze gleichzeitig bestäuben. Ihre zartlila Blüten gleichen denen des Silberlings, beide Pflanzen sind „Luna"-Pflanzen („luna" heißt „Mond"). Verwechseln kann man sie nur für einen Augenblick. Sobald man die Blätter betrachtet hat, weiß man, welche Pflanze man vor sich hat. Auch die Fruchtstände sind völlig verschieden. In heutiger Zeit wird die Nachtviole nur noch selten als Heilpflanze genutzt, was früher anders war. Man verwendete Blätter und Samen in der Heilkunde. Sie sollen helfen bei Harnverhalten, bei starkem Husten und sollen schweißtreibende Eigenschaften besitzen. Aus den frischen Blättern wurde ein Saft gepresst, mit Milch vermischt und bei Erkältungen getrunken. Ferner wurden ein Blätter-Tee und auch ein Weinauszug bei den gleichen Beschwerden genommen. In der Küche lässt sich die Nachtviole auch sehr gut verwenden. Die Blätter kann man geschnitten unter Salate mischen, die Blüten streut man als Dekoration über den Salat. Ganz wichtig ist: Die Nachtviole muss immer frisch verwendet werden, egal, wozu und wie man sie nimmt. Getrocknet hat sie ihre Wirkung verloren.

Tee von Nachtviolenblättern macht man wie folgt:
Eine Handvoll frische, geschnittene Blätter setzt man mit einem halben Liter kaltem Wasser an, lässt es zum Sieden kommen, nicht kochen, von der Herdplatte nehmen und zugedeckt noch 30 Minuten ziehen lassen. Anschließend abseihen und über den Tag verteilt trinken.

Weinauszug macht man wie folgt:
In eine weithalsige Flasche gibt man eine Handvoll frische, geschnittene Blätter der Nachtviole, bedeckt diese reichlich mit einem guten Naturwein, lässt die Flasche in der Sonne einige Tage ziehen, seiht dann ab und gibt den „Violen-Wein" in die Flasche zurück. Man trinkt täglich ein Likörglas voll.

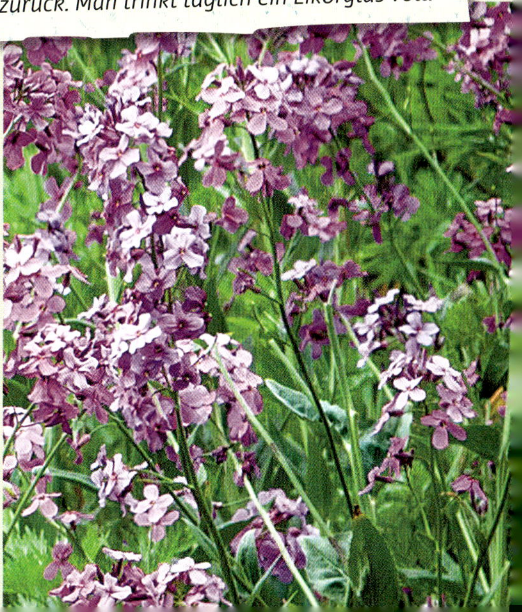

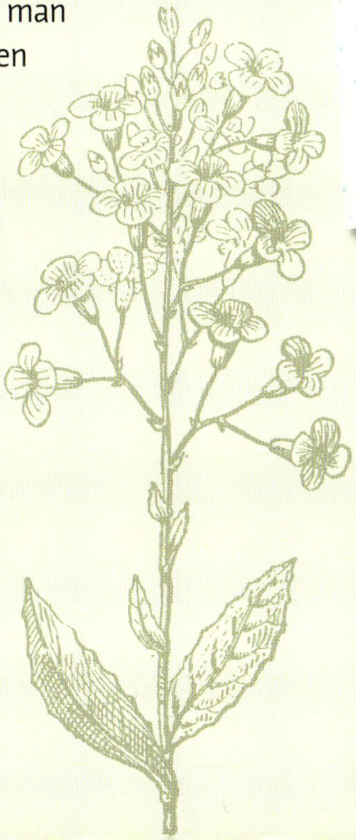

*Die **Nachtviole** ist eine zweijährige Pflanze, die Sonne sowie Halbschatten liebt und auf humusreichem Boden in lichten Wäldern und feuchten Gebieten bestens gedeiht. Sie gehört zu den Kreuzblütengewächsen und wird zwischen 40 und 100 Zentimeter hoch. Blütezeit ist von April bis Juli. Dann erscheinen ihre am Stielende stehenden, traubenartig angeordneten lila Blüten. Die Samen der Nachtviole befinden sich in Schotenfrüchten.*

leicht giftig!

Natternkopf

Echium vulgare
auch Natternkraut, Stolzer Heinrich

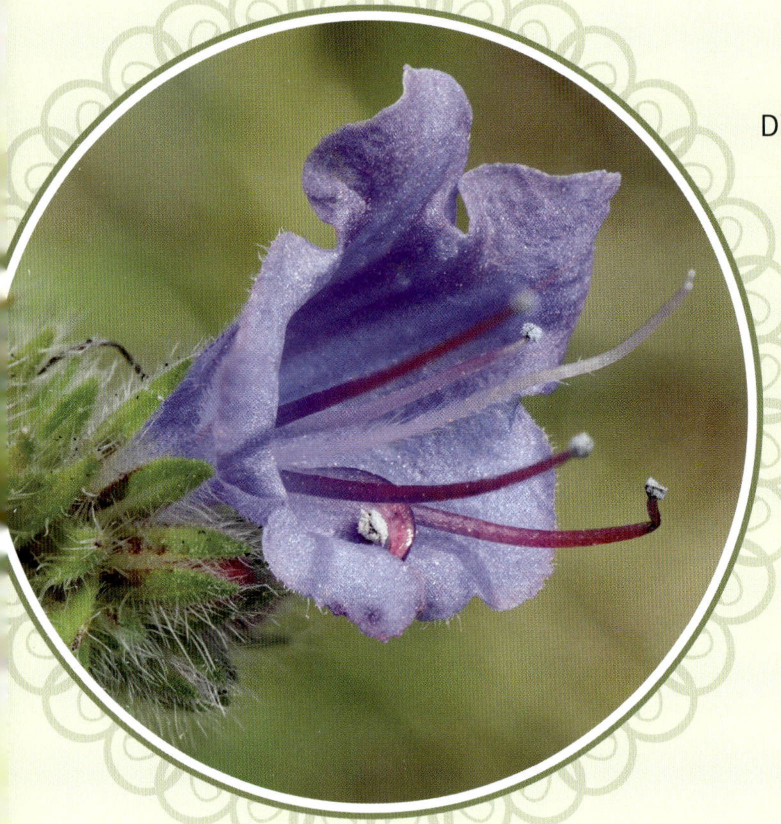

Die gesamte Pflanze ist essbar. Die Blätter lassen sich als Salatzutat verwenden, die Blüten streut man eher über einen Salat. Frische Triebspitzen im Frühjahr lassen sich zu einem feinen Gemüse dämpfen. Medizinisch wird der Natternkopf heute weniger genutzt. Ein Tee soll aber harn- und schweißtreibend sowie hustenlindernd wirken. Die Wurzeln können ähnlich verwendet werden wie Beinwellwurzeln, denn sie beinhalten gleiche Wirkstoffe. Es können Beinumschläge gemacht werden oder man kocht eine Salbe gegen Hautprobleme.

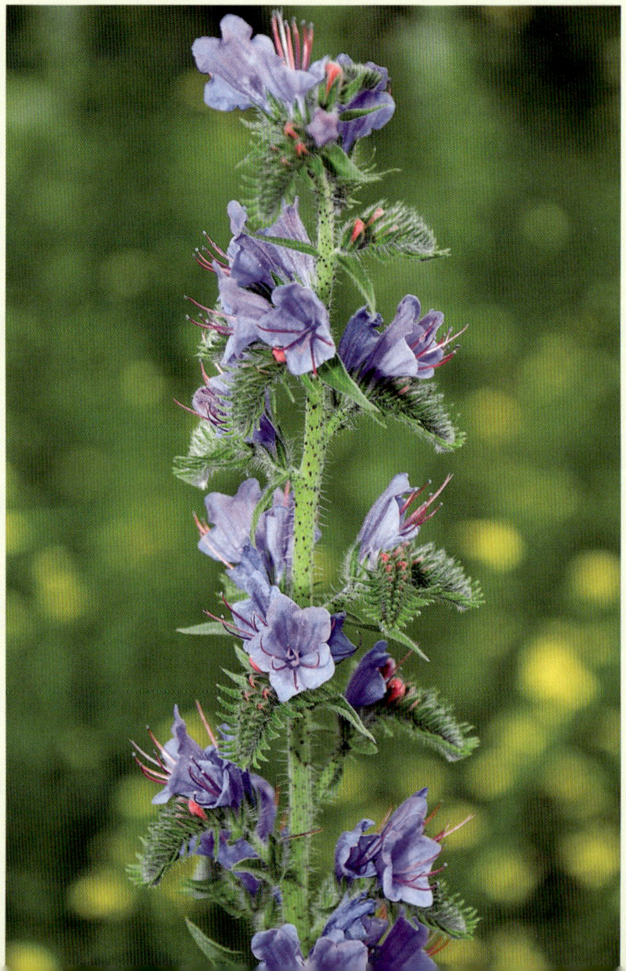

*Der **Natternkopf** ist eine zweijährige Pflanze, manchmal auch dreijährig, und zählt zur Familie der Raublattgewächse. Im ersten Jahr bildet er eine recht große, filzige Rosette. Aus dieser wächst dann im zweiten Jahr ein etwa 60 Zentimeter hoher Stängel, der einfach sein kann, aber oft auch buschig geästet ist. Die Pflanze gehört zu den Borretschgewächsen und ist daher sehr borstig. Eine ältere Pflanze ist schon fast stachelig. Man findet den Natternkopf recht häufig an trockenen Standorten, wie Steinbrüchen, Wegrändern und um alte Burgen herum in fast ganz Europa. Ein blühender Natternkopf ist hübsch anzusehen. Zuerst bilden sich dichte, rötlich blühende Trauben, die aber in die Länge wachsen und sich mit dem Älterwerden blau-lila verfärben. Die Blütezeit reicht von Mai bis Oktober. Als Früchte bildet der Natternkopf Spaltfrüchte aus.*

Pastinake

auch Dickmöhre, Hammelmöhre, Schafwurz

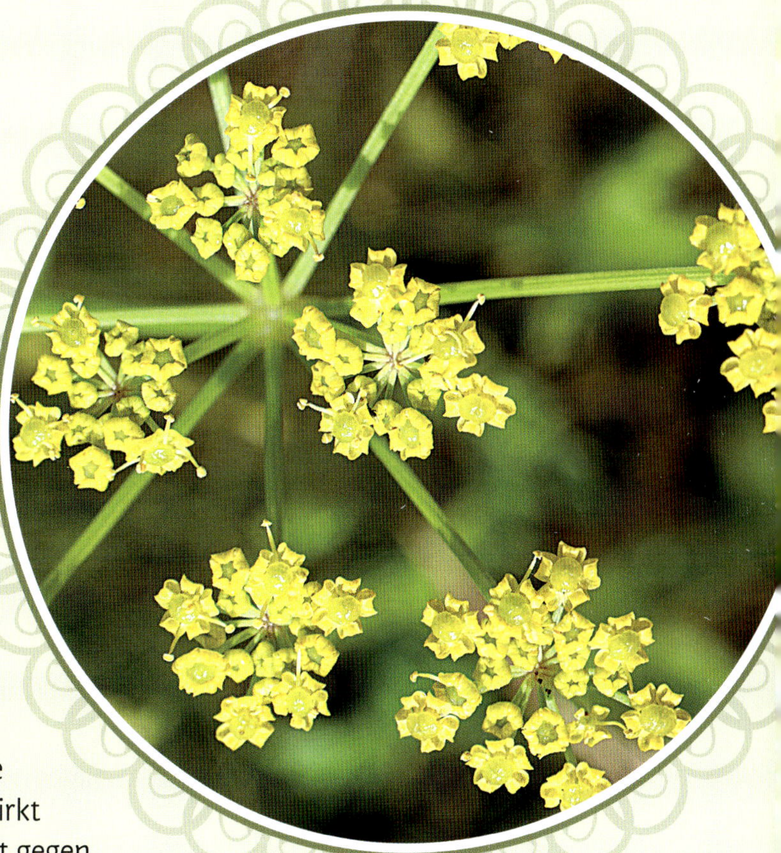

Geschmack und Geruch der gesamten Pflanze sind stark würzig, auch süßlich, möhrenähnlich. Sie kann vollständig für Nahrungszwecke verwendet werden. Die Wurzel kann man zu einem nahrhaften Gemüse dünsten, ohne dass man nachwürzen muss. Gestampft und mit etwas Sahne verfeinert ist sie die perfekte Babykost. Junge Triebe und Blätter, die man etwa im April erntet, sind eine gute, würzige Zutat für Salate und Suppen. Junge Blütendolden kann man in Teig ausbacken wie Holunderblüten. Getrocknete Blätter und reife Samen lassen sich mit Ursalz gemeinsam feinst zu einem guten Kräutersalz vermahlen. Die Pastinake hat auch heilende Eigenschaften. Sie wirkt harn- und galletreibend, magenstärkend und hilft gegen Schlaflosigkeit, Fieber und Rheuma. Verwendet wird ein Tee aus den Früchten, die man zuvor im Mörser zerstoßen hat.

*Die **Pastinake** ist in fast ganz Europa anzutreffen. Sie gehört zur großen Familie der Doldengewächse. Ihre Dolde ist aus vielen kleinen Döldchen zusammengesetzt und blüht gelb. Die Pastinake siedelt sich gern an Wegrändern, Gräben, Unkrautfluren und in Steinbrüchen an, und das häufig. Es ist eine zweijährige Staude, die einen Meter hoch wird. Im ersten Jahr wächst eine Rosette, und erst im zweiten Jahr wächst die Pflanze heran, verzweigt sich und blüht in einer strahligen Blütendolde mit gelben Blüten. Die Blütezeit geht von Juli bis September. Die Blätter der Pastinake sind gefiedert. Als Samen bilden sich kleine Spaltfrüchte aus.*

So bereitet man einen Pastinaken-Tee zu:
Einen gehäuften Teelöffel Früchte übergießt man mit einem Viertelliter kochendem Wasser, lässt zehn Minuten ziehen, seiht ab und trinkt bei den genannten Beschwerden schluckweise.

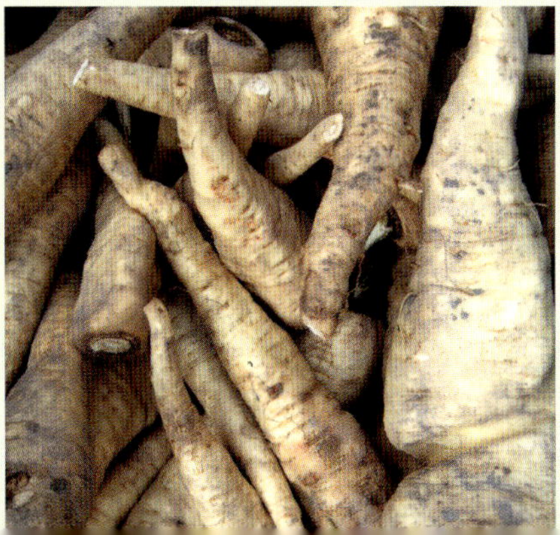

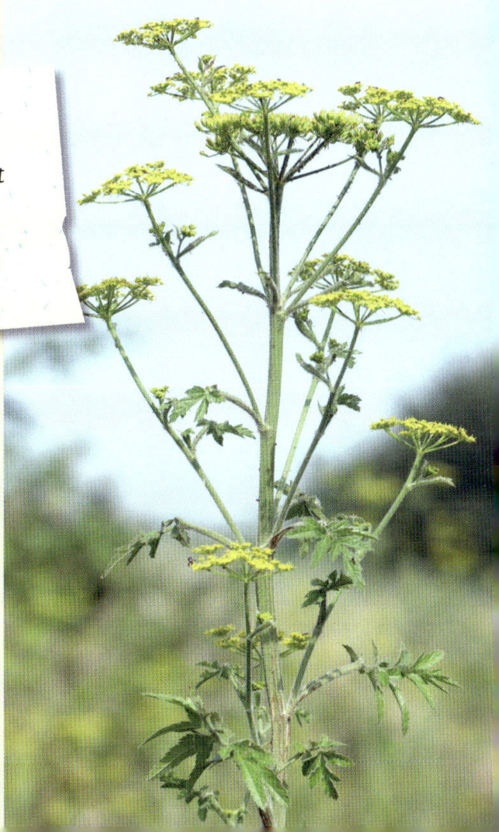

Pfennigkraut

Lysimachia nummularia
auch Hellerkraut, Tausenkrankheitskraut

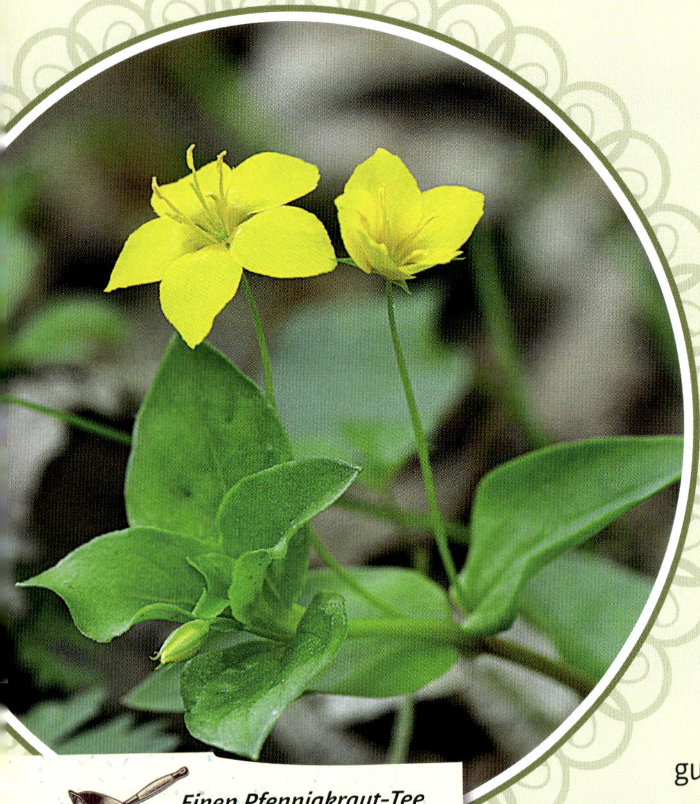

In der Schulmedizin ist das Pfennigkraut völlig unbekannt. In der Volksmedizin jedoch wird es als Hustenmittel verwendet. Die Anthroposophen setzen es bei schlimmen Ekzemen erfolgreich ein. Verwendet wird die gesamte Pflanze, Kraut, Blüten und Wurzel. Wegen ihres hohen Vitamin-C-Gehalts ist die Pflanze auch einzusetzen gegen die Vitaminmangelkrankheit Skorbut. Im Mittelalter war das Pfennigkraut ein Allheilmittel, deswegen vielleicht auch „Tausenkrankheitskraut".
Jahrelang wuchs das Pfennigkraut in meinem Garten, ohne dass ich es verwendet habe. In jedem Frühjahr habe ich es reduziert, wenn es sich zu sehr verbreitet hatte. Ich kannte es zwar, kannte aber seine guten Eigenschaften nicht.

Einen Pfennigkraut-Tee gegen Husten macht man wie folgt:
Eine Handvoll getrocknetes, geschnittenes Pfennigkraut mit zwei Handvoll getrocknetem, geschnittenem Malvenkraut und -blüten mischen. Einen gehäuften Esslöffel dieser Mischung mit einem halben Liter Wasser übergießen und ziehen lassen, bis der Tee Trinktemperatur hat, danach abseihen und schluckweise trinken. Man kann mit Honig süßen. Zwei bis drei Tassen können täglich getrunken werden.

Einen Tee, den man für Umschläge verwenden möchte, kocht man wie folgt:
Eine Handvoll getrocknetes, geschnittenes Pfennigkraut mit einem Liter kochendem Wasser übergießen und 10 Minuten ziehen lassen, abseihen, abkühlen lassen, ein Tüchlein hineintauchen und auf Ekzeme auflegen.

*Das **Pfennigkraut** ist ein niederliegendes, Primelgewächs mit kriechendem Stängel sowie Blätter, deren Aussehen der Form von Münzen gleichen. Es wird auch oft Hellerkraut genannt, derer es einige gibt, von denen das Pfennigkraut aber das Bekannteste ist. Das Pfennigkraut wächst sehr verbreitet in West- und Mitteleuropa und wird bis fünf Zentimeter hoch. Man findet die Pflanze an feuchten Stellen im Gebüsch, in Wiesen, an Gräbern, in Wäldern und an Wegrändern. Das Pfennigkraut ist ausdauernd, wo es einmal wächst, bleibt es für immer. Im Frühjahr, wenn das Pflänzchen aus der Erde sprießt, ist es nicht gleich zu entdecken, da es sich mit seinen langen Armen fest an den Boden drückt. Erst wenn die gelben Blüten erscheinen, die einzeln aus den Blattschalen wachsen, erkennt man das Pfennigkraut. Die Blütezeit reicht von Juni bis August. Die Pflanze breitet sich durch Ausläufer aus. Früchte bildet sie nur selten.*

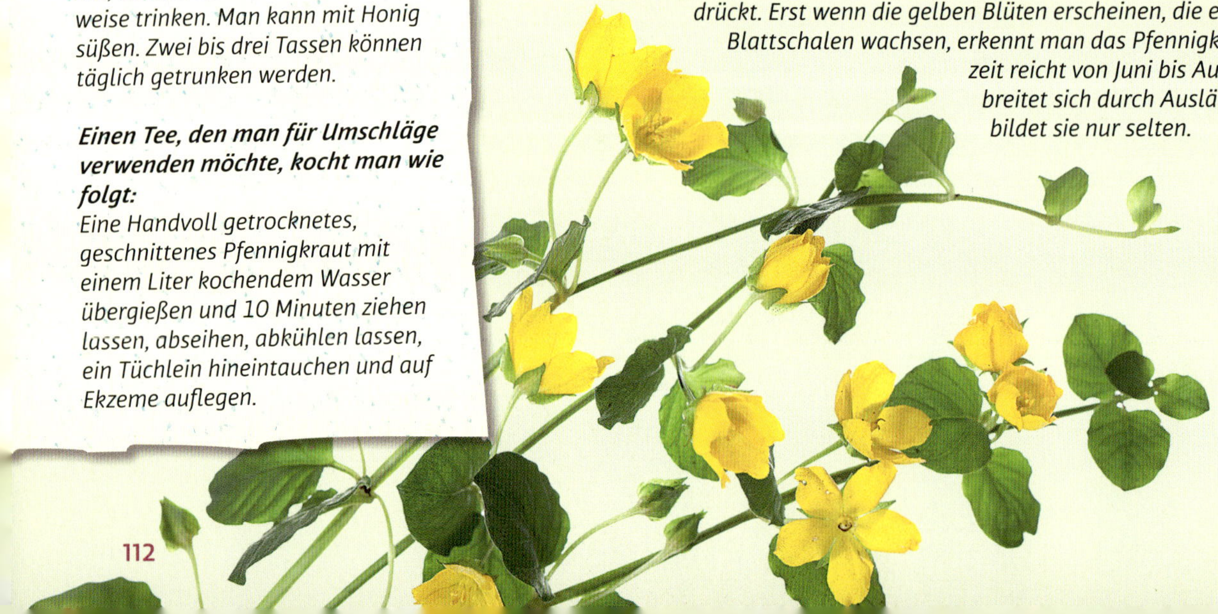

Portulak

Portulaca oleracea
auch Burzelkraut

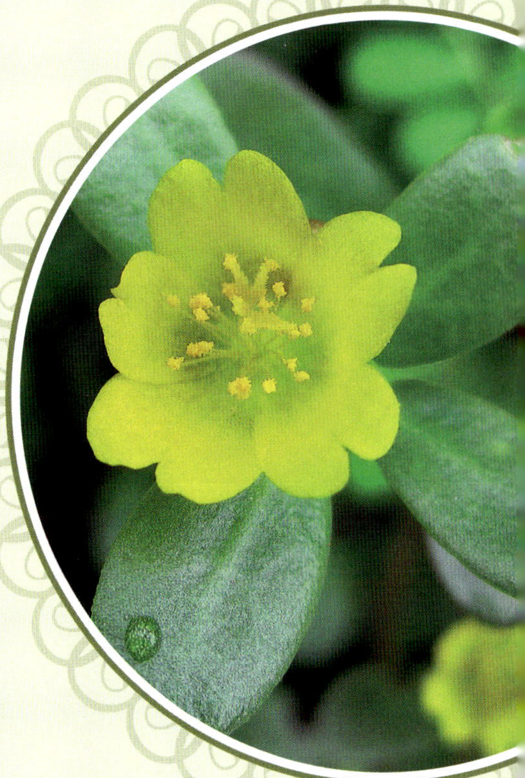

Seit etwa 2000 Jahren wird der Portulak therapeutisch genutzt, und die weitergezüchtete Art „Portulaca sativa“ wird als Küchenkraut verwendet. Der Portulak besitzt viele gute Eigenschaften, die uns bei kleineren Beschwerden hilfreich sein können. So kann er uns helfen bei Blasenkrankheiten, Magen- und Darmbeschwerden – zum Beispiel Durchfall –, bei Hautkrankheiten, und er wirkt fiebersenkend. Klinische Studien sollen herausgefunden haben, dass Portulak leichte antibiotische Eigenschaften besitzt. Insgesamt wirkt die Pflanze reinigend. Schon drei Esslöffel kalt gepresster Saft aus den sukkulenten Blättern, täglich über drei bis vier Wochen eingenommen, sollen Wunder wirken. Die Pflanze enthält reichlich Vitamin C, A, B_1 und Kalzium. Das kleine Portulak-Pflänzchen ist es also wert, nicht so verteufelt zu werden, wenn es uns bei seiner Ausbreitung im Garten auch mal ärgert. Wir sollten uns einfach mehr mit ihm beschäftigen. Sammeln kann man den gesamten krautigen Teil der Pflanze. Nur junge, noch nicht blühende Pflanzen verwenden. Die Blätter, wie schon erwähnt, zu Saft pressen oder einfach abzupfen und über den Salat streuen. Erntet man viel, schmeckt ein spinatähnliches Gemüse recht gut oder man gibt Blätter und klein geschnittene Stiele zu anderen Gemüsen zu einer bunten „Gemüsepfanne“.

Da sich das Kraut nicht trocknen lässt, bereitet man Tee aus der frischen Pflanze.
Zwei Esslöffel klein geschnittenes Kraut übergießt man mit einem Viertelliter kochendem Wasser, lässt es 10 Minuten ziehen, seiht ab und trinkt schluckweise auf nüchternen Magen ein bis zwei Tassen am Tag. Die frische Pflanze, Saft und Tee helfen bei oben genannten Beschwerden.

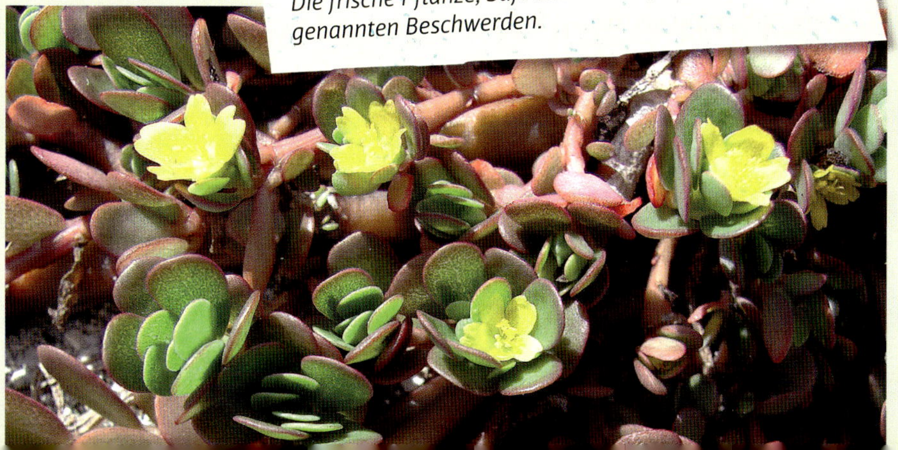

*Der **Portulak** ist eine einjährige kleine Pflanze mit fleischigen, niederliegenden Stängeln und Blättern. Sie wird als lästiges Gartenunkraut bezeichnet. Sie wächst auch am Wegesrand, und die kleinste Mauerritze genügt ihr zum Gedeihen. Der Portulak ist in Europa und Asien heimisch, aber auf der ganzen Welt verbreitet. Er zählt zur Familie der Portulakgewächse und ist eine krautig wachsende, bis 30 Zentimeter hoch werdende Pflanze. Ihr Wuchs ist verzweigt mit liegenden Trieben, aus denen die glänzenden, bis drei Zentimeter langen Blätter wachsen. Die Blätter haben eine glänzende Oberfläche, die frisch grün erscheint. Blütezeit des Portulaks ist von Juli bis August. Er blüht mit kleinen gelben, meist vierblättrigen Blüten, die bis zu 15 Staubblätter aufweisen können. Nach der Blüte bildet sich die eiförmige Frucht aus, die bis vier Millimeter groß ist. Darin sind winzige, runde schwarze Samen enthalten.*

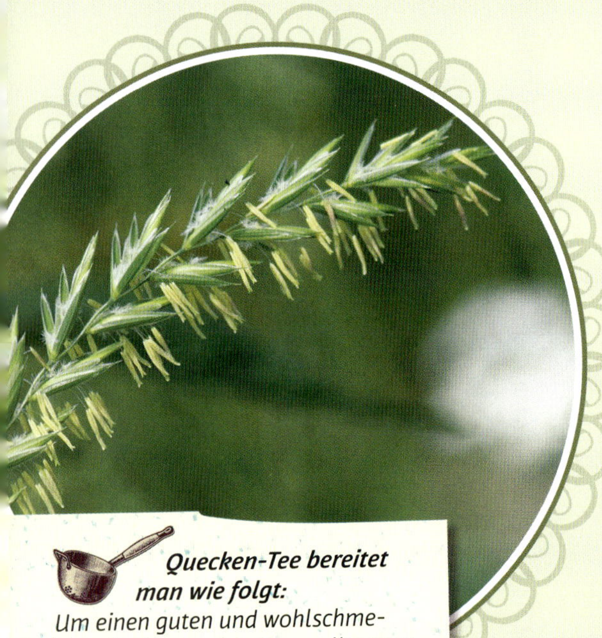

Quecke

Elymus repeus und *Agropyron repeus* (Wurzel)
auch Graswurzel, Hundsgras, Schließgras

Die Quecke ist schwer ausrottbar. Jedes kleinste Stückchen Wurzel, das aus Versehen in der Erde bleibt, treibt neue Pflanzen. Wenn die Quecke auch von manchem Gärtner verteufelt wird, so wird sie von Heilpflanzenliebhabern doch willkommen geheißen, da sie für viele medizinische Zwecke verwendet werden kann. So kann sie zum Beispiel eingesetzt werden bei Entzündungen der Niere und der Blase, von Magen und Darm, auch bei Rheuma und Arthritis, und bei einem zu hohen Harnsäuregehalt im Blut. Es ist sogar wissenschaftlich bewiesen, dass Medikamente, die Extrakte der Quecke beinhalten, den Blutdruck senken. Die Quecken-Wurzeln erntet man am besten im zeitigen Frühjahr oder auch im Herbst, wenn der Gartenboden beerntet oder bearbeitet wird. Man befreit die Wurzeln von Erde und wäscht sie gründlich, bündelt die langen Wurzeltriebe und hängt sie zum Trocknen auf. Danach schneidet man sie mit einer Gartenschere in kleine Stücke. Am besten ist es, man trocknet die kleinen Stücke nochmals kurz in einem Dörrapparat nach, damit nichts schimmelt. Diese Quecken-Wurzel-Stückchen lassen sich gut zu Mehl mahlen, das man unter Getreidemehl mischt oder auch separat verwendet. Die Stückchen lassen sich auch rösten und als Kaffee-Ersatz nutzen. Wegen ihres hohen Kieselsäuregehalts kann die Quecke ähnliche Verwendung finden wie der Ackerschachtelhalm. Beide Pflanzen entwässern, reinigen das Blut und beseitigen Schlacken aus dem Körper. Das alles geschieht am besten mit einem Tee.

Quecken-Tee bereitet man wie folgt:
Um einen guten und wohlschmeckenden Tee zu erhalten, sollte man die Wurzel etwa eine Minute köcheln lassen, das Wasser abgießen, erneut mit kochendem Wasser übergießen, 10 Minuten ziehen lassen, abseihen und genießen.

Einen Tee, der bei Akne gute Ergebnisse erzielt, macht man so:
Zur Quecken-Wurzel mischt man noch Stiefmütterchenkraut, Ackerschachtelhalm und Brennnesselkraut. Von allen Kräutern nimmt man eine Handvoll und mischt sie. Von dieser Mischung nimmt man zwei gehäufte Esslöffel, übergießt mit einem halben Liter kochendem Wasser, lässt 10 Minuten ziehen, seiht ab und trinkt, über den Tag verteilt, kurmäßig vier Wochen lang.

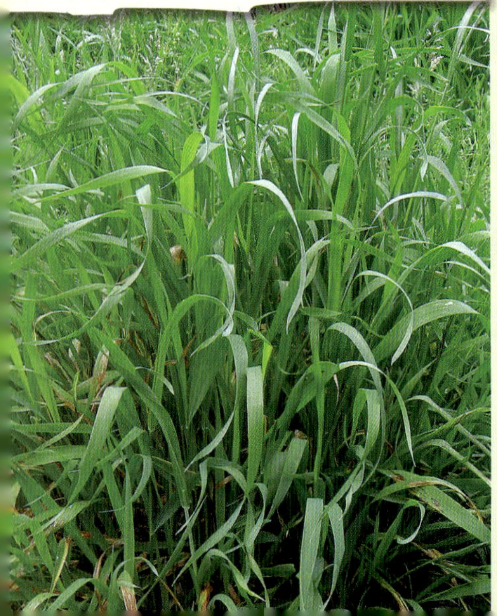

*Die **Quecke** ist ein mehrjähriges, mit unterirdischem, verzweigtem und länglichem Wurzelstock versehenes Unkraut, das jeden Gärtner und Landwirt zur Verzweiflung bringen kann. Die Quecke gehört zur Familie der Süßgräser und ist überall in Europa zu finden. Sie wächst in Gärten, auf Feldern, auf Brachland, in Hecken und an Straßenrändern. Die Pflanze erreicht Wuchshöhen zwischen 50 und 120 Zentimetern. Die Blüten sind grün und werden von einer schlanken, aufrecht stehenden Ährenspindel getragen. Blütezeit ist von Juni bis August. Erst im zweiten Jahr bildet die Quecke Samen.*

Quendel

Thymus serpyllum
auch Feldthymian, Wilder Thymian, Kudelkraut

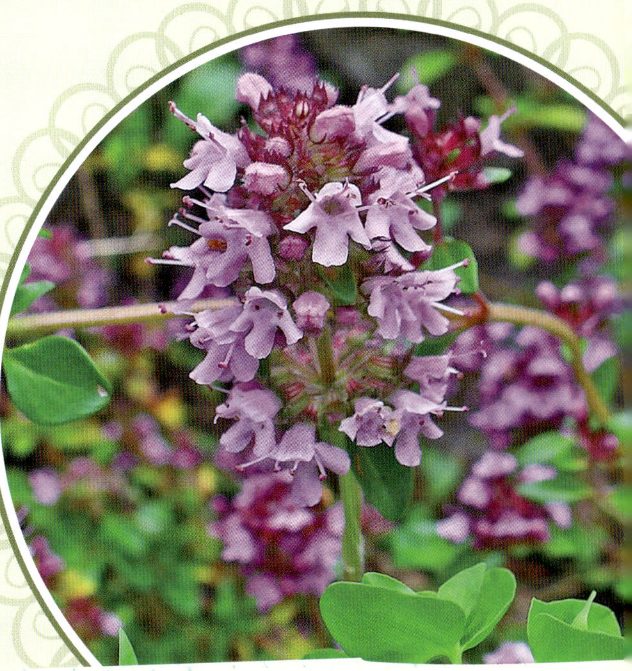

Mit Vorliebe bauen Ameisen ihre Nester in Quendelbüschen. Die ätherischen Öle, die in der gesamten Pflanze vorkommen, sind die Ursache der Anziehungskraft. Von alters her wird Quendel als Tee, als Tinktur, als Gewürz und als Füllung für Kräuterkissen in der Volksmedizin verwendet. Eingesetzt werden diese Mittel bei Husten, Asthma, Magen- und Darmbeschwerden, Rheuma und Gicht. Außerdem soll ein Tee, am Abend getrunken, schlaffördernd wirken. In einigen Gegenden, zum Beispiel in Bayern, gehört der Quendel im Brauchtum zu den Marienpflanzen und wird gemeinsam mit anderen Kräutern zum Strauß gebunden und in der katholischen Kirche am 15. August an Mariä Himmelfahrt geweiht. Dieser „Würzwisch" hängt dann ein ganzes Jahr lang im Herrgottswinkel und beschützt Mensch und Tier im Haus.
Der Quendel wird vom Frühjahr bis zum Sommer während der Blütezeit geerntet. Man schneidet die Blütenstiele bis zu den verholzten Teilen ab, trocknet sie gebündelt oder in einem Karton. Nach dem Trocknen streift man die kleinen Blättchen und Blüten von den Stielen und verwahrt das Kraut in kleinen Schraubgläsern zur Verwendung in Form von Tee oder Gewürz.

Tee wird hergestellt wie folgt:
Zwei gehäufte Teelöffel von Quendelkraut übergießt man mit einem Viertelliter kochendem Wasser, lässt 10 Minuten zugedeckt ziehen, seiht ab und trinkt täglich ein bis drei Tassen.

***Eine Quendel-Tinktur** wird hergestellt wie bei der Schafgarbe beschrieben. 10 bis 15 Tropfen täglich nehmen.*

Quendel als Gewürz findet zum Beispiel Verwendung in Gemüsesuppen und als Pizza-Gewürz.

Hildegard von Bingen schreibt über den Quendel: „Und wer die kleine Krätze, d. h. den kleinen Grind hat, der zerstoße Quendel mit frischem Fett und mache so daraus eine Salbe und salbe sich damit, und er wird die Gesundheit erlangen."

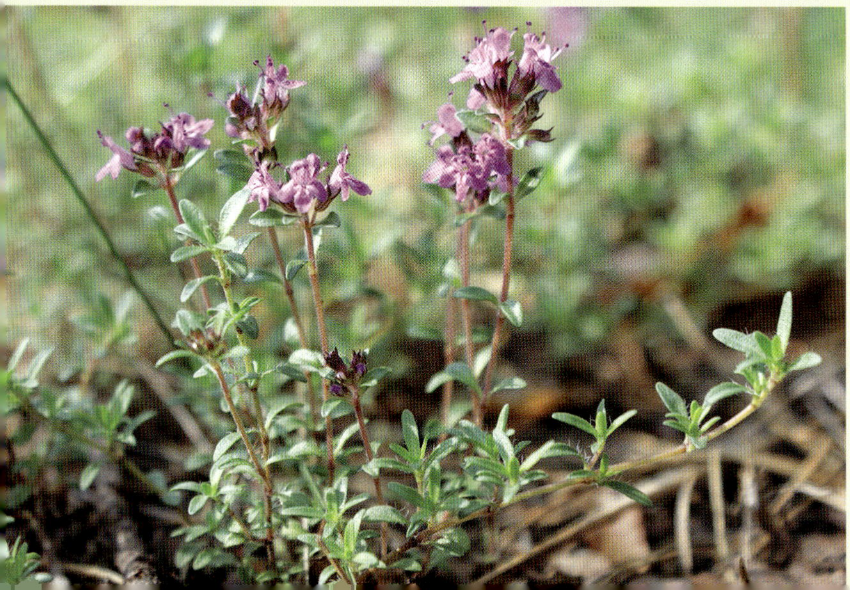

*Der **Quendel** ist ein kleiner Zwergstrauch, der in fast ganz Europa vorkommt und an trockenen Plätzen, die der Sonne zugewandt sind, bestens gedeiht. Er gehört zur Familie der Lippenblütler. Die Blätter sind von länglicher Form. Am Grunde ist die Pflanze verholzt, hat teils liegende, teils aufrechte, etwa 30 Zentimeter lange Stängel, an deren Spitzen rosa oder purpurfarbene Scheinquirle blühen. Die Blüten erscheinen von Juli bis August. Die Früchte sind Spaltfrüchte.*

Ringelblume

Calendula officinalis
auch Ringelrose, Goldblume, Totenblume, Studentenblume

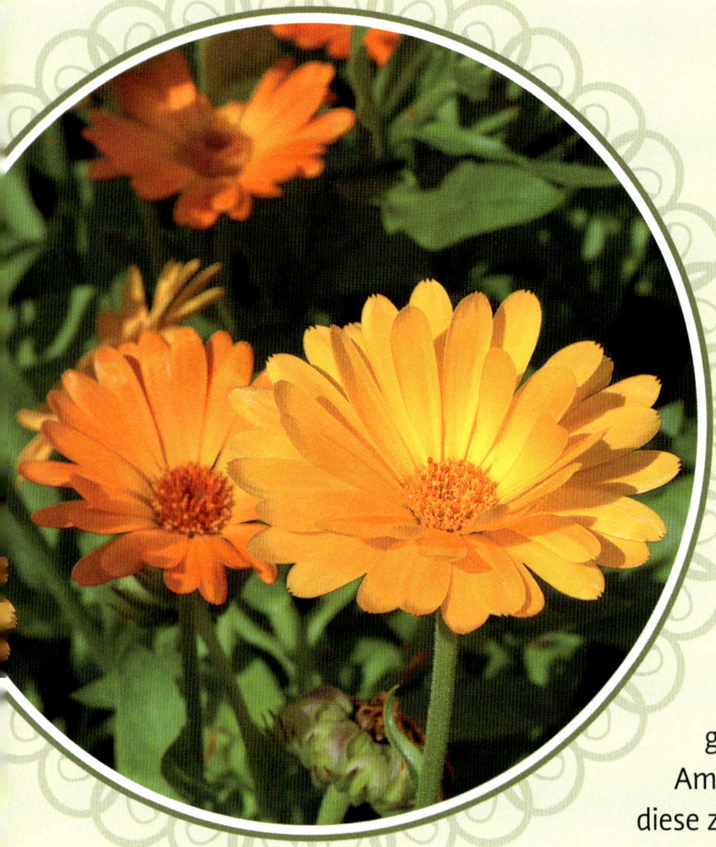

Die heutige Ringelblume wird in Kulturen für Arzneizwecke angebaut, aus denen sie gelegentlich verwildert ist. Weil die Ringelblume eine sehr bedeutende Heilpflanze ist, ist sie es wert, in diesem Buch erwähnt zu werden. Sie ist eine einjährige Pflanze und sät sich gern selbst aus; wenn sie das nicht tut, muss man eben nachhelfen. Die Ringelblume ist ein verlässlicher Wetterprophet: Hat sie um sieben Uhr in der Früh schon die Augen geöffnet, kann man sicher sein, dass es ein schöner, sonniger Tag wird. Schläft sie aber um acht Uhr noch, dann folgt garantiert ein verregneter Tag. Geerntet werden Ringelblumen gegen Mittag und nur bei Sonnenschein. Am besten pflückt man die ganzen Blütenköpfe, trocknet diese zügig, aber ohne künstliche Wärme, und zupft später die Zungenblüten ab, denn der Knopf in der Mitte ist leicht giftig. Das Kraut verwahrt man in luftdichten Gläsern und stellt diese dunkel. Die Ringelblumen blühen in gelb-orangefarbenen Tönen, manchmal mit dunklerem, manchmal mit gelbem Kelch. Zur Herstellung von Salben verwendet man besser die dunkleren Blüten, weil die Salbe dann eine schönere Farbe hat. Das hat aber nichts mit der Wirkung der Salbe zu tun.

leicht giftig!

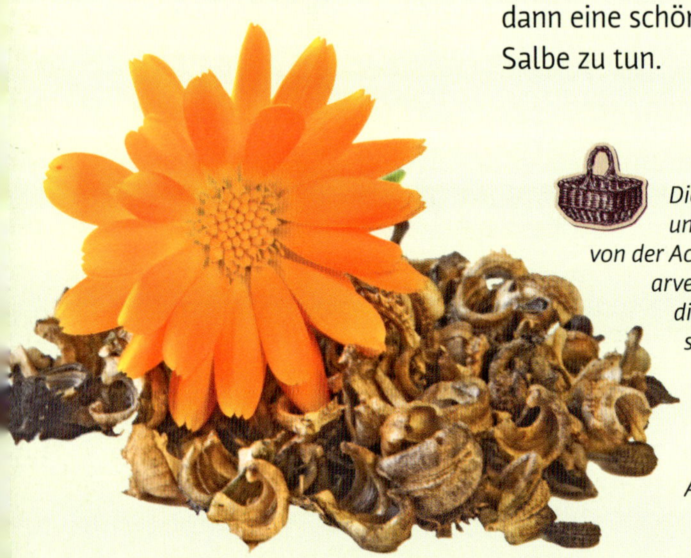

*Die hübsche **Ringelblume** unserer Kräutergärten stammt von der Ackerringelblume „Calendula arvensis" ab. In der Natur kommt die Ringelblume so, wie wir sie heute kennen, nicht mehr vor, wohl aber die Ackerringelblume. Ich habe beim Spazieren gehen eine Stelle gefunden, an der die Ackerringelblume wächst. Im Frühjahr hole ich sie mir in den Garten. Sie gehört zur Familie der Korbblütler und kann Wuchshöhen von 30 bis 50 Zentimeter, vereinzelt bis zu 70 Zentimeter erreichen. Die Stängel sind vierkantig, die Blätter oval, lanzettenförmig und behaart. Während der Blütezeit von Juni bis Oktober bilden sich die gelben bis orangefarbenen Blüten aus. Die Samen sehen aus wie kleine ringelförmige Raupen.*

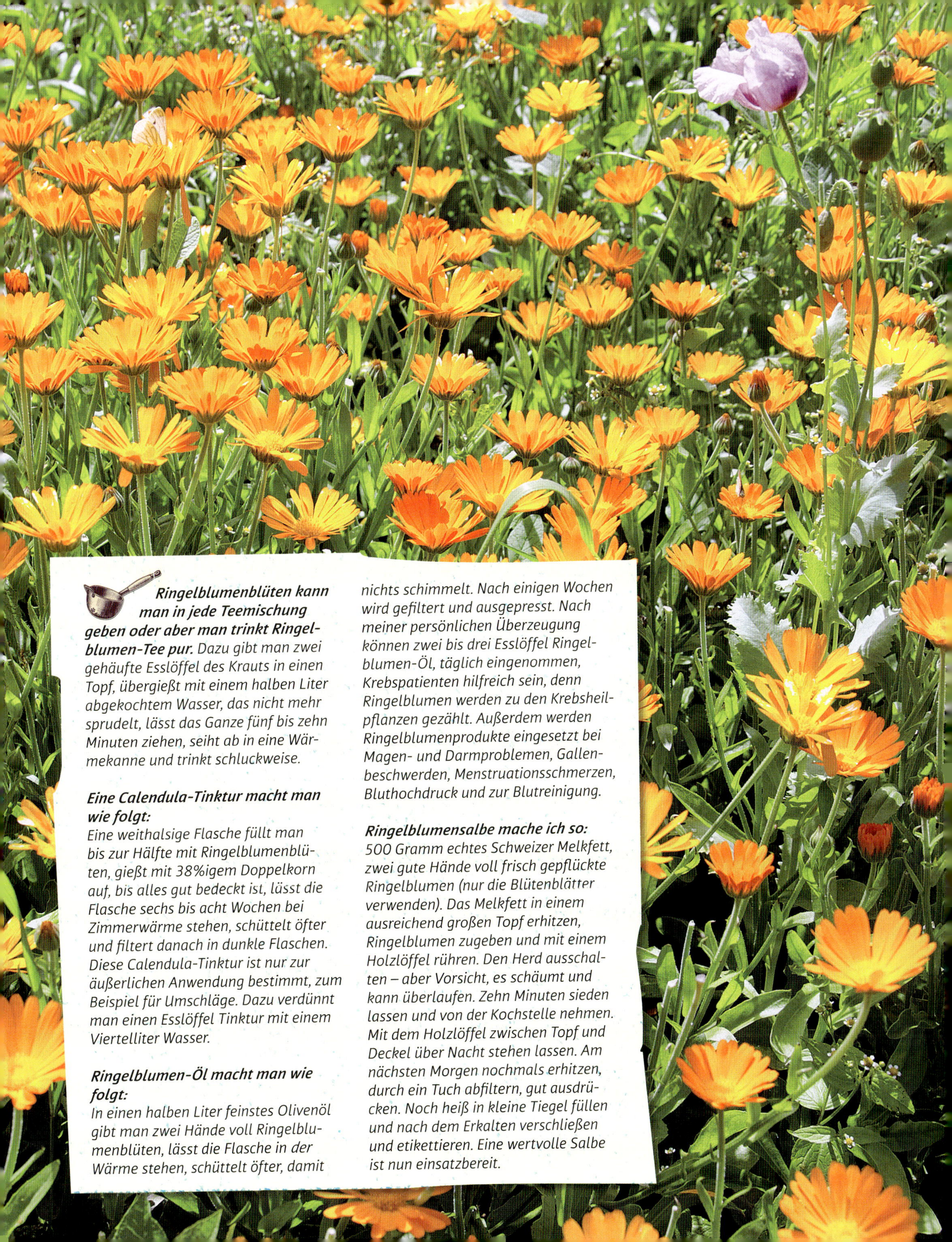

Ringelblumenblüten kann man in jede Teemischung geben oder aber man trinkt Ringelblumen-Tee pur. Dazu gibt man zwei gehäufte Esslöffel des Krauts in einen Topf, übergießt mit einem halben Liter abgekochtem Wasser, das nicht mehr sprudelt, lässt das Ganze fünf bis zehn Minuten ziehen, seiht ab in eine Wärmekanne und trinkt schluckweise.

Eine Calendula-Tinktur macht man wie folgt:
Eine weithalsige Flasche füllt man bis zur Hälfte mit Ringelblumenblüten, gießt mit 38%igem Doppelkorn auf, bis alles gut bedeckt ist, lässt die Flasche sechs bis acht Wochen bei Zimmerwärme stehen, schüttelt öfter und filtert danach in dunkle Flaschen. Diese Calendula-Tinktur ist nur zur äußerlichen Anwendung bestimmt, zum Beispiel für Umschläge. Dazu verdünnt man einen Esslöffel Tinktur mit einem Viertelliter Wasser.

Ringelblumen-Öl macht man wie folgt:
In einen halben Liter feinstes Olivenöl gibt man zwei Hände voll Ringelblumenblüten, lässt die Flasche in der Wärme stehen, schüttelt öfter, damit nichts schimmelt. Nach einigen Wochen wird gefiltert und ausgepresst. Nach meiner persönlichen Überzeugung können zwei bis drei Esslöffel Ringelblumen-Öl, täglich eingenommen, Krebspatienten hilfreich sein, denn Ringelblumen werden zu den Krebsheilpflanzen gezählt. Außerdem werden Ringelblumenprodukte eingesetzt bei Magen- und Darmproblemen, Gallenbeschwerden, Menstruationsschmerzen, Bluthochdruck und zur Blutreinigung.

Ringelblumensalbe mache ich so:
500 Gramm echtes Schweizer Melkfett, zwei gute Hände voll frisch gepflückte Ringelblumen (nur die Blütenblätter verwenden). Das Melkfett in einem ausreichend großen Topf erhitzen, Ringelblumen zugeben und mit einem Holzlöffel rühren. Den Herd ausschalten – aber Vorsicht, es schäumt und kann überlaufen. Zehn Minuten sieden lassen und von der Kochstelle nehmen. Mit dem Holzlöffel zwischen Topf und Deckel über Nacht stehen lassen. Am nächsten Morgen nochmals erhitzen, durch ein Tuch abfiltern, gut ausdrücken. Noch heiß in kleine Tiegel füllen und nach dem Erkalten verschließen und etikettieren. Eine wertvolle Salbe ist nun einsatzbereit.

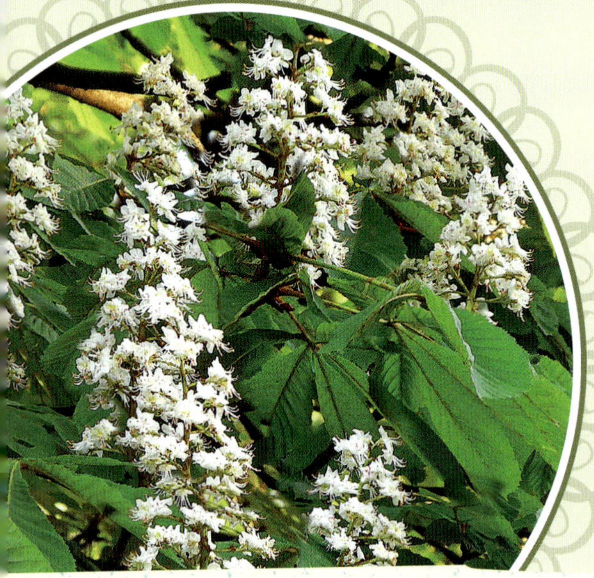

Rosskastanie, Gewöhnliche

Aesculus hippocastanum
auch Pferdekastanie, Wilde Kastanie, Gichtbaum

Ich habe vor ungefähr 20 Jahren mal eine Kastanie in der Wiese vergraben, dort steht heute ein großer Kastanienbaum. Der Kastanienbaum ist einer der ersten Bäume im Frühjahr, der seine Blätter und Blüten entfaltet. Er hat ein recht dichtes Blätterdach, seine Blüten sind zu Rispen zusammengefasst, die kerzengerade nach oben zeigen und weithin weiß, gelb und rötlich gefleckt leuchten. Bis zum Herbst bildet sich eine Kapsel mit stacheliger Außenseite, die zwei bis drei große, fast runde Samen enthält. In reifem Zustand sind diese Samen glänzend braun – die Kastanien. Es lohnt sich, Kastanien aufzusammeln. Aus den zerkleinerten Früchten kocht man einen Sud, den man dem Badewasser zufügt. Dieses Bad soll bei Hautflechte und Haarschuppen helfen, auch geschwollene Füße sollen sich regenerieren. Nicht nur die Frucht der Kastanienbäume, sondern auch die Blätter, Blüten und Rinde werden für Heilzwecke genutzt.

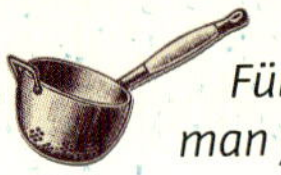

*Für eine **Tinktur** nimmt man frische Blätter, Blüten und Rinde von zwei- bis dreijährigen Zweigen zu gleichen Teilen, füllt eine weithalsige Flasche damit bis zur Hälfte, füllt mit 38%igem Doppelkorn bis kurz unter den Rand auf, damit man noch schütteln kann. Bei Zimmerwärme lässt man die Flasche sechs bis acht Wochen stehen, filtert danach und füllt in kleine braune Fläschchen um.*

*Ebenso macht man eine **Tinktur von frischen Kastanien**. Man entfernt die braune Schale und schneidet sie in kleine Stücke. Dann weiter wie oben beschrieben. Beide Tinkturen finden als Einreibungsmittel Anwendung bei Venenleiden, Rheuma und Gicht, Bandscheibenleiden, Krampfadern und Hämorrhoiden.*

*Zur inneren Anwendung bereitet man einen **Tee** aus Blättern, Blüten und Rinde. Man setzt einen Teelöffel getrocknete Rinde mit einem halben Liter kaltem Wasser an, lässt es zum Kochen kommen, nimmt den Topf vom Feuer, gibt einen Teelöffel getrocknete Blätter sowie einen Teelöffel getrocknete Blüten hinzu, lässt das Ganze zugedeckt fünf bis zehn Minuten ziehen, seiht ab, gibt den Tee in eine Wärmekanne und trinkt ihn über den Tag verteilt.*

Der Tee wird ebenso bei den genannten Beschwerden angewendet.

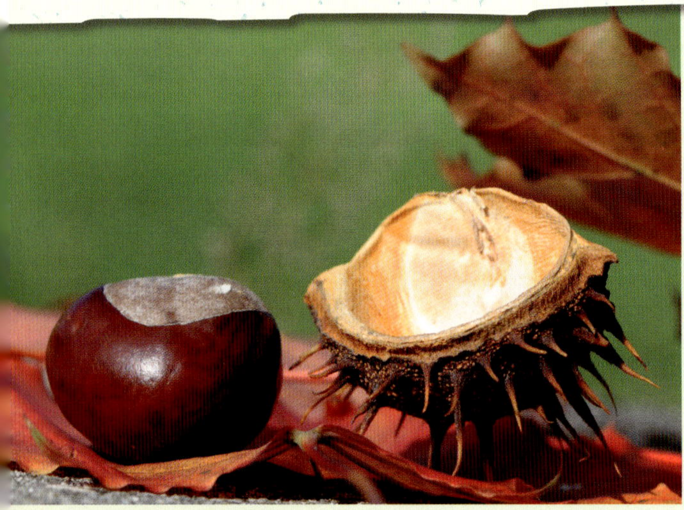

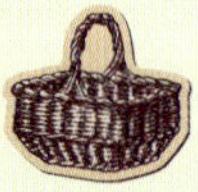

*Die **Rosskastanie** ist ein Laubbaum, der 25 bis 30 Meter hoch werden kann, und gehört zur den Seifenbaumgewächsen. Seit etwa 500 Jahren wird er in Mitteleuropa aus Samen gezogen. Hier und da soll auch mal ein verwilderter Baum zu finden sein. Das kommt allerdings nicht häufig vor, weil die reifen, abgefallenen Früchte, die Kastanien, gern von Wild und Wildschweinen gefressen werden. Der Baum kann bis zu 200 Jahre alt werden. Die Rosskastanie besitzt sehr große, fingerförmige Blätter. Diese werden zehn bis 20 Zentimeter lang und etwa zehn Zentimeter breit. Der Blattrand ist doppelt gesägt. Mit erst 15 bis 20 Jahren fängt der Baum an zu blühen und Früchte zu tragen. Die Blütezeit ist von April bis Mai/Juni. Die Rinde ist bei jungen Bäumen hellbraun/braun und glatt. Später wird sie oft rötlich mit grobrissiger Borke, die in Schuppen abblättert.*

Sanddorn

Hippophae rhamnoides
auch Seedorn, Stechdorn, Stranddorn

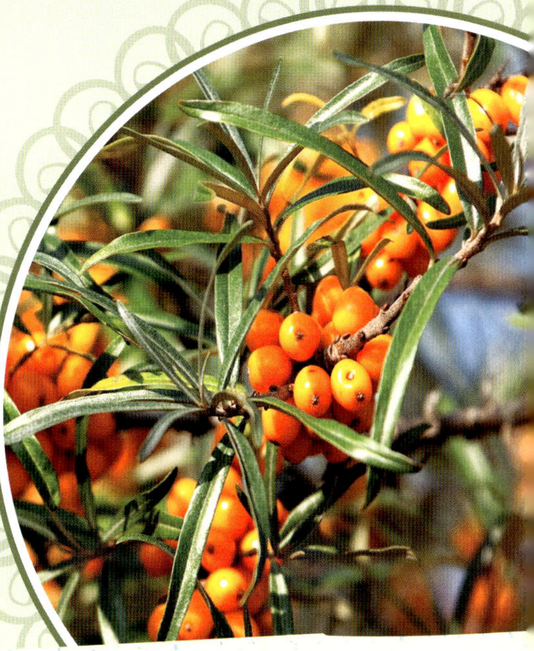

Der Sanddorn ist streng geschützt. Man darf zwar die Beeren ernten, aber nicht den Strauch verpflanzen. Die Ernte der Beeren ist nicht so einfach. Es wird empfohlen, Tücher unter einen Strauch zu legen und die Beeren mit einer langen Schere abzuschneiden. Sie von Hand zu pflücken ist nicht ratsam. Man würde sich die Hände zerkratzen, außerdem würde man die kleinen Beeren mit den Fingern zerdrücken und der kostbare Saft ginge verloren. Die orangeroten Beeren besitzen große Heilkräfte. An erster Stelle ist das Vitamin C zu nennen, das uns bei Erkältungskrankheiten schnell wieder auf die Beine hilft. Weitere Vitamine sind: A, E, F und P. Nicht zu vergessen sind die B-Vitamine, darunter auch B_{12}, das für unser stabiles Knochengerüst verantwortlich ist. Sehr vielversprechend soll auch Sanddornöl sein. Man kann es sogar selbst herstellen oder in der Apotheke kaufen. Dieses Öl hat einen hohen Vitamin-B_{12}-Gehalt. Sanddornöl und Sanddornsaft sind hilfreich bei Kopfschmerzen, Zahnfleischbluten, Hauterkrankungen, Kreislaufproblemen und vielem mehr. Täglich kann man ein Glas Sanddornsaft trinken.

Sanddornöl macht man wie folgt:
500 Gramm frische Sanddornbeeren etwas quetschen, in eine Flasche füllen und mit einem halben Liter gutem Sonnenblumenöl übergießen. Bei Zimmerwärme das Ganze zwei Wochen stehen und reifen lassen, öfter schütteln. Danach absieben und in dunkle Flaschen füllen.

Bei obigen Beschwerden täglich ein bis zwei Esslöffel einnehmen, über den Salat geben oder in den Quark einrühren.

*Der **Sanddorn** ist ein winterharter, mehrjähriger Strauch oder Baum und zählt zur Familie der Ölweidengewächse. Wild wächst er auf Sanddünen am Meer, am Ufer von Flüssen und Bächen. Er hat auch längst Einzug gehalten in Gärten und Parkanlagen. Er wird oft an Autobahnböschungen angepflanzt, weil sein bizarres Wurzelwerk das Abrutschen von Erde verhindert. Seine Äste und Zweige sind sehr sparrig und dornig. An geeigneten sandigen Standorten kann er bis sechs Meter hoch werden. Die Blätter sind lanzettenförmig, graugrün und werden bis etwa acht Zentimeter lang. Die Blüte des Sanddorns erscheint vor dem Blattaustrieb. Von März bis Mai erscheinen kleine, kaum sichtbare Blüten an der Stelle, an der sich schon einmal Blüten befunden haben. Es gibt männliche und weibliche Sanddornsträucher. Früchte trägt nur der weibliche Strauch. Diese erscheinen von August bis Dezember als kleine, ovale, orange bis rötlich gefärbte Kugeln. Die etwa sechs Millimeter großen Beeren des Sanddorns haben eine glatte Haut.*

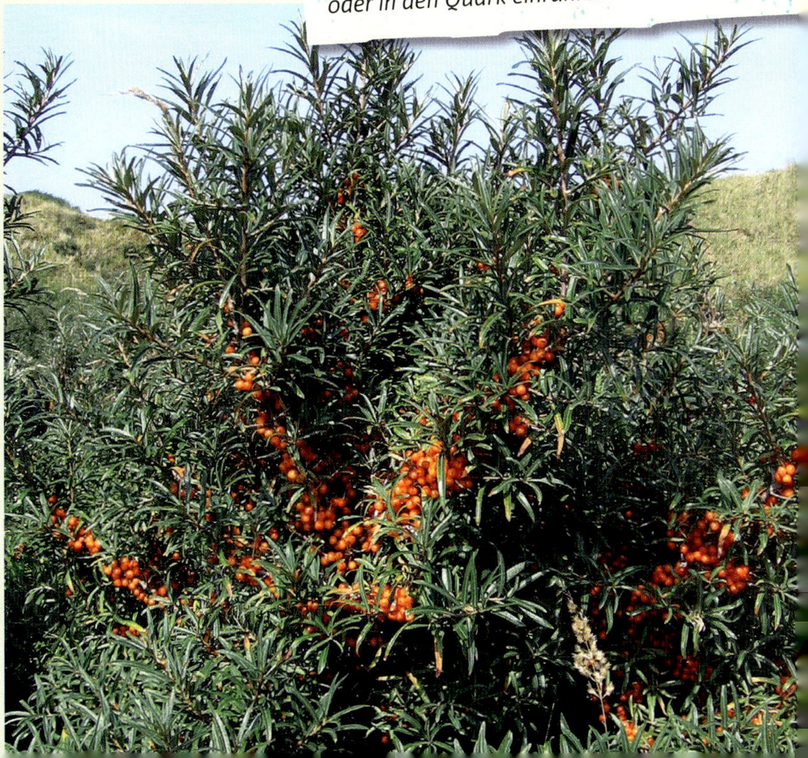

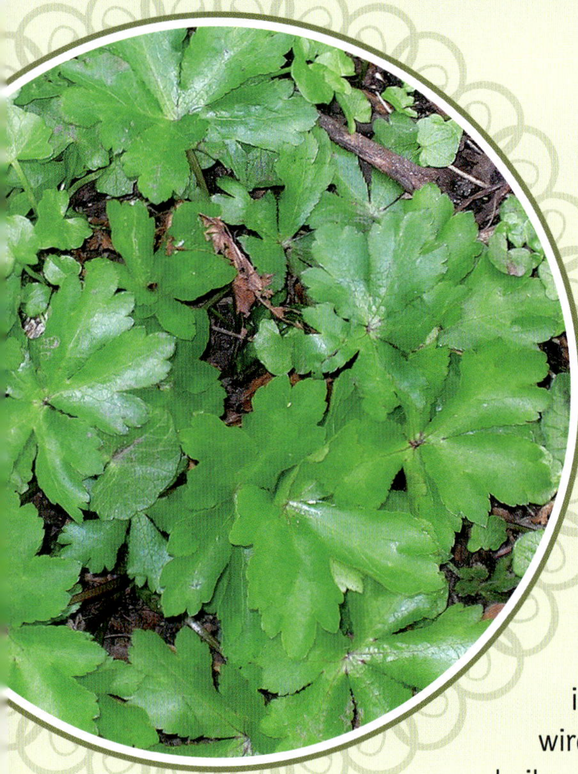

Sanikel

Sanicula europaea
auch Heildolde, Bauchwehkraut, Heil aller Schäden

Man sammelt das Kraut zur Blütezeit im Frühjahr und hängt es zu Sträußen gebündelt zum Trocknen auf. Den Wurzelstrauch erntet man im Herbst, wenn das Oberirdische der Pflanze abgestorben ist, denn erst dann haben sich die Wirkstoffe hinabgezogen. Er wird nun gewaschen, zerkleinert und schonend im Schatten getrocknet. Die Inhaltsstoffe der Pflanze sind ähnlich wie beim Beinwell, hauptsächlich wäre das Allantoin zu erwähnen. Aus diesem Grunde sind Produkte aus der Pflanze genauso zu verwenden wie die des Beinwells. In den heutigen Kräuterbüchern wird nicht mehr so viel vom Sanikel erzählt. Das ist verwunderlich, hat er doch so viele gute Eigenschaften. Er wird vollkommen unterbewertet. Ihm wird nachgesagt, Wunden zu heilen und innere Blutungen zu stillen. Bei Magen- und Darmblutungen soll er ebenfalls gute Dienste leisten. Er kann auch Nasenbluten stillen. Bei Verbrennungen, entzündlicher Haut, Bronchialkatarrh und Halsschmerzen hilft ebenfalls ein Sanikel-Tee. Man kann aus dem Kraut und der Wurzel auch eine Salbe herstellen, die sich hervorragend bei Frostbeulen und Hämorrhoiden einsetzen lässt.
Schon im Mittelalter hieß es: „Wer Sanikel hat, hat mit dem Arzte nichts zu tun!“

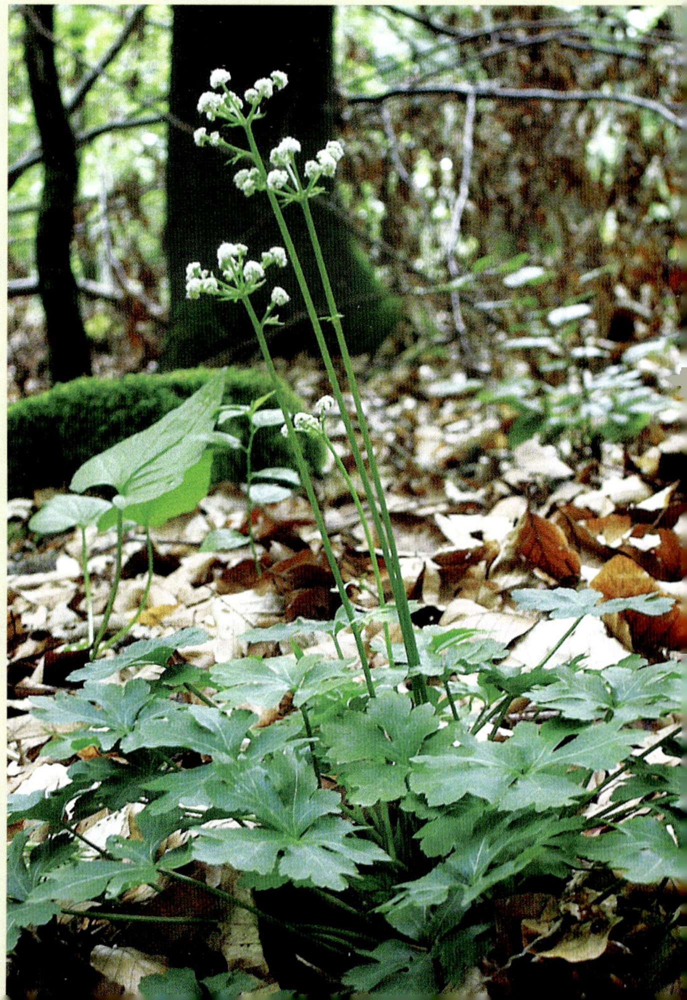

*Der **Sanikel** ist eine mehrjährige Pflanze, die in großen Teilen Europas heimisch ist. Er bevorzugt humose, schattige Laubwälder, wächst bis 60 Zentimeter hoch und zählt zur Familie der Doldenblütler. Seine Blätter sind glänzend und handförmig gelappt. Sie sind leicht zu verwechseln mit Blättern des Buschwindröschens und des Hahnenfußes. Man muss schon genau hinschauen. Sanikel und Buschwindröschen wachsen auch sehr gern in Gemeinschaft, was die Bestimmung erschwert. Der Sanikel hat einen zarten Blütenstand, bestehend aus kleinen Döldchen, die auf verschieden langen Stielen sitzen. Die Blüten können rosa oder weißlich sein. Blütezeit ist von Mai bis Juni. Der Wurzelstock ist braun und kurz, mit vielen kleinen Würzelchen versehen.*

Sauerampfer, Großer

Rumex acetosa
auch Salatampfer, Kuckuckskraut

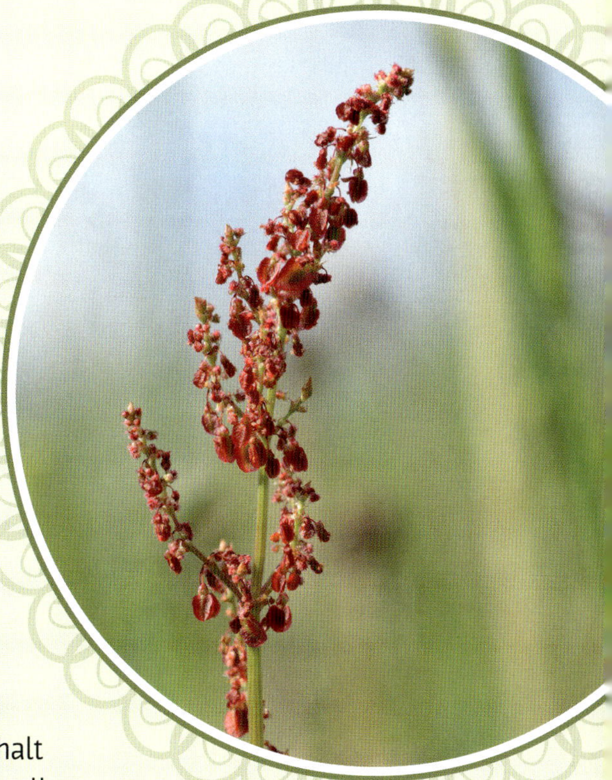

Der Sauerampfer ist ein Knöterichgewächs. Er ist eine ausdauernde Pflanze mit langer Pfahlwurzel. Die ausgewachsene, blühende Pflanze kann 100 cm hoch werden. Der Sauerampfer ist bei uns heimisch. Er ist in Wiesen weit verbreitet, wächst aber auch häufig am Waldesrand. Zur Verwendung in der Küche dienen uns nur seine Blätter, vorwiegend die des Gemüseampfers, da dieser einen niedrigeren Oxalsäuregehalt aufweist als alle anderen Arten. Einige Blätter im Salat sind durchaus erlaubt von allen anderen Ampferarten. Die Wurzel des Sauerampfers gehört zu den Pflanzendrogen, die Gifte aus dem Körper leiten. Sie helfen der Leber zu entgiften, sie entgiften aber auch über die Haut. Eingesetzt werden sie gegen Akne, Ekzeme und andere Hautunreinheiten. Der hohe Eisengehalt im Sauerampfer kann Blutarmut beseitigen. Wer sich die mühevolle Arbeit vom Ausgraben der Wurzeln ersparen möchte, kann sich Wurzeldroge in der Apotheke kaufen.

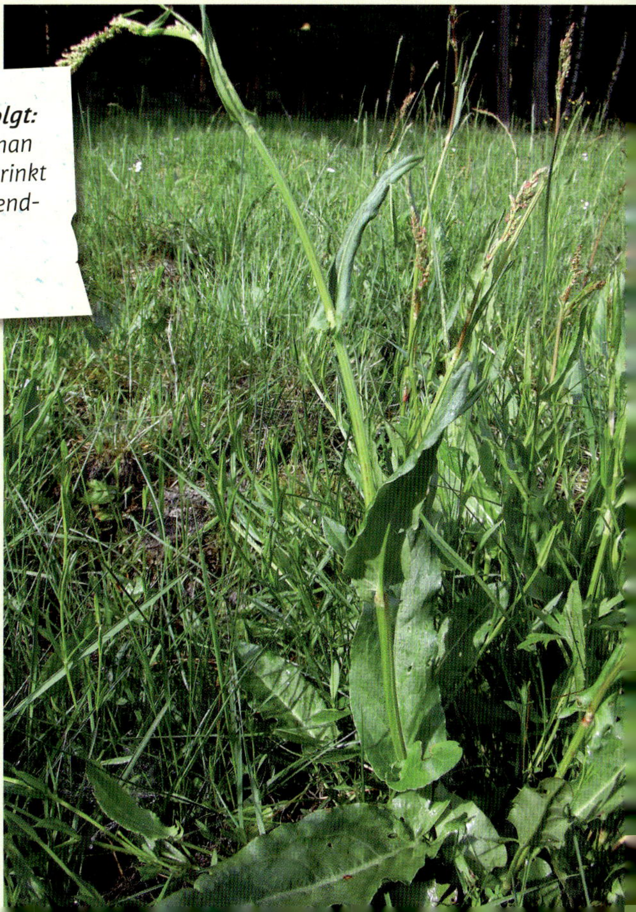

Tee zum Entgiften bereitet man wie folgt: *Einen Teelöffel geschnittene Wurzel lässt man fünf Minuten in einem Viertelliter Wasser kochen, trinkt diesen Sud morgens nüchtern, abends vor dem Abendessen noch einmal eine Tasse.*

Nach vier Wochen Kur die Behandlung beenden.

*Der **Sauerampfer** liebt nährstoff-, stickstoffreiche und lehmige Böden und Wiesen. Er blüht zwischen Mai und August, teilweise sogar bis in den September hinein. Die kleinen roten Blüten befinden sich an blattlosen Stängeln als Rispe ausgebildet. Die Blätter der jungen Pflanze sind im Frühjahr schmal herzförmig mit zwei spitzen Enden rechts und links und etwa 3 bis 10 Zentimeter lang. Die Blätter der ausgewachsenen Pflanze während der Blüte werden bis zu 20 Zentimeter lang und wellen sich am Rand. Oft sind die Blätter von Raupen zerfressen, da der Sauerampfer auch Futterpflanze für viele Schmetterlingsraupen ist. Die Pflanze wird etwa 30 bis 100 Zentimeter hoch und ist eine mehrjährig. Sauerampfer wird vom Weidevieh gemieden und ist deshalb in der Landwirtschaft unerwünscht.*

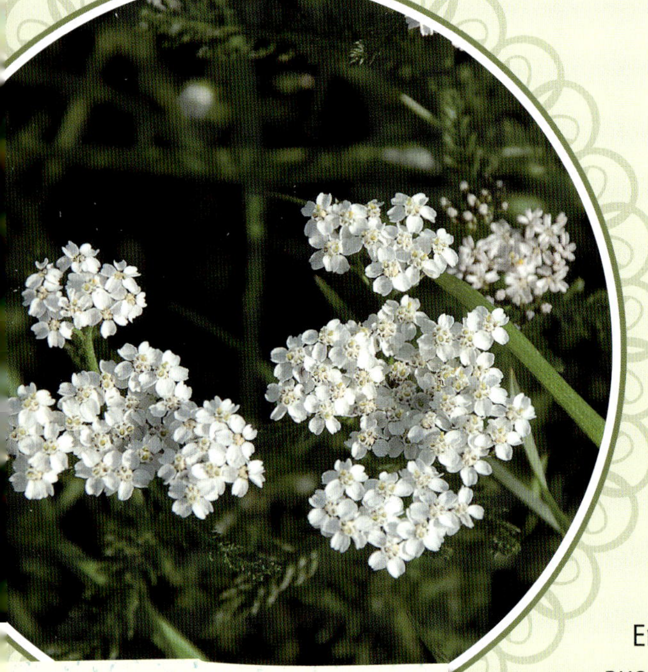

Schafgarbe

Achillea millefolium
auch Tausendblatt, Kachelkraut, Bauchwehkraut

Zweifellos gehört die Schafgarbe zu den wertvollsten Heilpflanzen. Schon Kräuterpfarrer Künzle schreibt in einem seiner Bücher: „Wenn die Frauen wüssten, wie gut ihnen die Schafgarbe täte, sie würden nur noch Schafgarben-Tee trinken." Sie ist eine spezielle Frauen-Heilpflanze. Bei allen Unterleibserkrankungen, inneren Blutungen, Durchfall, Bauchschmerzen, Magenschwäche, Blasenschwäche, Regelstörungen und Krampfadern können Produkte der Schafgarbe eingesetzt werden. Selbst bei schlimmen Kopfschmerzen können sie helfen. Empfindliche Personen können jedoch allergisch mit Hautausschlägen reagieren, wenn sie in Kontakt mit der frischen Pflanze kommen. Vorsicht ist also geboten.

Im zeitigen Frühjahr lassen sich mit der frisch gewachsenen Schafgarbe Blutreinigungskuren durchführen. Zarte grüne Blättchen gibt man in den Mixer, drückt anschließend durch ein feines Tuch und trinkt morgens ein Schnapsglas voll. Vierzehn Tage lang sollte man das durchführen. Die frischen Blättchen sollten als Zutat im täglichen Salat nie fehlen. Auch ein Kräuterquark mit feinst geschnittenen Blättchen, Kräutersalz, Pfeffer und einer Messerspitze Natron schmeckt köstlich. Wenn man Schafgarbe für Tee erntet, sollte man Blüten und Blätter separat trocknen, am besten klein geschnitten im Körbchen. Hinterher kann man mischen. Dieser Tee soll bei allen oben genannten Beschwerden helfen. Zwei Teelöffel Blätter und Blüten übergießt man mit einem Viertelliter kochendem Wasser, lässt 10 Minuten zugedeckt ziehen, seiht ab und trinkt schluckweise, etwa drei Tassen pro Tag.

Eine Schafgarbe-Tinktur macht man wie folgt:
Eine helle, weithalsige Flasche füllt man zur Hälfte mit Blättern und Blüten, füllt bis fast zum Rand mit 38%igem Doppelkorn auf. Sechs bis acht Wochen lässt man das Ganze bei Zimmerwärme ruhen, währenddessen wird öfter geschüttelt, dann filtert man die Flüssigkeit und füllt sie in kleine braune Fläschchen. Diese Tinktur hilft ebenfalls wie der Tee bei den gleichen Beschwerden. 10 bis 15 Tropfen täglich reichen aus.

*Die **Schafgarbe** gehört zur großen Familie der Korbblütengewächse. Sie kann 40 bis 80 Zentimeter hoch wachsen und hat stark gefiederte Blätter. Sie trägt weiße, manchmal auch zartrosa Trugdolden. Blütezeit ist von Mai bis Juni. In ganz Europa ist sie heimisch auf Wiesen, Feldwegen und in Gärten. Wo sich die Schafgarbe einmal angesiedelt hat, ist sie schwer wieder zu vertreiben. Sie wächst gern entlang Wasseradern, hat aber ihre Füße lieber im Trockenen stehen.*

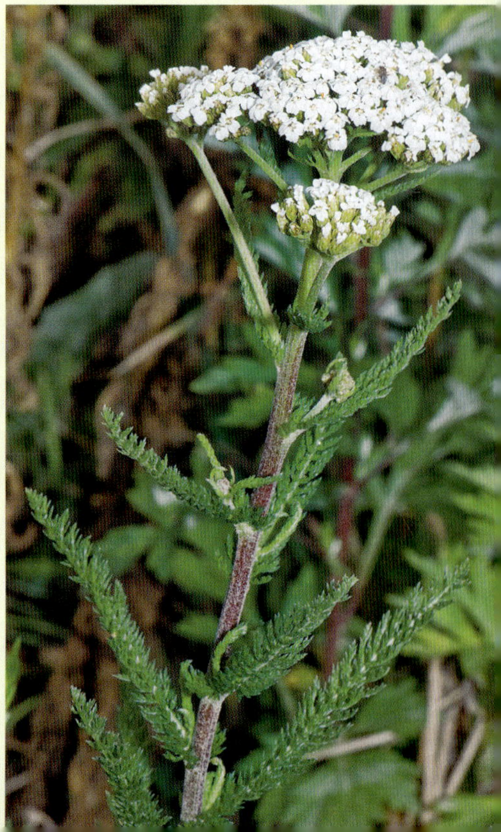

Scharbockskraut

leicht giftig!

Ranunculus ficaria
auch Feigwurz, Frühsalat, Gichtblatt, Erdgerste

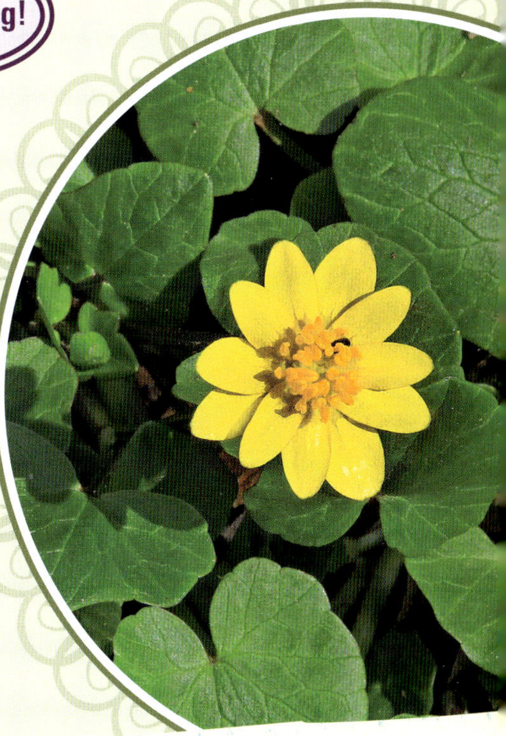

Frische Blätter und Knospen des Scharbockskrauts nimmt man roh zu Wildsalaten oder als Zusatz zu Feldsalat, Möhrensalat oder Kartoffelsalat. Man darf die Blätter aber nur vor der Blüte der Pflanze verwenden, ab dem Zeitpunkt der Blüte bildet diese ein leichtes Gift, das die Blätter auch bitter schmecken lässt. Allein aus diesem Grund verwendet man die Pflanze in der Küche nicht mehr. Aber vor der Blüte sollte man sich reichlich bedienen. Aus den frischen, saftigen Blättern kann man einen Saft pressen, den man löffelweise in Quark oder Joghurt mischt und als Frühjahrskur vier Wochen lang täglich zu sich nimmt. Nach dieser Kur dürfte man den Vitamin-C-Mangel nach einem langen Winter wieder ausgeglichen haben. Nicht nur die jungen Blätter des Scharbockskrauts, sondern auch die weißlichen Brutknöllchen in den Blattachseln enthalten reichlich Ascorbinsäure – das ist Vitamin C. Nach der Blüte der Pflanze fallen die Brutknöllchen in der Regel auf den Boden und liegen dort wie Getreidekörner. Man kann sie aufsammeln, in Essig einlegen und als Kapernersatz verwenden. In Notzeiten sollen sie getrocknet und zu Mehl vermahlen worden sein.

Falsche Kapern macht man wie folgt:
Aufgesammelte Brutknöllchen kurz mit kaltem Wasser abbrausen, in ein Steinguttöpfchen geben, mit abgekochtem, heißem Weinessig übergießen, zugedeckt über Nacht ruhen lassen, den Essig noch einmal abgießen, erneut aufkochen und wieder über die Knöllchen geben. Dann luftdicht verschließen und wie „echte" Kapern verwenden.

*Das **Scharbockskraut** wächst sehr verbreitet in ganz Europa. Man findet es in Hecken, in Laubmischwäldern, an feuchten Ufern und Wiesen und in Obstgärten, wo es ganze Teppiche bildet. Es ist eine sehr beachtete Frühjahrspflanze. Aus ihren keulenartigen Wurzelknollen wachsen gestielte Blätter, die herzförmig, glänzend und saftig sind und viel Vitamin C enthalten. Die mehrstielige Pflanze wird bis 30 Zentimeter hoch und gehört zu den Hahnenfußgewächsen. Während der Blütezeit von Februar bis April erscheinen auf langen Stielen sternförmige, gelbe Blüten, die meist acht bis elf Blütenblätter aufweisen. Es sind leuchtend gelbe Blütensterne, die glänzen wie mit Lack überzogen. Die Blüte ist etwa fünf Zentimeter breit. Die Früchte des Scharbockskrauts sind kleine Nüsschen.*

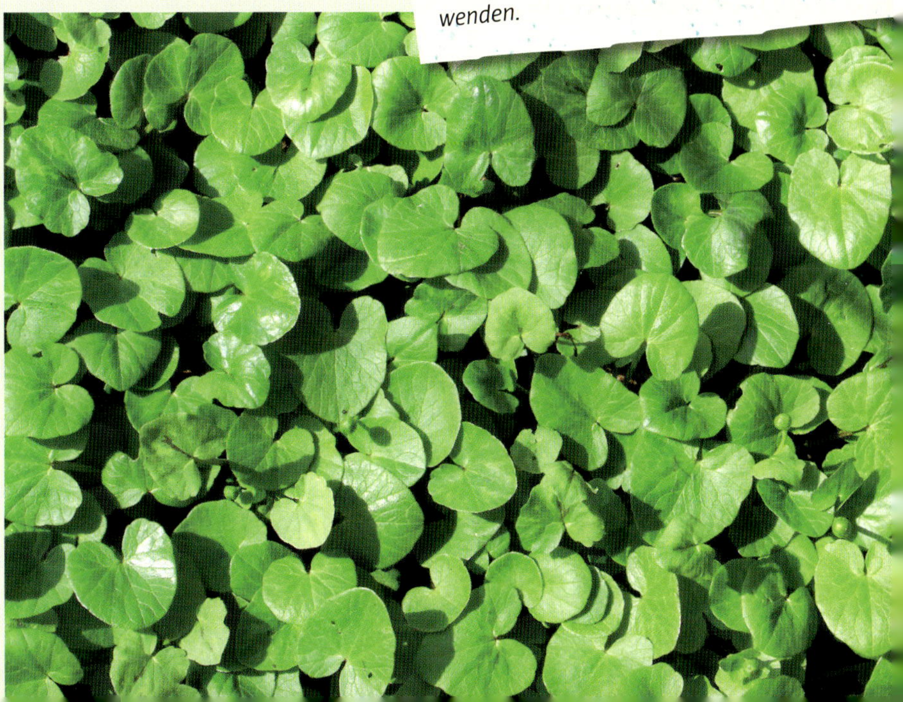

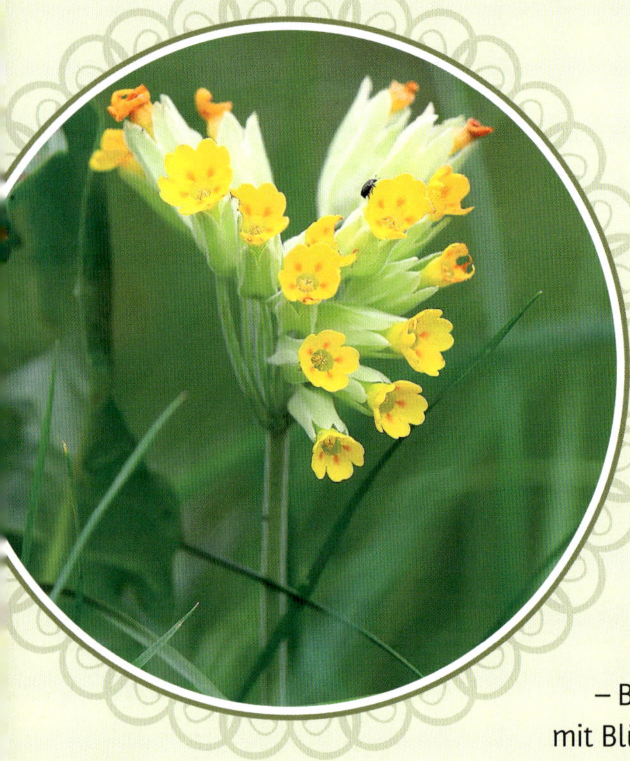

Schlüsselblume

Primula veris officinalis
auch Himmelsschlüssel, Apothekerblume, Arzneiprimel

Die Schlüsselblume ist eine mehrjährige Pflanze mit verzweigtem, dickem Wurzelstock. Sie wächst in ganz Europa in Wiesen und an sonnigen Hängen bis auf 2000 Meter Höhe. Sie ist eine streng geschützte Pflanze, das heißt, sie darf in der Natur nicht gesammelt werden. Daher ist es sinnvoll, das kleine Pflänzchen im Kräutergarten oder in der Wiese hinterm Haus anzusiedeln. Es gibt Heilkräuterfarmen, die gern liefern. Die Schlüsselblume liebt einen humusreichen Boden, aber keine Düngung. Für Heilzwecke wird die ganze Pflanze genutzt – Blüten, Blätter und der Wurzelstock. Man sollte sich jedoch mit Blüten und einem Teil der Blätter begnügen, denn ist die Wurzel weg, ist im nächsten Frühjahr keine Pflanze mehr da. Zarte junge Blätter der Schlüsselblume kann man unter einen Salat mischen. Die reinigende Wirkung der rohen Blätter ist wesentlich höher als überbrüht. Die Schlüsselblume hilft bei vielen Beschwerden, die man selbst behandeln kann und darf. So soll sie helfen bei Migräne, Gicht und Rheuma, bei chronischer Bronchitis, bei Husten und allgemeiner Schwäche. Schon Hildegard von Bingen kannte die Schlüsselblume und berichtet: „Der Himmelsschlüssel ist warm und hat seine Kraft von der Sonne."

*Die **Schlüsselblume** gehört zur Familie der Primelgewächse und wächst acht bis 30 Zentimeter hoch. Die Schlüsselblume blüht von April bis Juni. Die fünfzähligen goldgelben Blüten hängen in kleinen Dolden leicht nach unten gerichtet an einem blattlosen, behaarten Stängel, der aus der Blattrosette wächst. Die Blätter sind runzelig und bis zu 12 Zentimeter lang.*

Einen Schlüsselblumen-Tee bereitet man so:
Einen gehäuften Teelöffel getrocknete Blüten oder zwei gehäufte Teelöffel frische, etwas fein geschnittene Blüten übergießt man mit einem Viertelliter kochendem Wasser, lässt fünf Minuten ziehen, seiht ab und trinkt schluckweise bei oben genannten Beschwerden.

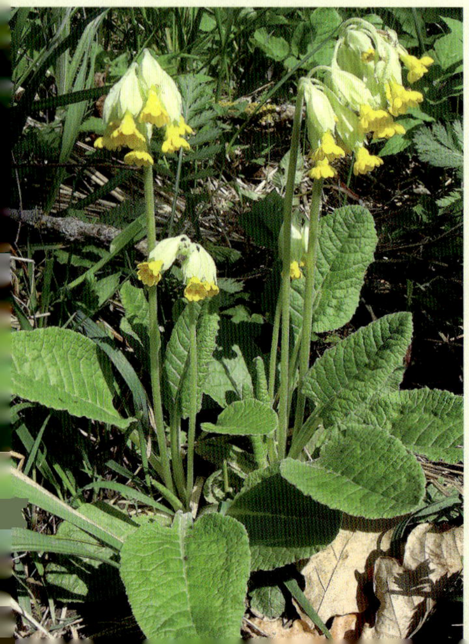

Pfarrer Sebastian Kneipp sagte von der Primel: „Wer Anlage zur Gliedersucht hat oder an diesen Gebresten (Rheuma und Gicht) leidet, trinke längere Zeit hindurch Schlüsselblumentee. Die Schmerzen werden sich lösen und allmählich verschwinden." Und auch Kräuterpfarrer Künzle sagt: „Der Schlüsselblumentee ist jedem bekömmlich, dem Kind und dem Greis, in gesunden und kranken Tagen." Die Schlüsselblume zeichnet sich durch viele gute Eigenschaften aus. Sie ist krampflösend, harntreibend, schleimlösend, schmerzstillend, herzstärkend, schlaffördernd, schweißtreibend und soll gegen das Stottern helfen.

Schneeball, Gewöhnlicher

Viburnum opulus
auch Herzbeere, Schwindelbeere

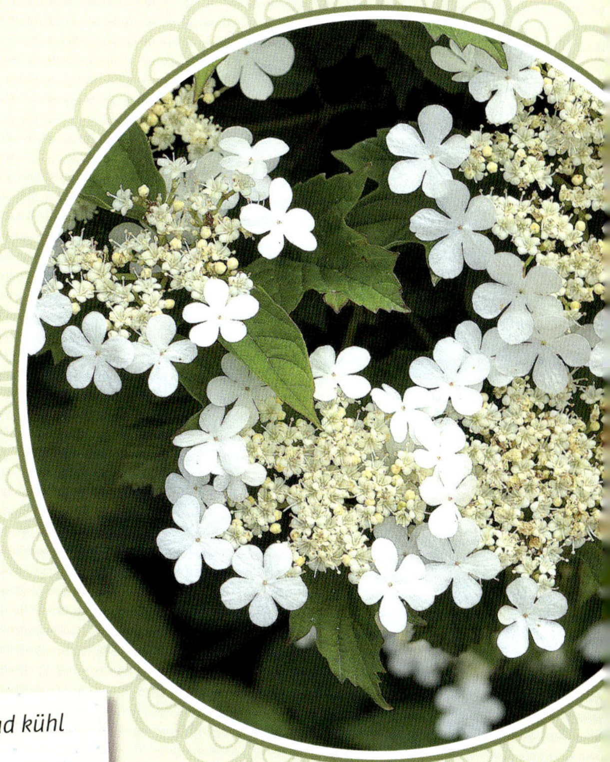

Er ist leicht zu erkennen mit seinen Blüten in der Mitte, und nur diese bekommen später Früchte, die Randblüten sind unfruchtbar. Der Schneeball wurde früher als sehr giftig eingestuft, mittlerweile heißt es: Die Früchte sind ungenießbar bis leicht giftig. Man sollte sie jedoch nicht roh verzehren, zu Marmelade oder Kompott gekocht sind sie jedoch völlig unbedenklich. Für Heilzwecke werden Früchte und Rinde verwendet. Man kann die Früchte auch im Dörrapparat trocknen, jedoch nicht über 45 °C, auch dann sollen sie ihre Giftigkeit verloren haben. Die Rinde trocknet man schonend im Halbschatten oder auch im Dörrapparat. Beides verwahrt man luftdicht in Schraubgläsern.

Es lässt sich auch leicht ein Schneeball-Beeren-Saft herstellen. *Dazu sammelt man etwa ein Kilo Beeren, gibt sie in einen Topf, bedeckt sie mit kaltem Wasser, erhitzt und lässt leise köcheln, bis die Beeren aufgeplatzt sind. Dann schüttet man das Ganze durch ein Sieb, in das man noch ein dünnes Leinentuch gelegt hat. Den aufgefangenen Saft gibt man zurück in den Topf, dann gibt man 150 Gramm Honig dazu, lässt es noch einmal kurz aufkochen und füllt randvoll in saubere, sterile, kleine Flaschen ab und schraubt schnell zu. Dann stellt man die Flaschen etwa zehn Minuten kopfüber auf ein Tuch, etikettiert und stellt die Flaschen bei ca. 15 Grad kühl bis zum Gebrauch.*

Tee von getrockneter Rinde macht man wie folgt:
Zwei Esslöffel voll geschnittener Rinde setzt man in einem Liter kaltem Wasser an, lässt es zum Kochen kommen, lässt noch zehn Minuten zugedeckt ziehen, seiht ab in eine Wärmekanne und trinkt über den Tag verteilt.

Alle Schneeball-Produkte können angewandt werden bei Frauenleiden, Nervenleiden, Magenproblemen und Harnwegsinfekten.

leicht giftig!

*Der **Gewöhnliche Schneeball** ist ein mehrjähriger Strauch, der einen bis drei Meter hoch wird und zu den Moschuskrautgewächsen zählt. Er wächst in ganz Europa verstreut, eher häufiger an Wald- und Bachrändern, in Auwäldern und oft in Parkanlagen gepflanzt. Der Strauch erreicht Wuchshöhen von 1,50 bis 6 Meter. Während der Blütezeit von Mai bis August erscheinen die weißen Blüten, die in bis zu 12 Zentimeter langen Trugdolden zusammenstehen. Als Frucht bildet der Gewöhnliche Schneeball eine Steinfrucht.*

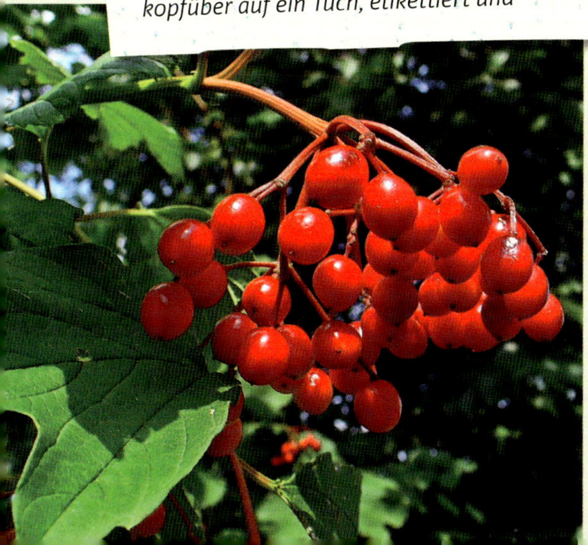

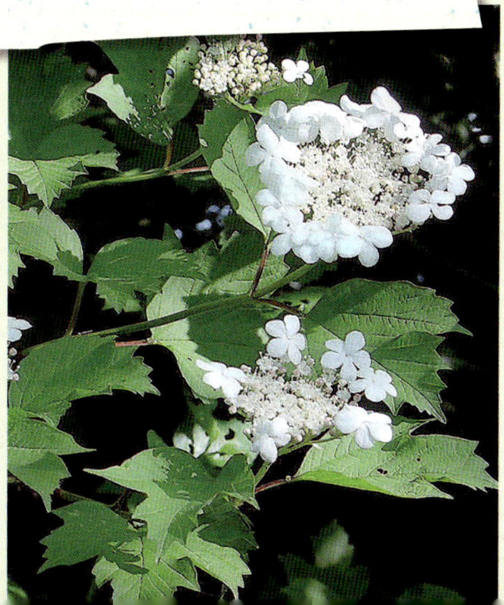

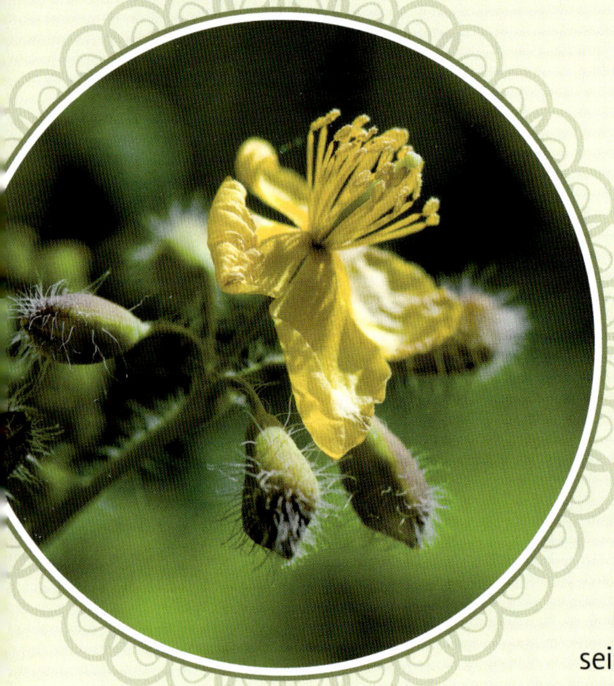

Schöllkraut

Chelidonium majus
auch Goldwurz, Warzenkraut

Es ist eine wintergrüne Pflanze, das heißt, ihre Blätter erfrieren nicht. Die Pflanze steht das ganze Jahr über zur Verfügung, zum Beispiel, wenn man mit ihrem gelben Milchsaft, der austritt, wenn man ein Blatt abbricht, Warzen betupfen will, die man gern entfernen möchte. Wo sich Schöllkraut einmal angesiedelt hat, da bleibt es für immer. Ameisen verschleppen die Samen, so stirbt Schöllkraut nie aus. Schöllkraut enthält, wie alle anderen Mohngewächse, giftige Alkaloide als Hauptwirkstoffe. Wegen seiner schmerzlindernden Wirkung, die aber längst nicht so stark ist wie Opium und Morphium, die uns der Schlafmohn liefert, war Schöllkraut einst ein bekanntes Mittel bei Schmerzen aller Art.
Es wurde verordnet bei Erkrankungen der Leber und Galle und bei krampfartigen Magenschmerzen. In der Schulmedizin ist Schöllkraut nicht mehr gebräuchlich, obwohl es nach neueren Untersuchungen als nur leicht giftig eingestuft ist.
In der Homöopathie wird Chelidonium als Leber- und Gallenmittel verordnet, ferner bei rechtsseitiger Migräne, Schulterschmerzen, Lungenentzündung und Gelenkbeschwerden. Für kranke oder trockene Augen gibt es im Fachhandel homöopathische Augentropfen, die ich selbst schon nach einer Augenoperation verwendet habe.

In einer hübschen Geschichte wird Folgendes berichtet:
In einem Schwalbennest waren alle Schwalbenkinder bereits ausgeflogen, außer einem, das wohl blind war. Man konnte beobachten, dass die Schwalbenmutter ein Schöllkrautblatt brachte und dem Schwalbenkind auf das Auge legte. Dadurch sehend geworden, konnte nun auch das letzte Schwalbenkind das Nest fliegend verlassen.
Obwohl es nur leicht giftig sein soll, möchte ich trotzdem raten, sich mit Schöllkraut nicht selbst zu behandeln, besser ist es, man geht zum Fachmann. Nur Warzen mit Schöllkrautsaft betupfen darf man selber.

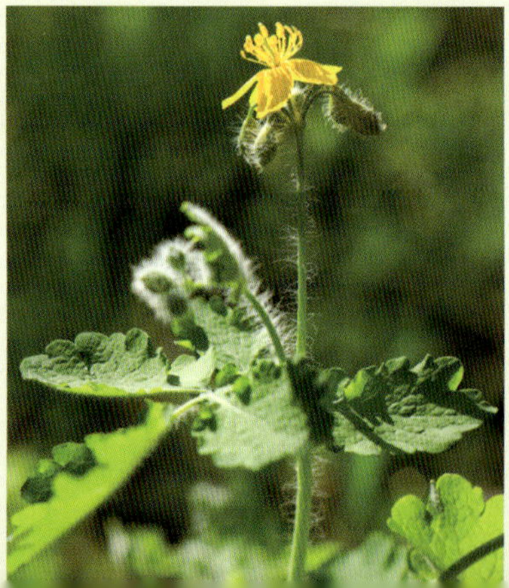

*Das **Schöllkraut** gehört zur Familie der Mohngewächse und ist in ganz Europa in Hecken, an Wegrändern, auf Mauern und um alte Behausungen herum zu finden. Die krautartig wachsende Pflanze kann bis zu 70 Zentimeter hoch werden und bildet aufrecht stehende, verzweigte behaarte Stängel aus. An diesen stehen die gefiederten Blätter, die im unteren Bereich eine Rosette bilden. Die Pflanze enthält einen giftigen, gelblich-orangefarbenen, unangenehm riechenden Milchsaft. Während der Blütezeit, die von Mai bis September geht, bildet das Schöllkraut kleine, gelbe, vierblättrige Blüten aus, die doldenartig angeordnet sind. Die Dolden bestehen meist aus nur zwei bis sechs Einzelblüten. Nach der Blüte entwickeln sich die Samenkapseln, die schotenartig und bis zu fünf Zentimeter lang sind. Darin enthalten sind die eiförmigen, schwarzen Samen.*

leicht giftig!

Schwarzdorn

Prunus spinosa
auch Schlehe, Schlehdorn, Hagedorn

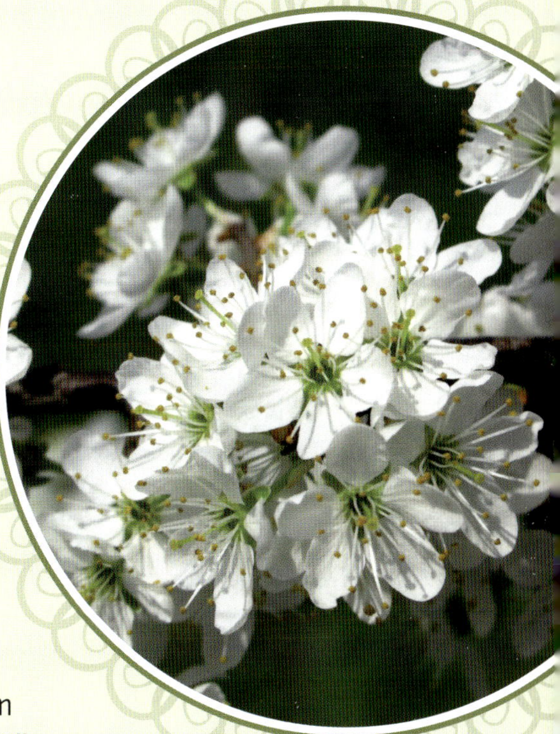

Der Schwarzdorn ist ein etwa vier Meter hoher, Laub abwerfender, sehr buschiger, dorniger Strauch. Er ist in ganz Europa heimisch und besiedelt Weg- und Waldränder. Seine Äste sind stark verzweigt, sodass es Tiere schwer haben, sich in einer Schwarzdornhecke zu verstecken. Nur Vögel tun sich leichter. Wenn ein Habicht oder ein anderer Greifvogel am Himmel seine Runden dreht, verschwinden sie blitzschnell in einer Schwarzdornhecke und sie sind in Sicherheit. Oft werden Schwarzdorn und Weißdorn miteinander verwechselt. Es ist aber sehr einfach, die beiden Büsche zu unterscheiden. Der Schwarzdorn ist mit weißen Blüten übersät, wenn er noch blattlos ist. Der Weißdorn bekommt erst seine grünen Blätter, dann blüht er, und zwar etwas später als der Schwarzdorn. Für Heilzwecke werden vom Schwarzdorn Blüten, Blätter, Rinde und später auch die Früchte verwendet. Die Blüten zu ernten ist mühselig. Sie sitzen einzeln auf kleinen Stielchen und überall dazwischen sind kleine Dornen. Die Blätter erntet man unmittelbar nach der Blüte, dann sind sie noch sauber und sehr zart. Rinde schabt man von jungen Zweigen ab. Die Früchte erntet man im Herbst, wenn sie dunkelblau und reif sind. Am besten nach dem ersten Frost, dann haben sie etwas von ihrer Bitterkeit verloren. Blüten und Blätter vom Schwarzdorn gemischt werden als mildes Abführmittel verwendet.

So wird der Tee dafür bereitet:
Zwei gehäufte Teelöffel des Gemisches übergießt man mit einem Viertelliter kaltem Wasser, erhitzt langsam bis zum Sieden. Nicht kochen, denn das würden die zarten Blütenblätter nicht vertragen. Man seiht ab und trinkt schluckweise, ungesüßt ein bis zwei Tassen pro Tag. Der Tee kann auch helfen bei Magenkrämpfen, Harnverhalten, Husten und Hautausschlägen. Hautausschläge mit dem erkalteten Tee betupfen.

Schlehen-Likör stellt man wie folgt her:
Frische, am Strauch gefrostete Schlehenfrüchte werden gepflückt, mit einer Nadel angestochen und sofort bis zur Hälfte in eine weithalsige Flasche gefüllt. Dazu kommen eine Handvoll brauner Kandis, eine halbierte Zimtstange, eine Vanilleschote, zwei Nelken. Wenn man hat, ein paar Scheibchen Ingwer. Das Ganze wird mit einem guten Obstler übergossen. Sechs bis acht Wochen lässt man die Flasche bei Zimmerwärme stehen. Danach wird gefiltert und in zwei schöne Flaschen umgefüllt. Je länger der Likör dann noch ruht, desto besser wird er.

***Schwarzdorn** zählt zur Familie der Rosengewächse und wächst oft als kleiner, stark verästelter Strauch oder Baum an Wegen oder Waldrändern. Der Schwarzdorn kann bis zu 60 Jahre alt werden und erreicht meist eine Höhe von drei Metern. Die Rinde ist in jungen Jahren dunkelbraun bis schwarz, bei älteren Sträuchern reißt diese dann ein. An den rotbraunen Zweigen wachsen Dornen. Vor dem Blattaustrieb erscheinen im Frühjahr von März bis April weiße, fünfzählige Blüten, die nach Mandeln duften. Ab etwa Mai entwickelt der Schwarzdorn seine ovalen gezahnten Blätter. Von September bis in den Spätherbst hinein reifen dann die blau bis schwarz gefärbten Steinfrüchte, die in etwa die Größe einer Kirsche haben.*

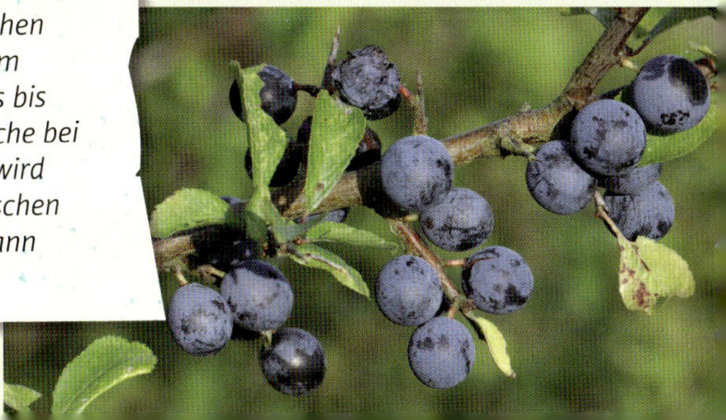

Schwertlilie

Iris germanica
auch Himmelsschwester, Blaue Lilie, Veilchenwurzel

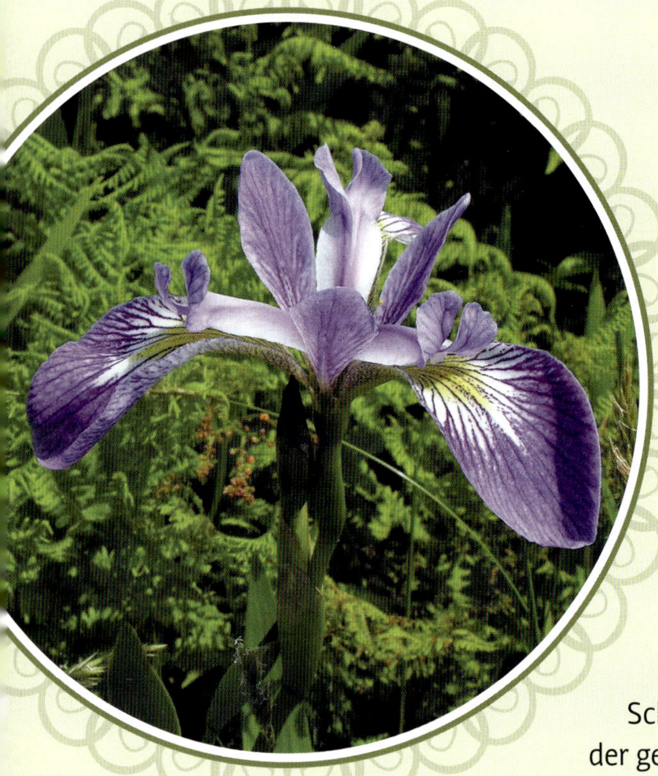

Die guten, heilkräftigen Eigenschaften der „Iris germanica" sind im Wurzelstock enthalten. In frischem Zustand ist dieser geruchlos und schmeckt unangenehm. Nach längerer Trocknungszeit ändern sich Geruch und Geschmack ins Gegenteil, die Wurzel duftet und schmeckt nach Veilchen, deshalb auch der Name Veilchenwurzel. Früher hat man zahnenden Kindern ein Stückchen Veilchenwurzel als eine Art „Beißring" gegeben. Heute wird das aus Hygienegründen nicht mehr empfohlen. Aus dem Wurzelstock wird eine Iris-Essenz gewonnen, die in der Parfümindustrie eine große Rolle spielt. In der Kosmetikindustrie hat die Deutsche Schwertlilie, sowie auch andere Schwertlilien, ebenfalls ihren Platz gefunden. Außerdem wird der getrocknete Wurzelstock, zu Pulver vermahlen, als Puder und in Zahnpasten verwendet.
Ein Tee aus dem Wurzelstock der Schwertlilie soll helfen bei Migräne, Bronchialkatarrh, Blasenleiden und Wassersucht.

*Die **Schwertlilie** ist eine mehrjährige Pflanze und in Europa weit verbreitet. Sie wächst gern zwischen Felsen und Mauern, an sonnigen Hügeln und in Weinbergen und zählt zur Familie der Schwertliliengewächse. Die Schwertlilie wird bis zu 90 Zentimeter hoch und hat lange, schwertförmige, am Boden sitzende Laubblätter. Die Blüten der „Iris germanica" können verschiedenartige Farben haben, von weißlich bis hellviolett, von hell- bis dunkelbläulich. Die Blüten werden bis zu 15 Zentimeter breit, sind duftend und erscheinen im Juni. Nach der Blüte bildet sich eine Kapselfrucht, die aber meist ohne Samen ist. Sie ist eine geschützte Pflanze und es ist streng verboten, sie auszugraben. Das darf man nur tun, wenn man sie im eigenen Garten hat.*

Tee wird wie folgt bereitet:
Einen gehäuften Teelöffel voll getrockneter, geschnittener Wurzel gibt man in einen Viertelliter kaltes Wasser und lässt es zum Kochen kommen. Dann nimmt man den Topf vom Feuer, lässt ihn zehn Minuten zugedeckt stehen, seiht ab und trinkt schluckweise.

Aus den Blättern der „Iris germanica" kann man einen Saft gewinnen und mit Fett gemeinsam zu einer Salbe kochen, die helfen soll bei unreiner Haut und Hautausschlägen.

Dazu sagt Hildegard von Bingen: „Im Mai aber nimm den Suft ihrer Blätter und mache Fett in einer Schüssel flüssig und füge diesen Saft bei und bereite so eine Salbe, sodass diese grün erscheint. Und jenen, der die kleine Krätze hat, den salbe oft mit dieser Salbe, und er wird geheilt werden."

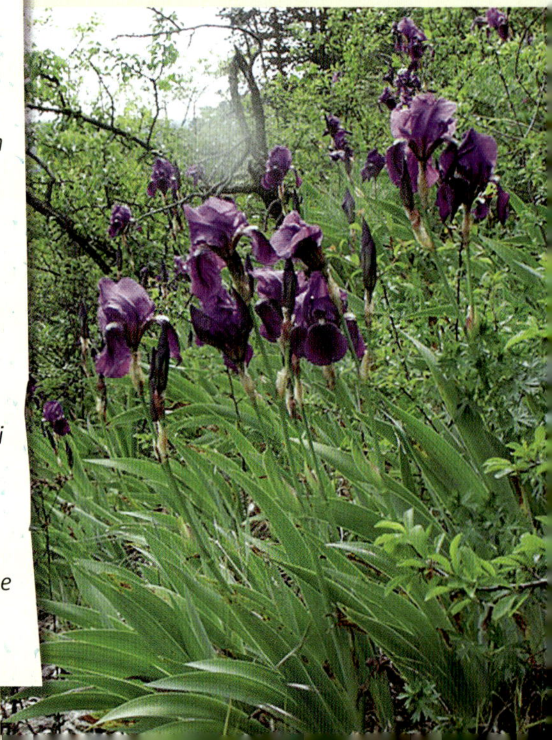

Sellerie, Echter

Apium graveolens
auch Eppich, Gailwurz, Suppenkraut

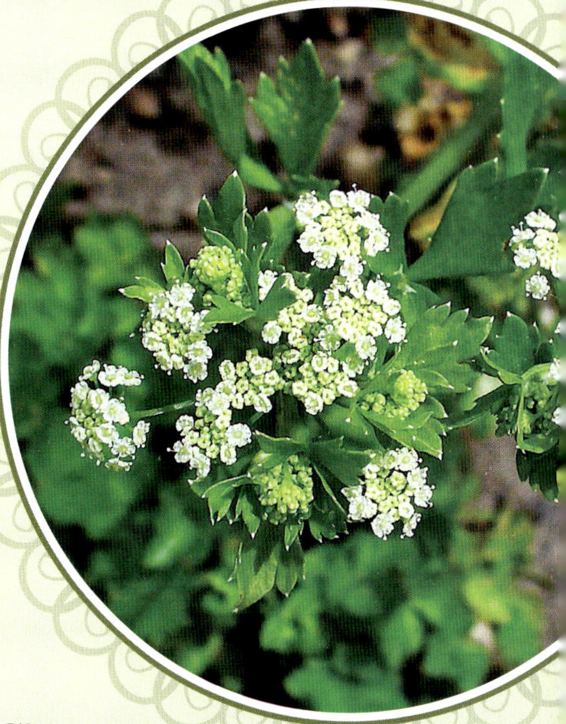

Aus dem Echten Sellerie sind verschiedene Selleriearten herausgezüchtet worden, so der Knollensellerie, der Bleichsellerie und der Stangensellerie. Ihre Eigenschaften sind ähnlich denen des Echten Selleries, sollen jedoch weniger heilkräftig sein, milder und weniger schmackhaft. In rohem Zustand ist Sellerie weniger, gedünstet jedoch gut verdaulich. Milchsauer vergorener Saft (sprich Most) ist zu empfehlen bei Schwächezuständen und bei rheumatischen Beschwerden. Der Most ist im Reformhaus erhältlich.
Echter Sellerie sät sich selbst aus. Man kann ihn, sofern man Samen hat, auch wie die Kulturpflanzen im Gemüsegarten in Reihen anbauen. Echter Sellerie wird grundsätzlich erst im zweiten Herbst geerntet. Man sät ihn im Frühjahr aus, verpflanzt ihn später an den endgültigen Standort, gibt ihm etwas Kompost und hält ihn gut feucht. Den Winter übersteht er mit einer Abdeckung aus Tannenreisig sehr gut. Und wenn er dann im Frühjahr aus einem kleinen Salzstreuer ein paar Körner erwischt, dankt er es mit gutem Wachsen und Gedeihen. Im zweiten Herbst kann der Echte Sellerie geerntet werden. Er hat zwar starke, aber keine dicken Wurzeln, die man wäscht, zerkleinert und im Dörrapparat bei 45 °C trocknet. Kraut und Stängel bindet man zu Sträußen und lässt sie an einem luftigen Ort trocknen, vorher erntet man die Samen. Ganz gleich, wie man nun den Sellerie verwendet, als Gemüse, Gewürz oder als Arzneimittel, der Sellerie ist immer eine Arznei und hilfreich bei Harnverhalten, Rheuma und Gicht, Nierengrieß, Verdauungsstörungen und er wirkt reinigend.

Der ***Echte Sellerie*** *wächst hauptsächlich in Feuchtgebieten, an Ufern von Flüssen und Bächen, an salzhaltigen Stellen. Er ist in fast ganz Europa anzutreffen. Der Sellerie ist eine zweijährige Pflanze, das heißt, im ersten Jahr wird die grüne Pflanze verwendet, sei es als Salat oder Gemüse, oder zu Saft gepresst. Erst im zweiten Jahr wächst der Sellerie bis etwa 60 Zentimeter hoch und bildet weiß-grünliche Blütendolden, an denen später bräunliche, ovale Samen reifen.*

Die heilige Hildegard von Bingen empfiehlt ein ***Rheumapulver****. Sie schreibt: „Aber wer von Gicht geplagt wird, dass sich sein Mund zusammenzieht und verzerrt, und dass seine Glieder zittern, und dass er sogar an seinen Gliedern verkrümmt, der pulverisiere Selleriesamen und füge zu einem Drittel Rauke bei und auch von der Muskatnuss weniger als vom Raukepulver und weniger Gewürznelken als Muskatnuss und weniger Steinbrech als Gewürznelken. Und dies alles mache er zu Pulver, und er esse dieses Pulver sowohl vor als auch nach dem Essen, und die Gicht wird von ihm weichen, weil es das beste Mittel gegen Gicht ist …“*

Von diesem Rheumapulver nimmt man vor und nach dem Essen einen halben bis einen ganzen Teelöffel voll auf einem Stückchen Brot.

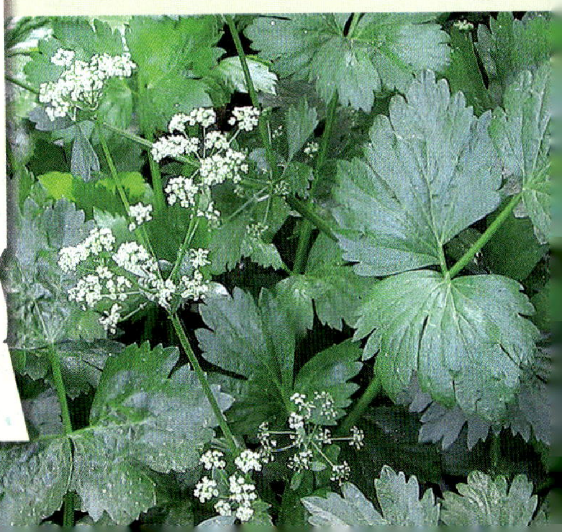

Senf, Wilder

Sinapis arvensis
auch Acker-Senf

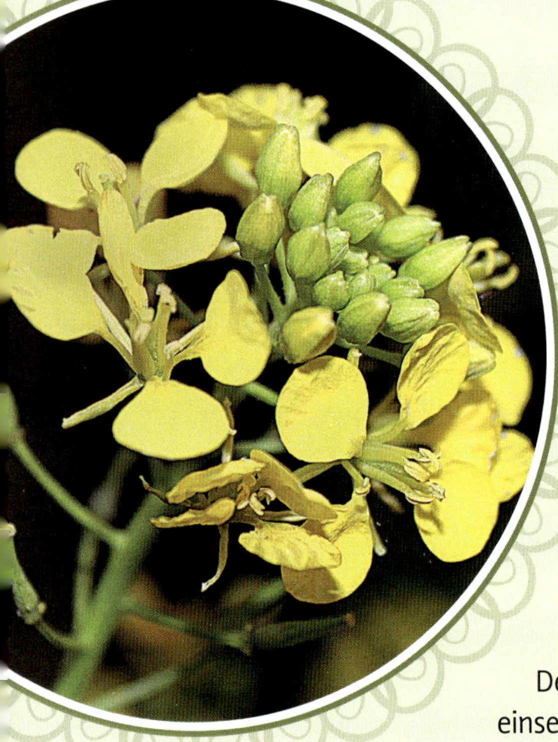

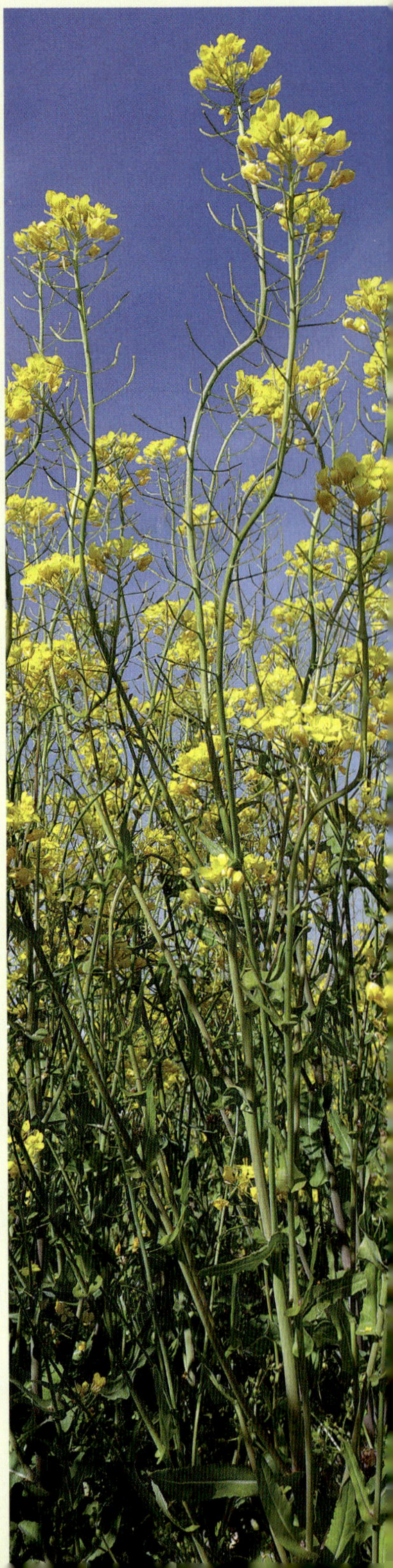

Aus dem Wilden Senf soll die Kulturform, der Weiße Senf „Sinapis alba" gezüchtet worden sein, der aber auch verwildert anzutreffen ist. Beide Senfarten erreichen in der Natur eine Höhe von 30 bis 60 Zentimeter. In der Kultur wächst der Weiße Senf bis zu einem Meter hoch. Er wird angebaut als Viehfutter, als Gründüngung, seine Samen werden zur Ölgewinnung und Senfherstellung verwendet. Der Wilde Senf ist in der Küche vielseitig einsetzbar. Er schmeckt zwar scharf und aromatisch, ist aber milder als andere Senfarten. Im Frühjahr kann man die jungen Blätter und Triebe, klein geschnitten, wegen der Schärfe sparsam, in Salate und Gemüsegerichte geben. Auch Kräuterbutter und Kräuterquark schmecken lecker, wenn man unter die Kräuter einige Blättchen und Blüten vom Wilden Senf mischt. Es sieht auch schön aus, wenn man die Blüten zur Dekoration über Salate streut, zum Beispiel über Kartoffelsalat. Die jungen, grünen Schoten des Wilden Senfs lassen sich gut verwenden beim Einlegen von milchsauer vergorenem Gemüse. In ein Einliterglas, das man mit Gemüse bestückt hat, gibt man zwei aufgeschlitzte Senf-Schoten, mehr würde ich nicht empfehlen, es wird sonst zu scharf. Wilder Senf (Mustard Nr. 21) gehört zu den berühmten 38 „Bach-Blüten", die von dem britischen Arzt Dr. Edward Bach erforscht wurden. Alle sind Seelenpflanzen, die man in kleinen Zehn-Milliliter Fläschchen in Apotheken kaufen kann. Man kann sie einsetzen zur Vorbeugung oder zur Unterstützung bei der Bekämpfung von Krankheiten.

*Der **Wilde Senf** zählt zum Kreuzblütengewächs, das in ganz Europa auf Brachland, Unkrautfluren, an Wegrändern, an Flussufern und an Ackerrändern vorkommt. Er ist eine einjährige, krautige Pflanze mit kleinen, doldenähnlichen Blüten-Trauben, die von Juni bis Oktober in Gelb erscheinen. Später entwickeln sich längliche Schoten mit schwarzen, runden Samen.*

Springkraut, Großes

Impatiens noli-tangere
auch Waldspringkraut, Rühr mich nicht an,
Schnellkraut, Springsamen

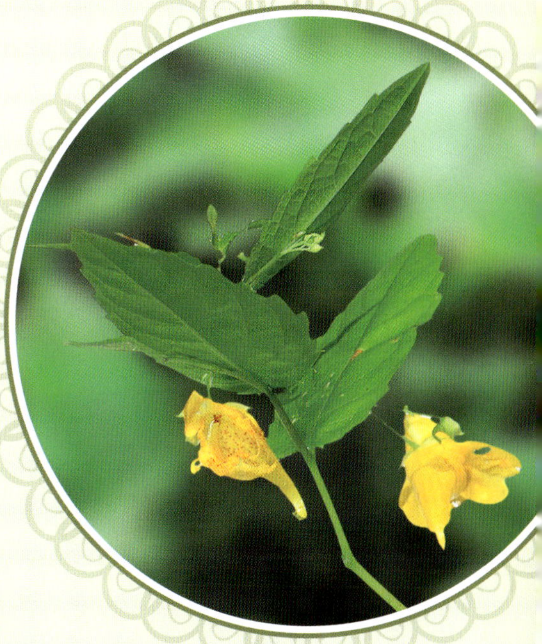

„Impatiens", so heißen alle Springkräuter, zu Deutsch heißt das „Ungeduld". Ihre Blätter und Triebe sollte man nicht roh essen. Sie sind zwar nicht giftig, wirken aber stark harntreibend und abführend. Gekocht jedoch kann man ein gutes Gemüse daraus zubereiten, wenn man das Kochwasser zwischendurch einmal erneuert. Blüten und Fruchtkapseln sind roh und frisch essbar, sie sind mild und wohlschmeckend. Getrocknete Blätter kann man in Teemischungen geben. Die kleinen, runden Samen des Springkrauts schmecken nussig und sind roh genießbar. Man verwendet sie wie Nüsse in Gebäck, in Bratlingen oder in Würzpasten. Vorher weicht man sie aber für einige Stunden ein, oder mörsert sie und dörrt sie vor der weiteren Verarbeitung. Dem Großen Springkraut werden folgende gute Eigenschaften nachgesagt: Es soll entzündungshemmend, harntreibend, reinigend und gut vernarbend wirken. Zur äußeren Anwendung, bei Wunden und Entzündungen, bei Mückenstichen und wenn man den Brennnesseln zu nahe gekommen ist, zerquetscht man frisches Springkraut und gibt den Brei über die kranken Stellen, es soll sofort Linderung eintreten.

Zur inneren Anwendung kann man einen Tee bereiten. *Man übergießt einen Teelöffel des getrockneten Krauts mit einem Viertelliter kochendem Wasser, lässt fünf Minuten ziehen, seiht ab und trinkt schluckweise. Dieser Tee hilft bei Harnverhalten und Verstopfung.*

*Es gibt viele Springkräuter, es sind aber alles Ausländer, also eingewandert, bis auf das leuchtend gelb blühende **Echte Springkraut** „Impatiens noli-tangere", es darf sich heimisch nennen. Es ist in fast ganz Europa anzutreffen, bevorzugt in Feuchtgebieten, in schattigen Laubwäldern, aber auch an Berghängen, die nicht in der Sonne liegen. Das Große Springkraut gehört zur Familie der Springkrautgewächse. Das einjährige, einheimische Springkraut wird bis zu 80 Zentimeter hoch und hat glasige, fleischige, durchscheinende Stängel. An einem im oberen Teil leicht verzweigten Stiel stehen eiförmige, wenig gezahnte Laubblätter, die etwa zehn Zentimeter lang werden. In der Blütezeit, die von Juni bis September reicht, erscheinen an langen dünnen Stielen die gelben, innen mit orangefarbenen Tupfen versehenen, trompetenartigen Blüten. Als Früchte bilden sich lange, hängende, spindelartige Kapselfrüchte aus. Bei Berührung platzen diese an den ausgebildeten Nahtstellen auf und schleudern die Samen explosionsartig bis zu drei Meter weit hinaus.*

leicht giftig!

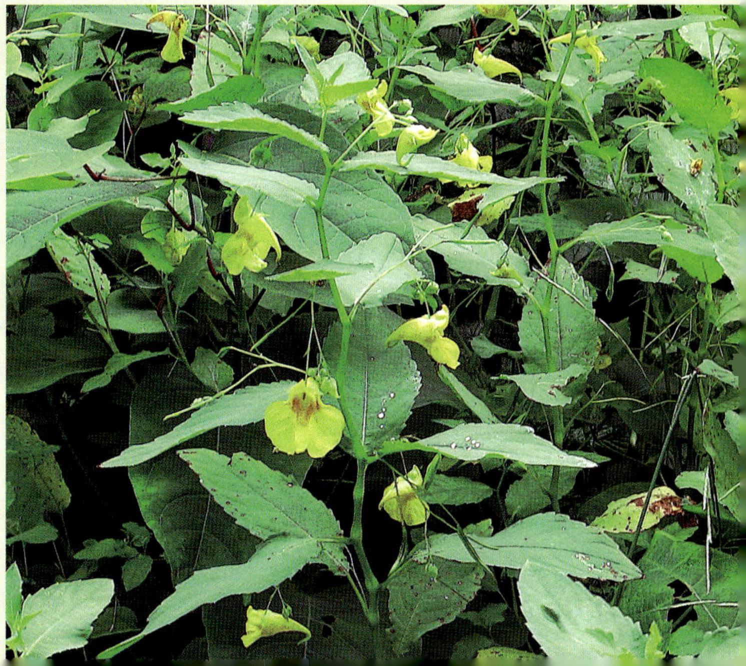

Steinsame, Echter

Lithospermum officinale
auch Steinhirse

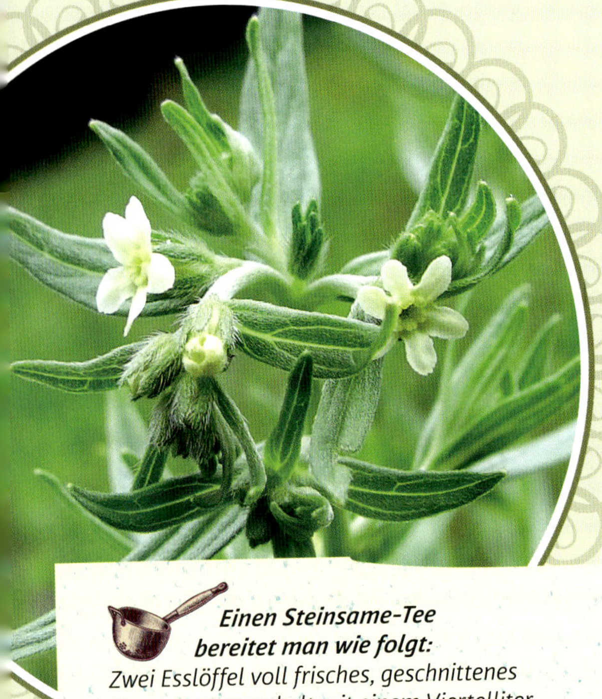

Der Steinsame ist eine „Officin-Pflanze", das heißt, wenn hinter dem botanischen Namen „officinale" steht, wurde diese Pflanze von alters her und auch heute noch für Heilzwecke genutzt. Im Steinsame stecken viele gute Eigenschaften, die gesamte Pflanze soll ein süßliches Aroma haben und beruhigend, fiebersenkend und entgiftend wirken. Ferner soll sie die Leber anregen, Herz und Kreislauf stärken und krebsfeindliche Stoffe innehaben. Innerlich wird Medizin gegeben bei unreiner Haut, bei Windpocken, Masern, Furunkeln und Hautkrebs. Äußerlich bei Verbrennungen, Ekzemen, Herpes und Hautausschlag. Der Steinsame kann noch mehr: reichlich Tee davon getrunken entwässert Nieren und Blase und spült dadurch kleine Steine aus diesen Organen. Wer die Pflanze kennt, darf sie in der Natur ernten, eine geschützte Pflanze ist sie meines Wissens nicht. Die oberirdischen Teile erntet man während der Blütezeit, die Wurzeln im Herbst. Alle Teile kann man verwenden für Tee, Tinkturen oder Salbe.

Einen Steinsame-Tee bereitet man wie folgt:
Zwei Esslöffel voll frisches, geschnittenes Kraut setzt man kalt mit einem Viertelliter Wasser an, lässt zum Kochen kommen, kocht eine Minute, schaltet ab, lässt zugedeckt noch fünf Minuten ziehen, seiht ab und trinkt schluckweise. Nimmt man getrocknetes Kraut, reicht ein Teelöffel aus.

Eine Urtinktur Ø setzt man so an:
Ein Einliterbecher voll frisches, mit dem Wiegemesser feinst zerschnittenes Steinsamekraut durch ein Tuch pressen. Den aufgefangenen Saft abmessen, mit 56%igem Alkohol 1:1 vermischen, in kleine braune Fläschchen füllen und etikettieren. Bei den genannten Beschwerden täglich drei Mal 15 Tropfen einnehmen.

Ø Dieses Zeichen steht für Urtinktur aus pflanzlichen oder tierischen Stoffen.

*Der **Steinsame** ist eine ausdauernde Pflanze aus der Familie der Raublattgewächse, die man in ganz Europa auf kalkhaltigen Böden in sonniger Lage findet. Er wird zwischen 30 und 100 Zentimeter hoch. Seine Blätter sowie auch der Stängel sind mit kleinen Härchen besetzt. Während der Blütezeit von Juni bis Juli erscheinen kleine, weiß-grüne Blüten. Als Frucht entstehen kleine, weiße harte Nüsschen.*

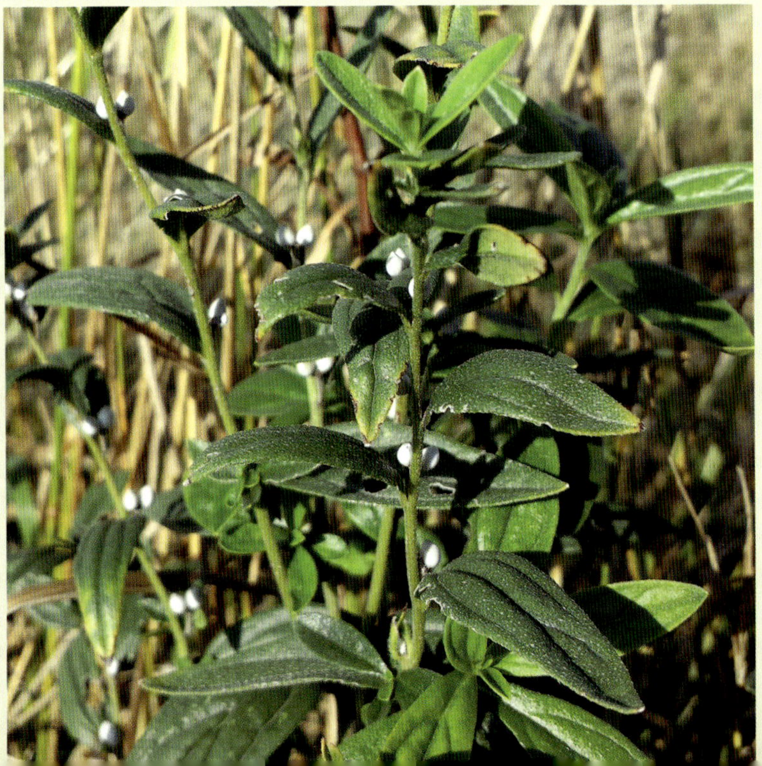

Stiefmütterchen, Wildes

Viola tricolor
auch Dreifaltigkeitsblümchen, Ackerstiefmütterchen

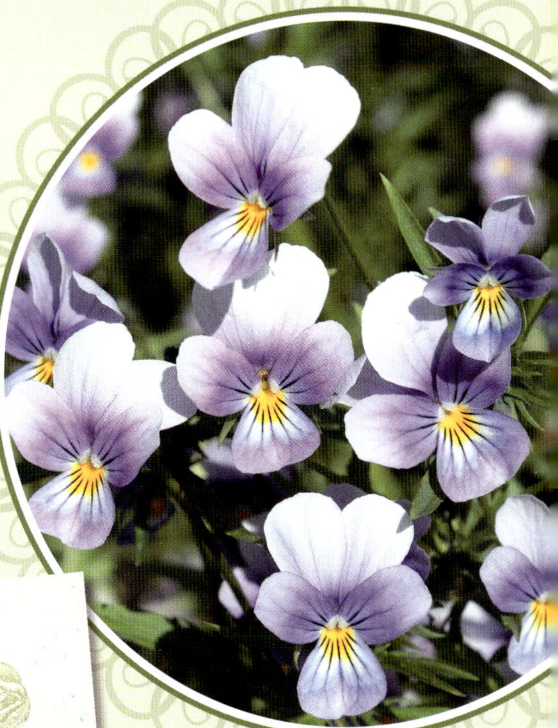

Untersuchungen haben ergeben, dass das Feldstiefmütterchen, wie es auch genannt wird, hilfreich sein kann bei Neurodermitis, bei allen Hautproblemen wie Milchschorf und Ekzemen, bei Katarrhen und Husten mit Fieber. Sogar bei schwerer Akne gibt es eine Besserung, allerdings muss über acht Wochen ein Tee getrunken werden, außerdem mit Tee Gesichtspackungen gemacht werden. Auch bei Rheuma kann man es mit einer Ausschwemmung durch Stiefmütterchen-Tee versuchen.

Stiefmütterchen-Tee bereitet man wie folgt:
Zwei gehäufte Teelöffel getrocknetes Kraut mit einem Viertelliter kochendem Wasser übergießen und zugedeckt 10 Minuten ziehen lassen, absieben und schluckweise zwei bis drei Tassen täglich trinken.

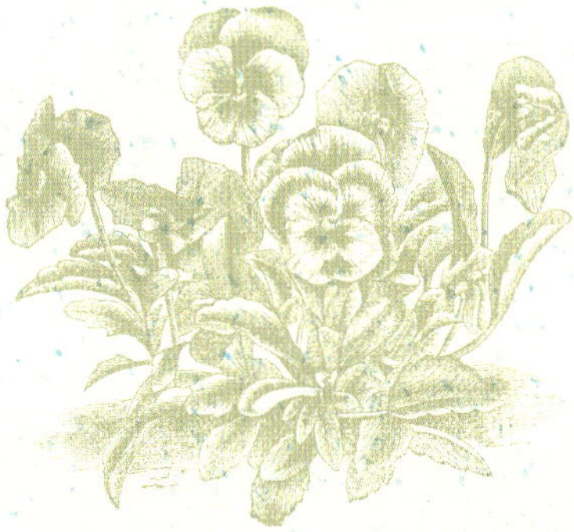

Blutreinigungs-Tee mit Stiefmütterchen:
Man mischt folgende Kräuter zu gleichen Teilen:
Stiefmütterchenkraut
Löwenzahnkraut
Holunderblüten
Fenchelfrüchte – zerstoßen und etwas weniger
Ackerschachtelhalm.

Von dieser Mischung einen gehäuften Esslöffel voll mit einem halben Liter kochendem Wasser übergießen, 10 bis 15 Minuten zugedeckt ziehen lassen, abseihen, in einer Wärmekanne aufbewahren und über den Tag verteilt trinken.

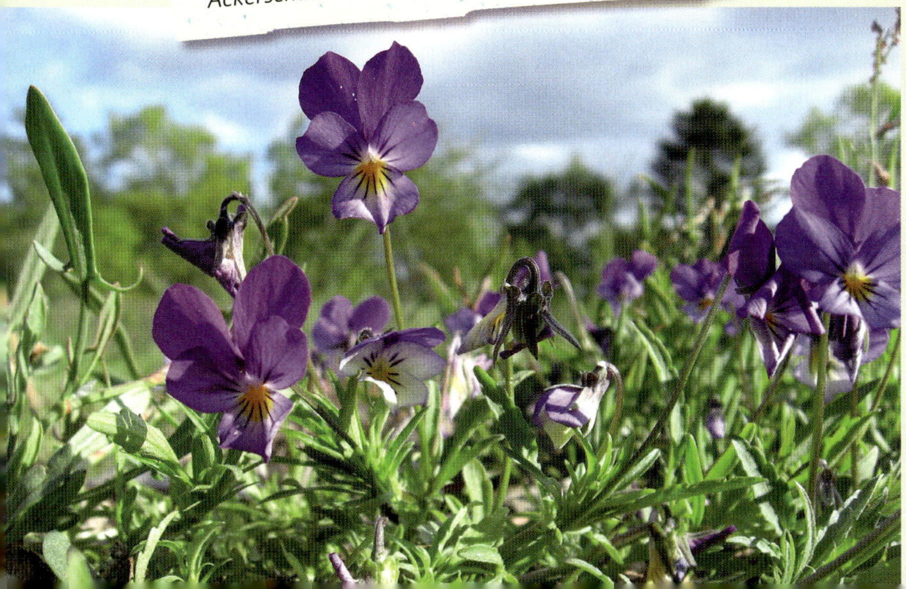

*Das **Wilde Stiefmütterchen** ist ein einjähriges kleines Pflänzchen, das 20 bis 30 Zentimeter hoch werden kann. Es hat zahlreiche Unterarten. Seine Blüten, die dem Gartenstiefmütterchen sehr ähneln, können farblich sehr unterschiedlich blühen, in blauen Tönen über lila bis hin zu gelb, alles ist drin. Das Stiefmütterchen blüht den ganzen Sommer über, häufig auf Äckern, trockenen Wiesen und auf Gartenland. Heimisch ist es in ganz Europa. Es gehört zu den Veilchengewächsen. Seine Blätter sind ei- bis lanzettenförmig. Als Frucht wird eine Kapsel ausgebildet.*

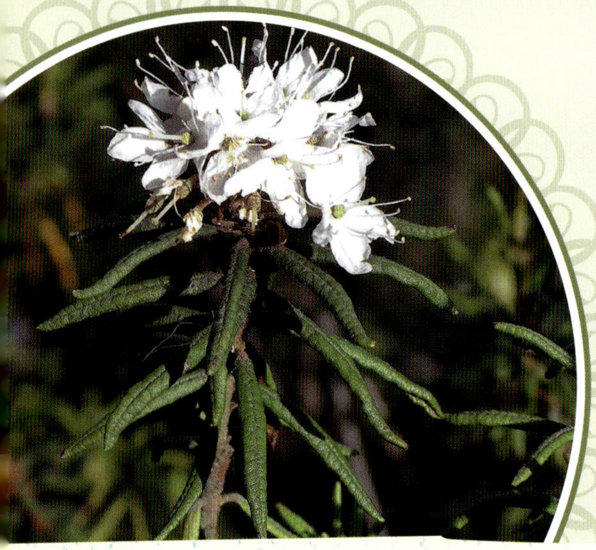

Sumpfporst

Ledum palustre
auch Wilder Rosmarin, Bienenheide, Brauerkraut

Die Pflanze steht bei uns unter Naturschutz, sie geht gern eine Symbiose ein mit Kiefern und Birken und sie soll ein Überbleibsel aus der Eiszeit sein, weil sie an kühles und feuchtes Wetter gut angepasst ist. Der Sumpfporst lässt sich auch gut im Kräutergarten kultivieren. Man kann ihn auch aussäen, es gelingt. Seine schmalen, lanzettenförmigen Blätter ähneln denen des Rosmarins, nur die Blüten sind anders. Es sind weiße, am Ende des Stängels wachsende Doldentrauben, die im Frühling erscheinen. Der Sumpfporst hat noch verschiedene nahe Verwandte, mit denen er verwechselt werden könnte, aber die wachsen in Amerika. Sumpfporst-Drogen kann man in Apotheken kaufen. Sie werden vom frischen, blühenden Kraut und jungen Sprossen hergestellt in Form von alkoholischen Extrakten und homöopathischen Urtinkturen Ø.

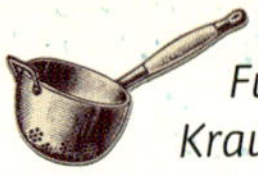

*Für **Tee** sammelt man das Kraut vor der Blüte, trocknet es und verwahrt es in luftdichten Gläsern.*

Trocknet man Sumpfporstzweige, kann man diese später zum Räuchern verwenden. Man wickelt dafür zwei bis drei Zweige mit einem starken Bindfaden zusammen, steckt dieses „Räucherstäbchen“ schräg auf eine Vorrichtung und zündet es oben vorsichtig mit einem Streichholz an. Es entsteht eine Flamme, die man sofort wieder mit einem Holzlöffel ausschlägt, aber nur so weit, dass das Räucherstäbchen noch leicht vor sich hin glimmen kann. Ein harzig-würziger Duft erfüllt den Raum und erinnert an Tanne und Wacholder. Atmet man diesen Duft intensiv ein, hat er eine leicht berauschende Wirkung. Dieses Einatmen sowie ein Tee sollen hervorragend helfen bei Husten, hauptsächlich bei Keuchhusten. Wenn die Glieder schmerzen, soll ein warmes Bad helfen, dem man etwa zwei Liter starken Sumpfporst-Tee zugesetzt hat. Der alkoholische Auszug und die Urtinktur Ø (in Apotheken erhältlich) helfen ebenfalls bei den Beschwerden. Vor der Anwendung sollten Sie Ihren Arzt oder Heilpraktiker befragen.

Ø Dieses Zeichen steht für Urtinktur aus pflanzlichen oder tierischen Stoffen.

leicht giftig!

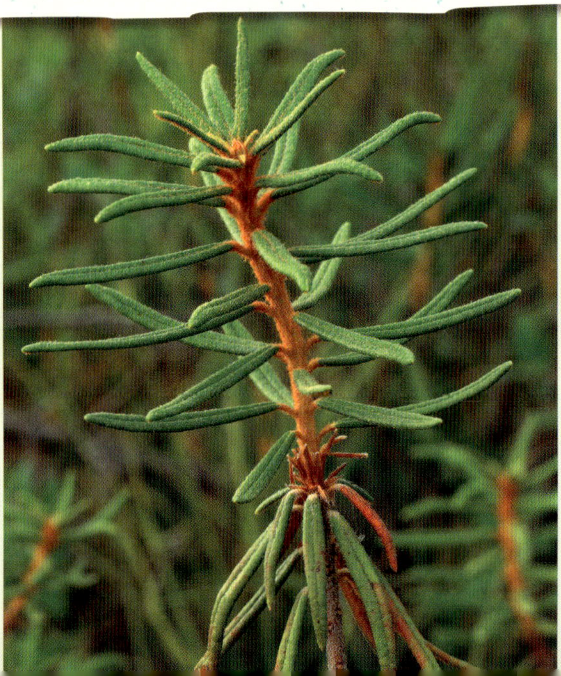

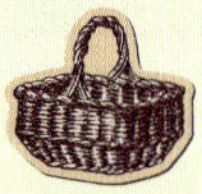

***Sumpfporst** ist ein kleiner, verzweigter, immergrüner Strauch, der bis 1,50 Meter hoch werden kann. Er gehört zu den Heidekrautgewächsen. Der Sumpfporst wächst hauptsächlich in Hoch- und Übergangsmooren und ist weit verbreitet im nördlichen Europa, aber auch im Alpengebiet. Sumpfporst wird auch „Wilder Rosmarin“ genannt, da seine rosmarinähnlichen, auf der Blattunterseite umgerollten Blätter stark daran erinnern. Die Blütenstände sind weiß-rosa, doldenartig mit fünf freien Kronblättern. Die stark duftenden Blüten erscheinen im Mai und werden von Insekten gern besucht. Die Blätter sind leicht giftig und enthalten das bekannte Porst-Öl, welches die Wikinger beim Bierbrauen als Hopfenersatz nutzten. In gepulverter Form verwendete man die getrockneten Blätter als Motten- oder Wanzenmittel.*

Süßdolde

Myrrhis odorata
auch Myrrhenkerbel

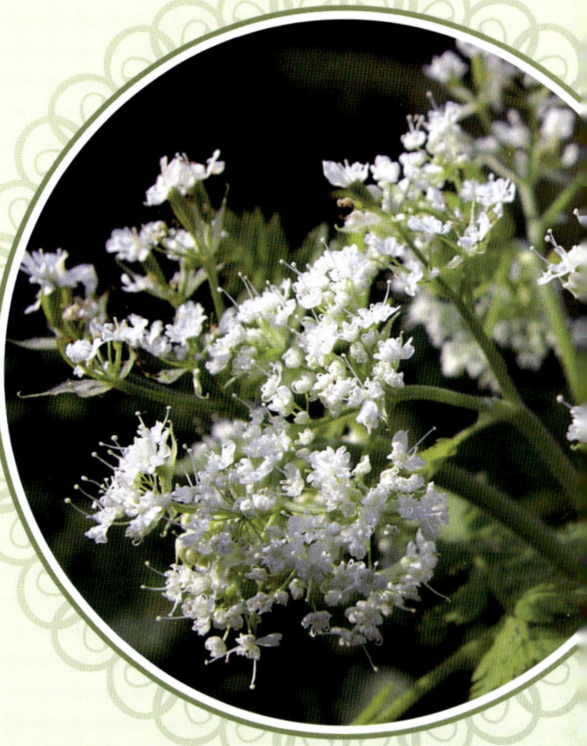

Die ganze Pflanze schmeckt nach Anis. Kinder kauen ihre grünen, unreifen Früchte gern wie Kaugummi. Die Früchte lassen sich auch leicht trocknen und dann vermahlen, zum Beispiel in einer elektrischen Kaffeemühle. Dieses Süßdolde-Pulver ist zum Süßen und Würzen von Puddings und Gewürzkuchen oder Plätzchen zu verwenden. Die reifen schwarzen Samen sind, gemahlen, ein gutes Brotgewürz. Ganze Körner sind zu hart und zu groß. Die grünen Blätter der Süßdolde sind das ganze Jahr über zu verwenden, solange sie grün und frisch sind. Die Pflanze hat eine lange, weiße Pfahlwurzel, die ein leckeres Gemüse abgibt, zubereitet wie Spargel. Sie lässt sich sogar in kleine Stückchen geschnitten trocknen und dann im Winter als Gemüse verarbeiten, oder man kann einen Tee daraus kochen. Dieser Tee soll bei Husten schleimlösend wirken und magenfreundlich sein. Die Süßdolde wird häufig in Kräuter- und Bauerngärten angebaut.

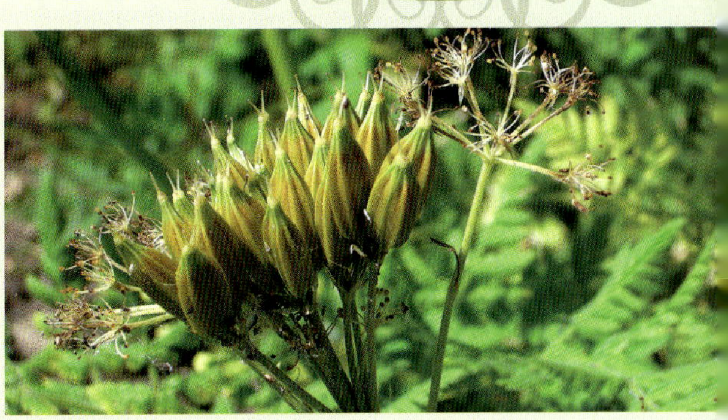

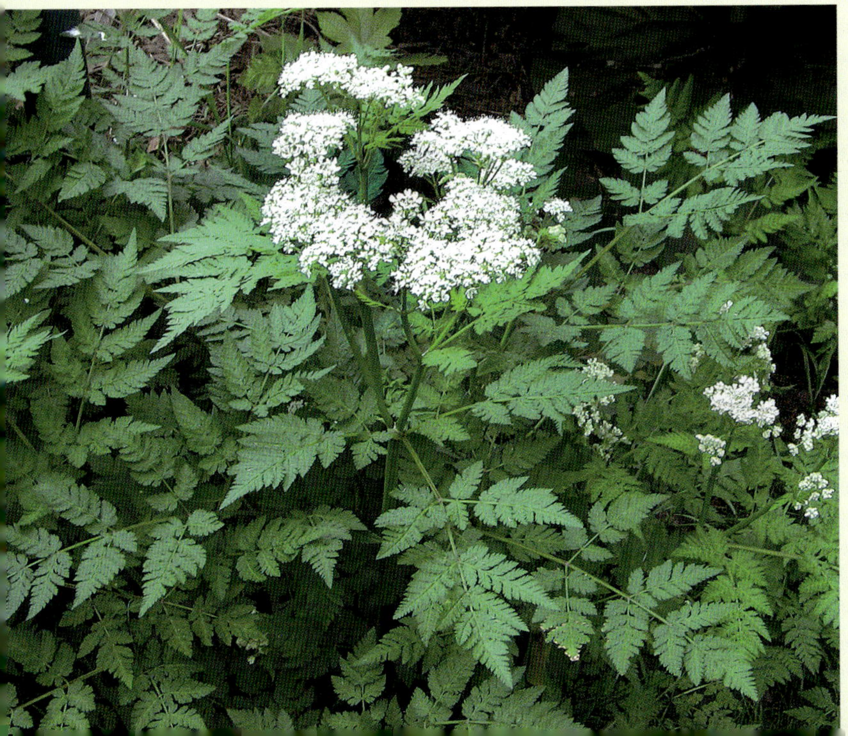

*Die **Süßdolde** ist eine mehrjährige und winterharte Staude. Das oberirdische Kraut erfriert im Winter. Im Frühjahr treibt die Pflanze erneut aus. Sie gehört zu den Doldengewächsen. Im gesamten südeuropäischen Raum ist die Süßdolde heimisch. Man kann sie in lichten Wäldern, auch selten in Wiesen finden. Im halbschattigen Bereich kann sie zu einer stattlichen Pflanze bis zu einem Meter und höher wachsen. Ihre farnartig geteilten und weich behaarten Blätter geben der Pflanze ein hübsches Aussehen und ihre cremefarbenen Blüten verströmen einen feinen Anisduft. Die Blütendolden blühen weiß und sind umgekehrt herzförmig. Nach der Blütezeit von Mai bis Juni entwickeln sich aus den Blüten die Früchte beziehungsweise die Samen, die 15 bis 25 Millimeter lang und in reifem Zustand dunkelbraun sind.*

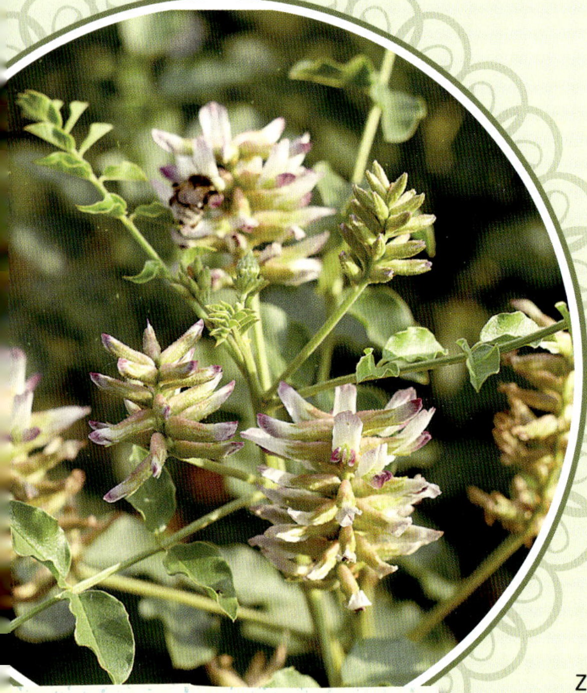

Süßholz

Glycyrrhiza glabra
auch Hustenwurzel, Lakritzenwurzel

In einer Regenperiode wird die Pflanze stark von Mehltau befallen. Das schreckt zwar ab, ist aber nicht weiter schlimm, da ausschließlich der Wurzelstock für Heilzwecke geerntet und verwendet wird. Süßholzpflanzen sollten zur Erntezeit mindestens drei bis vier Jahre alt sein, vorher haben sie ihre Wirkstoffe noch nicht entwickelt. Beim Kauf in Apotheken oder Naturkostläden erhält man Süßholz in der Regel geschält und geschnitten, man kann aber auch ungeschälte Stangen erwerben. Süßholzwurzel ist, wie der Name schon sagt, ganz einfach süß, hat aber noch weitere beachtliche Eigenschaften. Sie wird in zahlreichen Süßigkeiten, Lebensmitteln und Getränken verwendet und dämpft den bitteren Geschmack mancher Medikamente. Als Tee getrunken wirkt Süßholz hauptsächlich beruhigend und auswurffördernd bei Husten, aber auch krampflösend bei Verdauungsbeschwerden, ja sogar bei Magengeschwüren. Ein Stückchen gekaute Süßholzwurzel hilft bei Zahnfleischentzündungen und verhilft zu einem frischen Atem.

Für eine große Tasse nimmt man *drei Teelöffel Süßholzwurzelstückchen, überbrüht diese mit einem Viertelliter kochendem Wasser, lässt zehn Minuten zugedeckt ziehen und trinkt den Tee schluckweise. Zu jedem anderen Tee kann man zusätzlich einen Teelöffel Süßholz dazugeben.*

Süßholz *ist eine mehrjährige, in Mitteleuropa heimische Pflanze mit einem dicken Wurzelstock. Die Wurzeln des gesamten Wurzelstocks haben eine braune Haut, sind aber innen gelb. Die Pflanze wächst buschig bis zu einem Meter hoch. Ihre unpaarig gefiederten Blätter bilden lange Wedel. Aus den Blattachsen wachsen traubenförmige Blüten, die blassblau bis lila sein können. Zur Zeit der Blüte werden die Pflanzenstiele oben so schwer, dass sie gestützt werden müssen, wenn man einen Busch im Garten hat. In der Natur legen sich die Zweige nieder.*

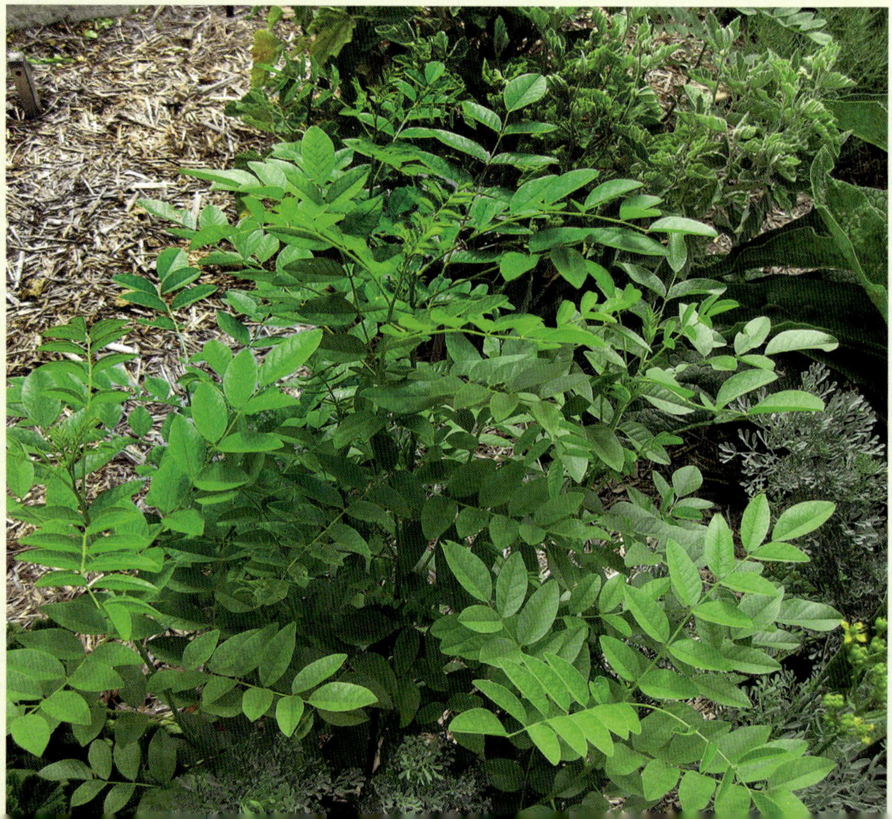

Teufelsabbiss, Gewöhnlicher

Succisa pratensis
auch Teufelwurz

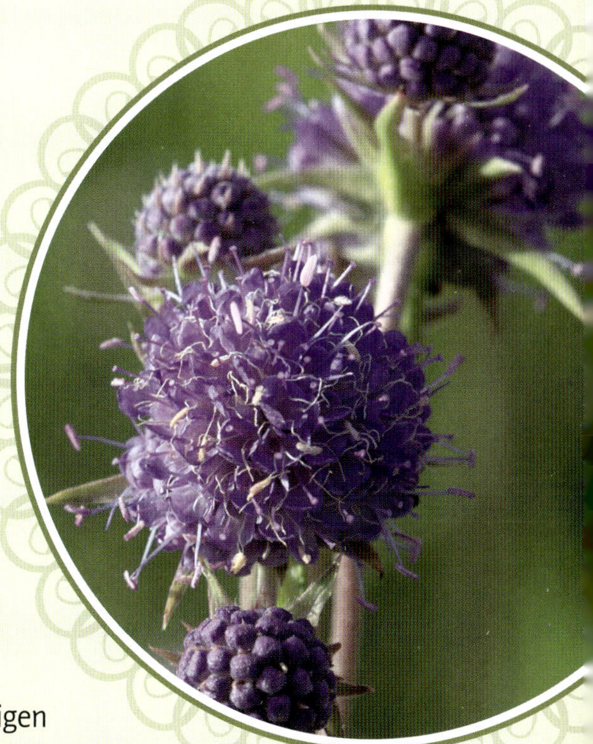

Der Sage nach soll einst der Teufel im Zorn über die Heilkraft der Pflanze ihr die Wurzeln abgebissen haben. Ihre Wurzeln sehen tatsächlich so aus, als wären sie von allen Seiten abgebissen, daher der Name „Teufelsabbiss“. Der Teufelsabbiss ist nahe verwandt mit der Skabiose. Man kann die Pflanzen leicht miteinander verwechseln, beide werden gern von Bienen und Schmetterlingen besucht. Für Heilzwecke werden Blütenköpfe, Blätter und Wurzelstock verwendet, die Pflanze ist aber noch wenig untersucht. In früherer Zeit wurde das Kraut in der Volksmedizin oft als Blutreinigungsmittel verwendet. Man sammelte im Frühjahr junge Blätter und mischte sie unter Salate. Äußerlich wurde die Pflanze eingesetzt bei Hautproblemen, bei Geschwüren und Ekzemen. Auch in der Homöopathie werden Zubereitungen verordnet bei chronischen Hautleiden. Schon die alten Kräuterkundigen kannten den Teufelsabbiss und schrieben Lobenswertes über ihn, wie Matthiolus: „Diese wurtzel gesotten und davun getruncken, hat eine besondere art zu stillen die weetage der mutter und die bauchwürme zu tödten. Das gebrannt wasser aus Teuffels abbis getruncken, dienet wider alle gebresten der brust, husten, heyserkeit, schweren athem ...“ Zur äußerlichen Anwendung wurde die zerquetschte Wurzel bei Blutergüssen, Entzündungen, Verstauchungen und Hautkrankheiten aufgelegt. Blätter und Blüten trocknete man für Tee. Der Teufelsabbiss hätte – bei solch guten Eigenschaften – verdient, weiter unterstützt zu werden.

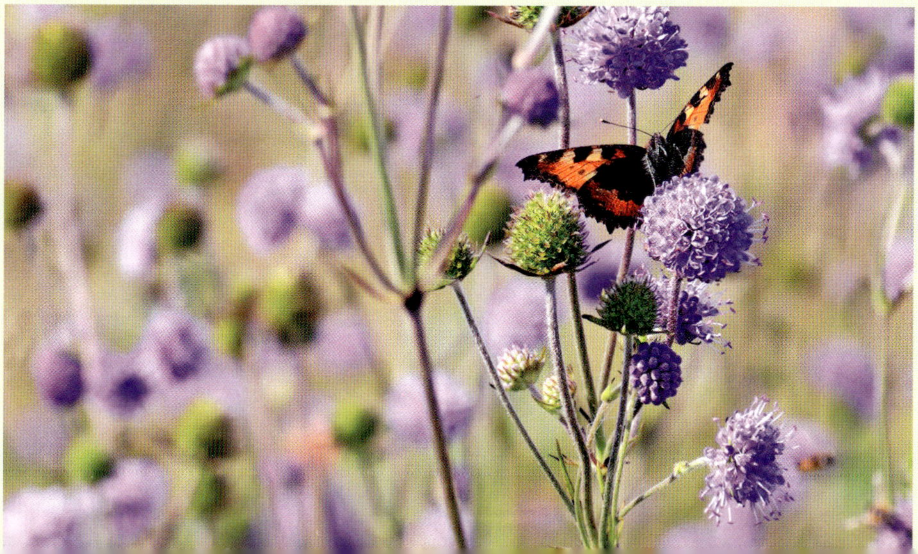

*Der **Teufelsabbiss** ist eine ausdauernde Pflanze aus der Familie der Geißblattgewächse mit zart blauvioletten Blütenköpfchen, die auf recht kahlen Stängeln, die sich nach oben etwas verzweigen, sitzen. Die Blüten zeigen sich von Juli bis September. Die Pflanze wächst auf Moor- und Sumpfwiesen, gelegentlich auch auf Magerrasen in fast ganz Europa und wird bis zu 80 Zentimeter hoch.*

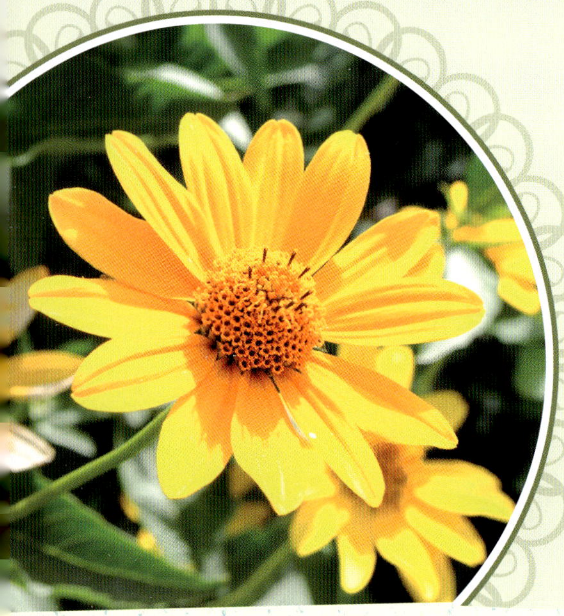

Topinambur

Helianthus tuberosus
auch Erdbirne, Winterbirne

Topinambur wird als die Kartoffel der Diabetiker bezeichnet und kann von ihnen bedenkenlos und ohne Kalorien zu zählen gegessen werden. Topinambur ist winterhart, kann also im Boden bleiben und erfriert nicht. Man kann den ganzen Winter über ernten, sofern der Boden offen ist. Es ist auch zwecklos, zur Lagerung zu ernten, die Knollen schrumpeln in kurzer Zeit, es bleiben nur noch Häute übrig. Mir ist das einmal passiert, als ich noch nicht so viel über Topinambur wusste. Topinambur blüht nicht jedes Jahr üppig. Wenn in einem Jahr viele Blüten zu bewundern waren, ruhen die Knollen im darauf folgenden Jahr. Der Volksglaube sagt, dass auf den blühenden Topinambur ein strenger, kalter Winter folgt – meistens trifft es zu. Man kann auch darauf achten, dass die Mäuse nicht zu viel von den Knollen vertilgen, sie lieben die süßen Knollen sehr. Verwendete Teile vom Topinambur sind Knollen, junge Blätter und Blütenzungen.

*Von den Knollen lässt sich ein **schmackhaftes Gemüse** zubereiten, genauso wie Kohlräbchen.*

*Die jungen Blätter kann man trocknen und in **Teemischungen** geben, sowie auch die getrockneten Blütenzungen.*

*Ein frisch gepresster **Saft** aus den Knollen ist natürlich das Beste und Gesündeste. Dazu benötigt man aber eine Saftpresse. Man bürstet die Knollen und schneidet sie in Würfel, schneidet gleichzeitig eine Zitrone dazu, denn Topinambur-Knollen oxidieren, wenn sie verletzt sind, in Sekundenschnelle. Diesen Saft kann man pur trinken oder auch mit anderen Säften mischen. Er wirkt zuckerregulierend bei Diabetes.*

Weitere Inhaltsstoffe sind Kalzium, Karotin, Eiweiß, Kohlenhydrate, Eisen und verschiedene B-Vitamine. Alles in allem sind Topinambur-Knollen zum Gesundbleiben oder Gesundwerden ein wunderbares Wintergemüse.

***Eine Tinktur lässt sich auch herstellen.** Dazu füllt man in ein Einmachglas 60%igen Alkohol, reibt dahinein eine gereinigte, ungeschälte Topinambur-Knolle, verschließt das Glas luftdicht, lässt es einige Wochen bei Zimmerwärme stehen, filtert und füllt in dunkle Fläschchen.*

Alle Topinambur-Anwendungen dienen unserer Gesundheit.

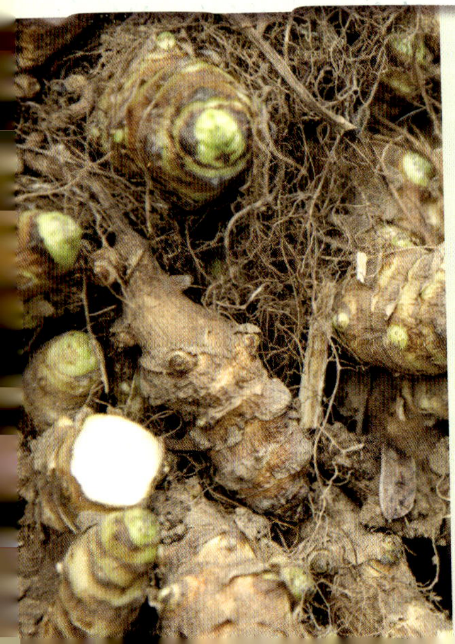

***Topinambur** ist ein Korbblütler, gehört zu den Sonnenblumengewächsen und wird oft als Knollensonnenblume bezeichnet. Man findet ihn auf Schuttplätzen, an Flussufern, an Waldrändern und Bahndämmen in Mittel- und Osteuropa, gebietsweise auch aus Anbau ausgewildert. Die krautige Pflanze kann bis zu drei Meter hoch werden. An den aufrechten Stängeln sitzen raue und behaarte Blätter. Die Stängel tragen bis zu 15 strahlend gelbe Blüten, die einen Durchmesser von bis zu 10 Zentimetern haben können. Blütezeit ist zwischen August und November. Wo Topinambur einmal sesshaft ist, bleibt er für lange Zeit. Seine bizarren Knollen können eine gelbe, braune oder rötliche Haut haben, aber das Fruchtfleisch ist immer weiß.*

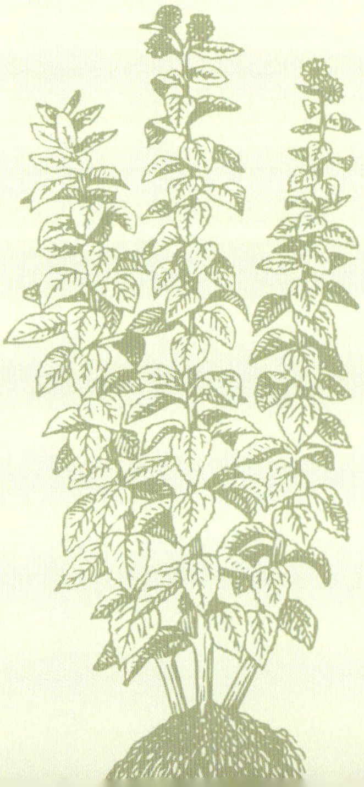

Wacholder

Juniperus communis
auch Kranewittbaum, Weihrauchbaum

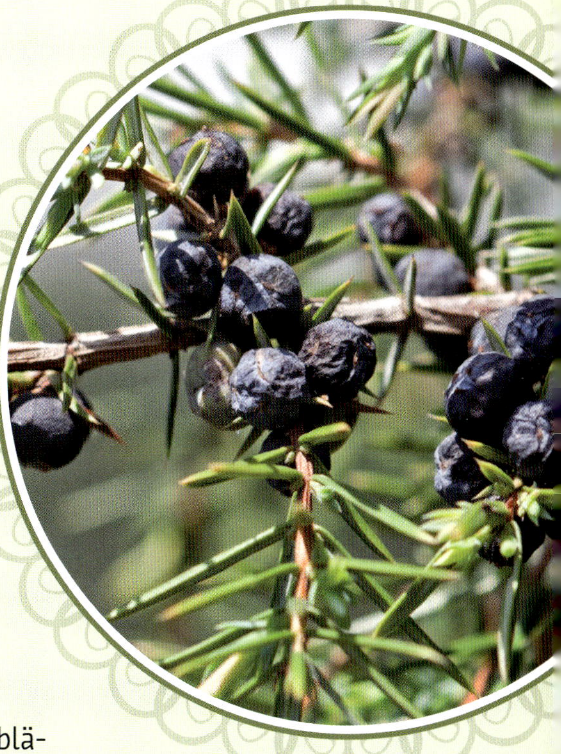

Möchte man irgendwann auch Wacholderbeeren ernten, muss man darauf achten, dass man männliche und weibliche Büsche pflanzt, denn Wacholder ist zweihäusig. Auf drei bis fünf weibliche Büsche reicht ein männlicher Busch. Die Blüten sind unscheinbar. Im darauf folgenden Jahr bilden sich grüne Beeren und erst im dritten Jahr reifen sie. Es kann auch vorkommen, dass gleichzeitig Blüten, grüne Beeren und reife, blaue Beeren an einem Strauch zu sehen sind. Wir sagen zwar Wacholderbeeren, in Wirklichkeit sind es aber Zapfen (Nadelbaum). Wacholderbeeren werden gern zur Schnapsherstellung verwendet. In sparsamer Dosierung ist er sicher auch gesund. Dieser Wacholderschnaps erwärmt und stärkt den Magen. Wacholderbeeren wirken blutreinigend bei Rheuma und Gicht, sind appetitanregend, verdauungsfördernd, entblähend, schweißtreibend und schleimlösend. Wacholderbeeren sind ein beliebtes Gewürz für Fleischgerichte, Sauerkraut und andere Gemüse. Rauchfleisch und Forellen werden sie als Räuchermittel für feinen Duft und Geschmack beigegeben. Schon Pfarrer Kneipp empfiehlt Wacholderbeeren als Kur zur Blutreinigung: Man nimmt am ersten Tag dreimal eine Beere, zerkaut und schluckt sie dann. Jeden Tag nimmt man eine Beere dazu, bis man bei 15 Beeren angelangt ist, also dreimal 15 Beeren. Danach geht es wieder absteigend weiter, bis man bei dreimal einer Beere angelangt ist. Dann ist die Kur beendet. Es soll eine Pause von vier Wochen eingelegt werden, dann darf man die Kur wiederholen.

*Es gibt wohl nirgends so viel **Wacholder** wie in der Lüneburger Heide. Der Wacholder wächst in der Heide, im Moor, an Hängen und in lichten Wäldern. Er kann in bizarrer Form, aber auch säulenartig wachsen. In alpiner Gegend drückt er sich als Zwergstrauch an den Boden. Man kann ihn auch leicht im Garten ansiedeln. Der Wacholder gehört zur Familie der Zypressengewächse. Seine spitzen Nadeln sind zu dritt in Quirlen angeordnet. Er ist ein langsam wachsender Strauch und es dauert einige Jahre, bis er zum ersten Mal mit gelben Blüten aufwartet. Blütezeit ist zwischen April und Juni. Er wird als Strauch oder Baum 12 Meter, vereinzelt bis zu 18 Meter hoch.*

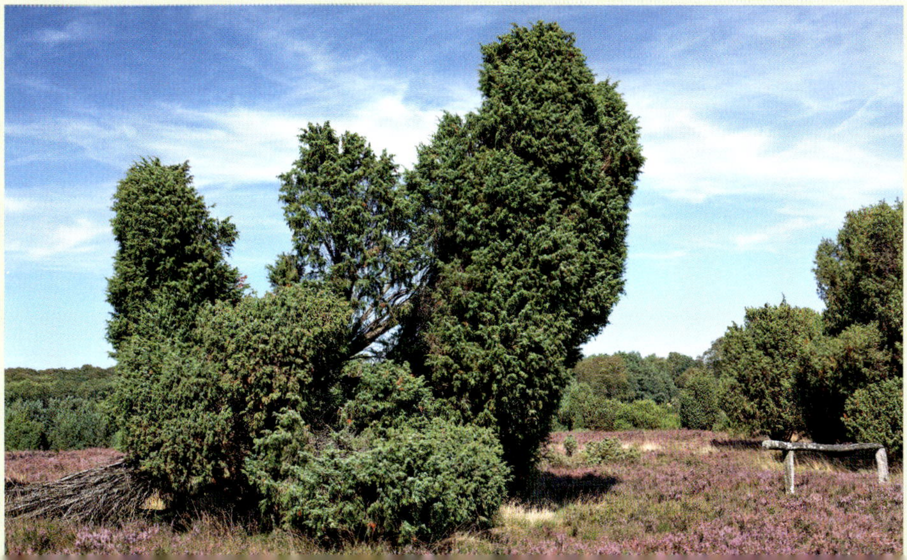

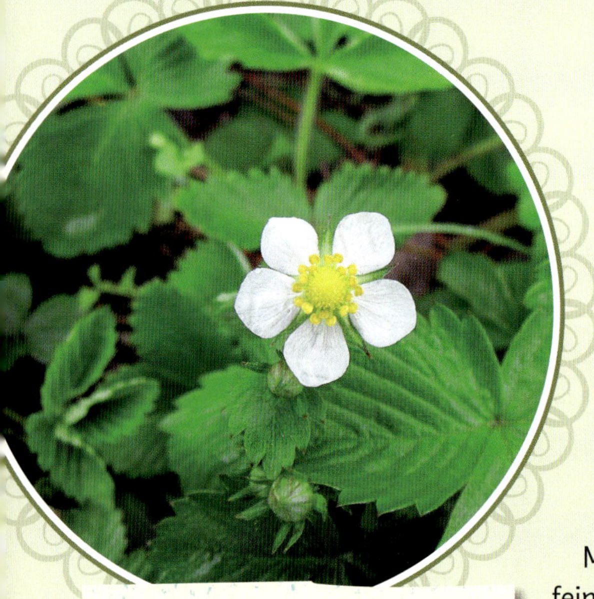

Walderdbeere

Fragaria vesca
auch Rotbeere, Grasbeere, Wilde Erdbeere

Ich kann mich noch sehr gut daran erinnern, wie wir Kinder zur Erdbeerzeit sonntags mit unserer Mutter in den nahe gelegenen Wald gingen zum Erdbeerensammeln. Mutter nahm eine kleine Milchkanne, wir Kinder nahmen unsere Trinkbecher mit. Wenn wir unsere Becher halbwegs gefüllt hatten, kippten wir die Erdbeeren in Mutters Kanne. Wenn wir des Sammelns müde waren, traten wir den Heimweg an. Mutter bereitete uns dann zum Abendessen ein feines Mus, verfeinert mit Zucker und Sahne. Dazu gab es selbst gebackenes Brot, das Mutter zu dieser Zeit schon buk. Großmutter hatte dazu den Weizen in der Mühle frisch gemahlen. Ich habe heute noch den feinen Geschmack der Walderdbeeren auf der Zunge. Gartenerdbeeren ersetzen Walderdbeeren nicht. Die Walderdbeere gehört zu den feinsten Früchten des Waldes. Hervorzuheben ist ihr hoher Vitamin-C-Gehalt, weitere wertvolle Mineralien sind Magnesium, Kalzium, Zink, Kupfer, Kalium, Mangan, Phosphor und noch weitere Vitamine. Wie man sieht, ist die Walderdbeere ein „Tausendsassa". Es kann empfohlen werden, in der Erdbeerzeit eine Kur mit Walderdbeeren zu machen. Dazu isst man täglich dreimal eine Handvoll frische Walderdbeeren, die man aber erst einmal finden muss – Allergiker ausgenommen. Die ganze Erdbeerpflanze, Kraut und Wurzeln, wird für Tee geerntet und getrocknet. Man kann damit Magen- und Darmstörungen, Leber- und Gallenleiden, Nervenschwäche, Gicht und Rheuma und Verstopfung behandeln. Ferner gilt ein Tee als blutreinigend und als Hilfe bei Asthma und chronischer Bronchitis.

Walderdbeeren-Tee wird zubereitet wie folgt:
Eine Handvoll geschnittene, frische Blätter oder etwas weniger getrocknete Blätter und Wurzeln übergießt man mit einem halben Liter kochendem Wasser, lässt fünf bis zehn Minuten ziehen, seiht ab in eine Wärmekanne und trinkt über den Tag verteilt. Man kann auch die doppelte Menge trinken. Allergiker dürfen Blätter-Tee trinken.

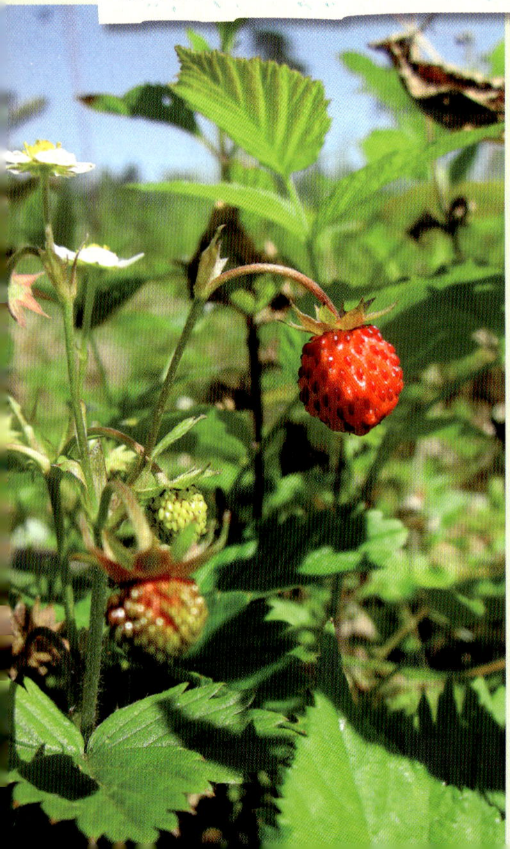

*Die **Walderdbeere** ist eine Rosettenstaude, die nur 20 Zentimeter hoch wird. Sie bildet lange Ausläufer, an denen kleine Ableger wachsen, die sich im Boden zu neuen Pflanzen verankern. Die Wilde Erdbeere wächst in ganz Europa, vor allem in Wäldern, an grasigen Böschungen, am Rande von Waldwegen und auf sonnigen Lichtungen. Die Blüte der Walderdbeere hat fünf weiße Blütenblätter, die ein sicheres Zeichen sind, dass das Pflänzchen zu den Rosengewächsen gehört. Die blühende Pflanze soll ja auch nach Rosen duften. Nach dem Verblühen verdickt sich der Blütenboden, wird fleischig und es bildet sich die Scheinfrucht, die wir als Erdbeere bezeichnen. Die Erdbeere gehört ja nicht zu den Früchten, sondern zu den Nüssen. Man kann deutlich rund um die Scheinfrucht die kleinen, glänzenden Nüsschen erkennen.*

Waldmeister

Galium odoratum
auch Maiblume, Herzfreund, Leberkraut

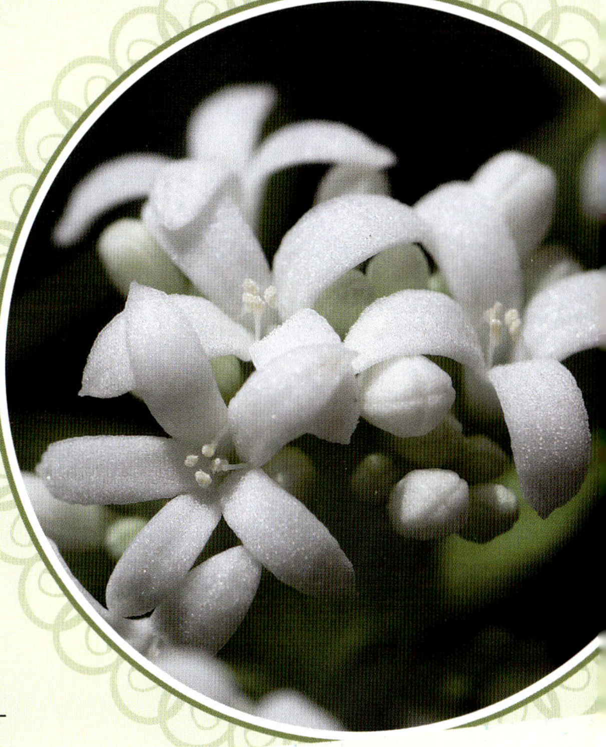

Waldmeister ist eine sehr aromatisch duftende Pflanze, die häufig verwendet wird. Am bekanntesten ist wohl die Maibowle. In der Likörindustrie gibt der Waldmeister dem Magenbitter und dem Kräuterlikör den feinen Geschmack. Und diesen feinen Geschmack verdanken wir dem Kumarin, das sich erst beim Trocknen bildet. Deswegen sollte Waldmeister nach der Ernte erst zwei Tage leicht antrocknen, bevor wir ihn weiterverarbeiten. Manchmal wird berichtet, Kumarin sei giftig und würde Kopfschmerzen und Unwohlsein verursachen. Das geschieht aber nur, wenn man überdosiert. Im Waldmeister ist relativ wenig Kumarin, also dürfen wir ihn uns schon zunutze machen. Vor allen Dingen fertigen wir uns ein entspannendes Schlafkissen, dem wir außer Waldmeister noch Lavendel, Melisse, Minze und duftende Rosenblüten beigeben. Waldmeister duftet ja nicht nur, er wirkt anregend, keimtötend, beruhigend, schlaffördernd, herzstärkend, blutreinigend, leberstärkend, harntreibend und verdauungsfördernd. Das sind eine Menge guter Eigenschaften, die uns der Waldmeister bietet. Wir müssen uns nur kundig machen und sie nutzen.

Waldmeister-Tinktur, die lebensstärkend wirkt:
In eine weithalsige Flasche füllt man zwei Tage angetrockneten Waldmeister, übergießt diesen mit 38%igem Doppelkorn, bis alles gut bedeckt ist, lässt die Flasche bei Zimmerwärme zwei Wochen ziehen, öfter schütteln, seiht ab und drückt die Pflanzen gut aus. Die Tinktur füllt man nun wieder in die Flasche zurück und stellt sie an einen dunklen Platz. Gelegentlich ein kleines Schnapsglas voll trinken.

Waldmeister-Tee macht man wie folgt:
Eine gute Handvoll zwei Tage angetrocknete Waldmeisterzweiglein übergießt man mit einem halben Liter kochendem Wasser, lässt 10 Minuten zugedeckt ziehen, seiht ab und genießt zwei bis drei kleine Tassen am Tag mit Honig gesüßt.

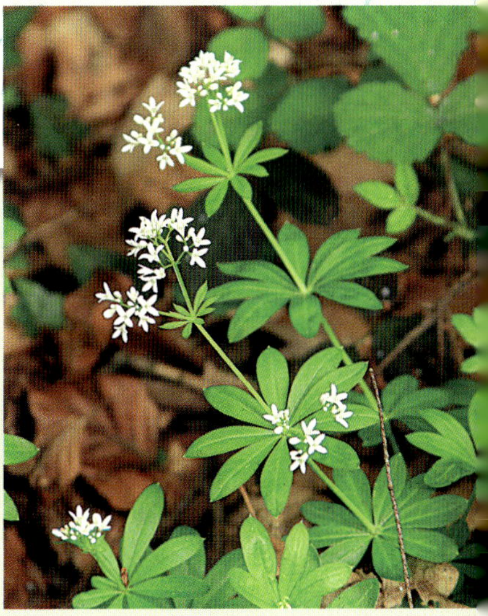

***Waldmeister** gehört zur Familie der Rötegewächse. Er ist eine mehrjährige Pflanze mit kriechendem Wurzelstock und wird bis zu 30 Zentimeter hoch. An den knotigen Stängeln sitzen quirlige Blätter, aus dem obersten Quirl wachsen lang gestreckte Trugdolden in Weiß. Die Blütezeit beginnt im April und endet im Mai oder Juni. Der Waldmeister wächst in ganz Europa, mit Vorliebe in schattigen Mischwäldern. Man findet ihn an Stellen, an denen auch Farn gut gedeiht, also in der Nähe von Wäldern oder an Hecken. Die Früchte des Waldmeisters sind Spaltfrüchte, die sich in trockenem Zustand teilen und zwei klettenartige, runde Teilfrüchte freigeben, die sich an Fell oder Gefieder festhalten können. Außer der Verbreitung durch Samen vermehrt sich der Waldmeister auch durch ein unterirdisches Rhizom.*

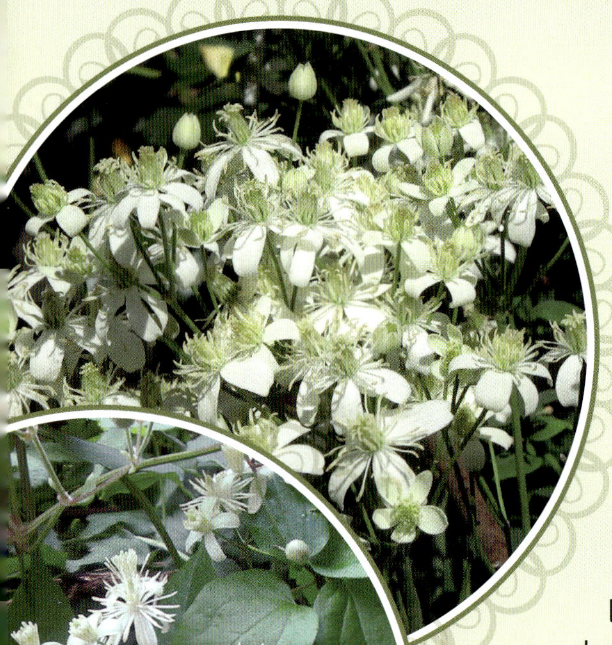

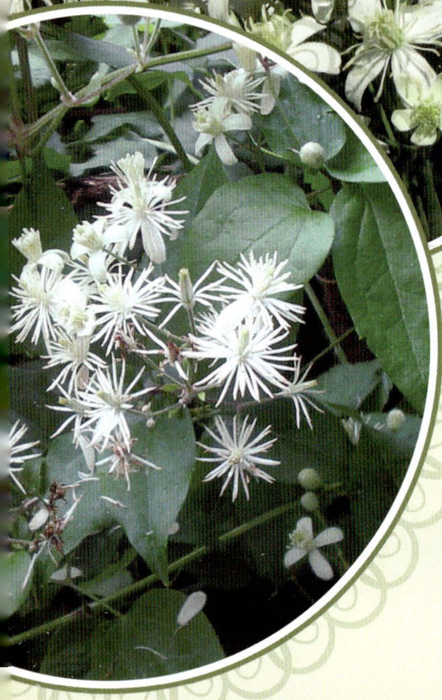

Waldrebe, Aufrechte

Clematis recta

Waldrebe, Gewöhnliche

Clematis vitalba
auch Federbaum, Frauenhaar, Herrgottsbart

Für Heilzwecke finden nur die jungen Blätter Verwendung, und das nur nach ausdrücklicher ärztlicher Verordnung, denn die Waldrebe ist wie alle Hahnenfußgewächse leicht giftig. In der Bachblütentherapie wird die Essenz von den frischen Blüten hergestellt. Waldreben-Droge soll schmerzlindernd, harntreibend wirken und Stoffwechselschlacken aus dem Körper transportieren, ferner Schmerzen lindern bei arthritischen Gelenken und bei Kopfschmerzen und Migräne helfen. In der Bachblüten-Therapie gilt Waldrebe (Clematis Nr. 9) als Mittel gegen Gefühlsstörungen. Frischer Pflanzensaft der Waldrebe kann starke Hautreizungen verursachen, äußerlich und innerlich, wirkt jedoch sehr schmerzlindernd. Die getrocknete Pflanze hat keine Giftstoffe mehr, aber auch keine schmerzlindernde Wirkung.

leicht giftig!

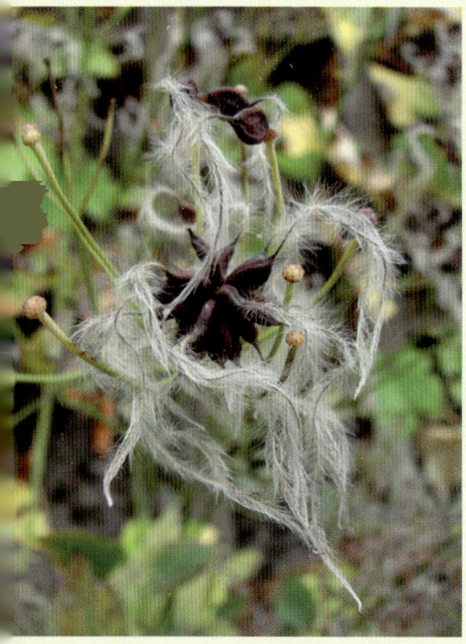

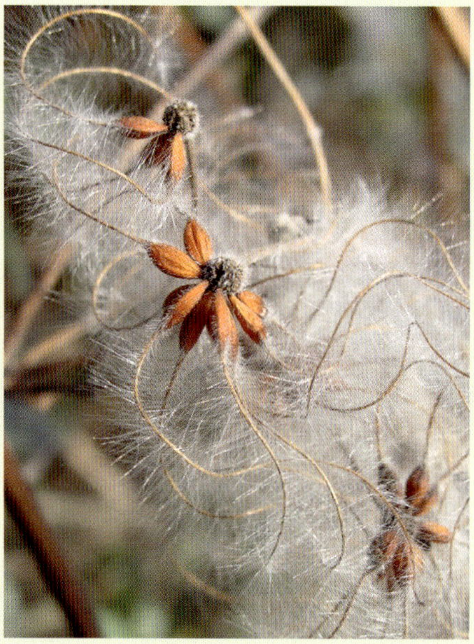

*Die **Waldrebe** gehört zu den Hahnenfußgewächsen und ist in Mittel- und Südeuropa an Waldesrändern und Gebüschen, an Mauern und Felsen in warmen Lagen zu finden. Es gibt zwei Arten, die bei uns heimisch sind. „Clematis vitalba" (Abbildung Mitte) ist recht hoch kletternd und „Clematis recta" (Abbildung oben) klettert nicht, ist auch seltener zu finden. Sie wird zwischen 50 und 150 Zentimeter hoch und blüht bevorzugt zwischen Juni und August. Beide Waldreben-Arten haben schöne, weiß blühende Blütenrispen, die sich sehr gleichen, haben aber verschiedenartige Blätter. Die Aufrechte Waldrebe hat einfache, eiförmige, spitz zulaufende Blätter, während die Gewöhnliche Waldrebe, die von Juli bis September blüht, gekerbte Blätter hat. Nach der Blüte bilden beide Pflanzenarten wunderschöne fedrige Fruchtstände.*

Wegerich-Arten: Mittlerer, Spitz-, Breit-

Plantago media, Plantago lanceolota, Plantago major
auch Wegtritt

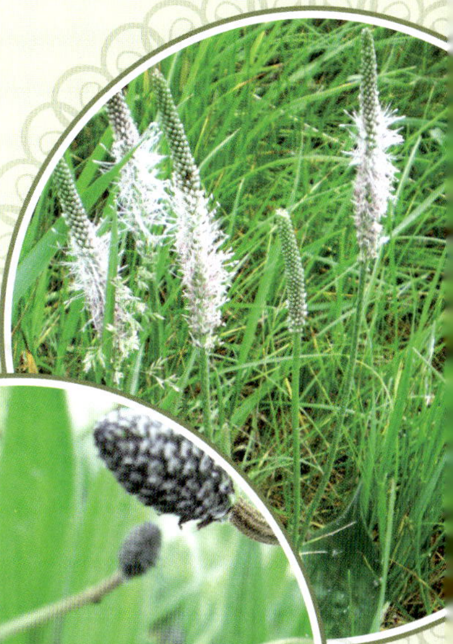

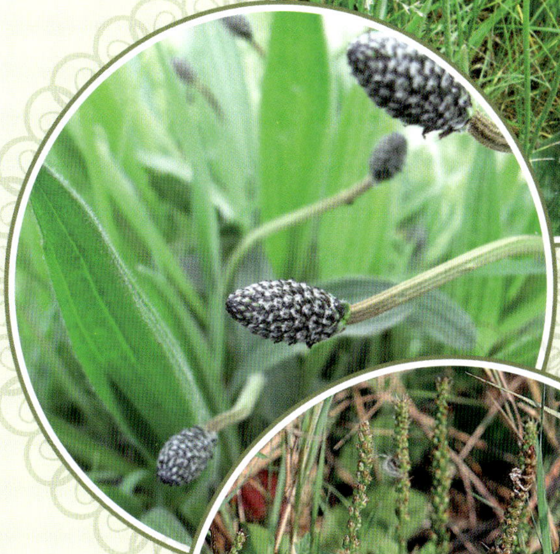

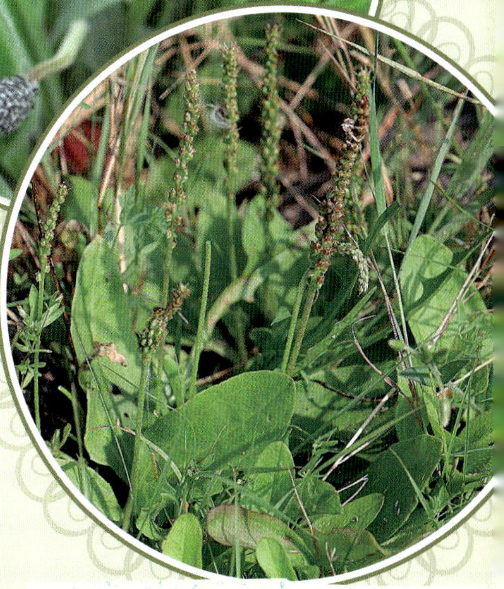

Hauptsächlich der Breitwegerich (Abbildung rechts unten) hat den Beinamen „Wegtritt“ verdient, wird er doch tagtäglich getreten und geschunden, da er mit Vorliebe auf Wegen, am Rande von Wiesen und Weiden, auf sauerstoffarmen Böden wächst und gedeiht. Die hier aufgezählten Arten sind die bekanntesten und häufigsten der Gattung. In ihrer Wirkung sind sich alle ähnlich. Sie können, als Tee getrunken, helfen bei Durchfall, Darmentzündungen, als Gurgelmittel bei Entzündungen im Mund und als Salbe gekocht bei Hautproblemen, bei Flechten und Akne. Alle Wegerich-Arten sind auch Bestandteil der meisten Husten-Tees. Frische, zerquetschte Wegerichblätter bei Insektenstichen aufgelegt, helfen sofort. Es gibt nichts Besseres, wohl deshalb, weil der Wegerich wie Beinwell Allantoin enthält, eine Substanz, die verletzte Hautzellen heilt. Mit frischen, jungen Wegerichblättern kann man Salate und Suppen verfeinern. Die reifen Fruchtstände des Breitwegerichs erntet man bei trockenem Wetter und gibt sie im Winter zum Vogelfutter.
Es gibt aber noch weitere Wegerich-Arten. So zum Beispiel der Flohsamen (Abbildung unten), Plantago psyllium. Von dieser Art werden nur die Samen genutzt. Schon Hildegard von Bingen erwähnt Plantago psyllium, und zwar gegen Verstopfung. Dass Hildegard ihn schon genutzt hat, besagt, dass Flohkraut in Europa schon lange heimisch ist, obwohl es aus dem Mittelmeerraum stammen soll. Ich habe seit vielen Jahren schon die besten Erfahrungen mit Flohsamen gemacht.

Vielen Menschen, die an Verstopfung litten, gab ich den Rat, Hildegards Flohsamen nach folgendem Rezept einzunehmen:
Am Abend gibt man einen Esslöffel Flohsamen in eine Tasse kaltes Wasser, nur zur Hälfte gefüllt, lässt über Nacht quellen. Dieses Gelee füllt man am nächsten Morgen in ein Schüsselchen, gibt 125 Gramm Quark und einen Teelöffel dünnen Honig dazu, verrührt das Ganze gut und löffelt es jeden Morgen nüchtern vor dem Frühstück. Der Erfolg ist gewiss.

*Alle **Wegerich-Arten** haben eine sich am Boden ausbreitende Blattrosette. An langen, bis zu 30 Zentimeter hohen Stängeln bilden sich die ährenförmigen Blütenstände aus. Die Blütezeit geht von Mai bis September. Als Früchte entstehen Kapseln.*

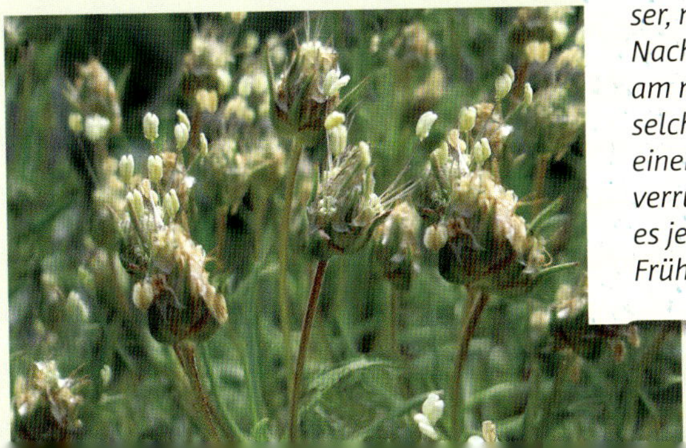

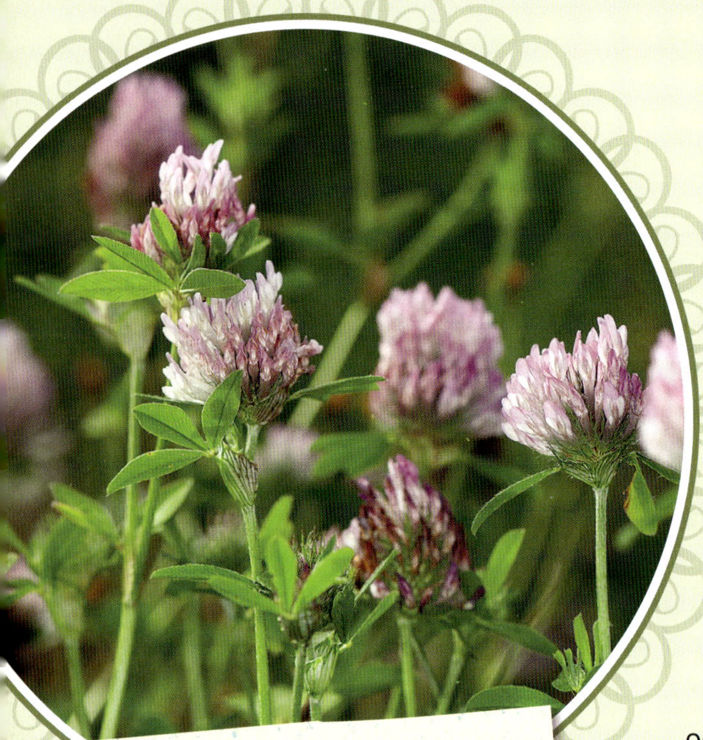

Für einen Tee nimmt man vier bis sechs getrocknete Blütenköpfchen, übergießt sie mit einem Viertelliter kochendem Wasser, lässt zehn Minuten zugedeckt ziehen und trinkt schluckweise. Zwei bis drei Tassen am Tag würde ich empfehlen, als Kur vier Wochen lang.

Wiesenklee, Roter

Trifolium pratense
auch Honigklee, Futterklee

Er wird in der Regel von Bauern als Futterpflanze ausgesät, man findet ihn aber auch ausgewildert in Wiesen. Dort wächst er aber erst nach der ersten Mahd. Die hübschen rosa Blütenköpfchen riechen süßlich, schmecken aber etwas bitter. Sie enthalten reichlich Nektar, den wir als Kinder gern herausgesaugt haben. An den Nektar gelangen nur langrüsselige Hummeln, keine Bienen. Für Tee verwendet man nur die Blütenköpfe, die man erst nach dem Trocknen zerkleinert. Die jungen Blatttriebe und Blätter kann man Salaten beigeben oder zu Gemüse kochen wie Spinat. Der Wiesenklee enthält Stoffe, die Wechseljahrbeschwerden, wie Hitzewallungen und Schweißausbrüche, lindern.

*Der **Wiesenklee** erreicht eine Höhe von bis zu 50 Zentimetern und ist auf Wiesen, Feldern und an Waldrändern zu finden. Er zählt zur Familie der Hülsenfrüchtler und ist eine zweijährige Pflanze. An einem aufrechten, wenig behaarten, bis fünf Zentimeter langen Stängel stehen immer drei ovale Blätter zusammen. Sie werden bis drei Zentimeter lang. Von Mai bis September bilden sich rosa-violette bis weiße Blütenköpfchen, die aus bis zu 100 Einzelblüten bestehen. Nach der Bestäubung bilden sich die Samen des Wiesenklees, die von August bis Oktober reifen, aufplatzen und sich verbreiten.*

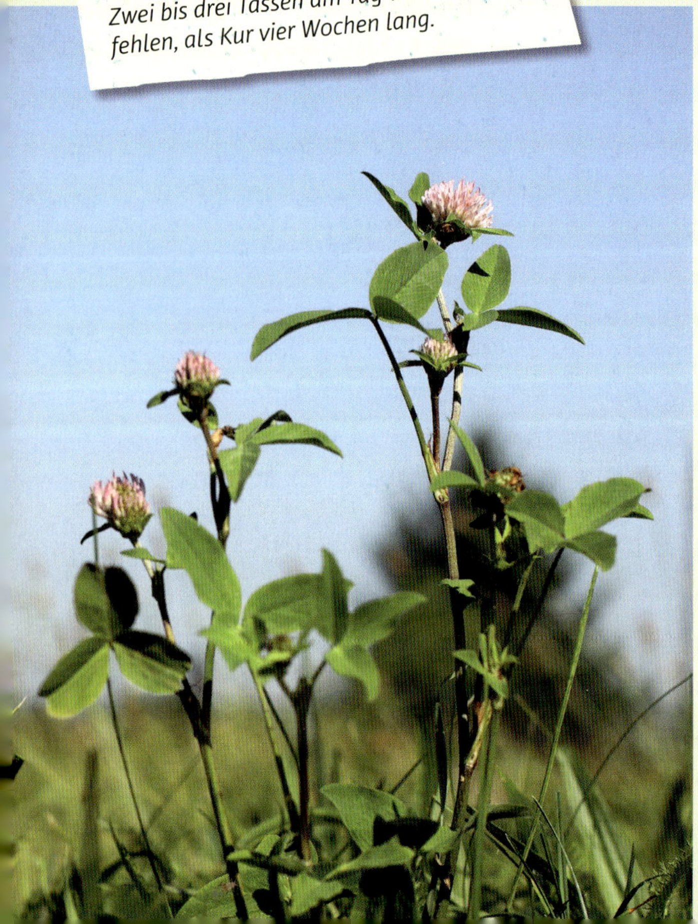

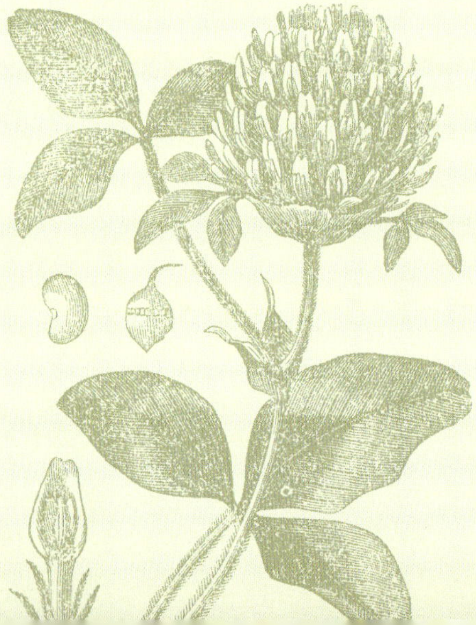

Wiesenknopf, Großer

Sanguisorba officinalis
auch Herrgottsbart, Kölbeskraut

Wiesenknopf, Kleiner

Sanguisorba minor
auch Pimpinelle, Steinpetersilie

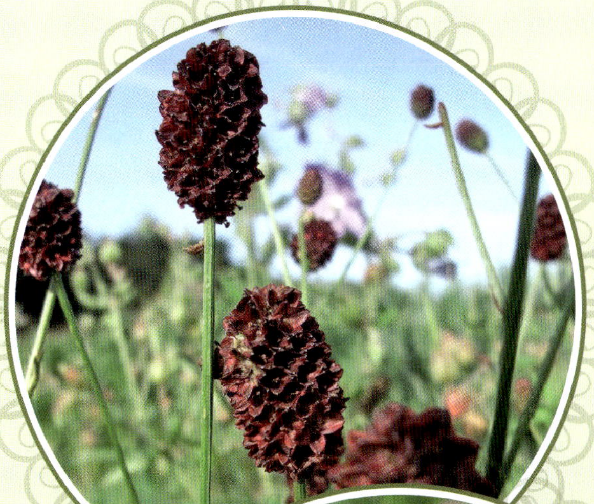

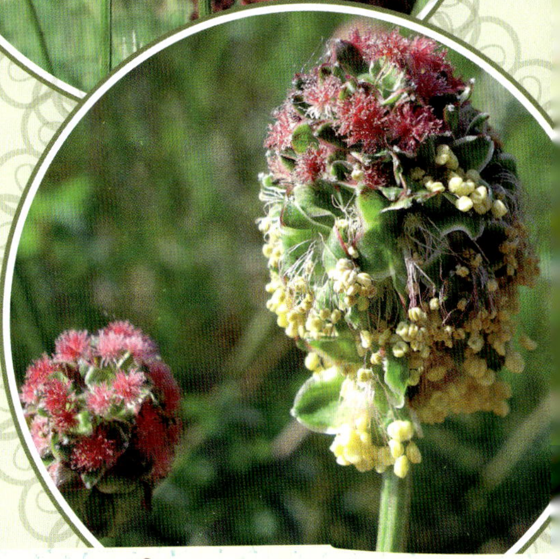

Man kann beide Pflanzen im Garten ansiedeln, aber sie leben dort nicht lange, sie haben lieber Gras um sich herum. Gesammelt wird vom Wiesenknopf, ob vom Großen oder Kleinen, die gesamte Pflanze – das Oberirdische und die Wurzel. Die Wurzel wird gebürstet, der Länge nach aufgeschnitten, das Kraut gebündelt und alles an Schnüren zum Trocknen aufgehängt, später klein geschnitten und in Gläsern luftdicht aufbewahrt.

*Der **Große Wiesenknopf** (Abbildung oben) ist eine ausdauernde Pflanze, die in fast ganz Europa heimisch ist. Er gehört zur Familie der Rosengewächse und kann bis zu 1,20 Meter hoch werden. Die Blütezeit des Großen Wiesenknopfs ist von Juni bis September. Als Früchte bringt er kleine Nüsse hervor, die von Juli bis November reifen. Großer und Kleiner Wiesenknopf wachsen ausschließlich in trauter Gemeinschaft. Sie unterscheiden sich voneinander in Blatt und Blüte. Die Blattstiele sind unpaarig gefiedert, die des Großen Wiesenknopfs sind wesentlich größer als die des Kleinen. Die Blüten sind völlig verschieden. Der Große Wiesenknopf hat dunkelrote, eiförmige, ein bis drei Zentimeter lange Blütenköpfe. Die Pflanze wird auch Blutskopf genannt. Nach der Signaturlehre des Paracelsus zeigen rote Blüten eine Beziehung zum Blut des Menschen und sollen demnach blutstillende Wirkung haben. Die Blüten des **Kleinen Wiesenknopfs** (Abbildung rechts unten) sind kugelig, grünlich und wuschelig. Die Blüten des Kleinen Wiesenknopfs erscheinen von Mai bis August. Als Früchte bringt die Pflanze ebenfalls kleine Nüsse hervor, die von Juli bis Oktober reifen. Sie werden vom Wind bestäubt, während die Blüten vom Großen Wiesenknopf von Insekten bestäubt werden. Der Name „Wiesenknopf" verrät schon den Standort der beiden Pflanzen. Sie wachsen ausschließlich in feuchten Wiesen.*

***Dieser Tee ist hilfreich bei jeglichen Blutungen, Durchfall, Hämorrhoiden und Störungen in den Wechseljahren.** Einen Esslöffel setzt man mit einem Viertelliter kaltem Wasser an, lässt es zum Kochen kommen, kocht drei Minuten, lässt noch 10 Minuten ziehen, seiht ab und trinkt schluckweise bis zu drei Tassen täglich.*

*Die an Vitamin C reichen **Blättchen** kann man das ganze Jahr über ernten, sie schmecken ein wenig nussig. Jeden Salat, auch den Kartoffelsalat, verfeinern sie – optisch und geschmacklich. Kräuterbutter, Aufstriche und Knödel lassen sich ebenfalls verfeinern, hauptsächlich mit dem Kleinen Wiesenknopf.*

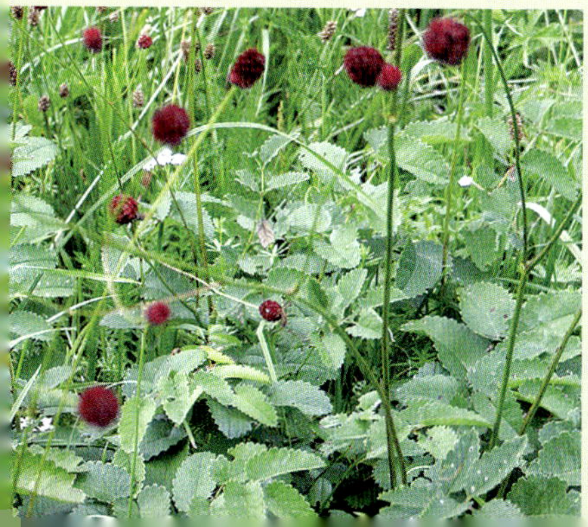

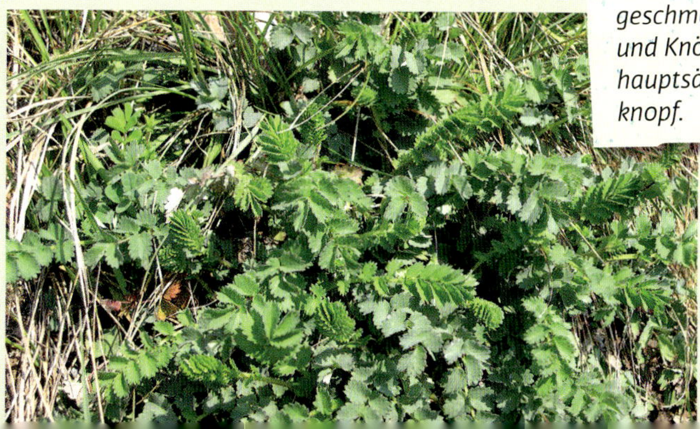

Wiesenkümmel

Carum carvi
auch Garbe, Feldkümmel, Brotkümmel

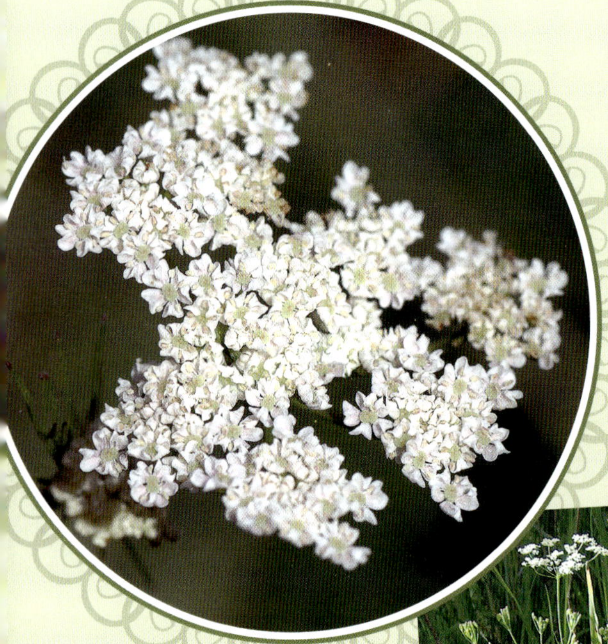

Wer den Kümmel in der Natur ernten will, muss sich bestens auskennen, denn er wächst in Gesellschaft mit anderen, meist giftigen Doldenblütlern, wie der sehr giftigen Hundspetersilie und dem Wasserschierling. Es ist also Vorsicht geboten. Wer den Kümmel liebt und oft verwendet, baut ihn besser im Garten an, um sicherzugehen. Die ganze Kümmelpflanze riecht und schmeckt nach Kümmel und ist vollständig zu verwenden. Die Wurzel gräbt man im Frühjahr vor der Blüte aus. Die filigranen Blätter kann man den ganzen Sommer über ernten, und die Samen in der Reifezeit, das ist etwa im August. Die Wurzel kann man roh in Salate schneiden oder als Würze in einer Gemüsepfanne mitkochen. Die Blätter zerzupft man und streut sie über einen Wildkräutersalat. Die reifen Samen dienen als Gewürz, zum Beispiel über Bratkartoffeln, in Krautsalat, in Sauerkraut und so weiter. Natürlich gehören sie auch in einen Bauchweh-Tee.

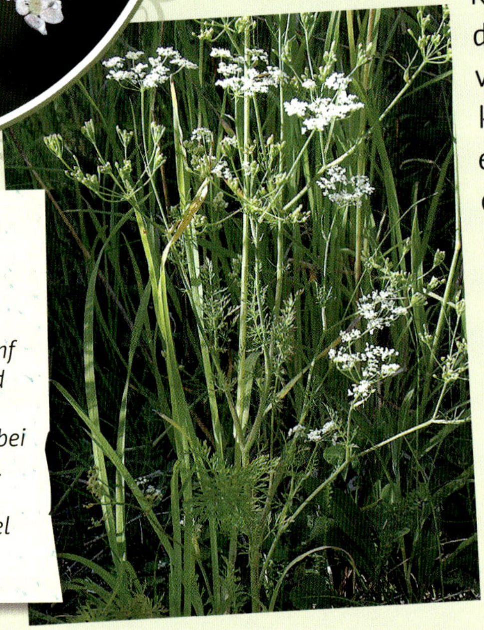

Kümmelsamen ist „förderlich für alle kalte Ungemach des Kopfes und des Magens ... und hat eine mäßigende Tugend, wodurch er die Winde bricht und den Urin befördert." So der große Kräuterkundige Nicholas Culpeper, um 1650. Die Wirkungsweise von Kümmel ist zu vergleichen mit derjenigen von Fenchel und Anis. Oft werden diese drei – Kümmel, Fenchel und Anis – zu gleichen Teilen gemischt, als Tee überbrüht und eingesetzt bei Magenkrämpfen, Verdauungsstörungen, Völlegefühl, Blähungen, Beschwerden im Magen- und Darmbereich, auch bei Herz-Magenbeschwerden. In der Volksmedizin geben Hebammen ihren schutzbefohlenen jungen Müttern Kümmel-Tee zur Förderung der Milchbildung. Ferner wird die Droge Kümmel zur Likörherstellung genutzt. In meiner Heimat ist der „Westerwälder Kümmel" eine beliebte Medizin.

Einen Kümmel-Tee bereitet man wie folgt:
Einen Teelöffel Kümmel im Mörser zerstoßen, mit einem Viertelliter kochendem Wasser übergießen, fünf bis zehn Minuten ziehen lassen und schluckweise trinken.
Eine bis drei Tassen täglich helfen bei den oben genannten Beschwerden.

Ein Misch-Tee von Kümmel, Fenchel und Anis hilft ebenso.

*Der **Kümmel** ist ein zweijähriges Doldengewächs und kann bis zu 60 Zentimeter hoch werden. Er wächst wild in Europa an sonnigen Standorten, in mageren Wiesen, natürlich auch angebaut, denn er ist ein bekanntes und viel gebrauchtes Küchengewürz. Während der Blütezeit von Mai bis Juli bilden sich Doppeldolden mit bis zu 16 Strahlen. Die Blüten daran sind weiß, rosa oder rötlich. Nach der Blüte entwickeln sich die Samen. Sie sind dunkelbraun und etwa drei bis sechs Millimeter lang.*

Wiesenraute, Akeleiblättrige

Thalictrum aquilegiifolium

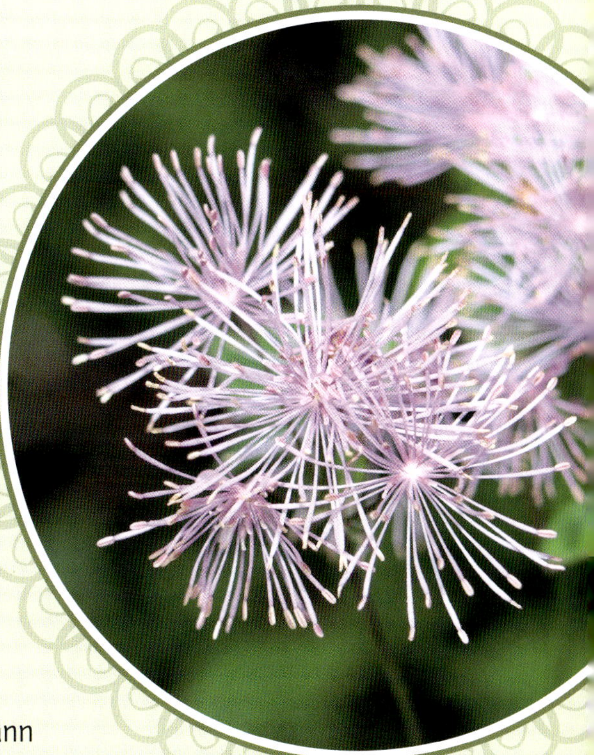

Man muss schon genau hinschauen, um beide Pflanzen – Akelei und Wiesenraute – nicht zu verwechseln. Wenn sie dann blühen, ist alles „sonnenklar". Akeleien kennt wohl ein jeder, die Wiesenraute ist seltener und deshalb nicht so bekannt. In meinem Kräutergarten hatte ich mehrere Büsche in verschiedenen Farben, von hell- bis dunkelviolett, auch weiße und gelbliche Büsche waren zu bewundern. Auch der schillernd bunte Rosenkäfer besucht oft die Wiesenraute. Dort habe ich es ihm erlaubt, aber sobald er meine Rosen besuchte, habe ich ihm das verwehrt. Ich kenne auch eine gelb blühende Wiesenraute, die wesentlich höher wächst, bis zu zwei Meter hoch. Ihre großen, schwefelgelben Blütenköpfe überragten alle anderen Pflanzen rundum. Botanisch heißt sie „Thalictrum flavum" und hat die gleichen Eigenschaften wie ihre kleinere Schwester, nur duftet sie viel intensiver. Die Wiesenrauten bilden reichlich Samen, den die Vögel sich im Winter holen. Man kann ihn auch aussäen, er keimt aber schlecht. Hat man eine Wiesenraute im Garten, kann man sich jahrelang daran erfreuen und gelegentlich sät sie sich auch selber aus.

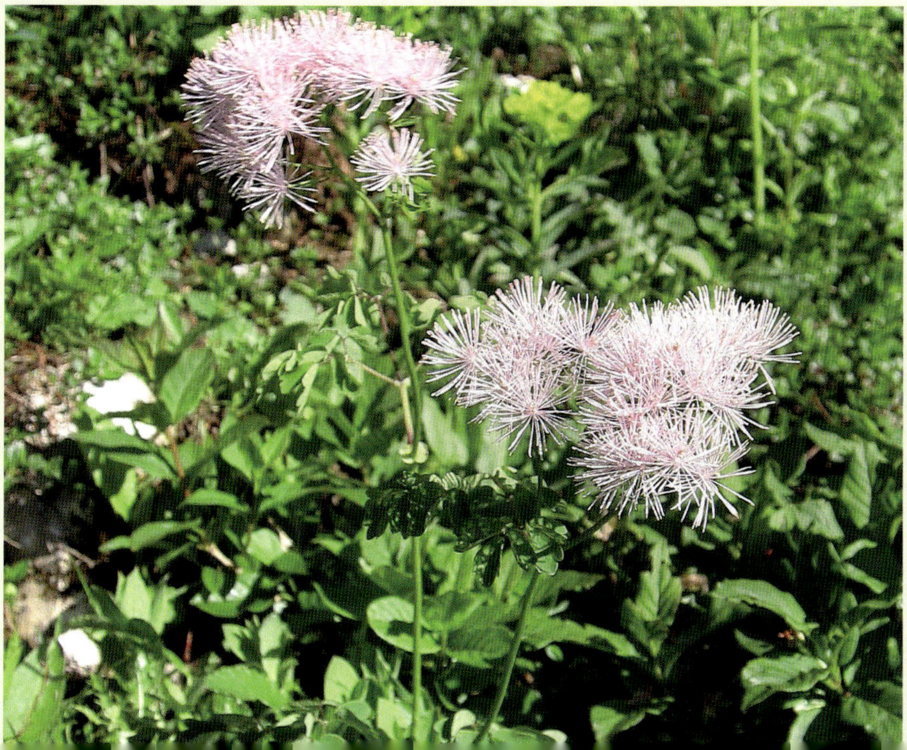

*Die **Akeleiblättrige Wiesenraute** ist eine stattliche Staude und erreicht eine Höhe von 50 bis 100 Zentimeter. Sie wächst gern in Buchenwäldern auf Lichtungen, in feuchten Wiesen, an Bachufern, an Sumpf- und Wassergräben, in der Sonne sowie im Halbschatten und zählt zur Familie der Hahnenfußgewächse. Als Nachbarpflanzen liebt sie das Echte Mädesüß sowie die Sibirische Schwertlilie. Als noch nicht blühende Pflanze im zeitigen Frühjahr ist die Wiesenraute leicht mit der noch nicht blühenden Akelei zu verwechseln. Der Blütenstand der Wiesenraute besteht aus einer dichten Dolde mit zahlreichen Blüten, die vielen Insekten als Pollenlieferant dienen. Sie blüht von Mai bis Juni.*

Zaunwinde

Calystegia sepium
auch Ackerrauke, Teufelsdarm

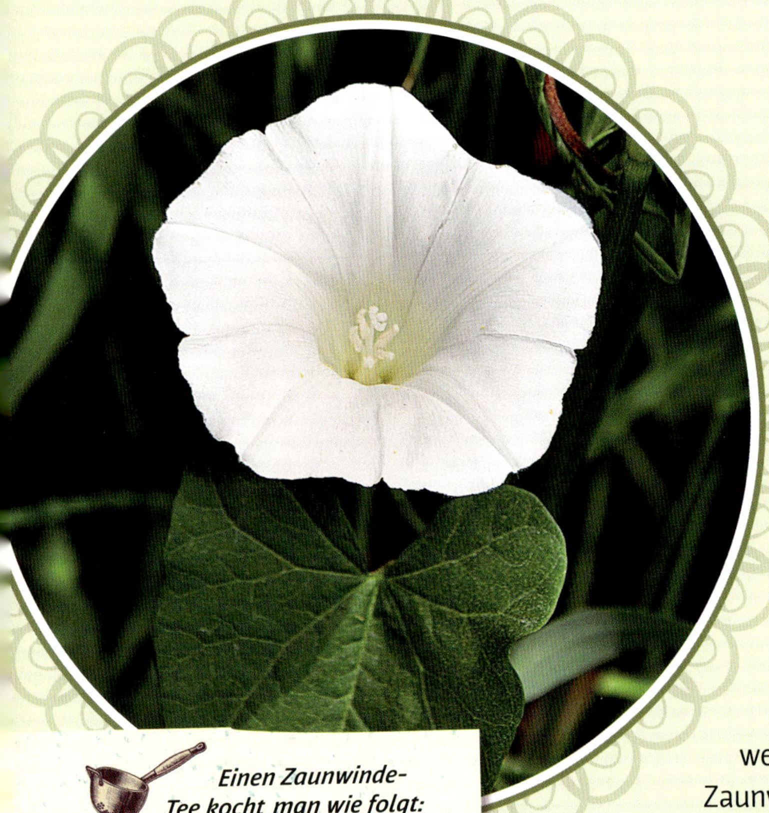

Wo die Zaunwinde einmal Fuß gefasst hat, ist sie sehr schwer wieder zu vertreiben, deshalb ist sie als lästiges Unkraut verschrien. Trotzdem ist die Zaunwinde schön. Sie hat meterlange Faserwurzeln. Schafft man es, eine aus der Erde zu reißen, ringelt sie sich wie eine Schillerlocke. Man wirft die Pflanze besser nicht auf den Kompost, denn dort wächst sie gleich weiter. Die kleinere Verwandte der Zaunwinde ist die Ackerwinde, die wesentlich kleinere Blätter und Blüten hat und eher im Garten und am Wegesrand auf der Erde kriecht. Sie schmückt sich mit reinweißen oder weißrosa gestreiften Trichterblüten. Beide Pflanzen, Zaunwinde und Ackerwinde, finden in der Volksmedizin als Abführdroge Verwendung, und zwar bei Leibschmerzen und Blähungen. Sie sollen auch Fieber entgegenwirken und die Schweißbildung fördern. Ferner wird eine Abkochung der Zaunwinde für Umschläge bei schlecht heilenden Wunden empfohlen, bei Geschwüren der sogenannten offenen Beine.

Einen Zaunwinde-Tee kocht man wie folgt:
Eine Handvoll frische Blätter gibt man zerkleinert in einen Viertelliter kaltes Wasser, kocht das Ganze zwei Minuten, seiht ab und trinkt schluckweise vor dem Schlafengehen. Dieser Tee soll bei Verstopfung helfen. Den gleichen Tee, jedoch abgekühlt, kann man für Umschläge verwenden. Um einer Darmreizung vorzubeugen, sollte man nicht überdosieren.

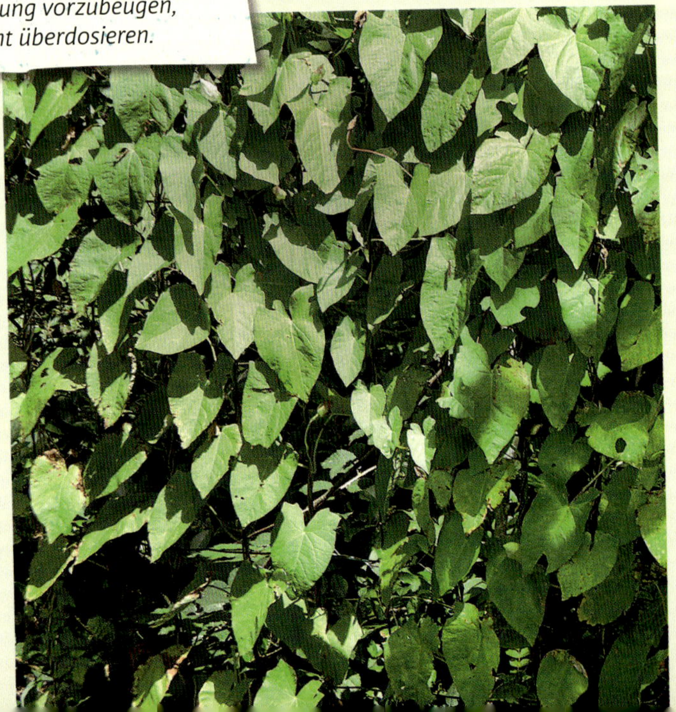

*Die **Zaunwinde** ist eine hübsche, ausdauernde Pflanze, die in ganz Europa an nährstoffreichen Stellen, in Gärten, an Zäunen, an Ufern, an Sträuchern und an Rosenbüschen emporklettert. Zwischen Mai und September erscheinen ihre trichterartigen weißen Blüten. Nach der Blüte bilden sich Kapselfrüchte, die die Samen enthalten. Sie zählt zur Familie der Windengewächse. Die Blätter sind herzförmig.*

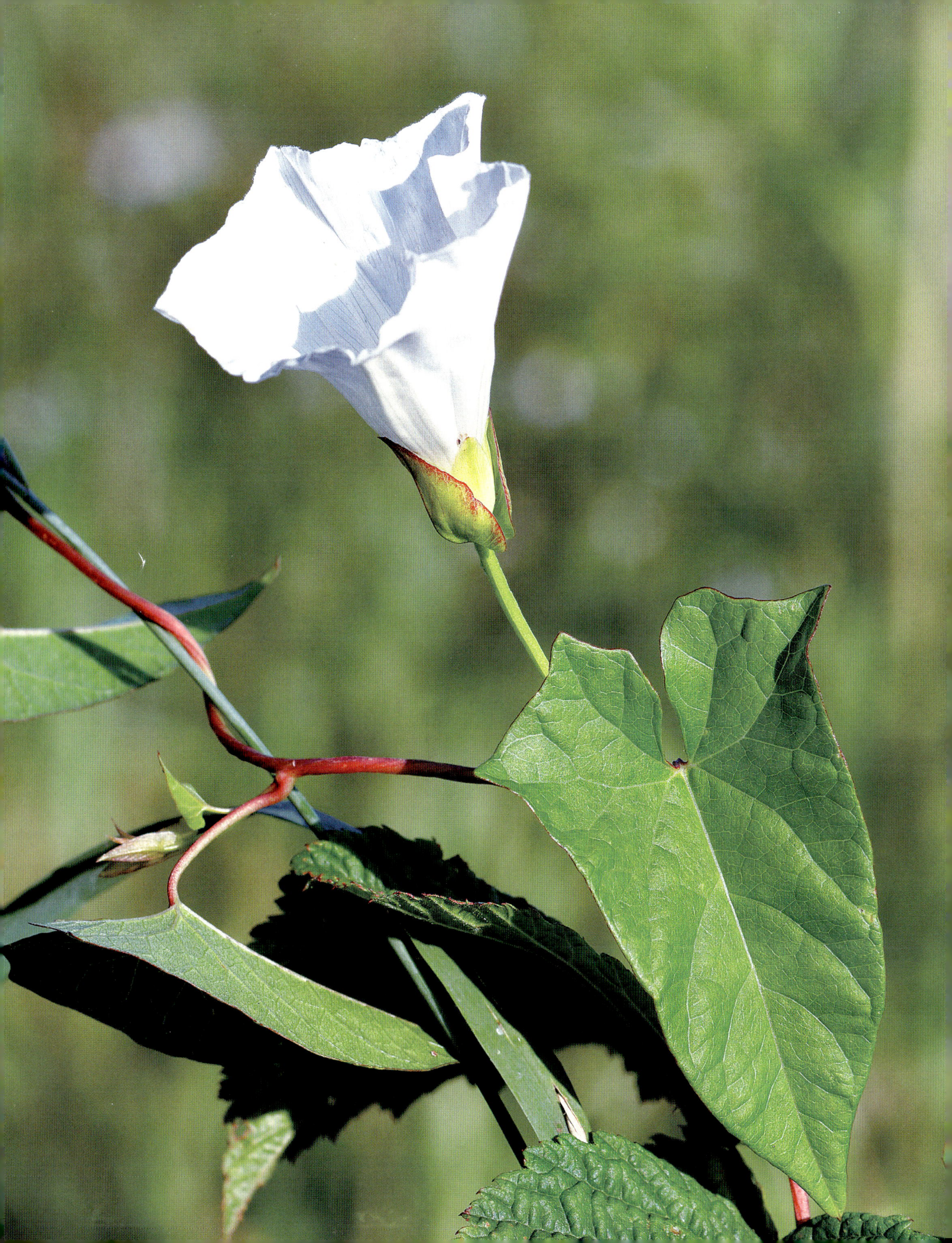

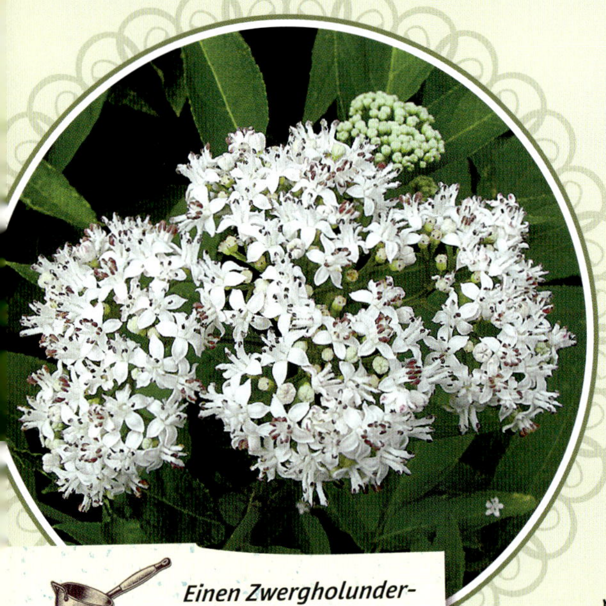

Zwergholunder

Sambucus ebulus
auch Attich, Wilder Flieder, Eppich

Der Zwergholunder wird als leicht giftig eingestuft, aber nur, wenn man die Vorschriften nicht einhält oder überdosiert. Kinder können den Zwergholunder leicht mit dem Echten Holunder (Sambucus nigra) verwechseln, man sollte ihnen den Unterschied zeigen. Der Echte Holunder hat hängende Blütendolden und später Fruchtdolden. Der Zwergholunder dagegen hat etwas stärkere, aufrecht stehende Blüten- und Früchtedolden. Er wird auch nur 1,50 Meter hoch. Die Blüten sind meistens weiß, können aber manchmal auch einen rosa Schimmer haben. Sie duften ein wenig bittermandelartig, während die Blätter einen eher unangenehmen Geruch verströmen. In der Volksmedizin wird die Zwergholunderwurzel als Tee bei Wassersucht verordnet. Schon Kräuterpfarrer Sebastian Kneipp hat ihn empfohlen. Auch die getrockneten Beeren werden zur Tee-Herstellung verwendet. Beide Drogen sollten aber vorsichtig dosiert werden, da der Attich leicht giftig ist. Die Wurzel des Zwergholunders wird im Herbst ausgegraben, die Früchte erntet man zur Reife. Beides wird gut getrocknet und in luftdichten Gläsern im Dunkeln aufbewahrt. Die Wurzel gilt als wasser- und schweißtreibend. Die Beeren wirken abführend.

__Einen Zwergholunder-Wurzel-Tee bereitet man wie folgt:__ Zwei Teelöffel der Wurzelstückchen übergießt man mit einem Viertelliter kaltem Wasser, erhitzt es bis zum Kochen, lässt das Ganze zugedeckt fünf Minuten ziehen, seiht ab und trinkt schluckweise zwei Tassen täglich.

Einen __Zwergholunder-Beeren-Tee__ bereitet man ebenso, verwendet ihn aber nur bei Verstopfung. Trinken Sie zwei Tassen täglich.

__Wurzel-Tee__ wirkt bei Arterienverkalkung, starkem Fieber, Blasenleiden, Nierenleiden und Menstruationsbeschwerden.

Wer sich an die empfohlene Dosierung hält, kann die Zwergholunder-Droge unbedenklich anwenden.

leicht giftig!

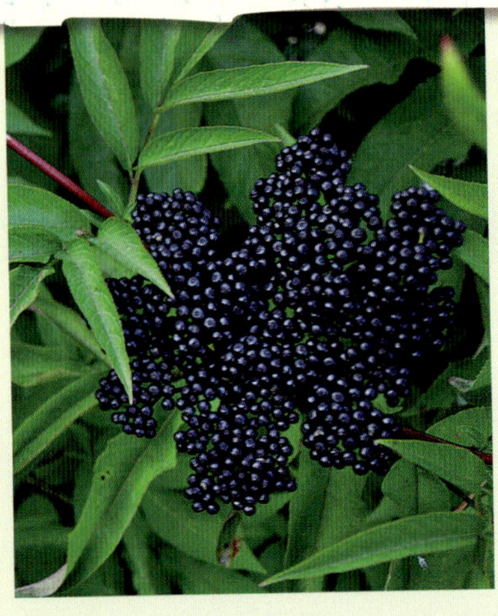

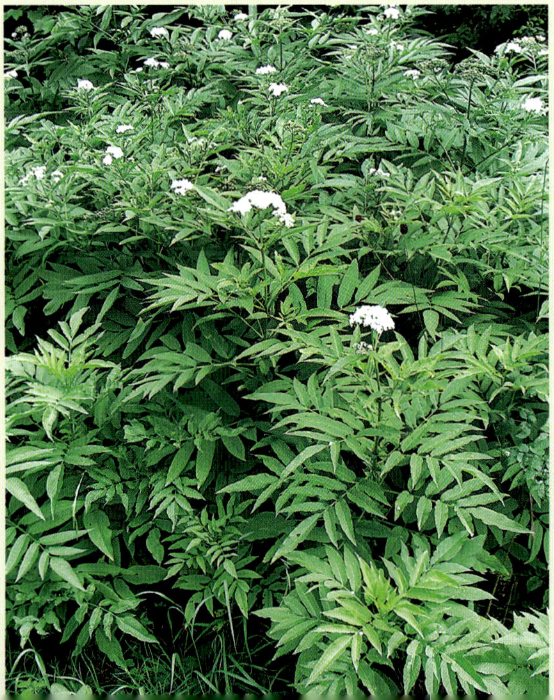

Der __Zwergholunder__ ist eine große Staude, die gern an Wald- und Wegrändern in Mittel- und Südeuropa auf nährstoffreichen Böden wächst. Es gibt noch zwei weitere Holunderarten, den Schwarzen und denRoten Holunder, die beide aber als Sträucher oder gar als Bäume wachsen. Die Blütezeit geht von Juni bis August. Der Zwergholunder zählt zur Familie der Moschuskrautgewächse.

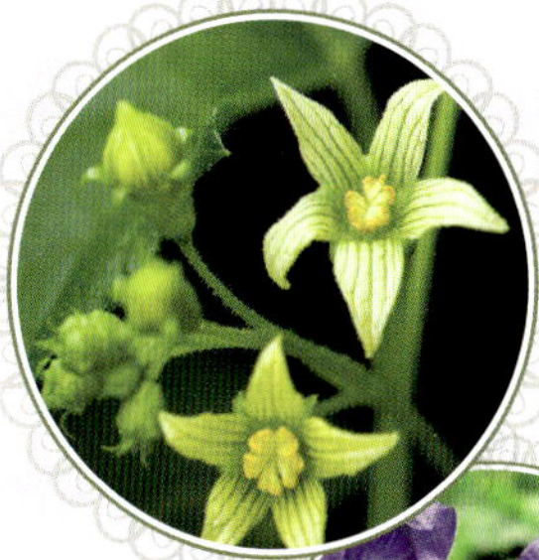
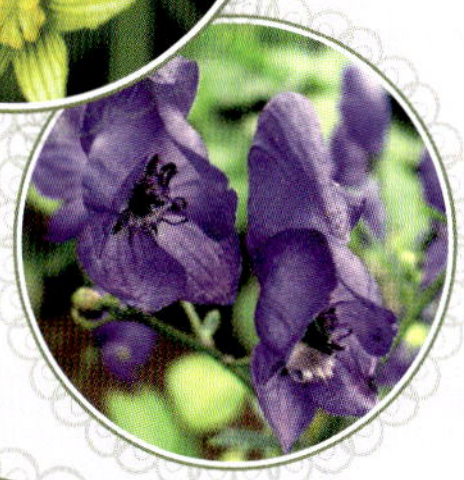
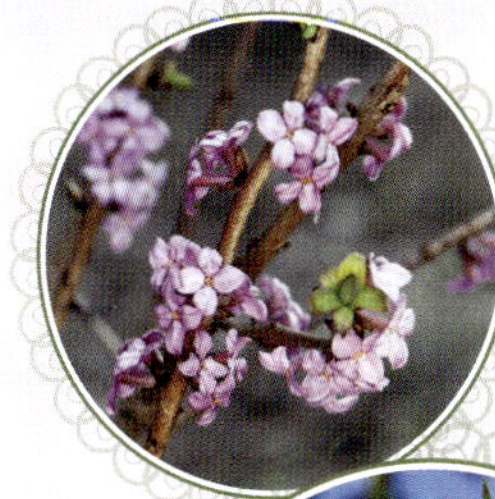
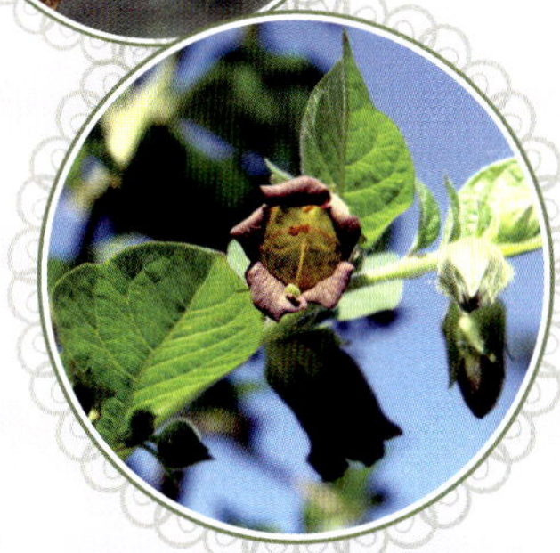

Giftpflanzen, die jeder kennen sollte

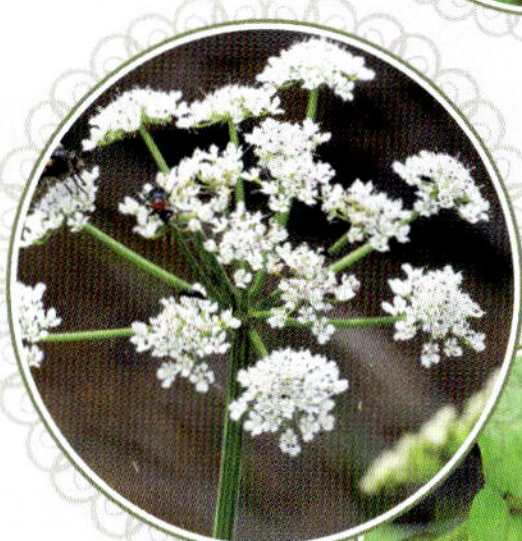
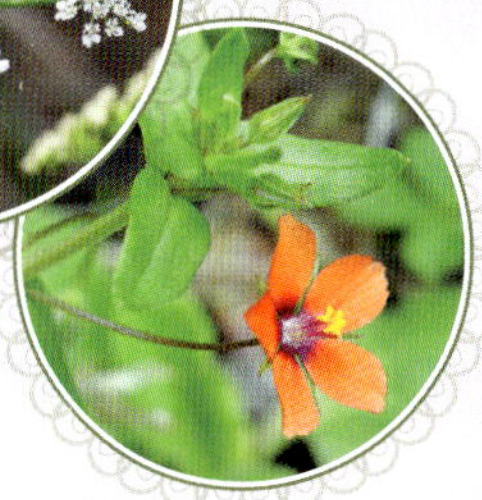
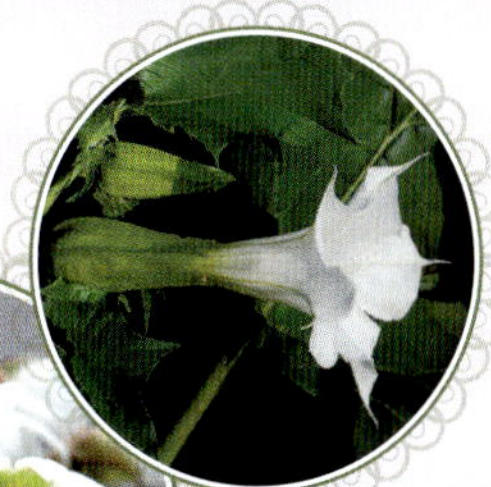
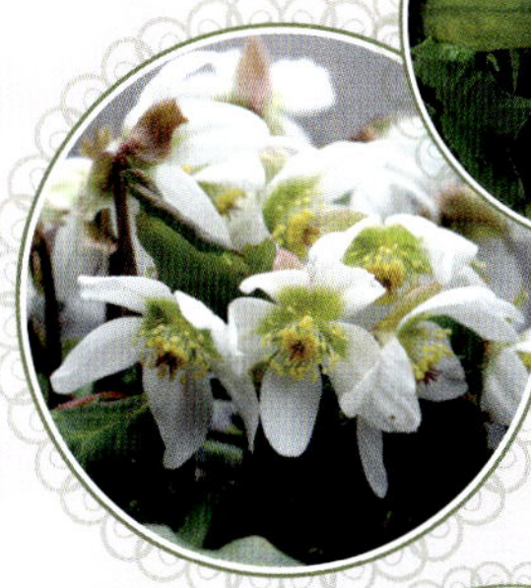

In diesem Kapitel möchte ich über Giftpflanzen erzählen, die alle bei uns heimisch sind und die auch alle in meinem Kräutergarten wuchsen. Ich habe niemals etwas von ihnen hergestellt (außer von denen, die nur gering giftig sind!), obwohl es allesamt bedeutende Heilpflanzen sind und in der Homöopathie in potenzierter (verdünnter) Form ihre Berechtigung haben. Hiermit möchte ich jeden warnen, auch nur das Geringste von den Pflanzen zu verzehren, denn einige von ihnen sind tödlich giftig. Ich bin der Meinung, dass es wichtig ist, die Giftpflanzen kennenzulernen, damit man sich schützen kann. Bei einem Spaziergang durch Feld und Flur pflückt sich manch einer gern einen Blumenstrauß. Ich rate, die Giftpflanzen stehen zu lassen, denn schon bei Berührung können Allergien auftreten, ja sogar durch Anfassen innere Vergiftungen entstehen. Wer das „Giftpflanzen-Kapitel" sorgfältig liest und die Pflanzen-Bilder intensiv betrachtet, der ist gewappnet bei seinem Spaziergang durch Gottes freie Natur. Auch Kinder sollten frühzeitig die Pflanzenwelt kennenlernen.

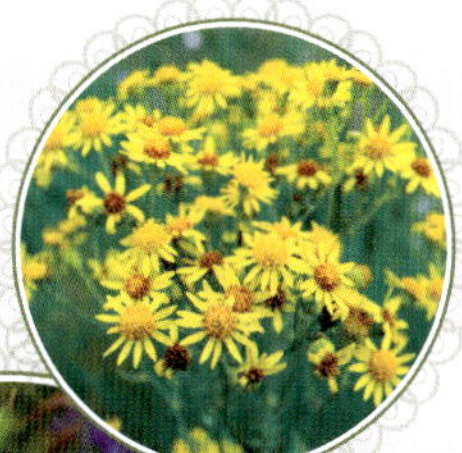
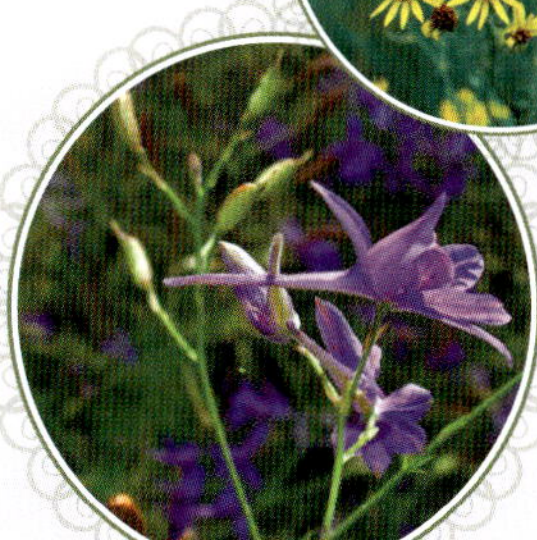
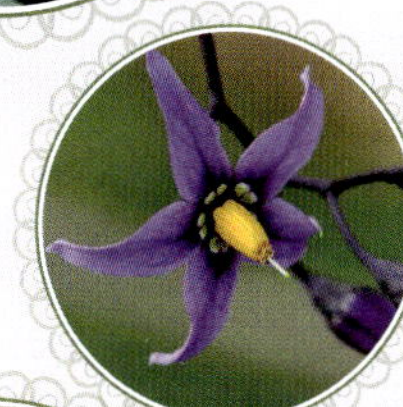
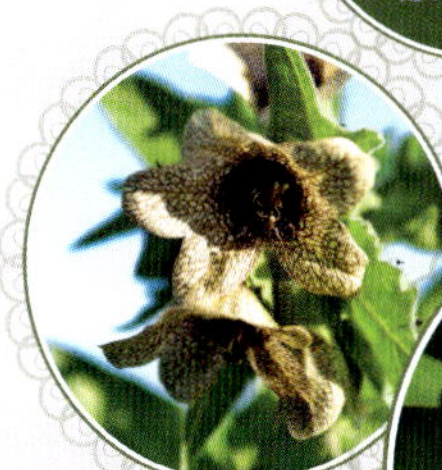
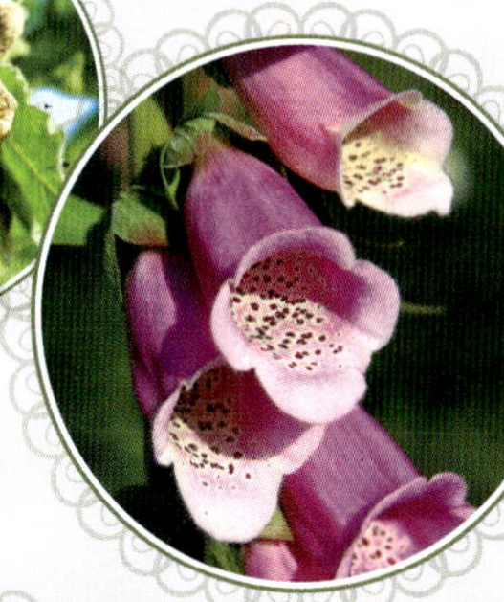
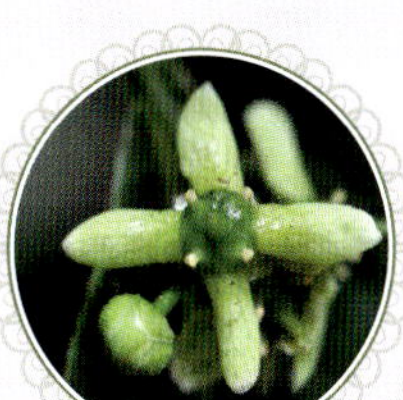
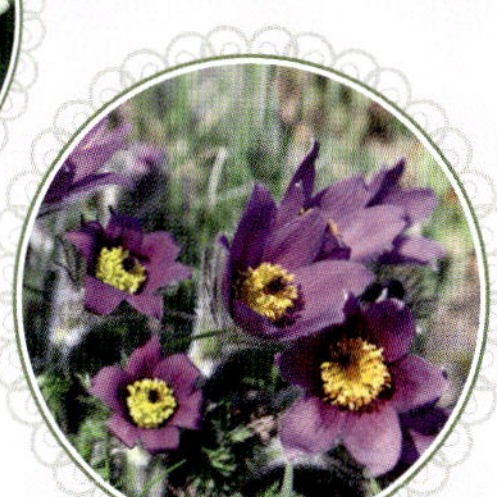
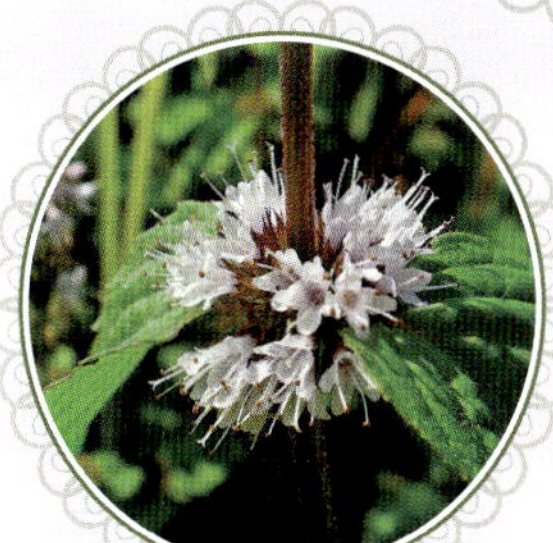

Acker-Gauchheil

Anagallis arvensis
auch Nebelpflanze, Wetterkraut

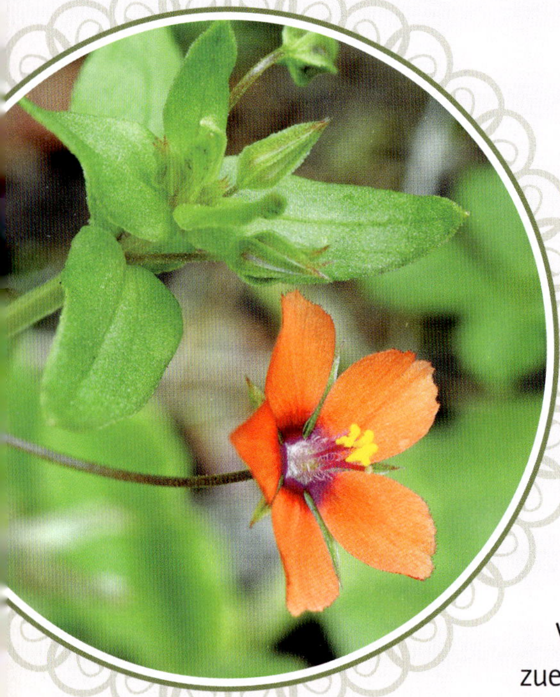

Der Acker-Gauchheil ist ein einjähriges Primelgewächs, das in ganz Europa verbreitet auf Äckern, Wiesen, in Obstgärten und in Weinbergen auf trockenen Böden wächst. Es ist eine kleine, niederliegende Pflanze mit etwa 25 Zentimeter langen Stängeln. Aus den Blattachseln wachsen kleine, gestielte Blüten, die in der Regel ziegelrot blühen, aber auch gelegentlich mal blau und sogar weiß sein können. Die Pflanze wird als leicht giftig bezeichnet, manchmal sogar als sehr giftig. In der Schulmedizin wird sie nicht verwendet. In der alten Volksmedizin wurde sie schon gerühmt und gebraucht. Vor einer Selbstbehandlung muss jedoch gewarnt werden. Immer zuerst den Arzt befragen. In der Homöopathie wird der Acker-Gauchheil bei Leber- und Gallenleiden eingesetzt, gegen Husten und Rheuma, bei Antriebslosigkeit und allgemeiner Ermüdung. Der frische Press-Saft der Pflanze kann in eine Salbe eingearbeitet werden, um Warzen zu vertreiben. Jedoch sollten Menschen mit einer Primelallergie vorsichtig sein. Der Acker-Gauchheil ist eine Wetterpflanze. Scherzhaft sagt man: „ein Armeleute-Barometer". Ab 9 Uhr morgens öffnen sich die Blüten, um sich gegen 15 Uhr bereits wieder zu schließen, und das nur bei vollem Sonnenschein; ansonsten schläft sie. Das kann manchmal fatal werden, denn die Blüten der Pflanze sind nur auf der Oberseite rot gefärbt, die Unterseite ist grün. Sind sie nun geschlossen, erscheint die ganze Pflanze grün und ähnelt sehr der Vogelmiere. Vogelmiere wird gern an Hühner verfüttert. Frisst das Federvieh nun den Gauchheil, stirbt es. Man muss also genau hinschauen, wenn man Hühnerfutter sucht.

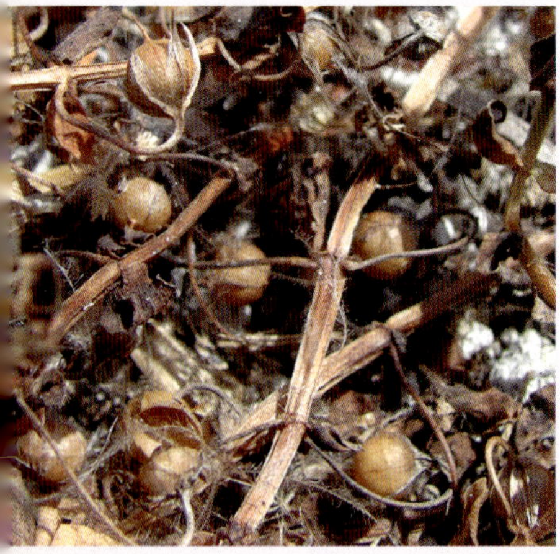

sehr giftig!

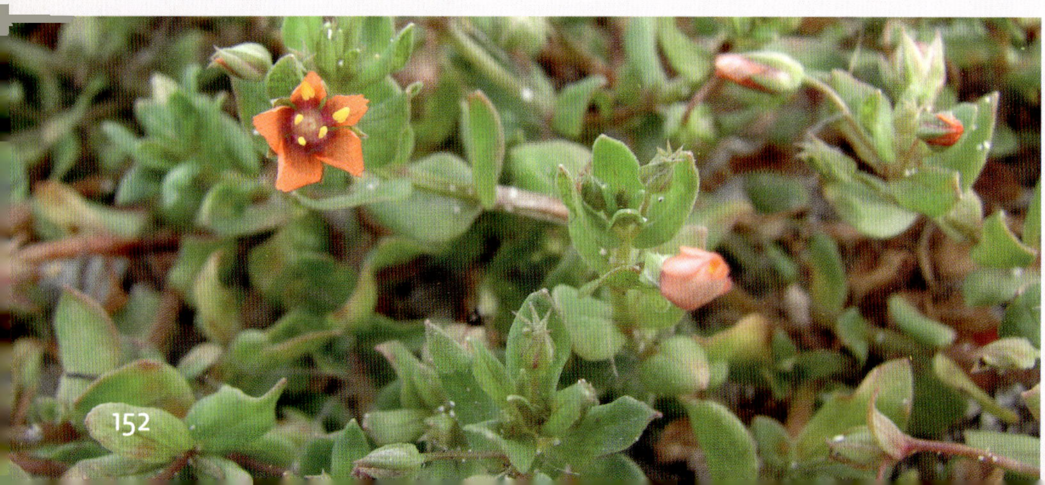

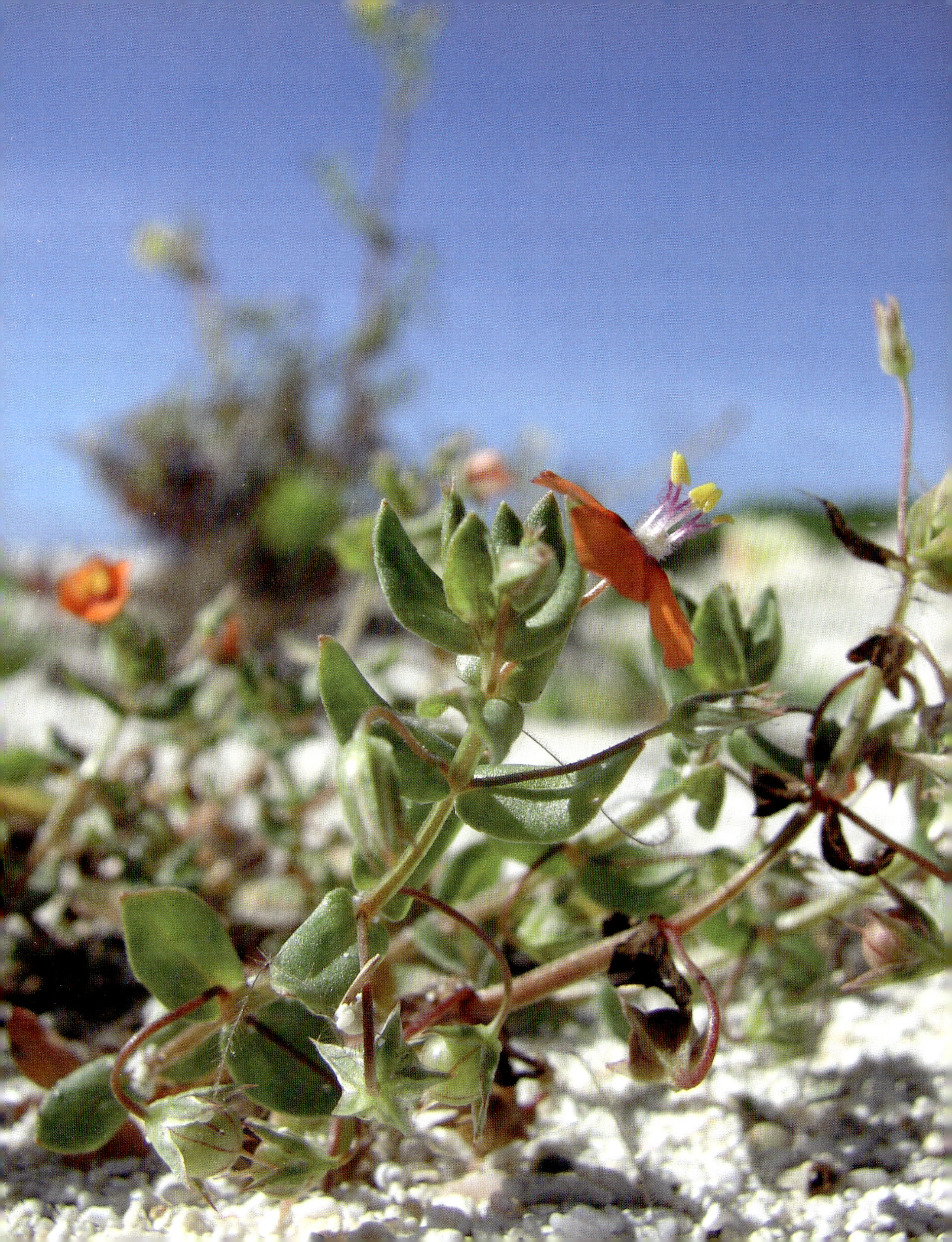

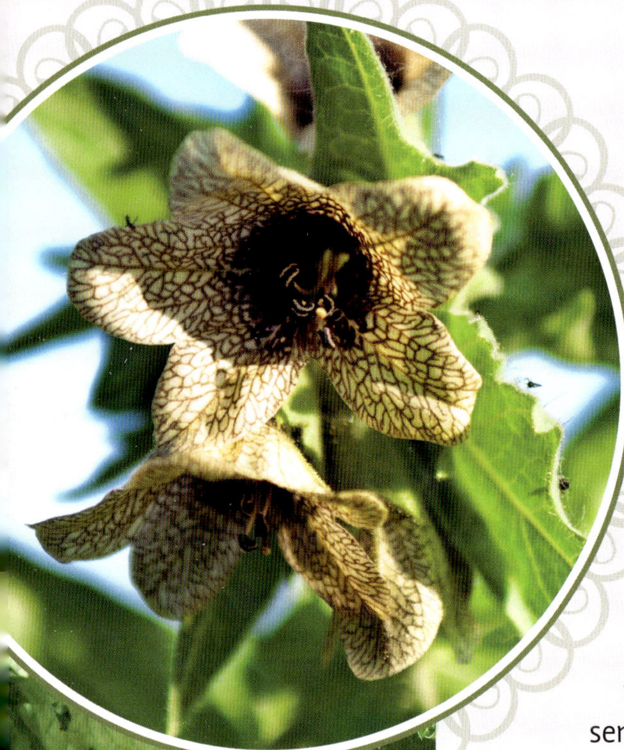

Bilsenkraut, Schwarzes

Hyoscyamus niger
auch Götterpflanze, Teufelskraut, Zahnkraut

Das Bilsenkraut gehört zu den Nachtschattengewächsen. Man findet es in ganz Europa auf Schuttplätzen, am Fuß von Mauern, an Wegrändern und auf Viehweiden. Wie alle Nachtschattengewächse ist auch das Bilsenkraut sehr giftig, trotzdem liebe ich es, wenn auch nur zum Anschauen. Das Bilsenkraut wird auch Apollonia-Kraut genannt. Meine Mutter hieß Apollonia, als Erinnerung an sie säe ich in jedem Frühjahr Bilsenkraut. Es ist eine einjährige Pflanze und muss deswegen jedes Jahr neu ausgesät werden. Das mache ich im Frühjahr im Gewächshaus. Einmal keimte der Samen nicht, und ich war traurig und dachte, dann muss ich in diesem Jahr ohne Bilsenkraut leben. Wie erstaunt war ich aber, als ich im Gemüsegarten zwischen Salat und Roten Rüben Bilsenkraut wachsen sah. Zuerst habe ich es nicht erkannt, es waren ja winzig kleine Blättchen. Aber dann war die Freude groß, als ich mir sicher war, es ist Bilsenkraut. Ich habe gerätselt: Wie kommt es hierhin? Bis mir die Erleuchtung kam – ich hatte es wohl gemeinsam mit Kompost, den ich dünn ausgestreut hatte, ausgesät. Jedenfalls hatte ich im Sommer prachtvolle Bilsenkrautpflanzen. Jedoch Salat und Rote Rüben sahen zum Erbarmen aus. Die Pflanzen vertrugen sich offensichtlich nicht.

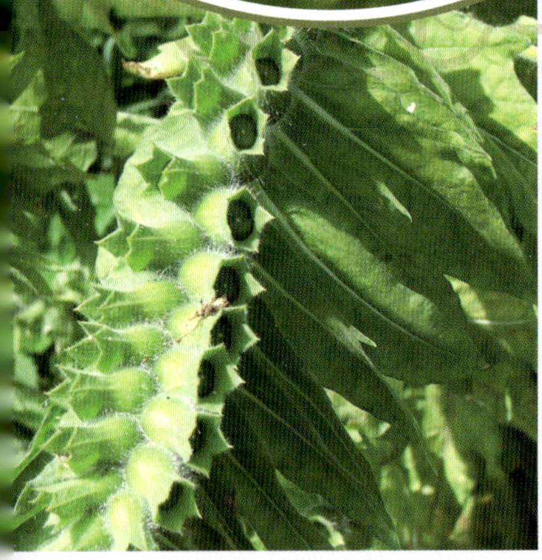

Bilsenkraut – Apolloniakraut
Die heilige Apollonia hat im Mittelalter gelebt. Wie das so im Mittelalter war, wenn Frauen etwas wussten, etwas konnten, wurden sie auf dem Scheiterhaufen verbrannt. So auch die heilige Apollonia. Sie soll zahnkranke Menschen mit dem Bilsenkraut behandelt haben. Wie sie das gemacht hat, hätte ich gern gewusst, aber es steht nirgends. Der Legende nach, das Feuer loderte schon, hat man ihr zuvor alle Zähne ausgeschlagen. Weil sie die Schmerzen nicht mehr aushalten konnte, sprang sie freiwillig ins Feuer, ohne dass sie gestoßen wurde.
Man hat mir erzählt, dass die heilige Apollonia die Patronin aller Zahnkranken, sogar aller Zahnärzte sei.
(Bin ich froh, dass ich nicht im Mittelalter gelebt habe.)

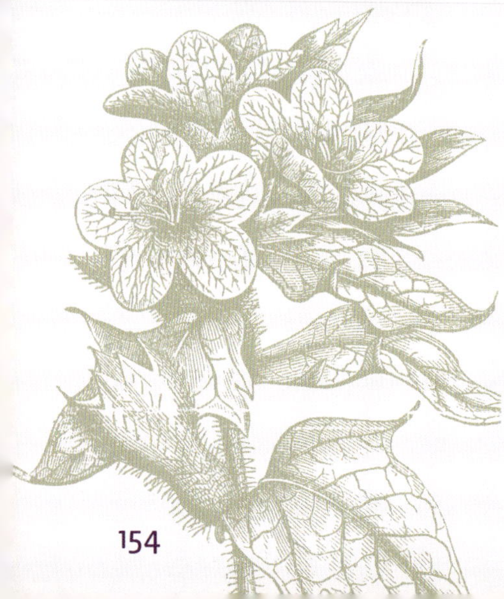

sehr giftig!

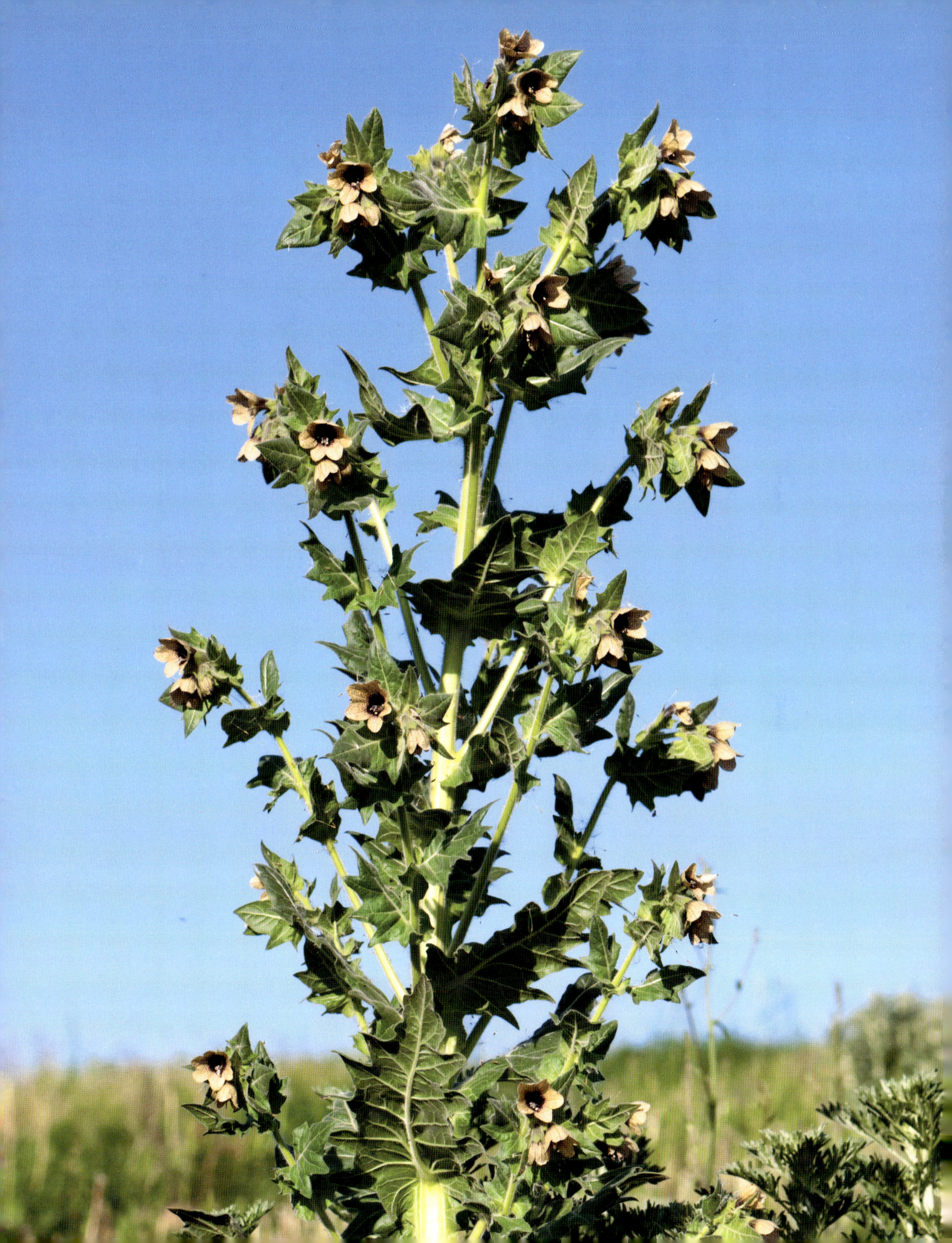

Christrose

Helleborus niger
auch Schwarze Nieswurz, Schneerose

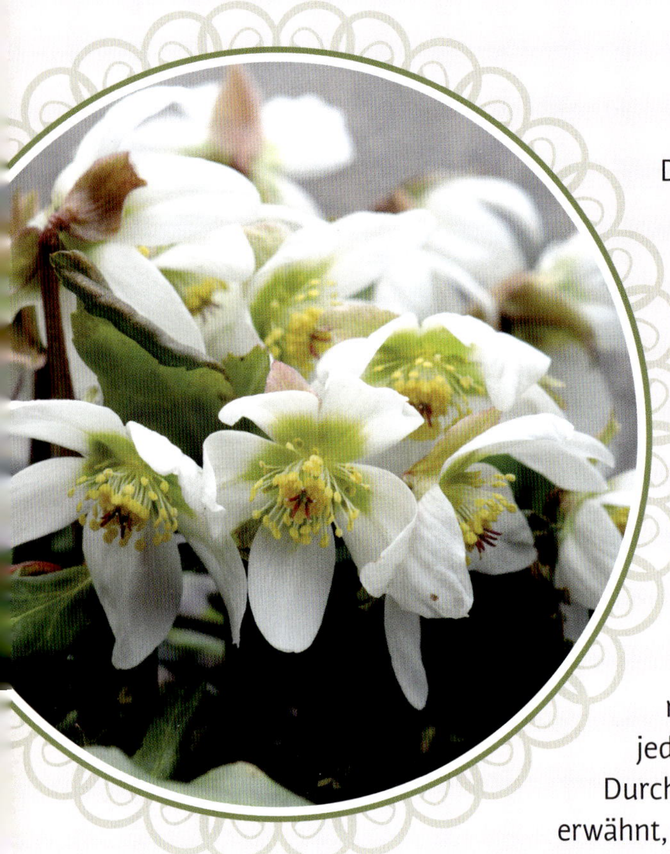

Die Christrose ist eine ausdauernde Pflanze, die in Buchen- und Kiefernwäldern, hauptsächlich östlich und südlich der Alpen, heimisch ist. Sie blüht im Winter um die Weihnachtszeit (deshalb Christrose). Ihre bunten Schwestern blühen im zeitigen Frühjahr und werden deshalb auch Lenzrosen genannt. Hervorzuheben wäre die Grüne Nieswurz (Helleborus viridis), weil deren Wurzelstock, genauso wie der Wurzelstock von der Schwarzen Nieswurz, zu Medikamenten verarbeitet wird. Die Medikamente dürfen nur vom Arzt verordnet werden, denn alle Helleborus-Arten sind sehr giftig. Die Droge wurde früher als Herzmittel verordnet, ist aber heute nicht mehr in der Schulmedizin gebräuchlich. Homöopathische Zubereitungen jedoch werden bei Nierenentzündung, Hirnhautentzündung, Durchfallerkrankung und Nervenleiden genützt und, wie schon erwähnt, nur vom Fachmann verordnet. Alle Nieswurzarten sind als frühblühende Nektarpflanzen für Bienen, Hummeln und anderes Getier sehr wertvoll. Alle Helleborus-Arten blühen sehr lange, verändern aber mit der Zeit ihre Farbe, sie werden blasser. Man sollte sie aber nicht abschneiden, sondern die Samen reifen lassen, die Pflanzen säen sich selber aus. Rund um die Büsche wachsen dann kleine Pflänzchen, die man weiter pflanzen kann. Es dauert aber einige Jahre, bis die Pflanzen zur Blüte kommen.

sehr giftig!

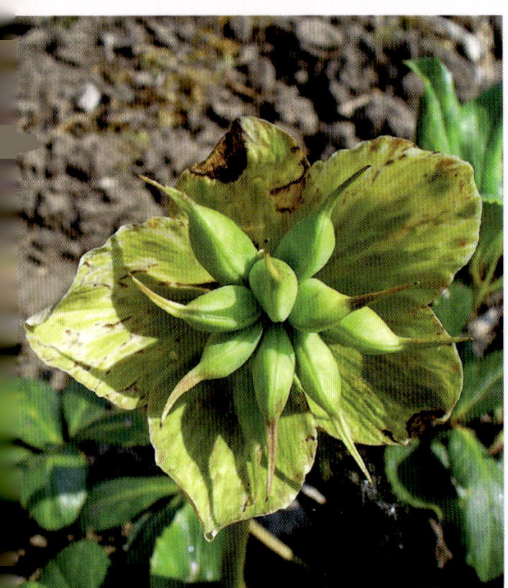

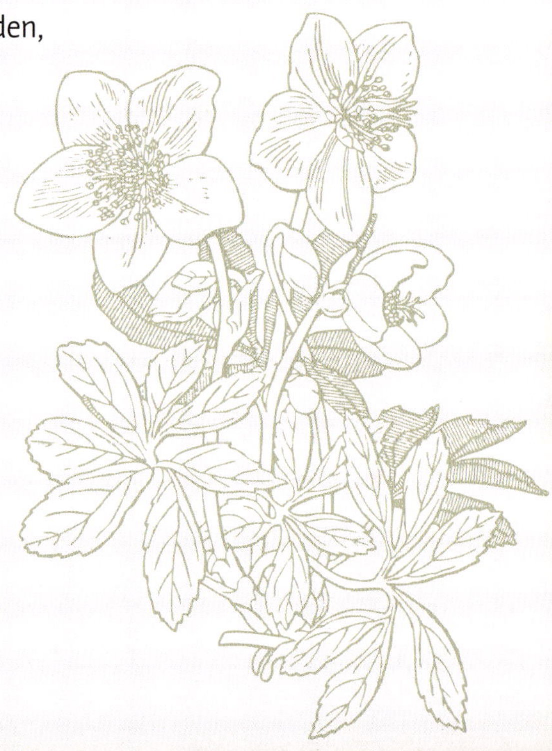

„Alle Wiesen und Matten,
alle Berge und Hügel
sind Apotheken!“
Paracelsus, 1493 bis 1541
(eine heute noch gültige Wahrheit)

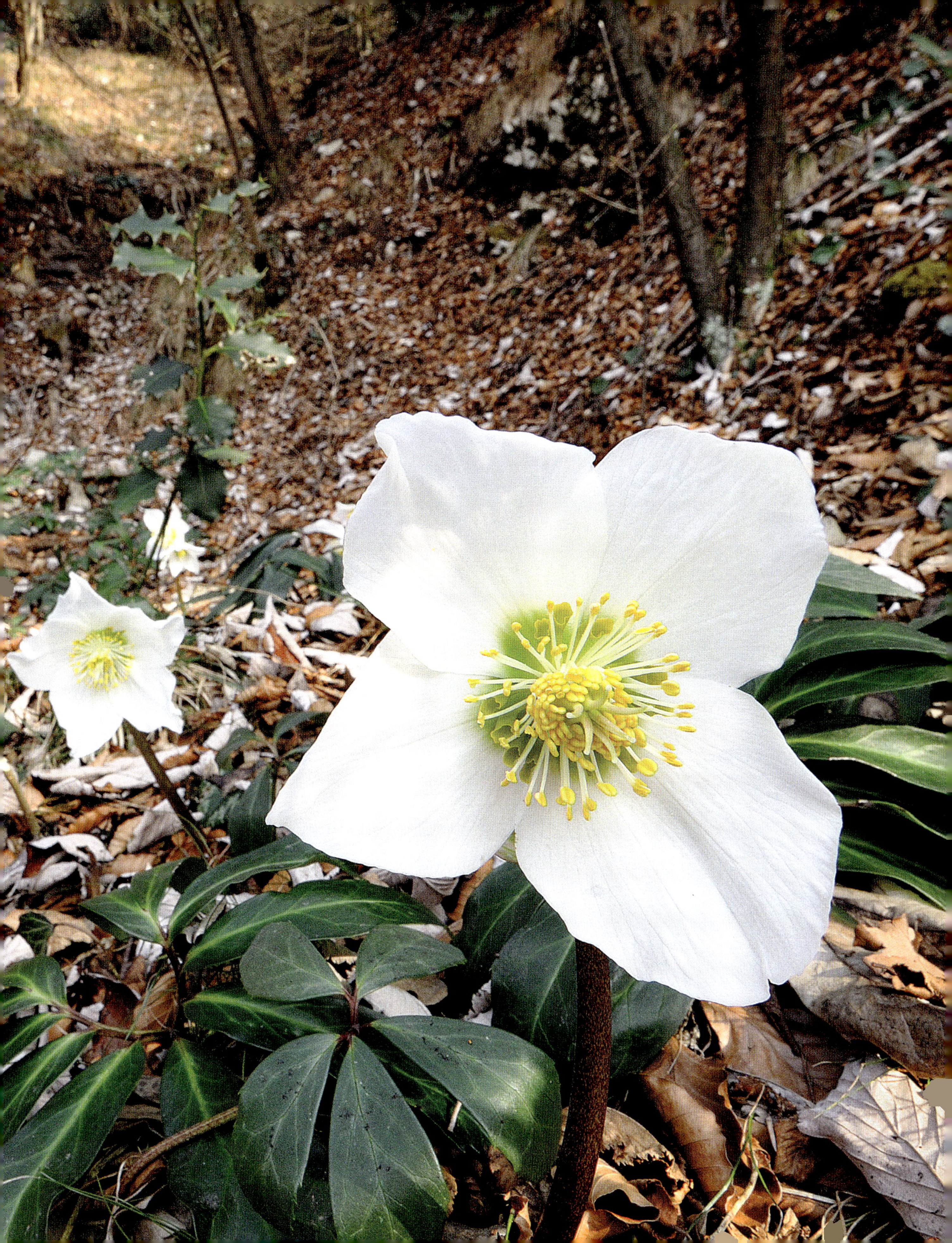

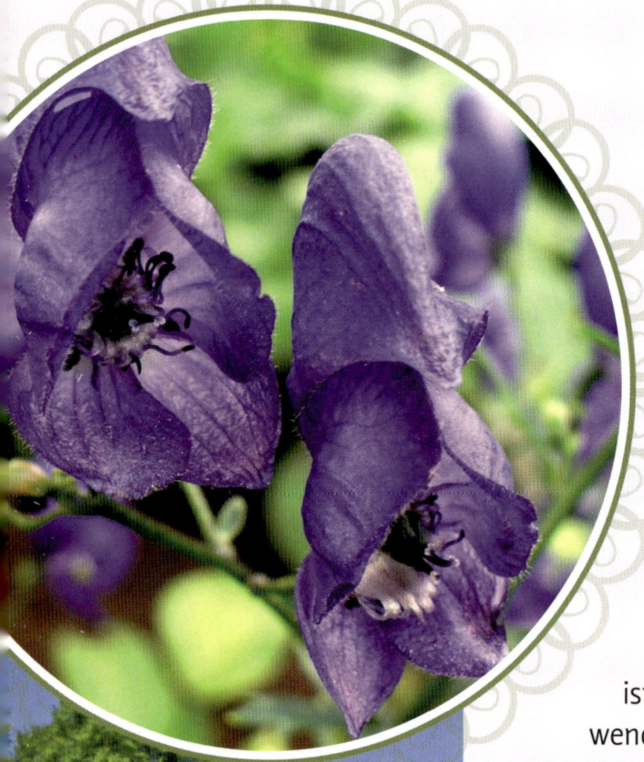

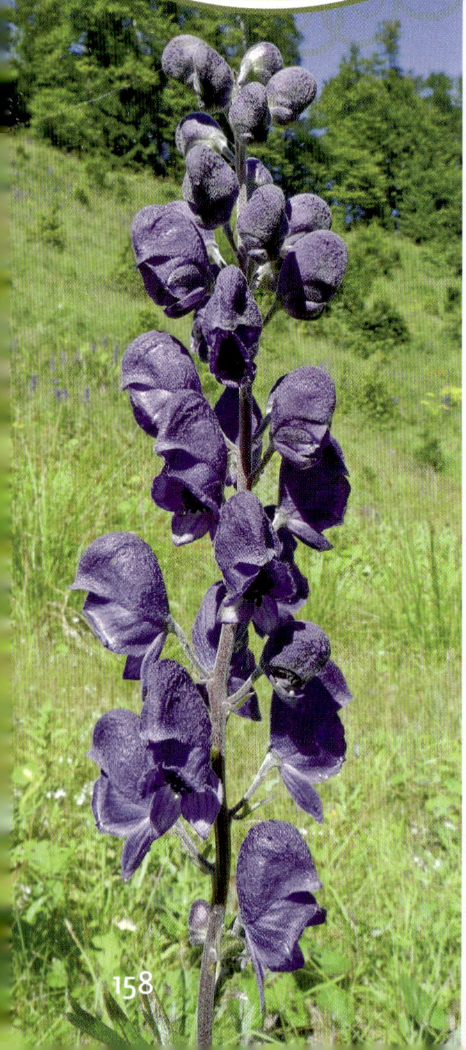

Eisenhut, Blauer

Aconitum napellus
auch Alter Sturmhut

Der Blaue Eisenhut wächst in Mitteleuropas Staudenfluren, in Gebüschen der Gebirge, auch in verwilderten Wiesen. Er ist die giftigste Pflanze Europas. Die Wurzel soll noch neunmal giftiger sein als das oberirdische Kraut. Schon eine Berührung mit der Pflanze kann innere Vergiftungen hervorrufen. Über die gesunde Haut dringt das Gift in den Körper ein. Ein grüner Wedel, von einem Kleinkind verzehrt, führt unweigerlich zum Tode, da kommt keiner mehr lebend zum Arzt. Und doch steht der Eisenhut in vielen Gärten als Zierpflanze, sogar der Gelbe Eisenhut, der noch viel giftiger ist und auch Wolfseisenhut genannt wird, weil man ihn verwendet hat, um Wölfe umzubringen. Wer kleine Kinder im Haus hat, sollte diese Pflanze wirklich nicht im Garten haben. Ich verstehe nicht, dass der Eisenhut in Gärtnereien frei verkäuflich ist, dazu noch ohne einen Hinweis auf seine Giftigkeit. In meinem Kräutergarten wuchs der Eisenhut natürlich auch, zwar etwas versteckt und so, dass vom Weg her niemand an ihn heranlangen konnte. Wie viele andere Giftpflanzen gehört auch der Eisenhut zu den Heilpflanzen, natürlich nur in der Homöopathie.

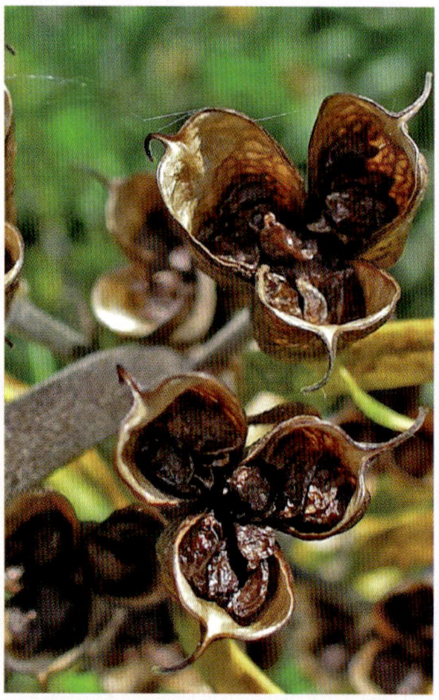

„Aconitum" wird eingesetzt bei fieberhaften Infekten, akuten Zahnschmerzen, bei einem Schock oder Schreck, bei Pseudo-Krupp (dann aber auch zum Arzt gehen).
In der Nähe meiner Eisenhutpflanzen hatte ich den Andorn ausgesiedelt, denn er ist die „Antidot-Pflanze" zu Aconitum („Antidote" sind Gegengifte). Das heißt: Wenn ich versehentlich Aconitumblätter gegessen hätte und würde unmittelbar danach Andornblätter essen, könnte das Gift mir nichts antun. Ausprobieren möchte ich das aber nicht.

sehr giftig!

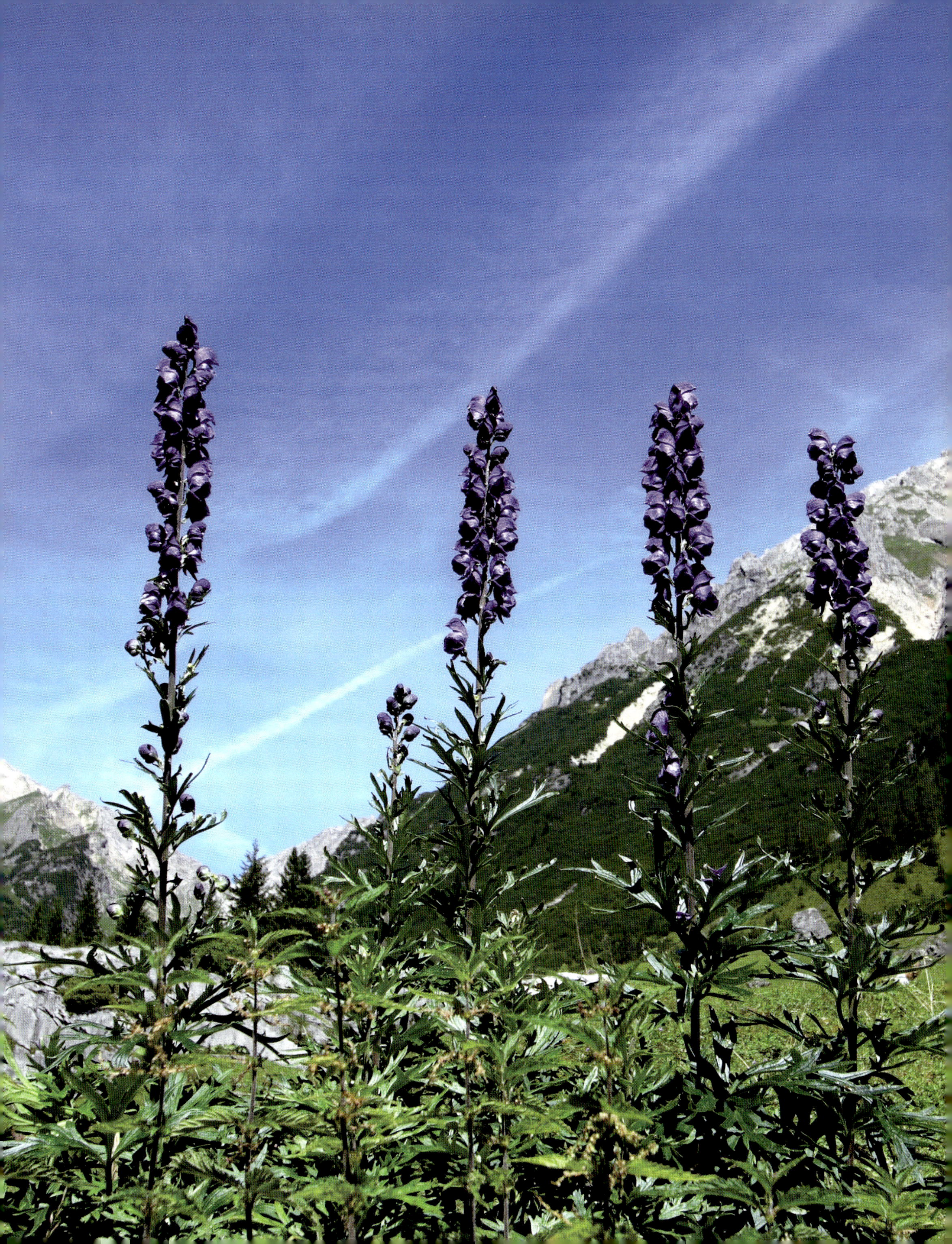

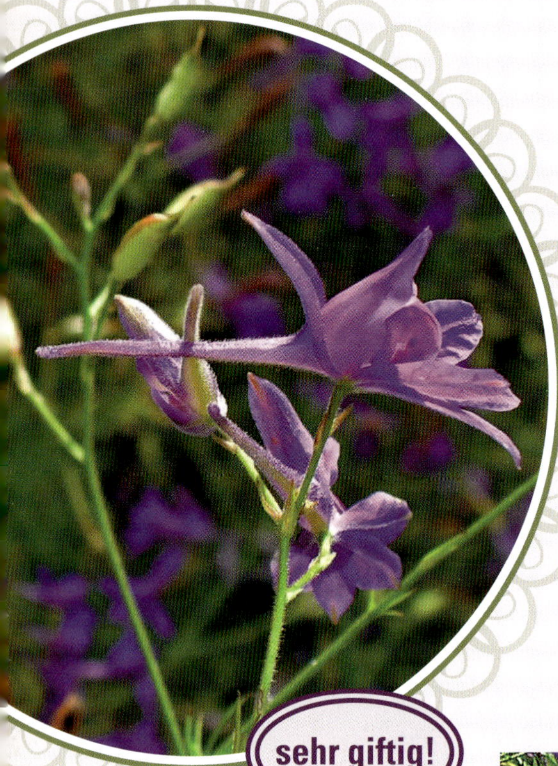

Feldrittersporn

Delphinium consolida
auch Ackerrittersporn

Früher verwendete man den ganzen oberirdischen Spross zur Heilung von Wunden, zur Bekämpfung von Parasiten und als wurmtreibendes Mittel in Form von Tee. Heute verwendet man nur noch die Blüten, und das auch nur noch als Schmuckdroge. Das Blau der Blüten bleibt nach dem Trocknen erhalten. Die Blüten sind das Einzige an der Pflanze, das kein Gift beinhaltet. Die Heimat des Rittersporns ist Europa. Mit der Getreidezucht verbreitete er sich über die ganze Erde. Er galt bei den Bauern als lästiges Unkraut und wurde deswegen fast ausgerottet. Die wenigen Bestände, die heute noch zu finden sind, stehen unter Schutz. Es wäre wünschenswert, dieser schönen Pflanze wieder zu mehr Ansehen zu verhelfen.

sehr giftig!

*Der **Feldrittersporn** ist eine einjährige Pflanze und gehört zu den Hahnenfußgewächsen. Wie alle Hahnenfußgewächse hat auch er sehr giftige Pflanzenteile. Am giftigsten sind die Samen. Er kann bis zu 50 Zentimeter hoch werden. Die Blätter sind wechselständig. Von Mai bis August erscheinen die violetten bis dunkelblauen Blüten, die in der Mitte einen etwa vier Zentimeter langen waagerechten Sporn besitzen. Von August bis September reifen die Samen in einer Balgfrucht heran.*

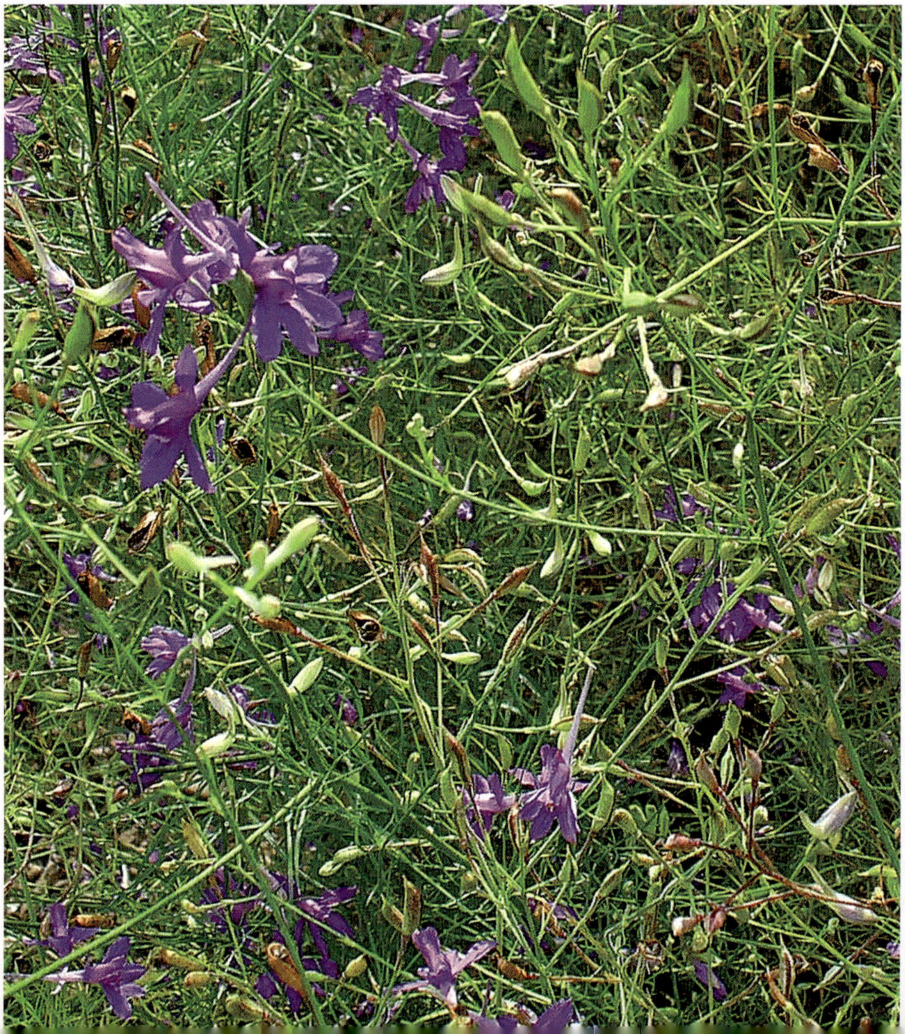

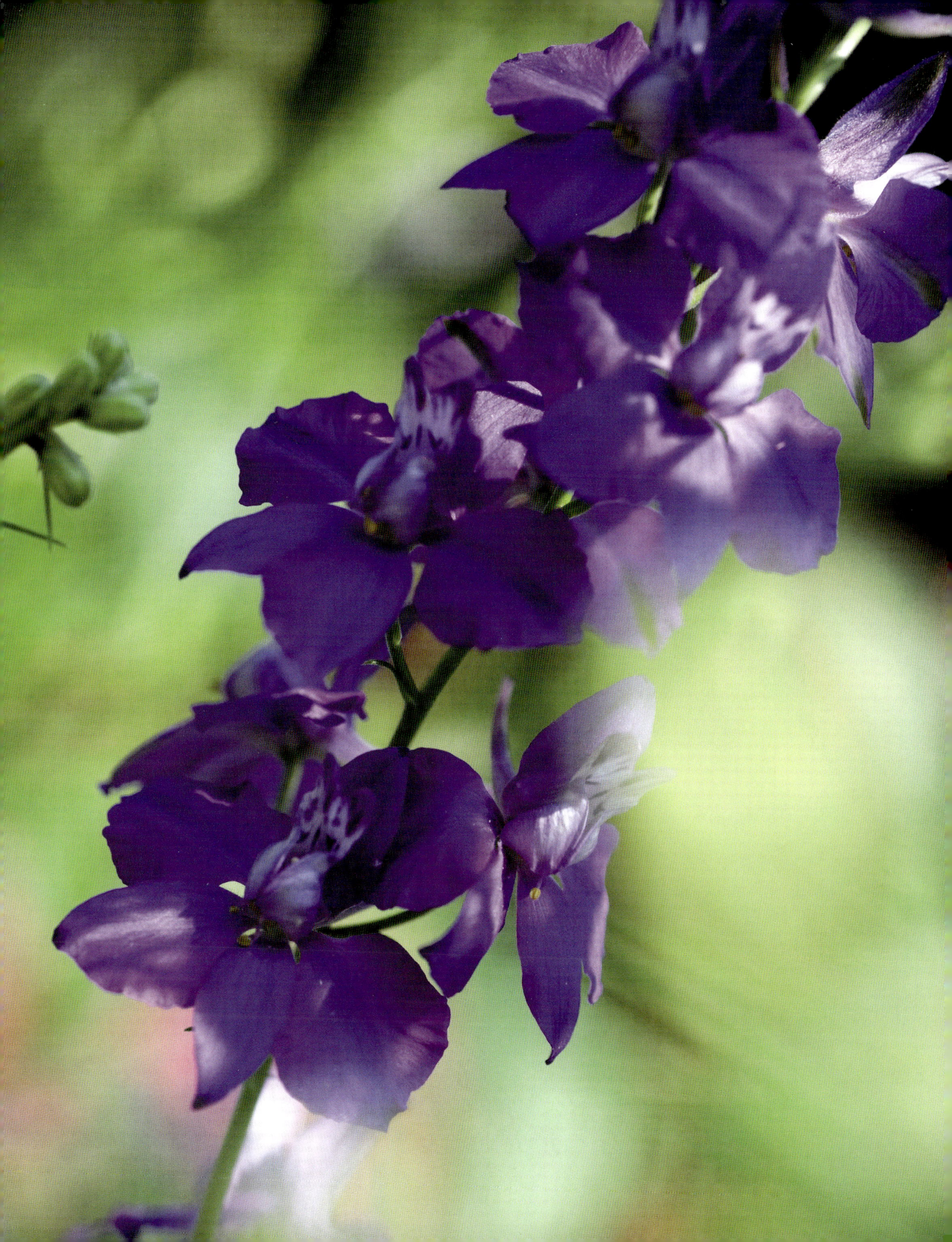

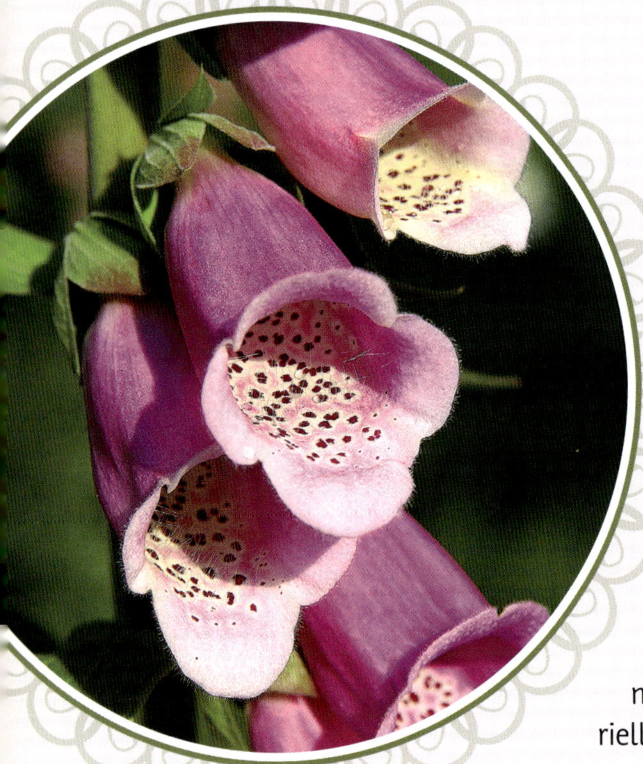

Fingerhut, Roter

Digitalis purpurea

Der Fingerhut gehört zu den Rachenblütlern und wächst in ganz Europa, häufig auf Waldlichtungen, an Waldrändern und an Straßenrändern. Er ist eine sehr giftige Pflanze, aber wunderschön. Die Ursprungspflanze blüht rötlich-lila, man findet aber auch rosa, sogar weiß-schwarz gepunktete Blütenstände. Die Blütenglocken hängen meist nur seitwärts, der Sonne entgegen. Der Fingerhut ist zweijährig, das heißt, im ersten Jahr bildet er eine Rosette, erst im zweiten Jahr wächst die Pflanze hoch und bildet den Blütenstand. Den Samenstand darf man nicht wegnehmen, sonst kann sich die Pflanze nicht vermehren. Für Heilzwecke werden nur die grünen Blätter verwendet, das geschieht aber industriell. Für Schulmedizin sowie für Homöopathie werden Medikamente hergestellt, die auch nur der Fachmann verordnen darf. Für den Laien ist der Fingerhut total tabu. Herzkranke Menschen werden mit Digitalis therapiert, aber immer öfter höre ich, dass „Betablocker" eingesetzt werden. (Was das ist, weiß ich nicht.)

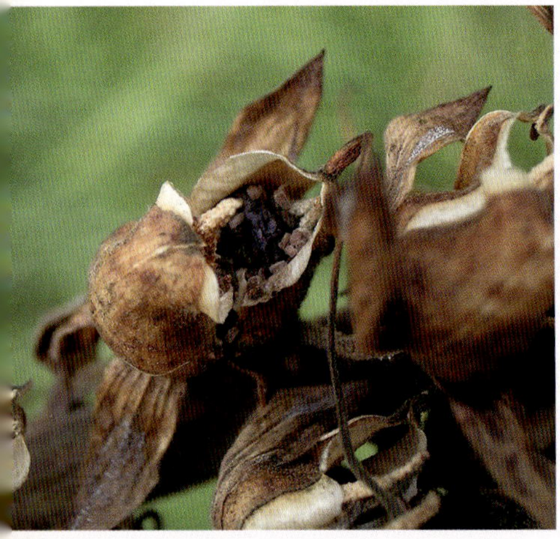

Ein schönes Erlebnis möchte ich erzählen:
Zehn Jahre war ich in einem Gesprächskreis bei einer Heilpraktikerin. In dieser Zeit habe ich sehr viel über Homöopathie gelernt. Zum Beispiel haben wir eine Urtinktur, die ich mitgebracht hatte, potenziert (verdünnt). Solche Experimente haben mich sehr interessiert. Einmal hatte die Gruppe eine homöopathische Verreibung geplant, die in Gottes freier Natur vollzogen werden sollte. Wir wählten einen Vollmondtag und hofften auf schönes Wetter. An diesem Tag fuhren alle gemeinsam zu einem nahe gelegenen Berg. Am Fuße des Berges wurden die Autos abgestellt. Alle wanderten, bepackt mit Decken, Kissen und Proviant, zum Gipfel. Auf dem Malberg angekommen, suchten wir uns zwischen hohen Felsbrocken den besten Platz aus. Der Malberg gilt als alte Kultstätte. Früher sollen dort Hexen ihr Unwesen getrieben haben. Wir setzten uns, einen großen Kreis bildend, auf unsere Decken. Alle hatten einen großen Mörser dabei, denn es sollten Digitalis- und Ginkgo-Blätter verrieben werden. Ich wählte Digitalis.
Die Heilpraktikerin gab jedem von uns, sechs Leute an der Zahl, ein winziges Stückchen eines Blattes und etwas Milchzucker. Wir rieben etwa eine Stunde, dann leerten wir die Mörser. Zu dem wenigen, das rundum noch hing, gab es wieder etwas Milchzucker, und wir rieben weiter. Ich weiß nicht mehr genau, aber ich meine, wir hätten bis zur vierten Potenz gerieben, also D4. Während wir stillschweigend rieben, las die Heilpraktikerin uns ganz leise einen passenden Text vor. Es war ergreifend. Nach dem Verreiben wurde bei leiser Musik meditiert, und hinterher brachten wir unsere Eindrücke und Empfindungen zu Papier. Beim Abstieg machten wir einen kleinen Umweg zu einer Heilquelle. Gesicht und Hände wurden benetzt und alle waren glücklich und dankten dem Herrgott für diesen schönen Tag.

sehr giftig!

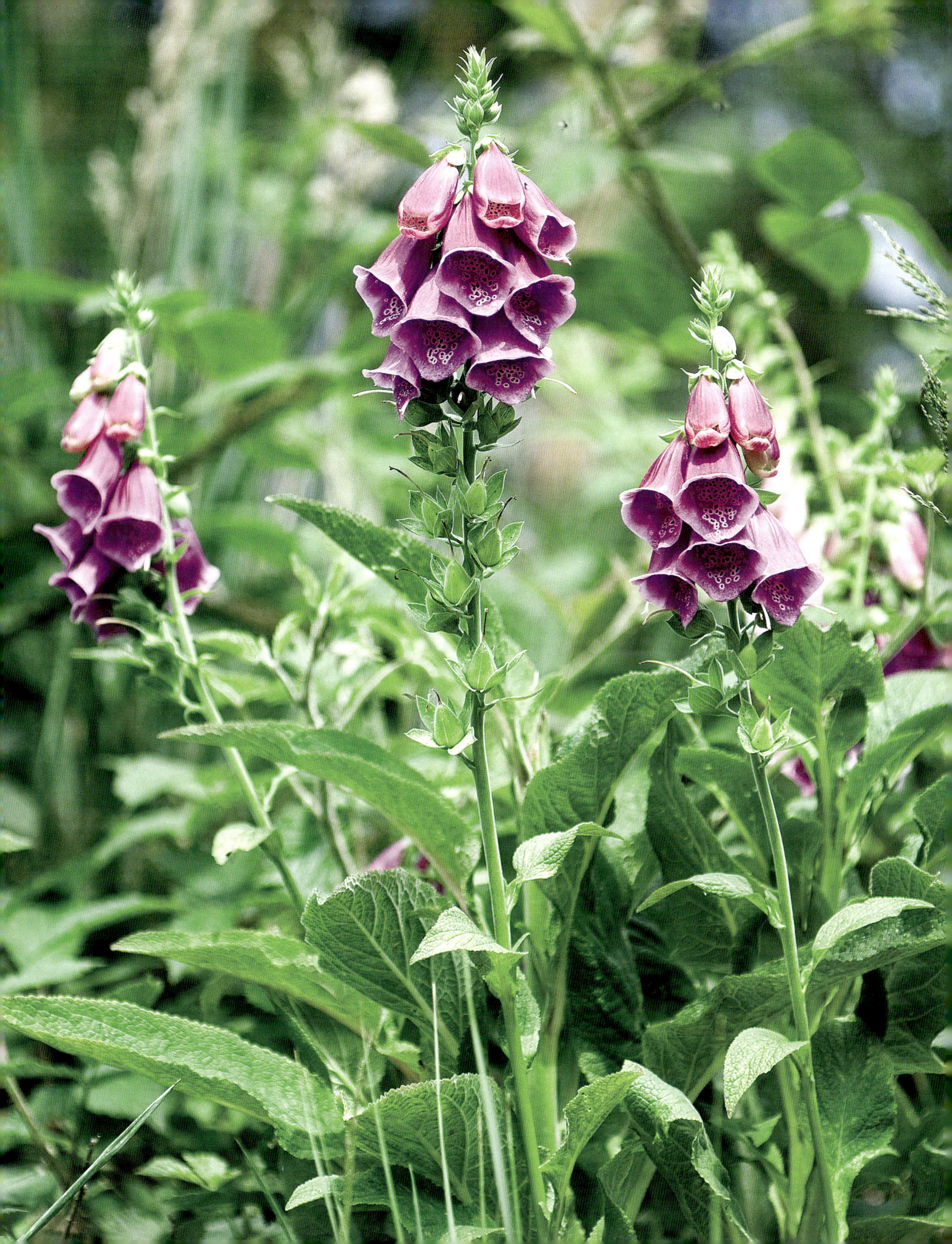

Jakobs-Kreuzkraut

Senecio jacobaea
auch Greiskraut

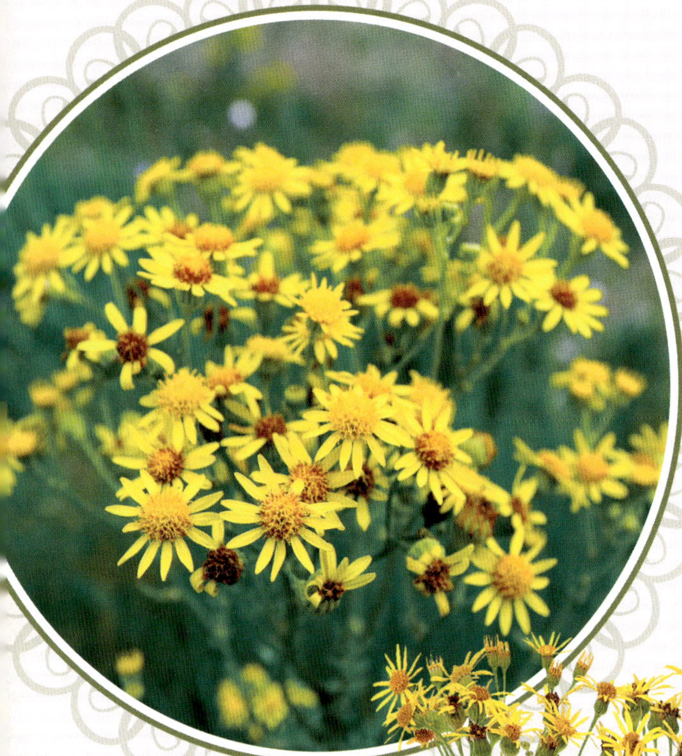

Das Jakobs-Kreuzkraut wächst auf Schutthalden, am Straßenrand und hauptsächlich auf feuchten Wiesen. Es kann bis zu einem Meter hoch werden. Mit seinen gefiederten Blättern und dichten Doldenrispen ist es eine imposante Pflanze. Ihre gelben Blütenköpfchen leuchten schon von Weitem.
Die Pflanze ist in Europa heimisch, aber auch in Asien und Nordafrika. Bei uns gilt sie als ein gefürchtetes Weideunkraut. Jakobs-Kreuzkraut ist für Pferde, Rinder und Schafe sehr giftig und wird auch in der Regel von diesen Tieren gemieden. Bei einem Spaziergang entlang einer Weide habe ich einmal ein Pferd beim Grasen beobachtet. Unmittelbar vor seiner Stirn stand eine schöne Pflanze Jakobs-Kreuzkraut. Das Pferd rührte die Pflanze nicht an. Es nahm sich rundherum jedes Gräslein, ließ aber das Kreuzkraut unberührt. Ich kann mir vorstellen, dass es Probleme geben könnte, wenn dem Weidevieh Kreuzkraut unter das Heu gemischt wird.
Jakobs-Kreuzkraut wird heute für innere Anwendungen nicht mehr genutzt, denn es ist sehr giftig. Äußerlich wird es aber gelegentlich noch verordnet. Der Tee wird verwendet für Umschläge bei Rheuma, Gicht und Ischias. Ebenso soll eine Salbe oder eine Lotion bei diesen Erkrankungen hilfreich sein. Wer Jakobs-Kreuzkraut nutzen möchte, sollte aber unbedingt einen Arzt befragen.

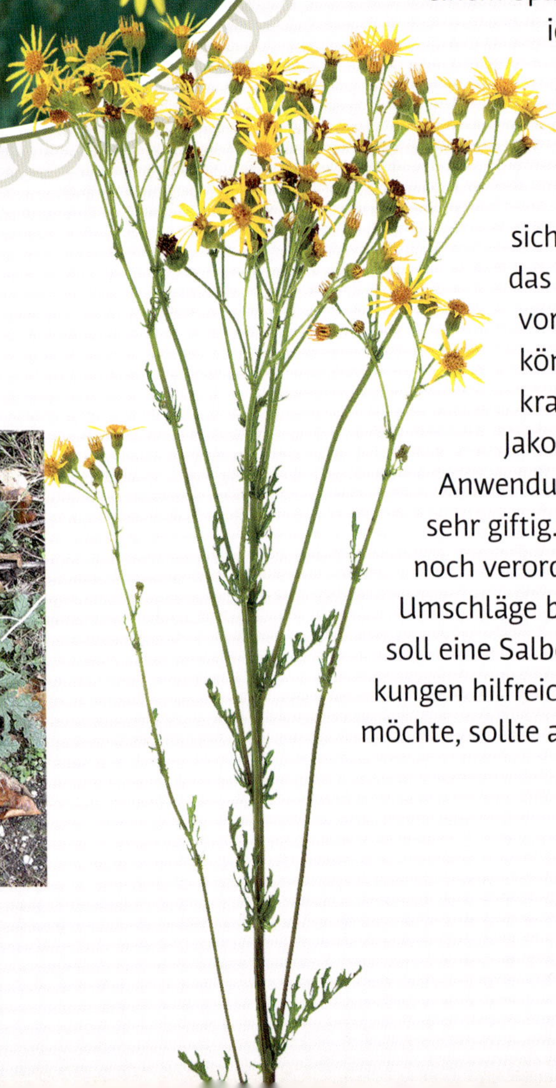

sehr giftig!

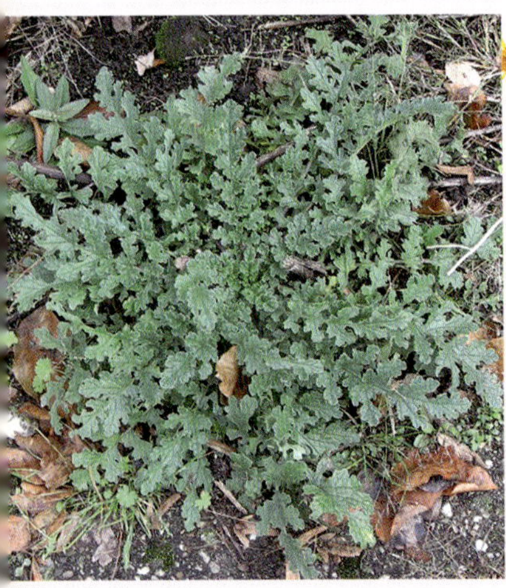

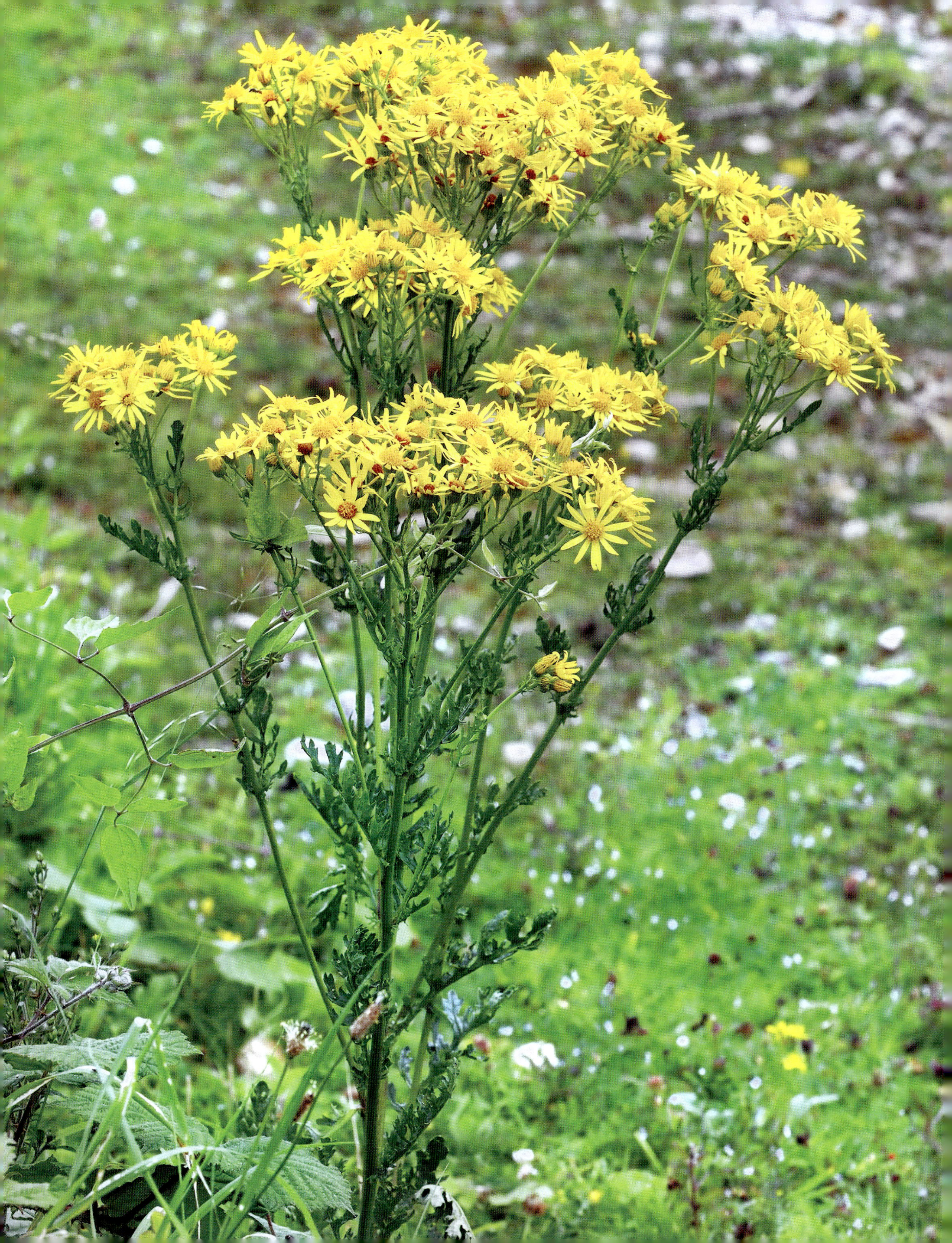

Küchenschelle, Gewöhnliche

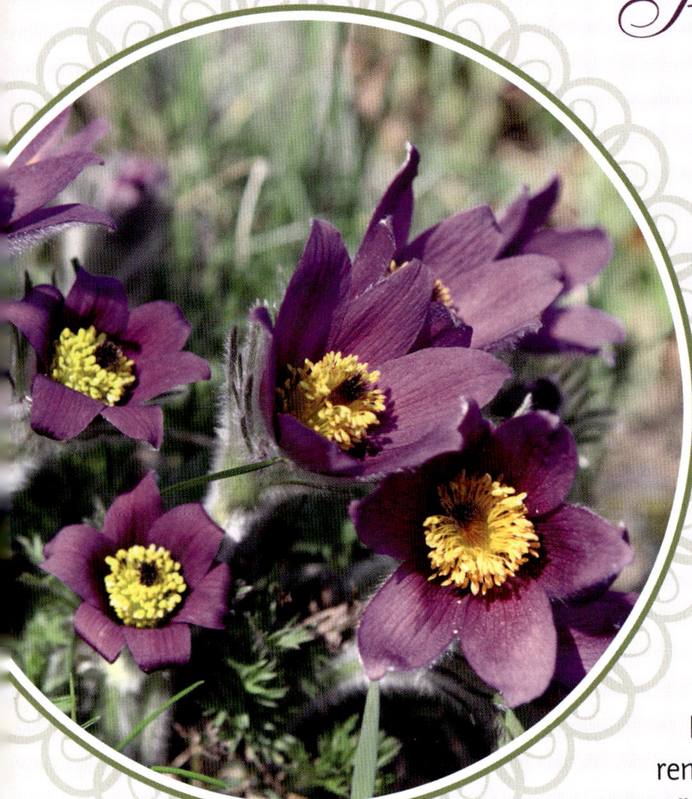

sehr giftig!

Pulsatilla vulgaris
auch Osterblume, Schafblume, Windblume

Die Küchenschelle ist eine wunderschöne Frühlingspflanze. In rohem Zustand ist sie, wie alle Hahnenfußgewächse, sehr giftig. Die getrocknete Droge aber hat diese Giftigkeit nicht mehr. Früher wurde die Pflanze bei vielen Erkrankungen eingesetzt. So zum Beispiel bei Entzündungen der Atemwege, der Harnwege, bei Erkältungen, Verdauungsbeschwerden, bei Magen- und Darmbeschwerden, bei Rheuma und Gicht, bei Neuralgien und Migräne und bei Hautkrankheiten. In heutiger Zeit werden in Arzneibüchern nur noch homöopathische Zubereitungen empfohlen, und zwar bei allen aufgezählten Beschwerden und noch weiteren. Und weil die „Pulsatilla" mit so großem Erfolg in der Homöopathie eingesetzt wird, ist es mir ganz wichtig, von ihr zu erzählen. Die Küchenschelle ist eine streng geschützte Pflanze, das Sammeln in der Natur ist nicht gestattet. Sie fühlt sich aber sehr wohl in einem Steingarten und auf dem Grab meines Mannes. Vor dem Winter schneidet man die Pflanze ebenerdig ab, deckt ein Tannenreis darüber und im Frühjahr wächst und blüht sie von Neuem. Übrigens, auf dem Grab meines Mannes wachsen nur Heilpflanzen.

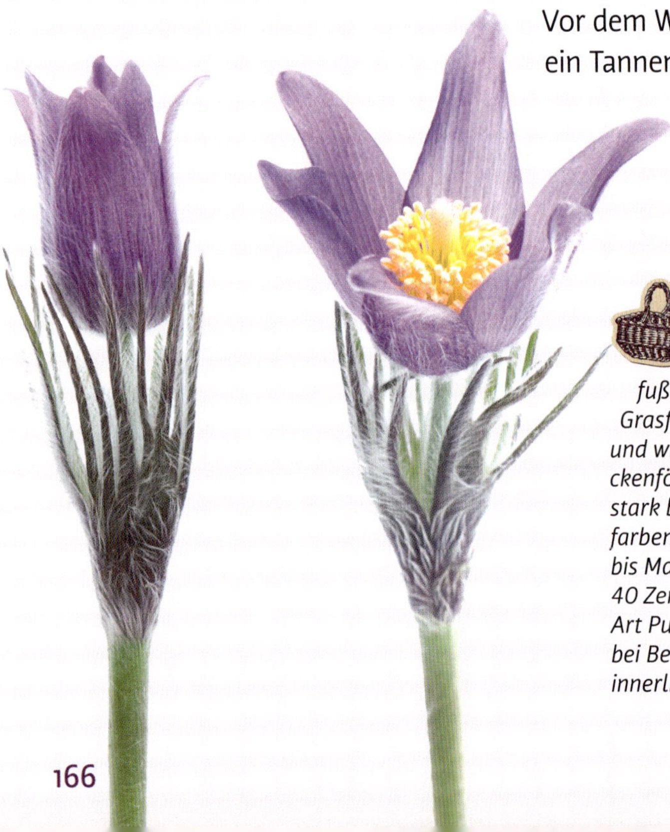

*Die **Gewöhnliche Küchenschelle** oder auch Kuhschelle genannte Pflanze gehört zur Familie der giftigen Hahnenfußgewächse. Sie ist in Europa und Nordasien auf Wiesen, trockenen Grasflächen und sandigem Boden zu Hause, steht unter Naturschutz und wird bis 25 Zentimeter hoch. Ihren Namen hat sie durch ihre glockenförmige Blütenform erhalten. Im Frühjahr erscheinen gefiederte, stark behaarte, silbrige Laubblätter. Danach entwickelt sich die violettfarbene Einzelblüte mit gelben Staubgefäßen. Die Blütezeit ist von März bis Mai. Nach der Blütezeit wächst der Blütenstiel weiter. Er kann bis zu 40 Zentimeter hoch werden. Die verwelkte Blüte verändert sich zu einer Art Pusteblume, welche die Samen trägt. Die Küchenschelle verursacht bei Berührung starke Hautreizungen und kann ab dreißig Pflanzen, innerlich angewendet, zum Tod führen.*

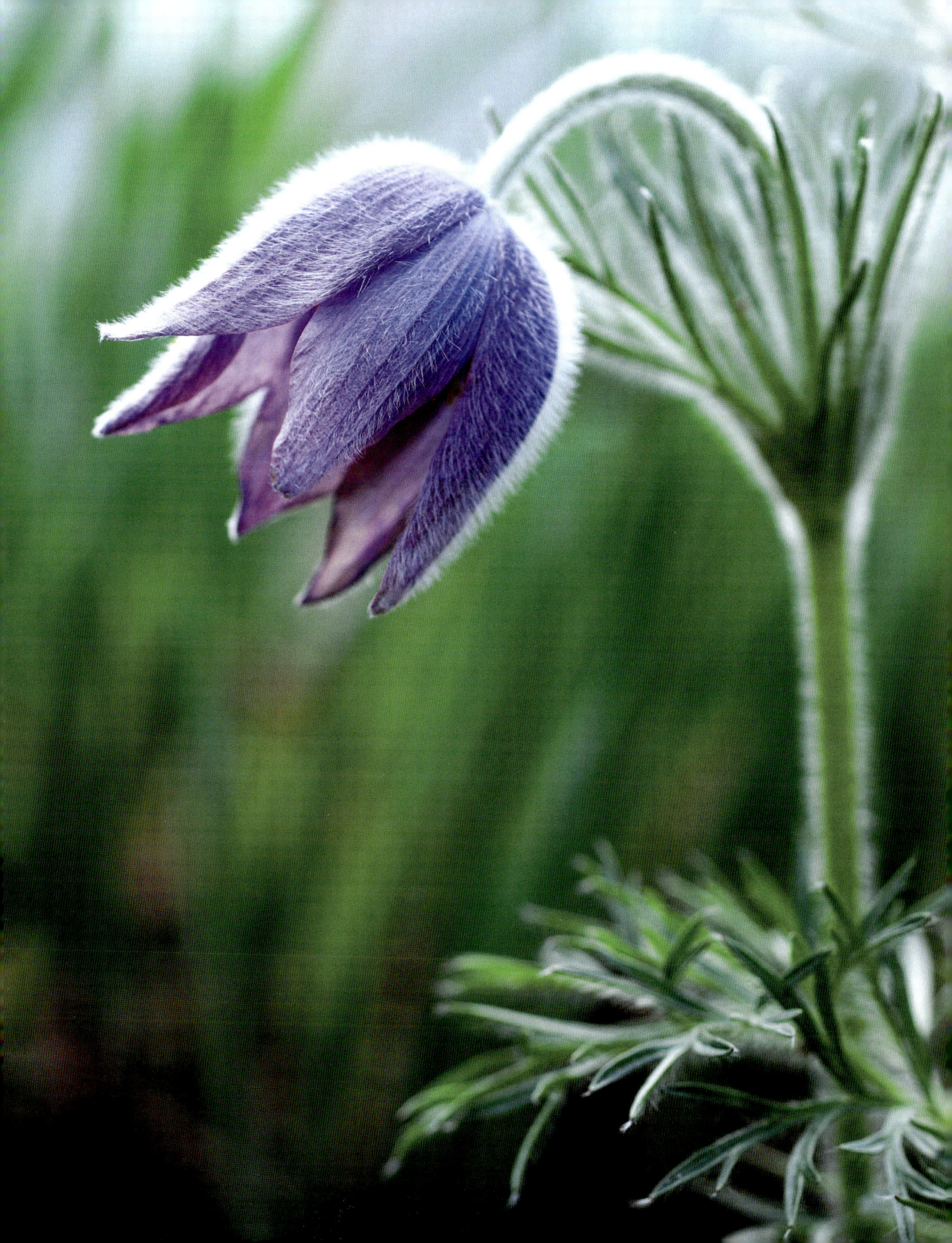

Nachtschatten, Bittersüßer

Solanum dulcamara
auch Bittersüß, Jelängerjelieber, Mäuseholz, Alpenranken

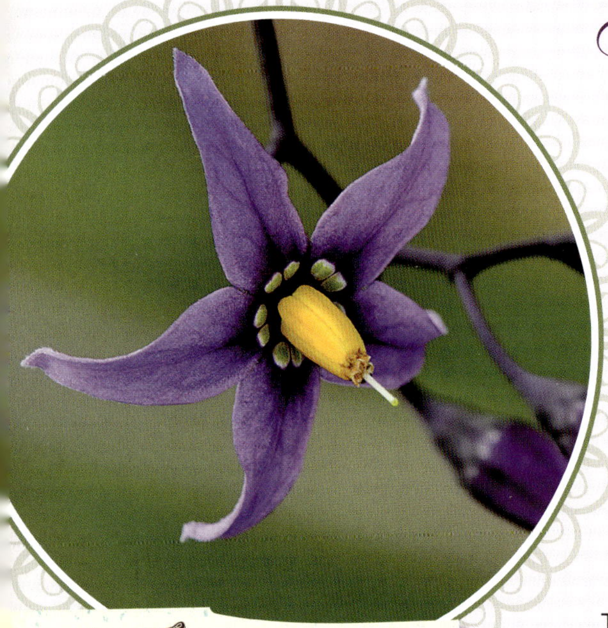

Der Nachtschatten ist ein ausdauernder, rankender Halbstrauch, der in fast ganz Europa häufig an feuchten und schattigen Stellen, in Hecken und Kahlschlägen zu finden ist. Der Bittersüße Nachtschatten gehört, wie der Name schon sagt, zu den Nachtschattengewächsen. Wie alle Nachtschattengewächse ist auch Bittersüß in allen Teilen sehr giftig, aber nicht so tödlich wie einige seiner Verwandten, zum Beispiel Stechapfel, Tollkirsche oder Bilsenkraut. Bei einigen Nachtschattengewächsen sind einige Teile essbar, während andere Teile giftig sind. Das schönste Beispiel ist die Kartoffel. Ihre Früchte und Blätter können tödlich giftig sein, während ihre Knollen essbar sind und uns fast täglich in vielen verschiedenen Zubereitungen munden. Ohne Kartoffeln wäre unser täglicher Speiseplan wesentlich ärmer. Als Heilpflanze wurde der Bittersüße Nachtschatten schon von dem schwedischen Naturforscher Carl von Linné (1707 bis 1778) sehr geschätzt und empfohlen bei Fieber und entzündlichen Erkrankungen. Diese Empfehlungen haben heute noch Gültigkeit. Stängelstücke, Blätter und Wurzelrinde werden für Arzneizwecke genutzt, niemals aber die Früchte, sie sind der giftige Teil der Pflanze. Eingesetzt werden Drogen vom Bittersüß bei Asthma, chronischer Bronchitis, Keuchhusten, Lungenkrankheiten, Hauterkrankungen, Rheuma und Gicht.

__Für Tee-Zubereitungen__ verwendet man getrocknete Stängelstücke und Wurzelrinde. Ein gehäufter Teelöffel voll Droge wird mit einem Viertelliter kochendem Wasser übergossen, 10 Minuten zugedeckt ziehen gelassen, abgeseiht und schluckweise getrunken – ein bis zwei Tassen täglich. Der Tee ist bei den genannten Beschwerden anzuwenden.

Für eine __Salbe__ werden frische Blätter verwendet, man macht sie wie folgt: 250 Gramm echtes Schweizer Melkfett zum Sieden bringen, zwei Hände voll fein geschnittene Blätter hineingeben, unter Rühren mit einem Holzlöffel 10 Minuten knapp unter dem Siedepunkt garen lassen, vom Feuer nehmen, über Nacht stehen lassen, den Holzlöffel zwischen Topf und Deckel klemmen. Am nächsten Morgen noch einmal erhitzen, durch ein Tuch filtern, in kleine Dosen füllen, erkalten lassen, mit Deckelchen zuschrauben und etikettieren. Diese Salbe ist zu verwenden bei Ekzemen, besonders bei Neurodermitis.

Mein Rat: Vor der Anwendung von Bittersüß den Arzt befragen.

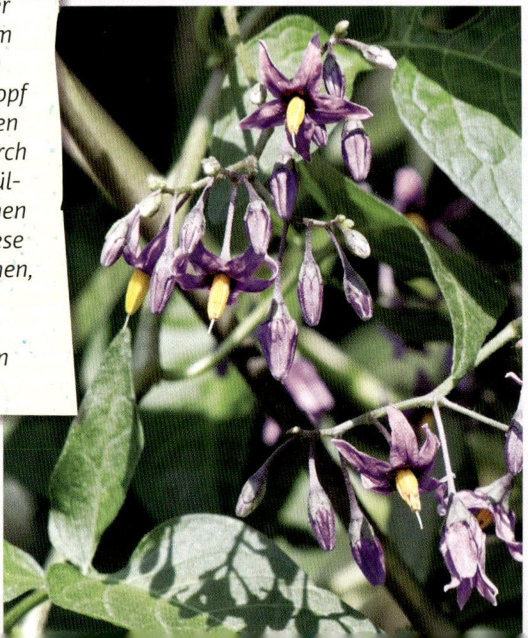

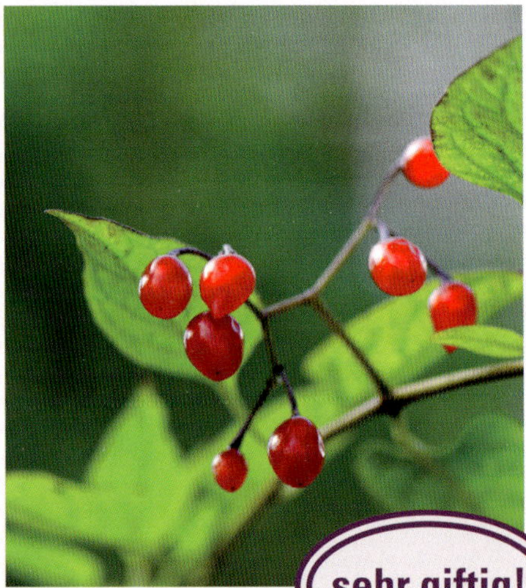

sehr giftig!

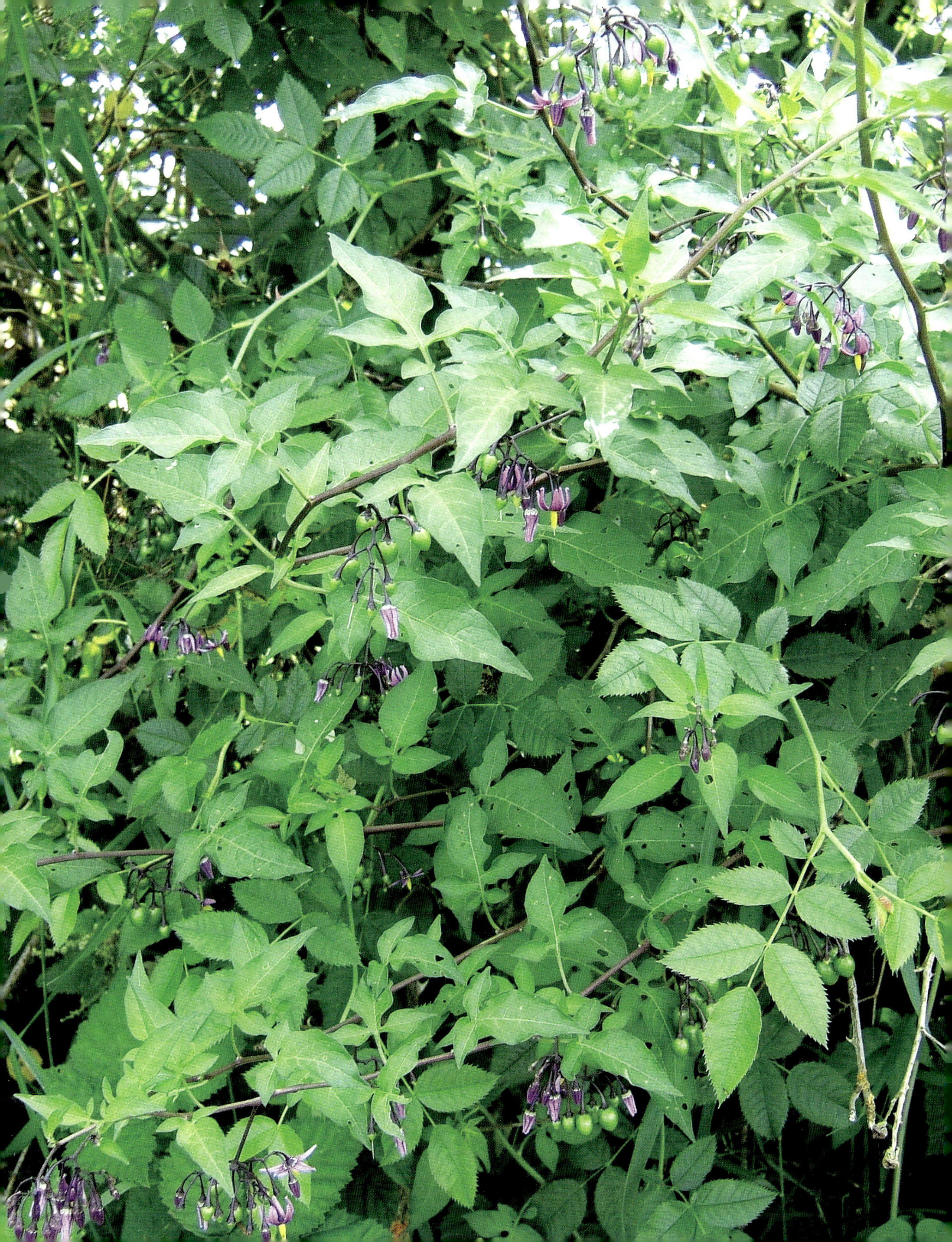

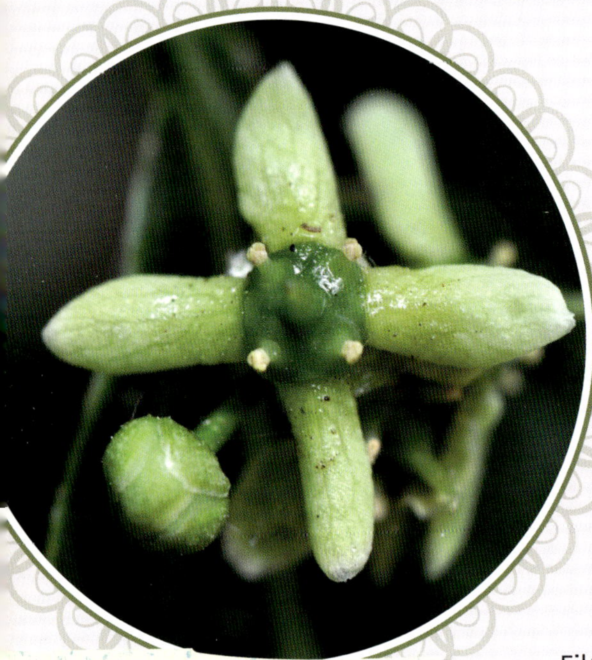

Pfaffenhütchen

Euonymus europaea
auch Spindelstrauch, Bischofsmütze

Wenn das Pfaffenhütchen nur nicht so giftig wäre, man könnte sich glatt in es verlieben. Untersuchungen haben gezeigt, dass alle Pflanzenteile sehr giftig sind, Blüten, Blätter und Rinde. Aber alle Pflanzenteile sollen auch herzwirksam sein, außerdem wirken sie abführend.

Bei der heiligen Hildegard von Bingen steht geschrieben: „Wenn ein Mensch Wassersucht hat, dann schäle er die Rinde vom Holz dieses Baumes und verbrenne das inwendige Holz und mache Asche daraus, ohne irgendwelche andere Asche dazuzugeben. Diese Asche hänge man in ein Filtertuch gebunden in reinen, guten Wein, und zwar nur von morgens bis mittags. So zubereitet trinke er oft davon, und jene Krankheit in ihm verschwindet."

Die heilige Hildegard von Bingen schreibt weiter: „Wer an der Milz leidet, der koche die Frucht, die am Pfaffenhütchen wächst, in reinem Wein, seihe den Sud durch ein Tuch und trinke ihn oft nach dem Essen, und seine Milz wird geheilt."

Pfaffenhütchen-Elixier nach Hildegard von Bingen:
Zwanzig Gramm Pfaffenhütchen (Rinden-Asche),
ein Liter Naturwein.
Rinden-Asche in einem Leinenbeutel sechs Stunden in den Wein hängen, entfernen, täglich drei Likörgläser trinken.

Früchte-Elixier nach Hildegard von Bingen:
ein Esslöffel getrocknete Früchte,
ein Liter reiner Wein.
Die Früchte in dem Wein fünf Minuten kochen. Wenn man länger kocht, wird das Elixier stärker.

Die persönliche Dosierung sollte jeder unter Mitwirkung eines Arztes oder Heilpraktikers selbst herausfinden.

sehr giftig!

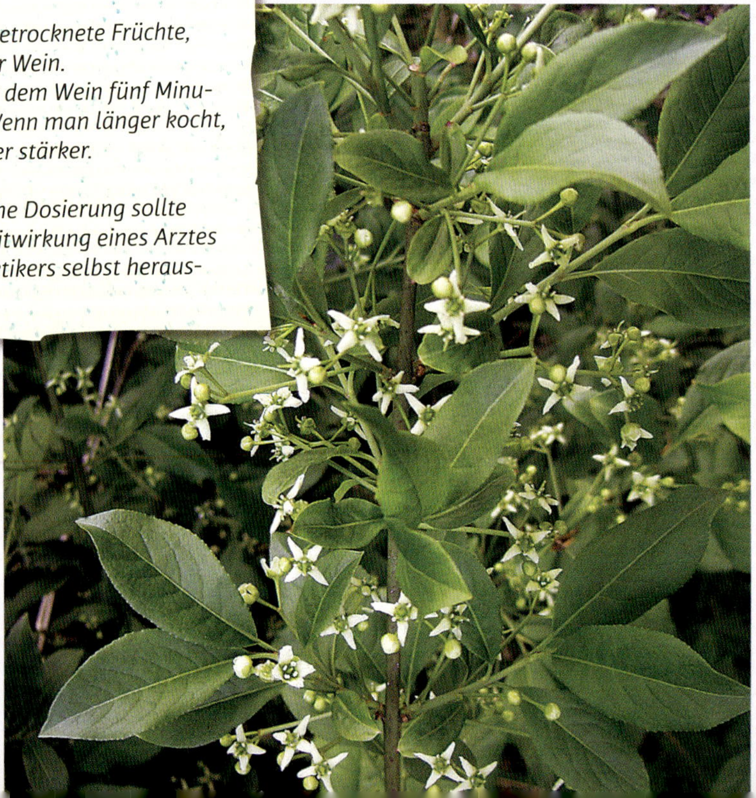

*Das **Pfaffenhütchen** ist ein mittelgroßer Strauch von etwa drei Metern, der in Mitteleuropa überall wächst, in Gebüschen, an Straßenrändern, entlang von Bächen und in lichten Wäldern. Es zählt zur Familie der Spindelbaumgewächse. Das Pfaffenhütchen sieht zur Zeit der Blüte von Mai bis Juni mit seinen kleinen, hellgrünen Scheindolden, die in den Blattachseln wachsen, wunderschön aus. Später entwickeln sich daraus karminrote, etwas fleischige Kapseln, dann sieht es noch viel schöner aus. In jeder Kapsel sitzt nur ein orangeroter Samen. Die Blütenstände sind hängend. Dreht man sie einmal um, sieht man erst die wahre Pracht der Blüten.*

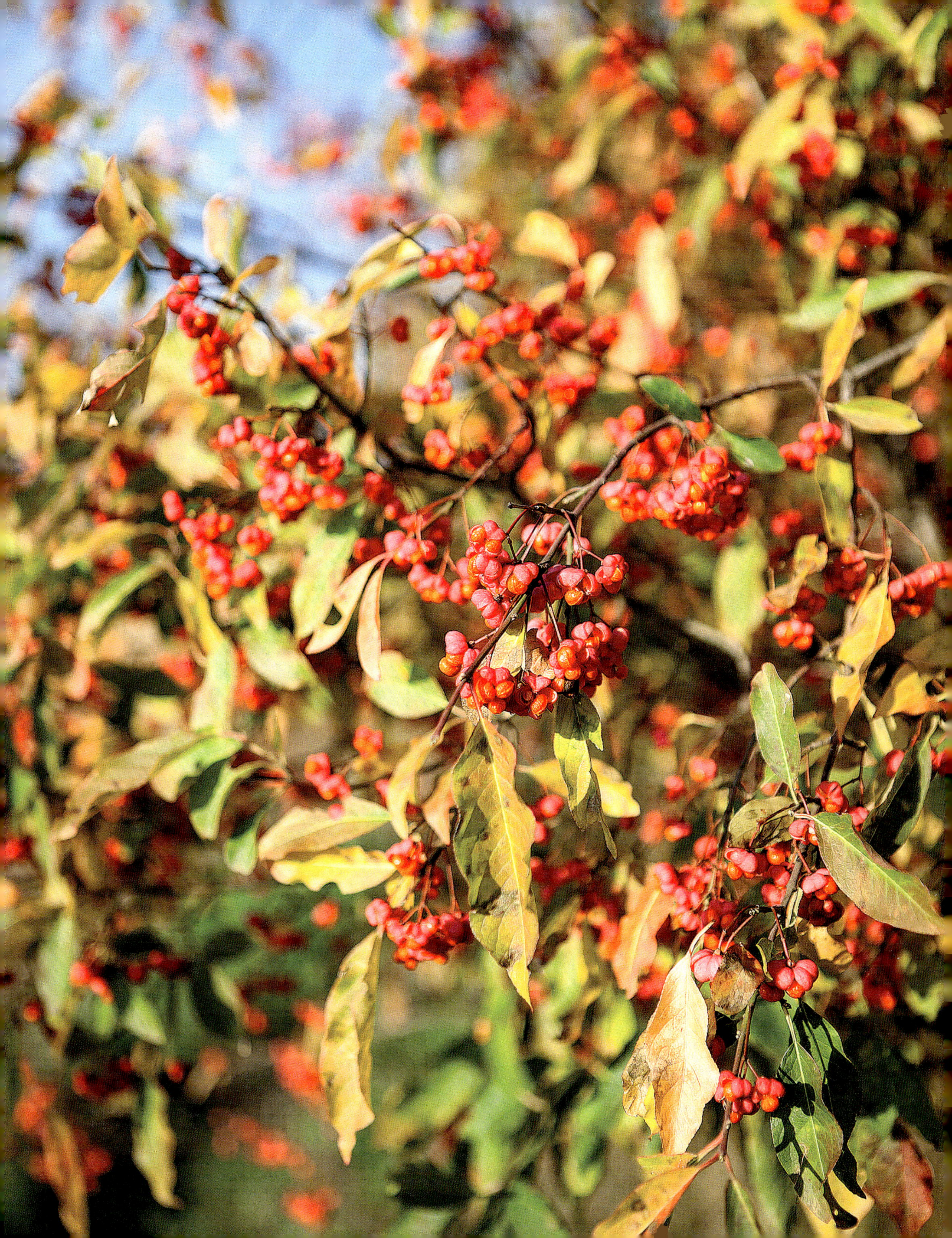

Poleiminze

Mentha pulegium
auch Flohkraut

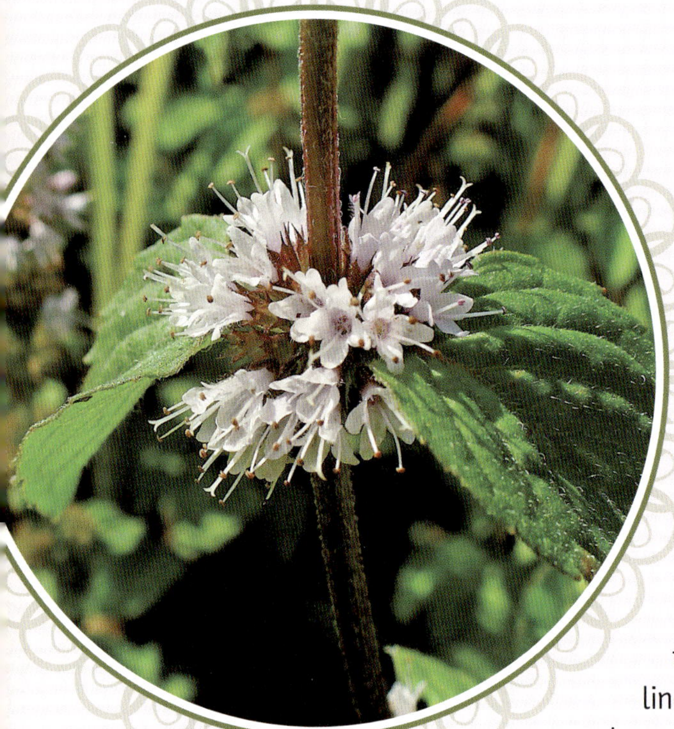

Die Poleiminze ist eine mehrjährige Pflanze mit am Boden kriechenden Stängeln. Überall, wo die Knoten die Erde berühren, bilden sich Wurzeln. Sie ist überall in Europa zu finden. Sie bevorzugt feuchte Gräben und Flussufer, aber auch sumpfige Wiesen. Die Poleiminze ist eine schöne Pflanze und sehr stark im Duft. Ihre Blüten wachsen aus den Blattachsen der oberen Zweige, und zwar in lila Quirlen. Am Ende des Stiels fehlt aber der Quirl, im Gegensatz zur Wasserminze, die am Stielende den dicksten Quirl hat. Die Poleiminze hat ähnliche Heilwirkungen wie alle anderen Minzen, aber stärker. Sie mildert Hustenanfälle, stärkt die Bronchien, ist verdauungsfördernd, lindert Blähungen und hilft bei Kopfschmerzen. Und trotzdem sollte man sie mit Vorsicht benutzen, wenn überhaupt. Sie ist nämlich sehr giftig und enthält die Substanz Pulegon, die ein sehr wirkungsvolles Insektenvertilgungsmittel ist. Deswegen wird sie wohl auch Flohkraut genannt. Ferner wird die Poleiminze in Putz- und Räuchermitteln verwendet. Steckt man ein bis zwei Poleiminze-Stiele zu einem Blumenstrauß ins Wasser, bleibt der Strauß doppelt so lange frisch. Wer es aber trotzdem mit der Poleiminze versuchen möchte, der sollte am Anfang der Blütezeit ernten, und zwar das Kraut kurz über dem Boden abschneiden, in einem luftigen Raum trocknen, klein schneiden und in luftdichten Gläsern aufbewahren.

sehr giftig!

Eine Tasse Tee bereitet man wie folgt zu:
Man übergießt einen Teelöffel getrocknetes Kraut mit einem Viertelliter kochendem Wasser, lässt nur vier Minuten ziehen, seiht ab und trinkt schluckweise.

Der Tee schmeckt scheußlich, nicht mal mehr nach Minze.

Hildegard von Bingen schreibt über Poleiminze: „Die Poleiminze hat Heilkräfte von 15 verschiedenen Kräutern." Sie empfiehlt, täglich ein kleines, rohes Blatt zu essen. Wohl wegen der Giftigkeit.

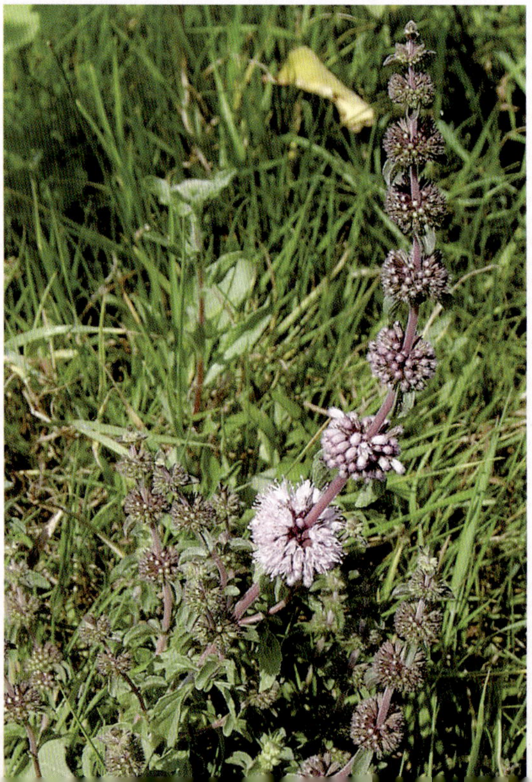

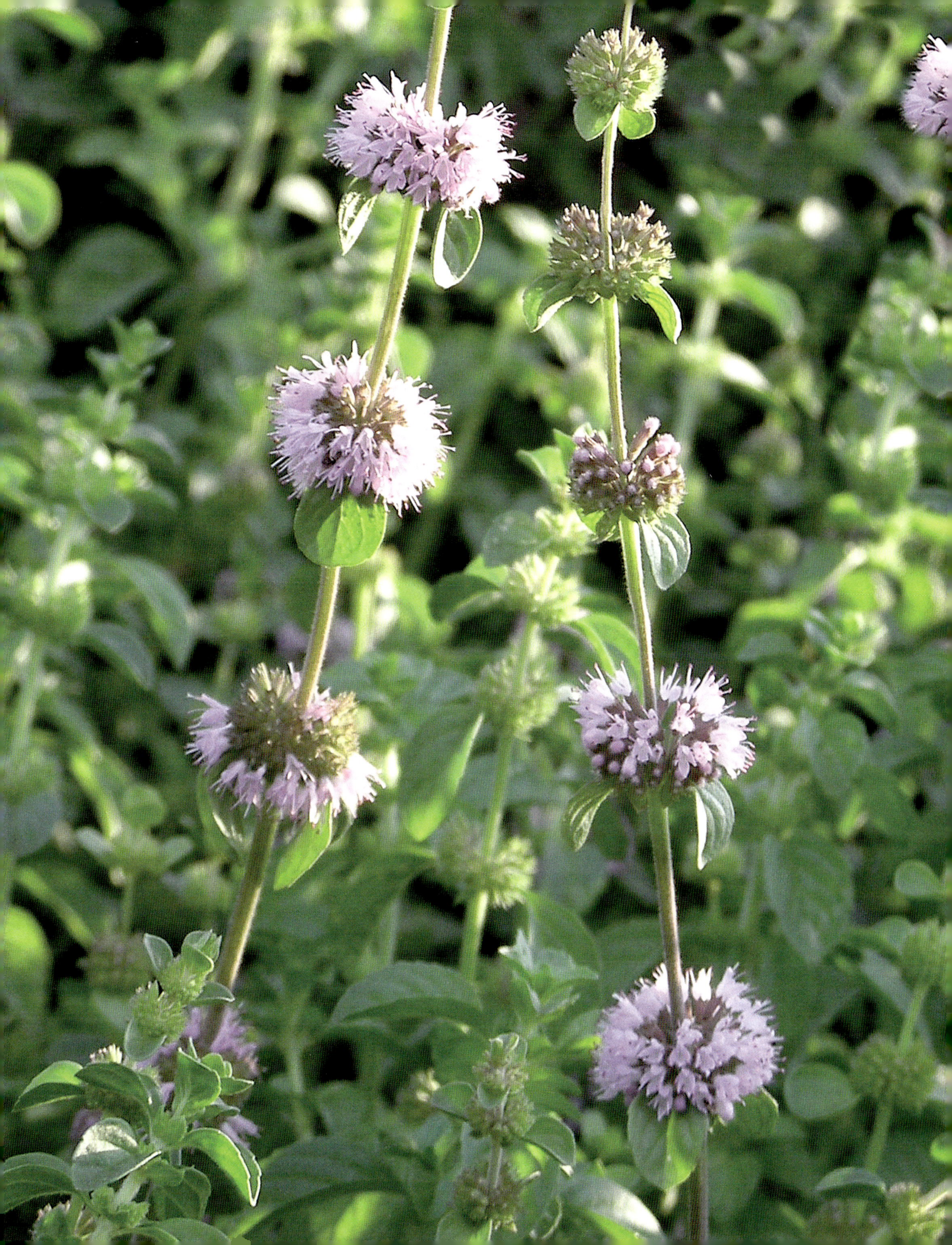

Schierling, Gefleckter

Conium maculatum

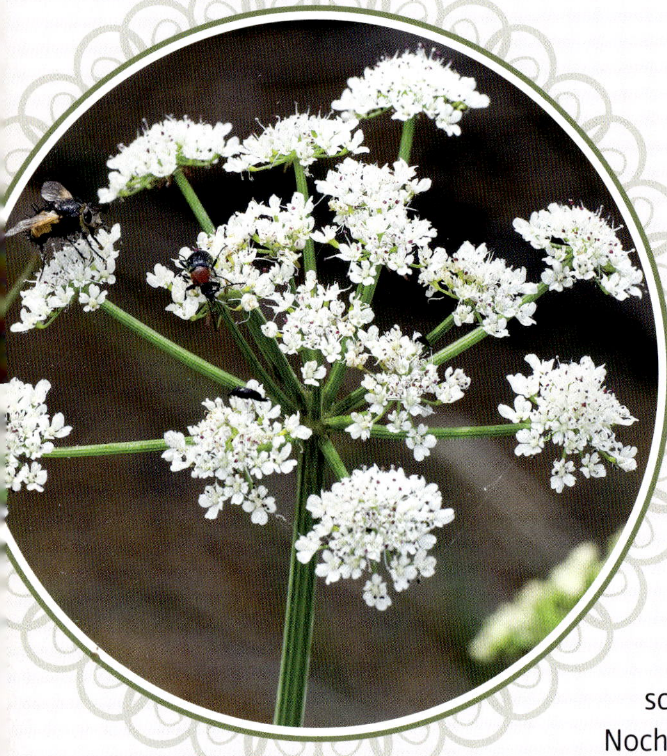

Der Gefleckte Schierling gehört zu den Doldengewächsen und ist zu finden auf Ödland, in Gräben und an Straßenrändern. Er wächst gern in Gemeinschaft anderer Doldengewächse, zum Beispiel zwischen Giersch, Kümmel, Wiesenkerbel und Wiesenbärenklau, die alle essbar sind. Wenn nun jemand in der Natur Kräuter sammeln will, muss er sich bestens auskennen, damit er nicht aus Versehen den Gefleckten Schierling erwischt, es wäre fatal, denn der Schierling ist tödlich giftig. Sokrates wurde seinerzeit mit Schierling umgebracht. Er wurde gezwungen, den Schierlingsbecher zu leeren. Sechs Stunden soll sein Tod gedauert haben, bis alle Organe gelähmt waren, zuletzt das Herz. Muss das ein schrecklicher Tod gewesen sein.

sehr giftig!

Noch heute wird manchmal der „Schierlingsbecher" in Kräuterbüchern erwähnt. Lange Jahre fehlte in meinem Kräutergarten der Gefleckte Schierling, ich fand ihn nirgends, er war mir auch zu giftig. Als ich einmal mit Bekannten in einer großen Kräutergärtnerei war, sah ich zufällig den Gefleckten Schierling. Es standen auch nur zwei kleine Pflänzchen da. Die Gärtnerin hatte sie wohlweislich nicht in greifbare Nähe gestellt, ich kam aber doch dran und hatte meinen Schierling.

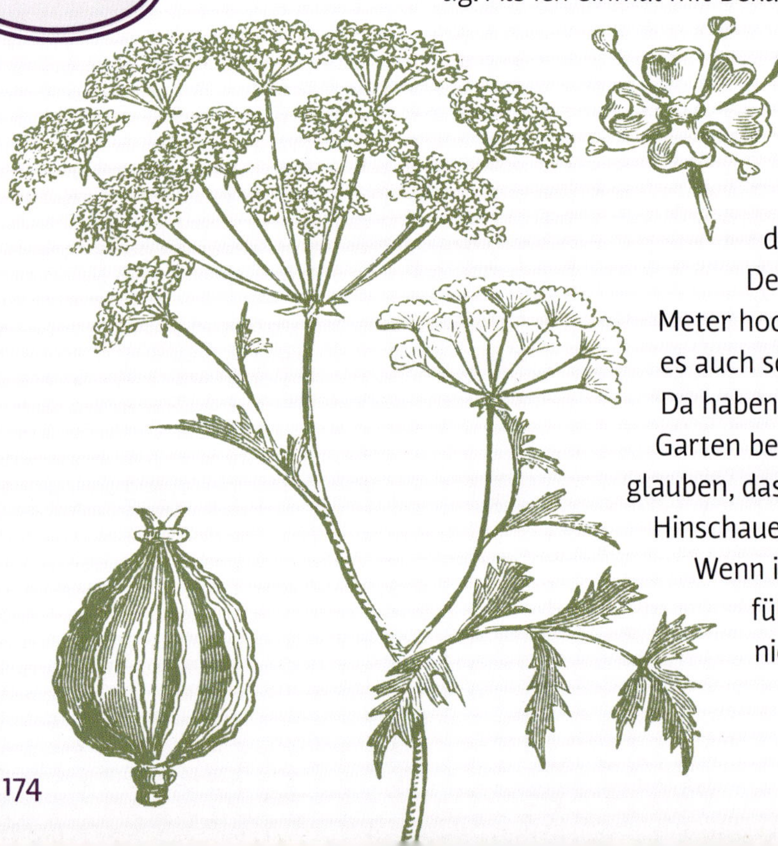

Der Schierling wird in der Regel einen Meter hoch, wenn er aber günstig steht, schafft er es auch schon mal, zwei Meter hoch zu wachsen. Da haben selbst die Umweltschützer, die meinen Garten besuchten, gestaunt und wollten es nicht glauben, dass das ein Schierling war. Bei näherem Hinschauen ließen sie sich jedoch überzeugen.

Wenn ich Jugendliche durch meinen Garten führte, erwähnte ich meine Giftpflanzen nicht.

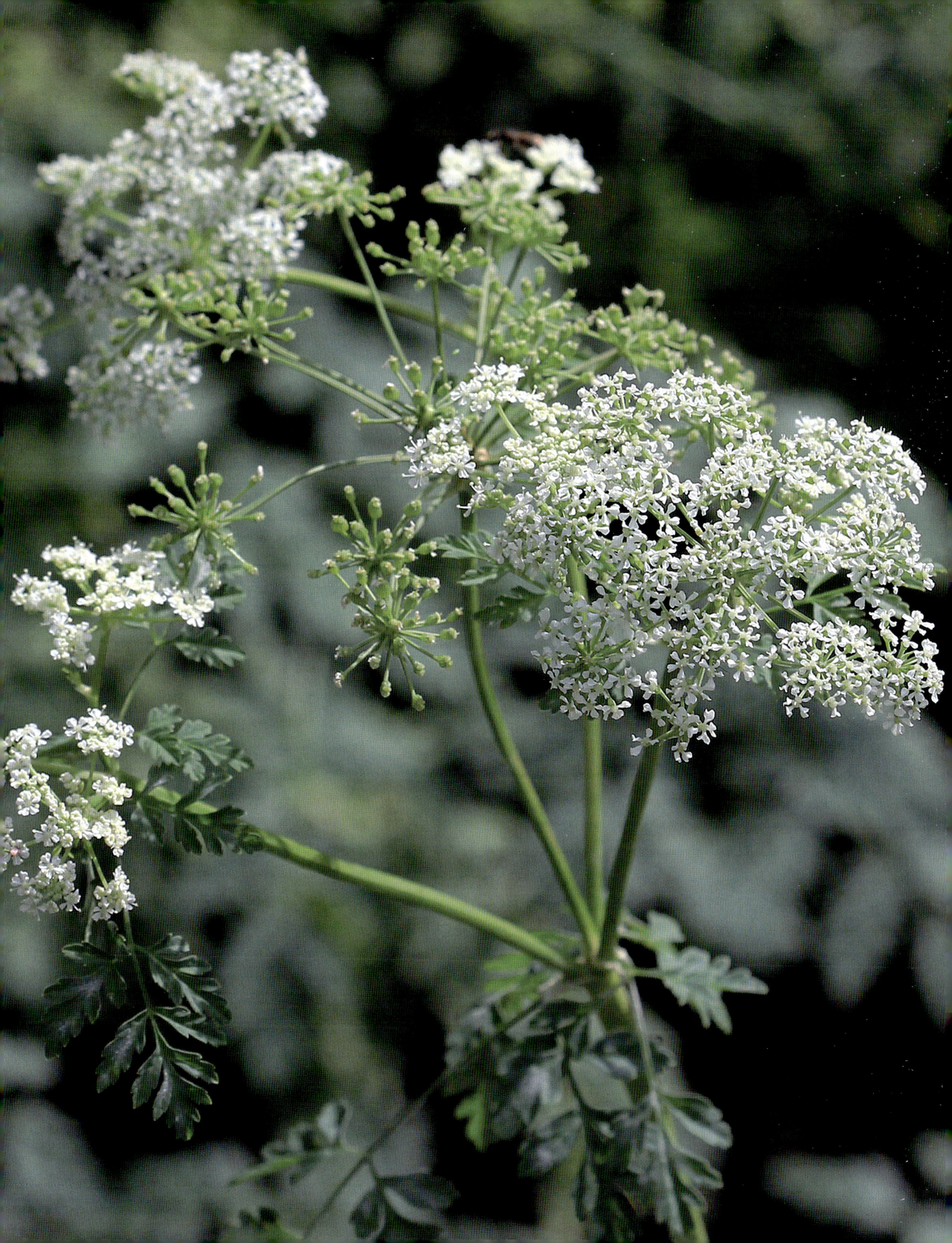

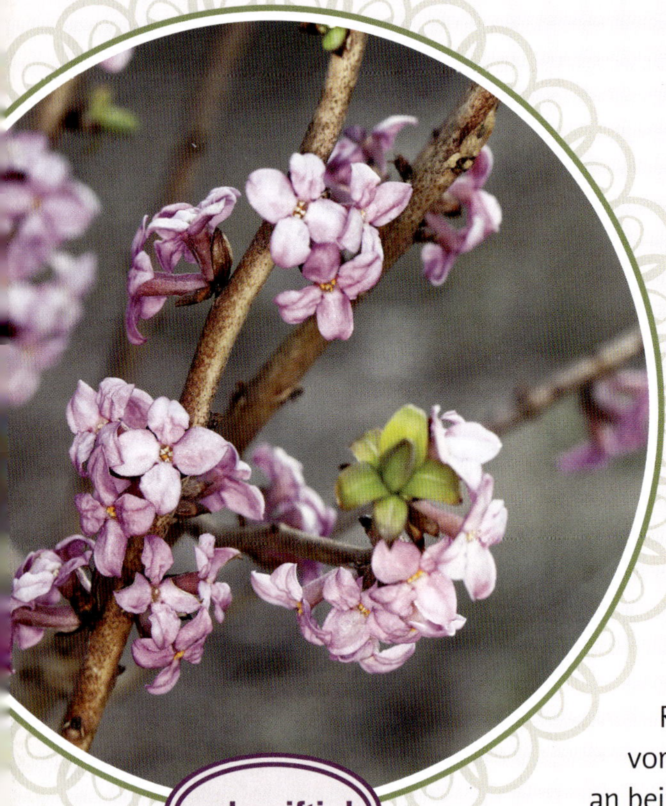

sehr giftig!

Seidelbast, Gemeiner

Daphne mezereum
auch Kellerhals, Giftbäume, Giftbeere

Der Seidelbast ist eine seltene einheimische Pflanze, die unter strengem Naturschutz steht. Er ist zu finden in Laubwäldern, hauptsächlich Buchenwäldern, in ganz Europa. Der Seidelbast ist ein niedriger Strauch, eher ein kleines Bäumchen, das seine rosa Blüten schon Ende des Winters direkt an den Zweigen bildet, bevor die Blätter erscheinen. Im Spätsommer dann erscheinen leuchtend rote Beeren, die sehr dekorativ sind und von Vögeln gern gefressen werden, für Menschen aber sehr gefährlich sind. Alle Pflanzenteile vom Seidelbast sind sehr giftig, auch die Rinde, die, für homöopathische Zubereitungen, im Winter vor der Blüte abgeschält wird. Die Pflanzenteile wendet man an bei Ekzemen, Herpes zoster und Neuralgien. Oft wird der Seidelbast auch als Zierpflanze angepflanzt, was man sich jedoch gut überlegen sollte, bevor man das tut, weil die roten Beeren, die aussehen wie Johannisbeeren, von Kindern gern genascht werden. 10 bis 12 Beeren sind für einen Menschen tödlich.

Es ist also besser, einen großen Bogen um das kleine Bäumchen zu machen, oder gut aufzuklären.

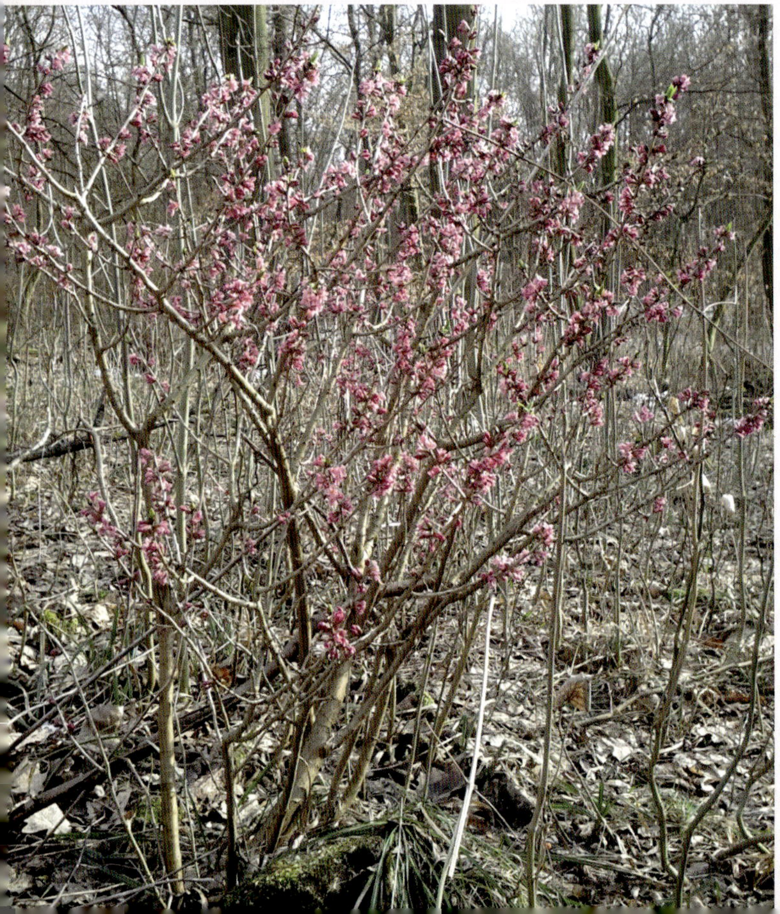

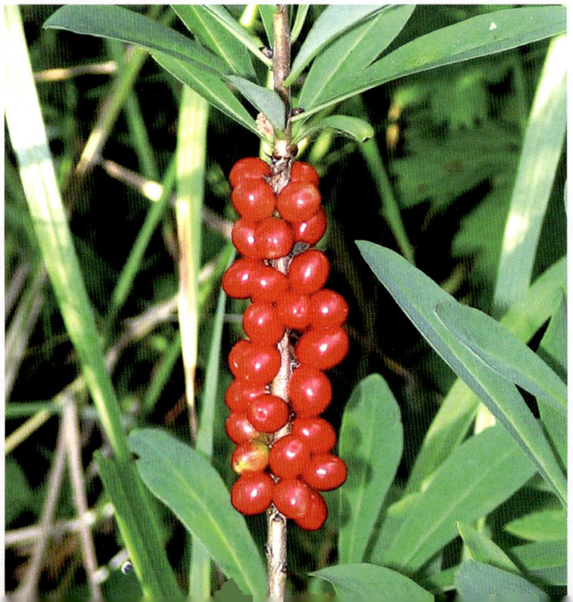

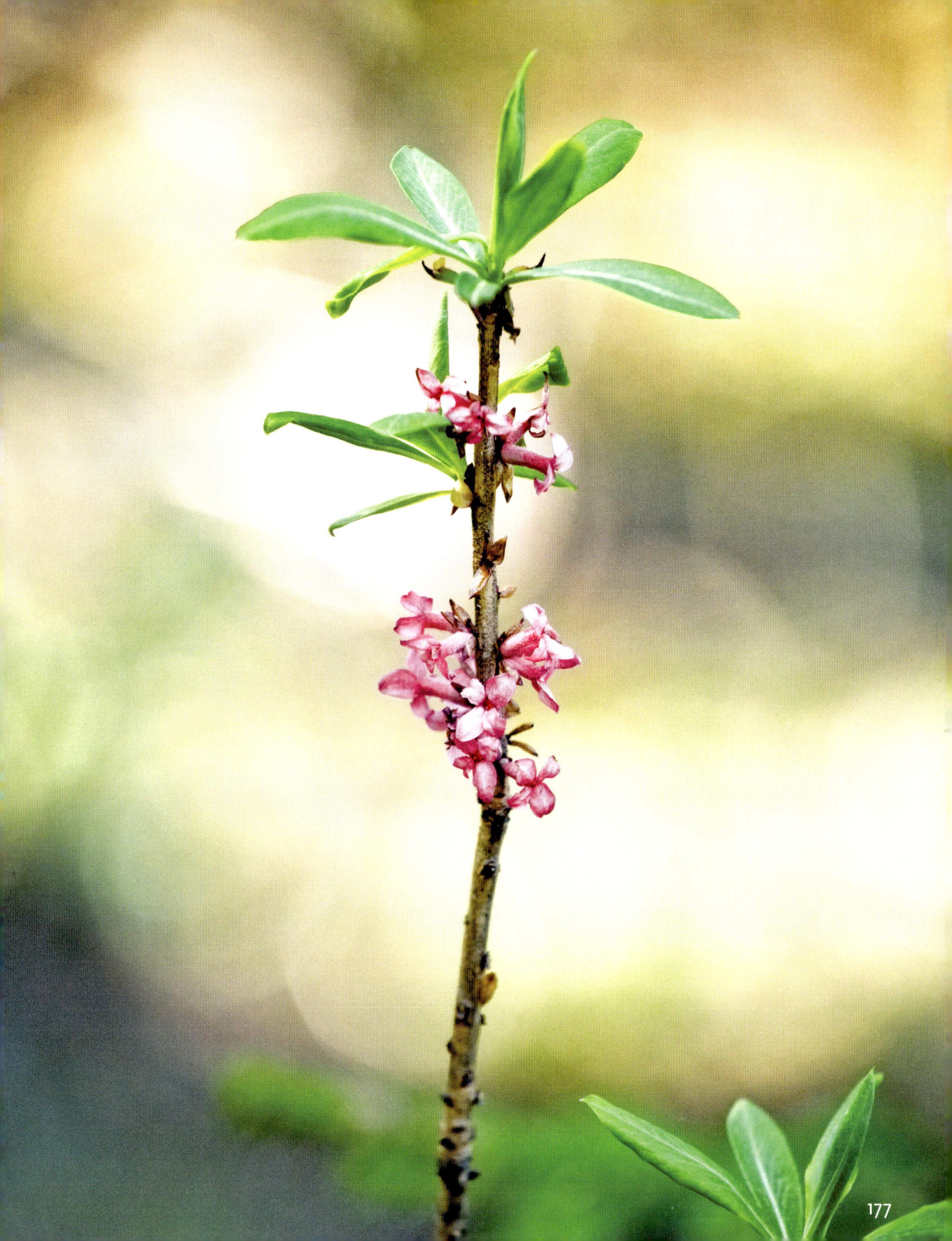

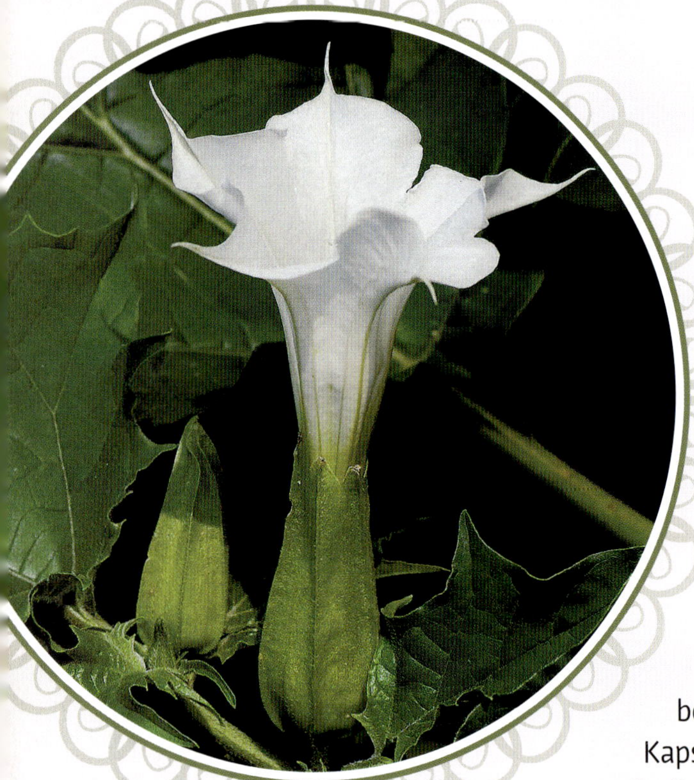

Stechapfel, Gemeiner

Datura stramomium
auch Hexenkraut, Donnerbügel, Teufelsapfel

Der Stechapfel gehört zu den Nachtschattengewächsen und ist in allen Teilen sehr giftig. Im 16. Jahrhundert kam er als Zierpflanze in europäische Gärten und wächst heute in ganz Europa auf Schutthalden, an Wegrändern, bevorzugt auf stickstoffhaltigen Böden.

Der Stechapfel ist eine einjährige Pflanze, die nach oben hin strauchartig wächst und einzelne, aufrechte, trichterförmige Blüten trägt. Die Blüten sind meist weiß, zuweilen auch zartviolett überhaucht. Sogar die jungen Stängel schimmern zartviolett und strömen einen strengen, narkotischen Geruch bei Berührung aus. Die Frucht ist eine eigroße, stachlige Kapsel, die zur Reifezeit aufplatzt und viele schwarze Samen preisgibt. In alten Zeiten soll der Stechapfel gemeinsam mit Tollkirsche und Bilsenkraut zu Hexensalben gemischt worden sein. Und vor nicht allzu langer Zeit hat man von getrockneten Blättern sogenannte „Asthma-Zigaretten" hergestellt, die aber bei übermäßigem Gebrauch zu Todesfällen führten und dann verboten wurden. Trotz seiner Giftigkeit liebe ich den Stechapfel sehr. In jedem Frühjahr habe ich ihn im Gewächshaus herangezogen, später in große Töpfe gepflanzt und im Kräutergarten platziert. Er stand natürlich nur zur Bewunderung dort.

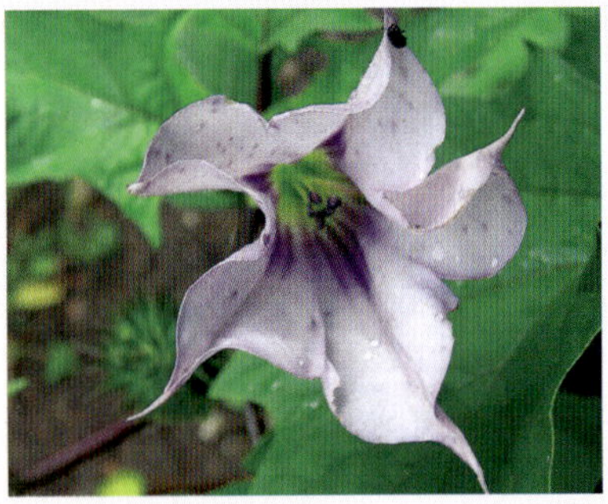

sehr giftig!

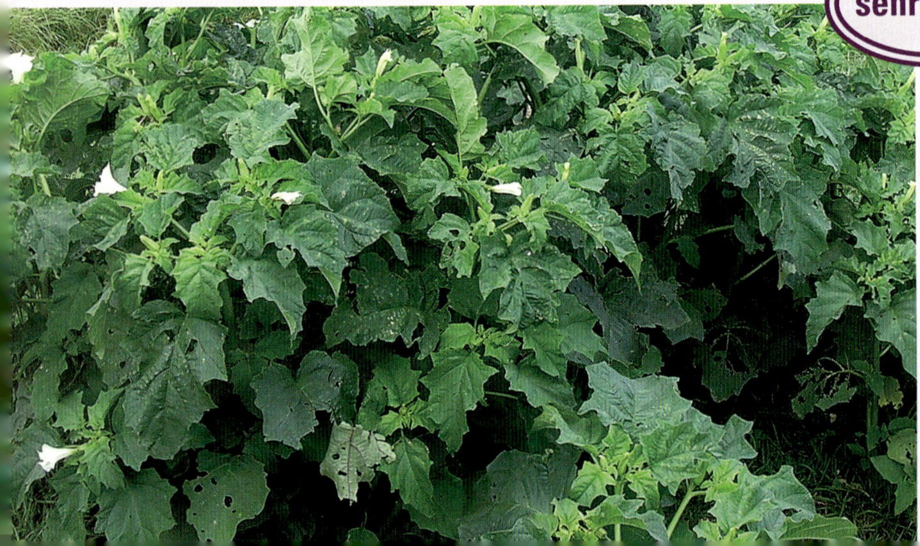

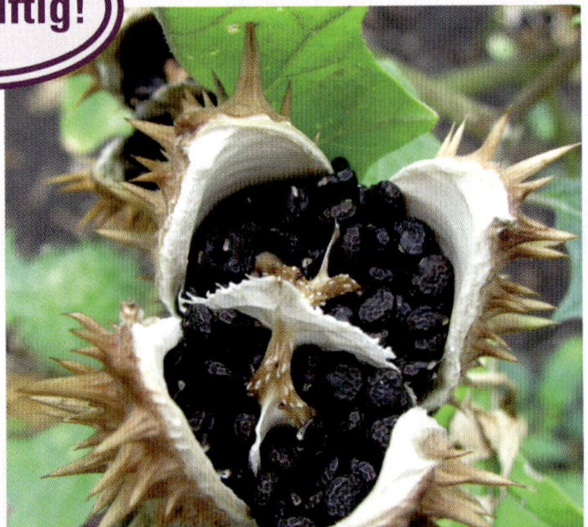

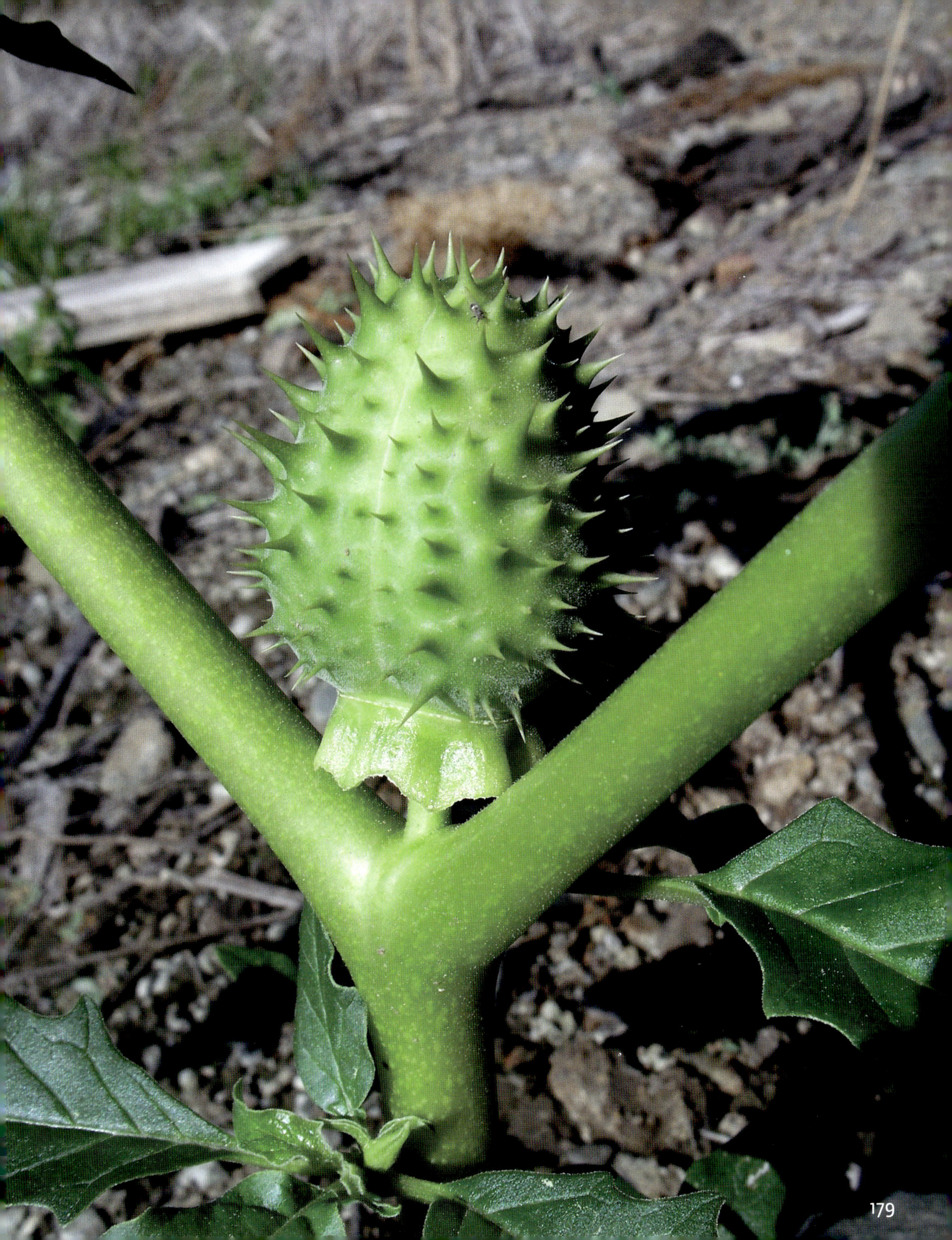

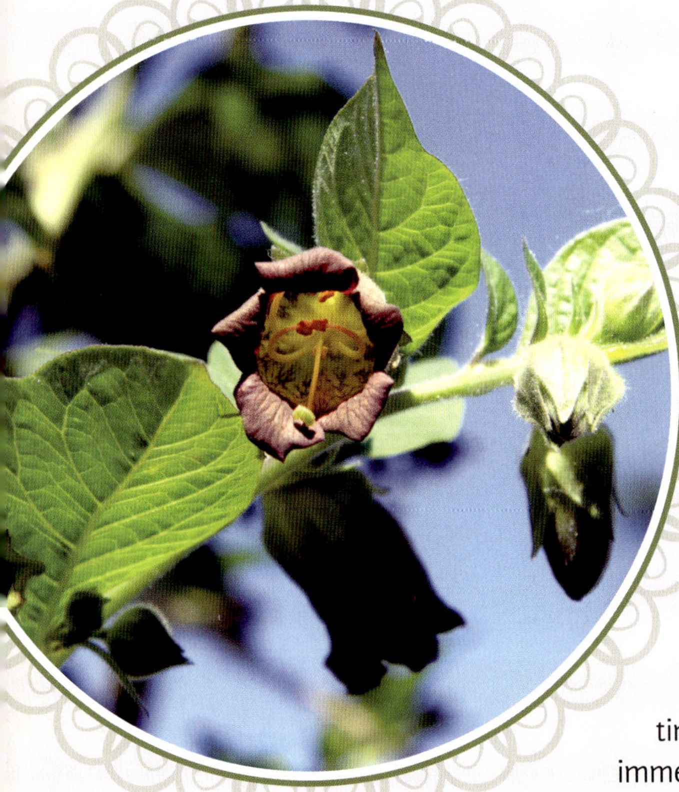

Tollkirsche

Atropa belladonna
auch Teufelskirsche, Schafkirsche, Tintenbeere

Die Tollkirsche ist ein mehrjähriges Nachtschattengewächs, das in Mittel- und Südeuropa auf Waldlichtungen, auf Kahlschlägen und an Waldrändern häufig anzutreffen ist. Sie gehört zu den giftigsten Pflanzen unserer Heimat und ist in allen ihren Teilen sehr giftig. Hauptsächlich die fast schwarzen, glänzenden Beeren können Kindern gefährlich werden, denn sie sollen auch noch recht gut schmecken. Nur einige wenige Beeren, von Kindern verzehrt, wirken tödlich. Eigentlich ist die Tollkirsche mit ihrem Namen „belladonna", das heißt „schöne Frau", eine prächtige Pflanze. Sie wächst bis zu 150 Zentimeter hoch in strauchartiger Form. Ihre Blätter stehen immer zu zweit, wobei eines wesentlich kleiner ist, aus deren Achseln die glockenartigen, braun-violetten Blüten hängen.

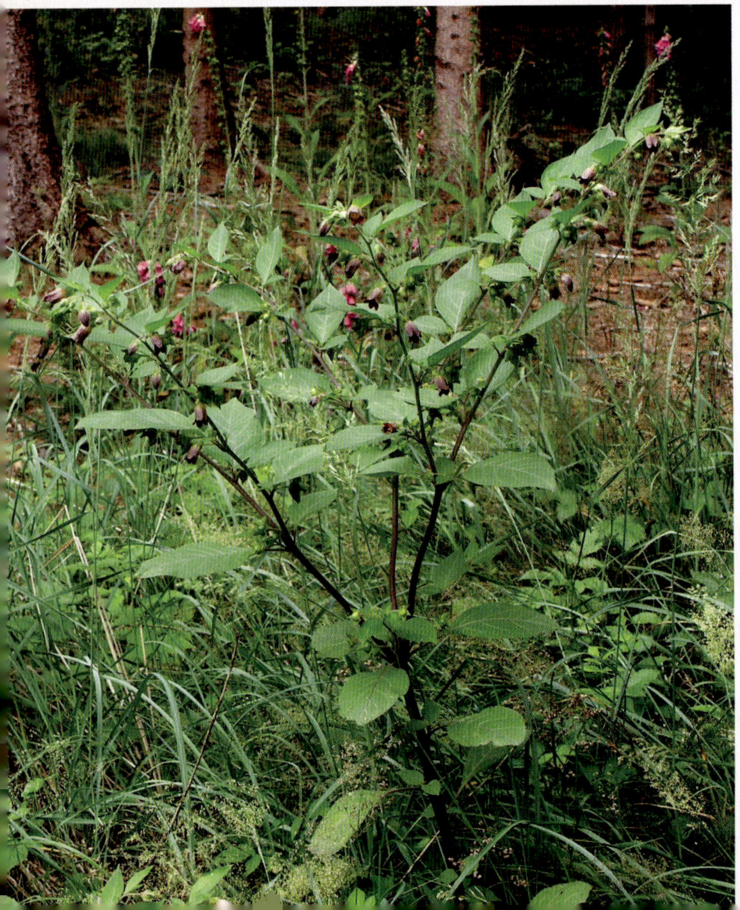

Die Tollkirsche ist eine äußerst wichtige Heilpflanze, deren Verwendung aber ausschließlich in die Hände eines Arztes oder Heilpraktikers gehört. Von einer Selbstbehandlung muss man dringend abraten, auch von der Herstellung von Heilmitteln. Tollkirschen-Präparate in Form von Extrakten und Tinkturen werden verordnet zur Behandlung von Magen- und Darmerkrankungen, bei Bronchialasthma, auch in der Augenheilkunde. Dort verwenden Augenärzte vor einer Untersuchung „Atropen" zur Erweiterung der Pupillen.

In der Homöopathie werden Zubereitungen von der Tollkirsche gegeben bei fieberhaften Entzündungen der Atemwege, der Mandeln und bei Kopfschmerzen, ferner bei Magengeschwüren und bei Gicht und Rheuma.

sehr giftig!

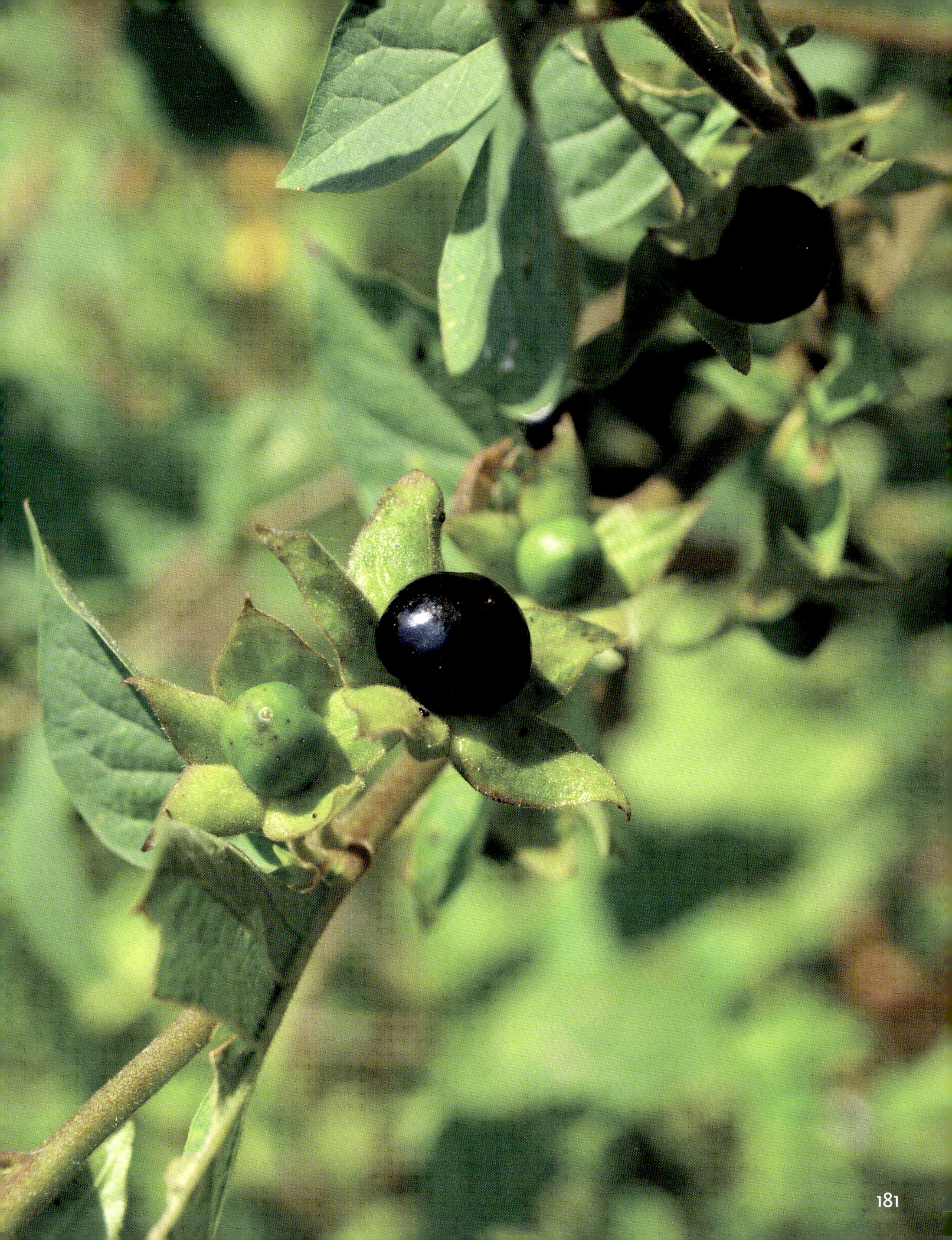

Zaunrübe

Bryonia dioica
auch Gichtwurz, Teufelsrübe, Heckenrübe

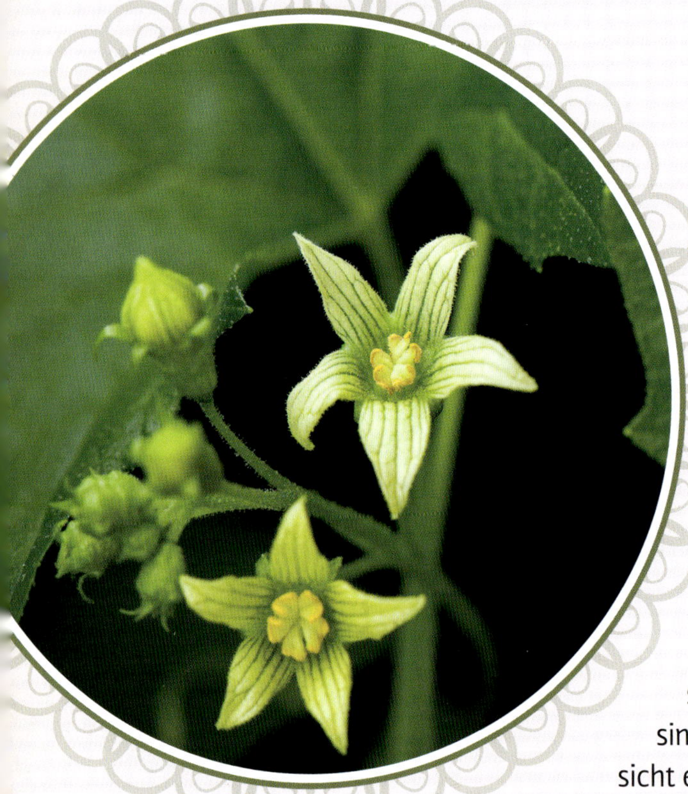

Die Zaunrübe kommt in unseren Breiten sehr häufig vor. Sie gehört zu den Kürbisgewächsen und ist eine zweihäusige Pflanze. Sie wächst aus einer rübenförmigen, dicken Wurzel. Mit Vorliebe steht sie am Waldesrand, klettert an Zäunen und Hecken empor, eigentlich überall dort, wo sie sich festhalten kann. Sie hat recht große, fünflappige Laubblätter. Die männlichen Blüten sitzen an langen Stielen in den Blattachseln und blühen grün-weiß, die weiblichen haben kürzere Stiele und blühen gelb-weiß. Nach der Bestäubung entwickeln sich grüne Beeren, die zur Reifezeit scharlachrot gefärbt sind. Die Zaunrübe ist sehr giftig, sie darf nur unter Aufsicht eines Arztes Verwendung finden. Sie wird hier beschrieben, weil sie in der Homöopathie ein viel verwendetes Mittel ist. Bryonia-Präparate sollen bei Rheuma und Gicht, Magen- und Darmbeschwerden, bei Gallen- und Leberleiden helfen. Sie sollen auch ein radikales Abführmittel sein.

sehr giftig!

In der Volksmedizin wird die Zaunrübe nicht mehr gebraucht. Um das Homöopathikum Bryonia herzustellen, wird die dicke Wurzelrübe verwendet. Sie wird vor der Blüte ausgegraben und frisch genutzt. In mittleren Potenzen, D3 bis D6, ist Bryonia ein häufig verordnetes Mittel der Heilpraktiker.

Das Giftigste an der Zaunrübe ist die Wurzel, aber die reifen, roten Beeren sind nicht minder gefährlich, hauptsächlich für Kinder. Sie verführen zum Naschen wie Rote Johannisbeeren.

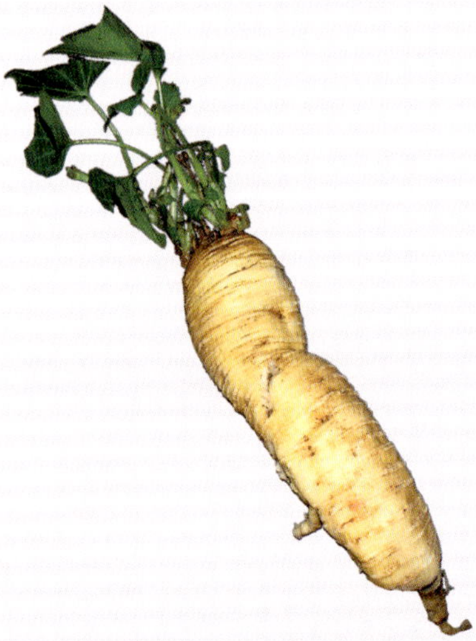

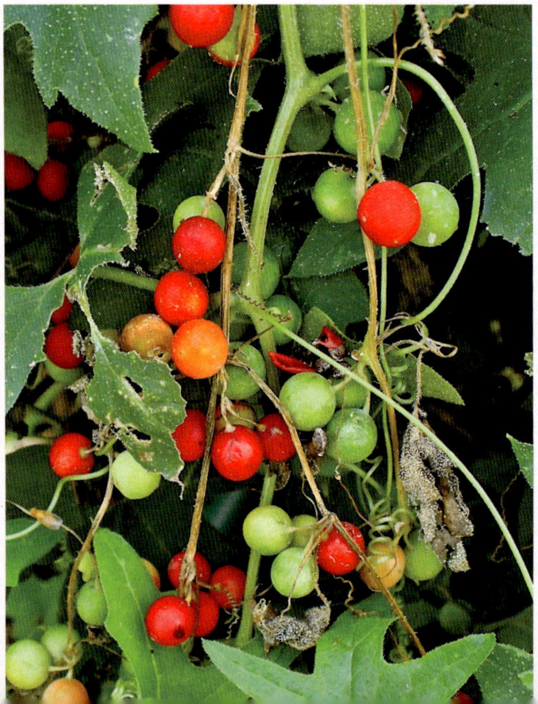

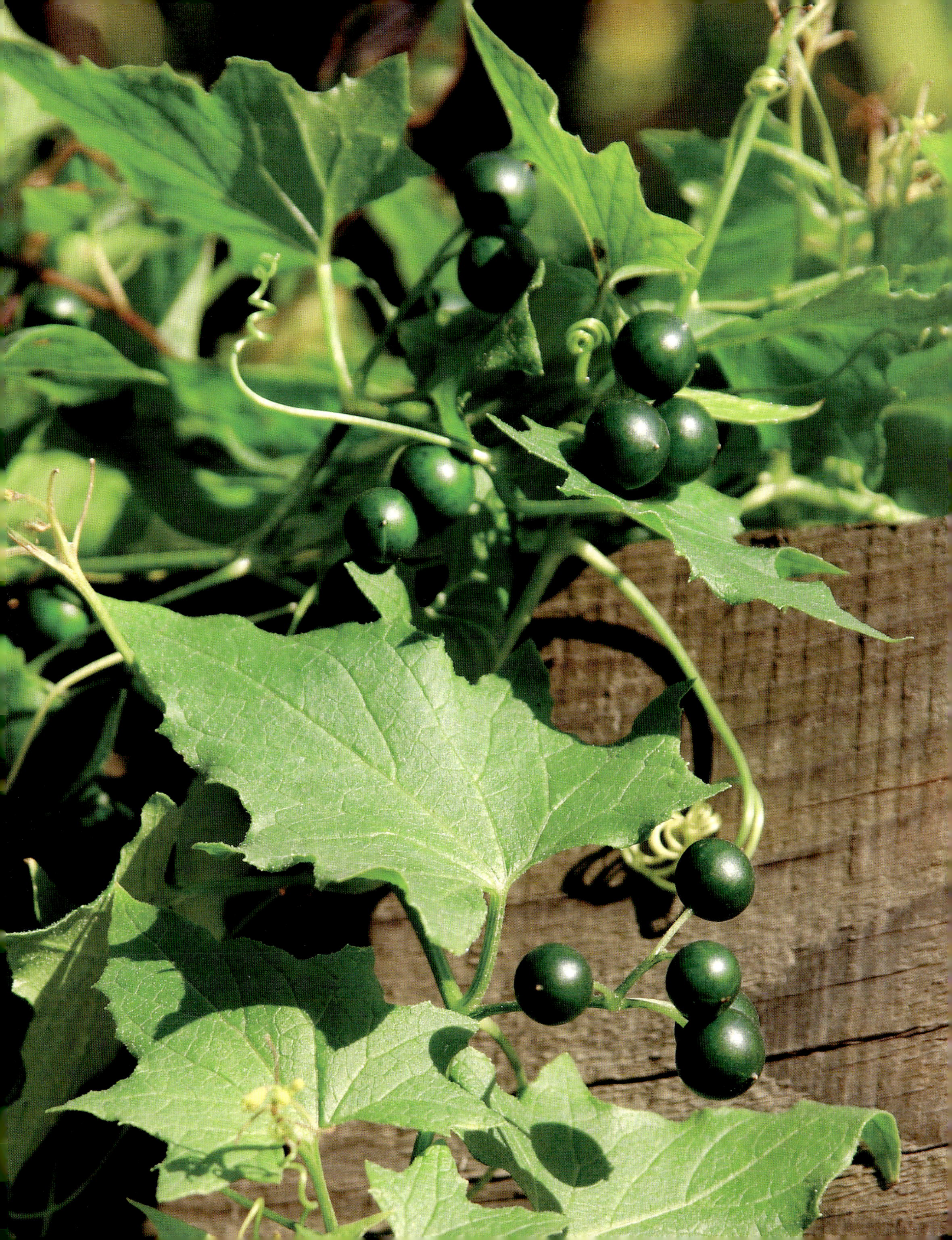

Nachwort

Ich habe noch gut in Erinnerung, wie meine Großmutter immer wieder sagte, dass sie eines Tages ein Buch schreiben wird, aber „jetzt noch nicht". So hieß es viele Jahre lang – eigentlich, solange ich mich zurückerinnern kann. So kam es, dass ich, ehrlich gesagt, manchmal etwas gebangt habe, ob „Oma Liesel" sich diesen Traum erfüllen würde. Es wäre sehr schade gewesen, wenn sie dies nicht getan hätte, denn Erzählen und Schreiben kann sie ganz wunderbar und ihr großes Wissen über Heilkräuter und andere Pflanzen ist es allemal wert, festgehalten zu werden.

Schon als Kinder hingen meine Cousins, Cousinen und ich gebannt an ihren Lippen, wenn unsere Oma uns Geschichten und Anekdoten aus ihrem Leben erzählte. Für mich war sie immer die „Erzähloma". Sie hat ein einzigartiges Talent zu erzählen, andere in ihren Bann zu ziehen – und das stets mit einer persönlichen Note und ihrem besonderen Humor. Wir saßen oft bei ihr im Wohnzimmer, wenn sie fragte: „Habe ich euch eigentlich schon davon erzählt, wie wir auf der Mühle ..." So fing es immer an, und wir Kinder ließen alles stehen und liegen, um den Geschichten aus Großmutters Kindheit zu lauschen. Sie erzählte mit großen Augen, lachte viel und manchmal war ich nicht sicher, ob denn wirklich immer alles genau so passiert war, wie sie es erzählte, damals auf der Mühle. Meine Großmutter war wohl nicht immer so brav, wie man sich das als Kind von seiner Oma vorstellt. Sie hat so manches Mal Episoden zum Besten gegeben, die mir so im Traum nicht eingefallen wären. Diese zeigten auch, dass sie und ihre Schwestern als Kind eine Freiheit genossen, die in der heutigen Zeit in gleicher Weise gar nicht mehr möglich ist. Darum beneidete ich meine Großmutter sehr.

Andererseits waren es wegen des Krieges natürlich auch schwierige Zeiten und von diesen weniger glücklichen Momenten erzählte meine Großmutter ebenfalls manchmal. Besonders nahe geht mir noch heute die Geschichte von ihrem Vater, der seine letzte Weihnacht zu Hause verbrachte und einige Wochen später, kurz vor Kriegsende, doch noch ums Leben kam. Wenn ich in der Weihnachtszeit „Stille Nacht, heilige Nacht" höre, denke ich jedes Mal daran, weil meine Großmutter stets erzählte, dass dies das letzte Lied war, das ihr Vater am Heiligabend in der Kirche gesungen hat, bevor er wieder von der Familie Abschied nehmen musste. Das ist mir immer im Gedächtnis geblieben.

Unvergessen sind auch die gesunden Köstlichkeiten, die wir als Kinder bei meiner Großmutter genossen. Die „gesunde Limonade" zum Beispiel, aus Kombucha, Honig und Sprudelwasser. Es kostete meine Großmutter einiges an Überzeugungskraft, doch vieles haben wir schließlich akzeptiert und lieben gelernt. So auch die „Intelligenzplätzchen", „vegetarische Leberwurst" und ihr würziges Sauerteigbrot.

Gegessen wurde – oft in großer Runde – immer in ihrem Esszimmer, von dessen Decke unzählige Kräutersträuße hingen. Für uns war es die „Hexenküche". Ich hatte als

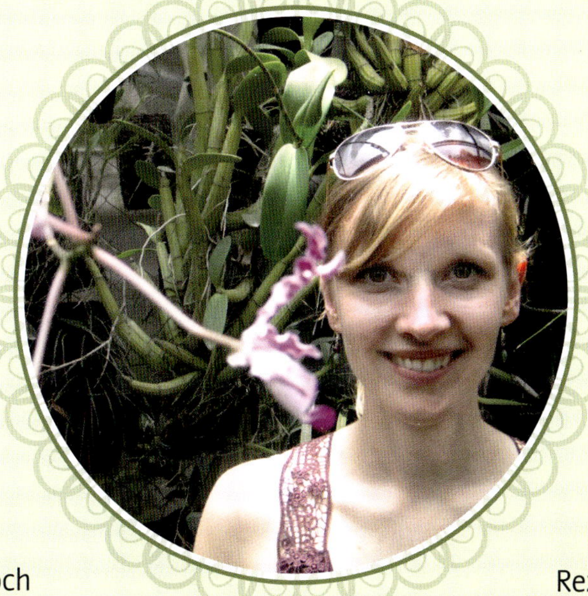

Kind wahnsinnige Angst vor Spinnen und oft genug ließ sich ein stattliches Exemplar von einem der Sträuße in Richtung Tisch ab. Das machte mich sehr nervös. Doch meine Großmutter sagte dann stets: „Bei einer Hexe dürfen doch die Spinnen nicht fehlen. Die wollen auch leben und tun dir nichts." Beim Essen wanderten meine Augen immer wieder zur Decke, um im Fall der Fälle rechtzeitig davonlaufen zu können. Man wusste ja nie.

So verbrachten wir immer recht kurzweilige Stunden bei „Oma Liesel" und waren alle ganz Ohr, wenn sie zu erzählen begann. Daher freut es mich natürlich umso mehr, dass ihr zum Schreiben nur ein Anstoß fehlte und liebe Menschen, die ihr halfen, ihr erstes Buch von der „Kräuter-Liesel" zu realisieren.

Seitdem geht es Schlag auf Schlag. Ich kann kaum glauben, dass jetzt bereits das zweite Buch fertig ist. Ich bewundere die Leichtigkeit, Selbstverständlichkeit und Schnelligkeit, mit der meine Großmutter munter erzählt und drauflosschreibt. Als ich ihr dies nach Fertigstellung ihres ersten Buches sagte, kam die Antwort ohne Zögern: „Ich hatte doch das Buch schon lange im Kopf."

Einmal im Fluss, setzte meine Großmutter dann auch diese zweite Buchidee mit großem Enthusiasmus im Handumdrehen um, und ich bin sehr froh darüber, dass sie in diesem Buch noch mehr ihres umfassenden und wertvollen Wissens festgehalten hat.

Ich hoffe, dass dieses Buch, „Meine liebsten Wildkräuter", seinen Leserinnen und Lesern viel Freude bereiten und stets ein guter Ratgeber sein wird.

Natürlich freue ich mich darauf, in Zukunft auch in diesem zweiten Kräuterbuch schmökern zu können und von den Informationen, Tipps und Rezepturen meiner Großmutter zu profitieren.

Ganz besonders glücklich bin ich jedoch vor allem dann, wenn ich mit meiner Großmutter zusammensitzen, mir persönlich Rat holen und von ihr etwas lernen kann.

Ich genieße es, wenn wir ganz gemütlich in ihrer Küche bei einer Tasse leckeren Kräutertees aus ihrem großen Repertoire sitzen und über allerlei Themen quatschen können. Das sind Momente, die ich sicher nie vergesse.

Elena Möbus

Register der Heilwirkungen, der Inhaltsstoffe, Beschwerden und Krankheitsbilder

Bildnachweis:

Creative Commons: $Mathe94$ 33 o.; ABUELO RAMIRO 151, 174 o.; Aiwok 151, 170 o.; Alberto Salguero 89 u.; Alvals 124 u.; Anneli Salo 114 o., 146 u.; AnRo0002 140 beide; Antti Bilund 78 u. l.; Aorg1961 52 o.; Archenzo 36 u., 88 u., 145 u. r.; B.gliwa 57 u. l.; B.Lezius 134 o.; Bernd Haynold 56 o. und u. r., 61 o., 84 o., 99 u., 120 u.; BerndH 128 u., 180 u.; Björn Traeger 141 o.; Boehringer Friedrich 118 u.; Bogdan 142 m.; böhringer friedrich 86 o.; C T Johansson 11 u. r., 151, 180 o.; C. Kreiss 89 u. r.; Caplio G4 User 170 u.; Carsten Niehaus 54 u.; Chenopodium 103 o.; Christer Johansson 45 o.; Christian Fischer 22 beide, 27 m., 68 o.; Daderot 47 u.; Dalgial 90 o.; Danny Steven S. 19 o.; Dendrofil 67 o.; Digigalos 129 u.; Eugene Zelenko 179; Forest & Kim Starr 113 u., 152 m. und u., 153, 178 u. l.; Fornax 145 m.; Frank Vincentz 162 u.; Georg Slickers 108 u. l.; Georges Jansoone 108 u. r.; Georges Moes 132 u.; GT1976 21 u.; Guérin Nicolas 142 u. l.; H. Zell 9 u., 18 u., 21 o., 30 u., 32 u. r., 54 o., 58 o., 63 o., 68 u., 70 u., 72 o. und u. l., 77 o. und u. r., 78 o., 79, 89 o., 99 o., 102 o., 104 o. und u. r., 106 u., 115 o., 125 u. l., 129 o., 151, 156 u., 158 u. r., 160 o. und u., 172 o., 182 u. l. und u. r.; Hajotthu 77 u. l., 121 u.; HermannSchachner 53 o. r. und u. r.; Hugo.arg 60 o., 103 u., 143 o.; Huhulenik 67 m.; Ivar Leidus 149; Ivar Leidus 101, 121 o.; Jean-Pol GRANDMONT 40 beide; Jerzy Opioła 65 o.; JoJu 38 o., 45 u., 89 u. l., 118 o., 131 o., 135 o., 143 u,173; Jörg Hempel 7 o.r., 18 o., 23 o.; Josef Jung 13 o.; Karelj 55 , 145 u. l. , 175; Kenraiz 172 u.; Kenraiz Krzysztof Ziarnek 115 u.; Kim Hansen 133 u.; Kristian Peters 124 o., 143 m; Lazaregagnidze 150 u. l.; Le.Loup.Gris 8 o. r.., 64 o.; Leo Michels 142 u. r.; Lynk media 17 o.; Magnus Manske 135 m.; Malte 131 u.; Matt Lavin 78 u. r.; Matt Lavin from Bozeman, Montana, USA 16 o. und u., 90 u.; Meneerke bloem 102 u., 105 u., 135 u., 142 o.; MPF 66 u., 86 u., 169; N p holmes 98; Nikanos 46 m. r.; Nova 178 u. r.; O. Pichard 122 u.; Olivier Pichard 61 u.; Pancrat 151, 178 o.; Peace656 75 o.; Pipi69e 154 m.; Qwert1234 85 o.; Raffi Kojian 136 u.; Rasbak 60 u., 85 u., 114 u., 164 u. l.; RICOH GX200 32 o.; Rob Hille 148 u.; Roland Teuscher 19 u.; Rolf Engstrand 146 o.; Rosser1954 120 o.; Rüdiger Kratz, St. Ingbert 91 o.; Rumen Evtimov 47 r.; Simon Eugster 46 o.; Stefan.lefnaer 80 u., 132 o., 176 u. l.; Stickpen 106 o.; Svdmolen 119 u.; Szaga 17 u.; Szpawq 8 u., 73 o.; Taka 178 m.; TeunSpaans 77 m.; Tigerente 147 u.; Ton Rulkens 113 o.; Udo Schmidt 33 u.; UnreifeKirsche 57 u. r.; Veli M. Pohjonen 176 u. r.; Walter Siegmund 23 u.; Willow 50 u., 62 m, 150 o., 150 u. r.; Wouter Hagens 125 u. r.; Zyance 111 u. l.; Σ64 (talk) 91 u.

Fotolia: Artush 93; Axel Gutjahr 100 o.; Bo Valentino 66 o.; Cosmin Manci 80 o.; dabjola 32 u. l., 56 u. l., 65 u., 164 u. r.; emer 30 o., 71; Glaser 57 o.; Henrik Larsson 151, 176 o.; hfox 44 o.; hjschneider 116 u.; jeans 69 o.; Joachim Opelka 31 u.; Kanusommer 181; Klaus Reitmeier 147 o.; Le Do 100 u.; Manfred Ruckszio 20 u.; Max 18 m.; mica 26 u.; mite 52 u.; Picture Partners 63 u.; Picture Partners 38 u.; rboehme 163; StefanieB 41 o.; Thorsten Schier 139 u.; unpict 28 u.; unpict.com Paul Schwarzl 34 u.; vvoe 46 m. l.

iStock: Aleksander 83; andipantz 161; BasieB 127 o.; Bruskov 151, 154 o., 155; catherinka 88 o.; chantelle516 97 o.; chapelhilltar 97 m.; dabjola 7; epantha 97 u; esemelwe 122 o.; fedsax 10 m. r., 136 o.; fotokris 28 o.; Gucio_55 95; Hraska 171; knorre 134 u.; lkordela 167; magdasmith 70 o.; oddrose 53; PetrMalyshev 177; photoflorenzo 75 u.; Robert Biedermann 64 u. r., 148 o.; Roland T. Frank , Germany 87; SchmitzOlaf 49; tupungato 159; ValentynVolkov 66 m.; voltan1 64 u. l.

Shutterstock: AdStock RF 151, 162 o.; Ainars Aunins 168 u. r.; Aleksey Stemmer 25; Alis Photo 117; Andrew Koturanov 96 u.; Andrey Novikov 137 o.; andrey_n 9 o.r., 94 o.; Angilla S. 81 o.; ArjaKo's 34 o., 35; Bassador 94 u.; Brian Maudsley 51; Christian Musat 48 u.; Collpicto 143 m.; D. Kucharski K. Kucharska 76 o., 125 o.; dabjola 112 u.; dabjola 27 o., 29, 82 beide, 151, 182 o.; Dani Vincek 36 o.; Denis Barbulat 42 u.; Dervin Witmer 130 r.; Eder 48 o.; Fabio Sacchi 151, 168 o.; flaviano fabrizi 168 u. l.; gudak 4, 5, 12, 14, 15, 151, 166 o.; Hein Nouwens 39 u.; Henrik Larsson 144 o.; hsagencia 96 o.; Imageman 10 u. l., 41 u., 138 o.; iva 144 u. l.; Jacqui Martin 39 o.; Joe Ferrer 108 o.; jopelka 26 o. , 27 u., 123 beide, 141 u.; Kazakov Maksim 10 o.l., 133 o.; Krzysztof Slusarczyk 105 o.; Kuttelvaserova Stuchelova 158 u. l.; Labrador Photo Video 126 u.; Lumir Jurka Lumis 43 beide; Madlen 126 o.; maigi 62 o.; marcovarro 104 u. l.; MarkMirror 73 u.; Martin Fowler 7 u. l., 11 u. m., 20 o., 31 o., 84 u., 109 o., 110 o., 111 u. r., 112 o., 127 u., 151, 152 o., 165; Minerva Studio 74 o.; Morphart Creation 24 u., 58 u., 62 u. l., 72 u. r., 81 u. l., 109 u. l., 133 m., 144 u. r.; Nada's Images 44 u.; Nataliia Melnychuk 24 o.; Peter Radacsi 139 o.; Piotr Krzeslak 8 o.l., 42 o.; PRILL 145 o.; Roberto Cerruti 157; Rustam R. Fazlaev 81 u. r.; Ruud Morijn Photographer 151, 164 o.; Sever180 130 l.; snowturtle 50 o.; Sukharevskyy Dmytro (nevodka) 166 u.; Taina Sohlman 111 o.; Tamara Kulikova 74 u., 92 u.; Tatiana Volgutova 137 u.; Todd Boland 128 o., 151, 156 o.; TranceDrumer 116 o.; UbjsP 119 o.; Vahan Abrahamyan 110 u.; vaivirga 151, 158 o.; Valerie Potapova 92 o.; Vladimir Arndt 109 u. r.; wasanajai 138 u.; zagart116 69 u.; zprecech 59

Alle übrigen Bilder sind von Klaus-Dieter Häring, Elbtal, Elena Möbus, Nauheim und Josef Jung, Limburg.